La guía médica
de
remedios
alimenticios

La guía médica de

remedios alimenticios

TOTALMENTE REVISADA Y ACTUALIZADA

Los descubrimientos más nuevos sobre
la asombrosa capacidad de los alimentos para
tratar y prevenir las enfermedades: desde anemia
y diabetes hasta sobrepeso y úlceras

Por Selene Yeager y los editores de **Prevention.**

RODALE

Los libros de Rodale pueden comprarse para uso promocional, para fines empresariales o para ventas especiales. Para más información, favor de dirigirse a:
Special Markets Department, Rodale Inc., 733 Third Avenue, New York, NY 10017.

Prevention® son marcas registradas de Rodale Inc.

Impreso en los Estados Unidos de América
Rodale Inc. hace el máximo esfuerzo posible por usar papel libre de ácidos y reciclado ♻

Fotos en la tapa y en el lomo: © Getty Images
Diseño del libro de Christina Gaugler

Library of Congress Cataloging-in-Publication Data

Yeager, Selene.
    [Doctors book of food remedies. Spanish]
    La guía médica de remedios alimenticios: los descubrimientos más nuevos sobre la asombrosa capacidad de los alimentos para tratar y prevenir las enfermedades: desde anemia y diabetes hasta sobrepeso y úlceras / por Selene Yeager y los editores de *Prevention*.
        p.   cm.
    Includes index.
    ISBN-13 978–1–59486–934–1 hardcover
    ISBN-10 1–59486–934–0 hardcover
    ISBN-13 978–1–60529–952–5 paperback
    ISBN-10 1–60529–952–9 paperback
    1. Diet therapy—Popular works.   I. Prevention (Firm : Emmaus, Pa.)   II. Title.
RM216.Y3818 2008
615.8'54—dc22   2008001563

2 4 6 8 10 9 7 5 3 1 tapa dura
2 4 6 8 10 9 7 5 3   rústica

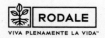

RODALE
VIVA PLENAMENTE LA VIDA™

Inspiramos a las personas y les damos la posibilidad de mejorar tanto sus vidas como el mundo a su alrededor

Para conseguir más de nuestros productos visite **rodalestore.com** o llame al 800-424-5152

Índice

Introducción

Casi a diario los investigadores anuncian descubrimientos fascinantes que demuestran cómo los alimentos que comemos nos ayudan a combatir las enfermedades. Ya no hay duda de que los alimentos más deliciosos que nos brinda la Madre Naturaleza —desde el aguacate (palta) y el brócoli hasta el yogur y el calabacín— pueden ser nuestra mejor medicina para reducir el colesterol, bajar de peso, prevenir el cáncer, combatir las alergias, revertir las enfermedades cardíacas y manejar otras muchísimas enfermedades.

Por eso con muchísimo gusto nosotros, los editores de *Prevention,* le entregamos esta versión revisada y actualizada de nuestro béstseller *La guía médica de remedios alimenticios,* la cual presenta la información científica y médica más reciente acerca del poder curativo de los alimentos.

Gracias a la gran cantidad de estudios científicos que se realizan constantemente, ahora sabemos que unas sorprendentes sustancias microscópicas presentes en las plantas y conocidas como *fitonutrientes* actúan de diversas maneras para ayudarnos a prevenir las enfermedades y lograr una salud óptima. La quercetina, el licopeno, el resveratrol, el ácido elágico, el sulforafano, el alfa y el betacaroteno... son sólo algunos de los poderosos fitonutrientes que conocerá gracias a este libro. Algunos estimulan las células inmunitarias y las enzimas que combaten las infecciones del cuerpo, por lo que se previenen los resfriados (catarros) y la gripe y combaten las toxinas ambientales. Otros ayudan a equilibrar los niveles hormonales, reduciendo el riesgo de sufrir enfermedades relacionadas con las hormonas, como los síntomas de la menopausia y el cáncer de mama y de próstata. Y aún otros fitonutrientes funcionan como antioxidantes y neutralizan a los perniciosos radicales libres (unas moléculas inestables de oxígeno) que según se piensa, desempeñan un importante papel en la aparición de muchas enfermedades degenerativas.

En la actualidad se han documentado más de 9.000 fitonutrientes y esto es sólo la punta del témpano. ¡Estos descubrimientos ha transformado de raíz nuestros conocimientos sobre los alimentos! Desde hace mucho tiempo se sabe, por ejemplo, que la fibra dietética de la avena hace que baje el colesterol. Pues resulta que este cereal también protege el corazón de otra forma. Los científicos han descubierto que contiene unas sustancias químicas naturales llamadas tocotrienoles que son un 50 por ciento más potentes incluso que la vitamina E a la hora de reducir el riesgo de sufrir enfermedades cardíacas.

La manzana es otro alimento extraordinario. Siempre se le ha tenido por saludable, principalmente porque se encuentra retacada de vitaminas y fibra. Pero ahora resulta que son los fitonutrientes que contiene la manzana (principalmente en la piel) los que son dignos de llamarse supernutrientes. De hecho, son tan potentes que un estudio en el que participaron 40.000 mujeres relacionó la quercetina y otros fitonutrientes presentes en las manzanas con una disminución del riesgo de sufrir enfermedades cardíacas de un 13 a un 22 por ciento. Además, también se ha descubierto que la quercetina de las manzanas (y de las peras) mejora la función pulmonar, con lo que se reduce el riesgo de sufrir asma y la enfermedad pulmonar obstructiva.

Otro ejemplo es el vino tinto. Todos sabemos que un vaso con la cena puede ser un estupendo relajante, ¿pero quién podría haber imaginado que el resveratrol presente en el vino tinto podría ayudar a que el perjudicial colesterol lipoproteínico de baja densidad (LBD) no se pegara a las paredes arteriales? ¿O que el vino incluso pudiera prevenir la diabetes?

Uno de los descubrimientos más emocionantes es que algunos alimentos impiden literalmente los cambios químicos que pueden culminar en cáncer. Se ha observado, por ejemplo, que los berros bloquean algunos de los efectos dañinos del humo del cigarrillo. Además, se ha observado que las fresas y otras bayas que contienen ácido elágico bloquean los efectos perniciosos de las sustancias químicas cancerígenas.

Y por si todo esto no fuera suficiente para convencerlo de visitar más a menudo la sección de frutas y verduras del supermercado (colmado)… los científicos también han descubierto algunas maneras naturales de lograr que nuestros alimentos sean aún más saludables de lo que ya son. Muchos de nosotros sabemos, por ejemplo, que el betacaroteno (presente en las zanahorias, el brócoli, los mangos y otras verduras y frutas de color anaranjado o verde oscuro) es bueno para el corazón. No obstante, los científicos han comprobado que el cuerpo humano no absorbe el betacaroteno a menos que se combine con un poco de grasa. Por eso el poder curativo de la zanahoria o del brócoli aumenta muchísimo cuando se acompañan con un chorrito de aceite de oliva. Además, es mejor comer la fruta fresca con una cucharada de yogur.

El ajo también precisa un poco de ayuda. Si picamos finito unos dientes enteros se liberará su compuesto protector, la alicina, que rápidamente se descompondrá en un torrente de diversos compuestos saludables, los cuales bajan los triglicéridos y el colesterol, reducen el riesgo de sufrir cáncer de estómago y de colon y muchas cosas más.

Es enorme la lista de los alimentos y sus poderes curativos mágicos.

Todos los que redactamos los libros de *Prevention* siempre hemos creído que la buena salud proviene primero de la despensa (alacena, gabinete) y luego de la farmacia. Por eso nos pasamos mucho tiempo revisando las últimas revistas científicas y entrevistando a cientos de los más destacados doctores y expertos en alimentación del país para entregarle esta importante guía. Queríamos reunir para nuestros lectores los mejores consejos y la información más reciente acerca de cómo aprovechar la comida que a todos nos encanta para evitar las enfermedades que nadie quiere sufrir. Quedamos sorprendidos de los nuevos conocimientos científicos… y usted seguramente se sorprenderá también.

¡Así que tome una manzana —o un vaso de vino si lo prefiere— y siéntese a leer (y a comer) a gusto!

—Los editores de *Prevention*

Aceite de oliva

ELÍXIR EXCELENTE PARA SU CORAZÓN

Hace más de 40 años los científicos comenzaron a estudiar la salud de los griegos radicados en la isla de Creta. Quedaron asombrados. A pesar de que la alimentación tradicional griega contiene mucha grasa, la población gozaba de un índice muy bajo de enfermedades cardíacas. "Algo tienen que estar haciendo bien y el aceite de oliva parece estar desempeñando un papel muy importante en ello", afirma el Dr. Dimitrios Trichopoulos, profesor de Epidemiología y Prevención del Cáncer en la Universidad Harvard en Cambridge, Massachusetts.

Desde luego los griegos no son los únicos que disfrutan el aceite de oliva. Muchos latinos también lo utilizan en varias recetas y para aliñar (aderezar) las ensaladas. Sin embargo, a diferencia de lo que sucede con los griegos, las enfermedades cardíacas son la primera causa de muerte entre los latinos que viven tanto en los EE. UU. como en Latinoamérica. Esta curiosa paradoja probablemente se deba a otros factores de riesgo cardíacos, como por ejemplo el hecho de que consumen mucha manteca, mantequilla y aceite vegetal. Estos últimos son problemáticos para el corazón y explicaremos por qué a continuación.

Las gracias de la grasa

Todas las grasas, desde la mantequilla y la margarina hasta el aceite de oliva, contienen casi el mismo número de calorías. No obstante, se comportan de maneras muy diferentes dentro del cuerpo. La grasa saturada, por ejemplo, es sumamente destructiva. Este tipo de grasa se encuentra en los aceites que mencionamos anteriormente, así como en las carnes y en los lácteos. La grasa saturada hace que al cuerpo le resulte difícil deshacerse del perjudicial colesterol lipoproteínico de baja densidad (LBD), el cual obstruye las arterias y aumenta el riesgo de sufrir enfermedades cardíacas.

El aceite de oliva, por el contrario, es una grasa monoinsaturada. La Asociación Estadounidense del Corazón recomienda que se prepare la comida con aceite de oliva, dado que no contiene más de 2 gramos de grasa saturada por cucharada. Cuando las grasas saturadas se sustituyen por aceite de oliva en la dieta, el nivel de colesterol LBD disminuye sin afectar en absoluto el colesterol lipoproteínico de alta densidad (LAD), el cual es bueno para la salud.

Al parecer el aceite de oliva nos deja más satisfechos en comparación con la mantequilla, lo cual significa que no comeremos en exceso más tarde. Unos investigadores de la Universidad de Illinois en Urbana-Champaign dieron a 341 personas que comían en un restaurante pan y aceite de oliva o mantequilla. Aquellos que mojaron su pan en aceite de oliva agregaron un 26 por ciento más de grasa a cada rebanada de pan, pero los que tomaron mantequilla comieron más pan, lo cual sumó en total un 17 por ciento más de calorías.

A los griegos les encanta el aceite de oliva y comen muy poca mantequilla o margarina, agrega el Dr. Trichopoulos. Es más, su comida principal del día generalmente se compone de verduras o legumbres en lugar de carne. Por lo tanto, consumen muy poca grasa saturada y mucho aceite de oliva.

El proyecto científico denominado La Investigación de Siete Países descubrió que en los Estados Unidos las enfermedades cardíacas causan el 46 por ciento de las muertes entre los hombres de mediana edad. En Creta, por el contrario, esta cifra se reduce a un índice del 4 por ciento, es decir, más de 10 veces menor.

Además de ofrecer protección contra las enfermedades cardíacas, puede que el aceite de oliva prevenga muchos tipos de cáncer al proteger a las células del cuerpo de la oxidación. En un estudio danés de 2006, 182 hombres europeos incluyeron ¼ de taza de aceite de oliva en sus dietas todos los días. Después de 2 semanas, sus células

En la cocina

Hay aceites de oliva muy finos con un sabor exquisito… y precios muy elevados, por desgracia. Otros son mucho más económicos, lo cual desde luego se refleja en su sabor. Muchas personas tienen dos (o más) tipos de aceite de oliva en la cocina: uno *gourmet* para esparcir sobre las ensaladas o las pastas en pequeñas cantidades y un aceite menos fino para cocinar.

Extra virgen: entre los aceites de oliva este es el modelo de lujo. Por lo común se utiliza para sazonar, no para cocinar. Cuando compre aceite de oliva extra virgen, fíjese en el color. Entre más oscuro sea, más intenso será el sabor a oliva.

Puro o virgen: este aceite de oliva es más pálido que el extra virgen y tiene un sabor menos fuerte. Normalmente se utiliza para freír a temperaturas bajas o medianas.

Ligero: este aceite de oliva lo suelen preferir las personas que quieren mimar su corazón con los beneficios de las grasas monoinsaturadas, pero a las que no les agrada que tenga un fuerte sabor a oliva. Este aceite soporta muy bien el calor, así que puede usarse para freír a temperaturas altas.

de ADN mostraron menos oxidación, y por lo tanto, disfrutaban de mayor protección contra el cáncer.

El aceite de oliva extra virgen también puede ayudar a reducir el riesgo de sufrir artritis reumatoidea, según un estudio griego publicado en la revista médica *American Journal of Clinical Nutrition*. Los autores del estudio examinaron la dieta de 145 personas con artritis reumatoidea y de 188 sujetos de control. Descubrieron que aquellos que consumían la menor cantidad de aceite de oliva extra virgen a lo largo de su vida tenían 2,5 más probabilidades de desarrollar artritis reumatoidea que los que consumían más. Los expertos creen que el aceite de oliva extra virgen reduce el riesgo de sufrir artritis reumatoidea gracias a sus efectos antiinflamatorios. Un estudio descubrió que el aceite era similar al ibuprofeno a la hora de reducir la inflamación.

Amigo de las arterias

La grasa monoinsaturada no es el único componente del aceite de oliva que consiente el corazón. También cuenta con otros compuestos beneficiosos capaces de prevenir que se produzcan daños en las arterias.

Dichos daños pueden deberse al hecho que el cuerpo produce de manera natural unas moléculas nocivas de oxígeno llamadas radicales libres. Estas moléculas dañan el colesterol LBD en el torrente sanguíneo, lo cual aumenta las probabilidades de que esa sustancia se pegue a las paredes de las arterias. No obstante, varios de los compuestos presentes en el aceite de oliva, como los polifenoles, son poderosos antioxidantes, lo que significa que pueden neutralizar los radicales libres antes de que hagan daño, según explica el Dr. Trichopoulos. De esta forma, aumentar el consumo de aceite de oliva puede ayudar a mantener despejadas las arterias.

Pero no tiene que ser mucho. Según algunos estudios, ingerir sólo 2 cucharadas de aceite de oliva al día bastan para reducir el riesgo de sufrir enfermedades cardíacas.

Parece proteger contra el cáncer de mama

En un estudio que abarcó a más de 2.300 mujeres, un grupo de investigadores pertenecientes a las Escuelas de Salud Pública de la Universidad Harvard y de Atenas en Grecia observaron que en las mujeres que consumían aceite de oliva más de una vez al día, el riesgo de sufrir cáncer de mama disminuía en un 25 por ciento en comparación con aquellas que lo ingerían con menor frecuencia. De hecho, las mujeres griegas tienen menores probabilidades de morir de cáncer de mama que las estadounidenses.

"Aún no estamos seguros de cómo explicar este aparente efecto protector", admite el Dr. Trichopoulos. Sin embargo, se sabe que el aceite de oliva es rico en vitamina E, la cual se ha demostrado que evita los daños celulares que pueden producir cáncer. Y desde luego es posible que los mismos polifenoles que ayudan a impedir que los radicales libres perjudiquen el corazón influyan en la prevención del cáncer.

CÓMO MAXIMIZAR SUS PODERES CURATIVOS

Escoja el extra virgen. Todos los aceites de oliva son ricos en grasas monoinsaturadas, pero no contienen cantidades iguales de polifenoles. Escoja un aceite de oliva cuya etiqueta diga "extra virgen" para obtener la mayor cantidad posible de estos guerreros en la lucha contra las enfermedades. Este tipo de aceite se obtiene cuando las aceitunas perfectamente maduras se exprimen una sola vez, proceso que deja intactos los polifenoles y mantiene el aceite libre de ácidos amargos.

Aunque es un poco más caro, los estudios han demostrado que vale la pena gastar más en el aceite de oliva extra virgen. Unos investigadores de España pidieron a 24 hombres que tomaran aceite de oliva refinado durante 3 meses y aceite de oliva extra virgen durante 3 meses. Descubrieron que los antioxidantes presentes en el aceite extra virgen evitaban que su LBD, o colesterol perjudicial, se oxidara y ralentizaba la formación de placa en las arterias, mientras que el aceite refinado no brindaba esa protección.

Enfríelo. No siempre se usa mucho aceite de oliva, por lo que tiende a estropearse en la despensa (alacena, gabinete), perdiendo su buen sabor y también sus compuestos beneficiosos. Para mantenerlo fresco, guárdelo en el refrigerador o en otro lugar oscuro y fresco. Para que fluya nuevamente con facilidad basta con dejarlo a temperatura ambiente para que se le quite lo frío. Otra opción es buscar un aceite de oliva envasado en una botella oscura para evitar que la luz lo estropee.

Compre sólo lo que necesite ahora. A menos que usted vaya a terminar la botella de aceite de oliva en 2 meses, compre un tamaño menor. Cuando se vacía, el oxígeno llena la botella y comienza a deteriorar el aceite y a darle un sabor rancio.

(*Nota*: si encuentra en este capítulo términos que no entiende o que jamás ha visto, favor de remitirse al glosario en la página 636).

Aliño (aderezo) de limón y romero

1 **ramita de romero**

1 **diente pequeño de ajo**

1 **tira de cáscara de limón (1" X 3,5" o 2,5 cm X 9 cm)**

¾ **de taza de aceite de oliva extra virgen**

¼ **de taza de jugo fresco de limón**

Ponga el romero y el ajo en una tabla para picar. Machaque el ajo ligeramente con la parte plana de un cuchillo pesado.

Coloque el romero, el ajo y la cáscara de limón en un frasco limpio con una tapa que se ajuste bien. Agregue el aceite y el jugo de limón. Tape el frasco y agite bien. Ponga en el refrigerador si no lo va a usar enseguida. Agite el aliño antes de servir.

Rinde 1 taza

Consejo de cocina: *el aliño se conserva en el refrigerador durante 1 semana como máximo. Espárzalo encima de verduras preparadas al vapor, pescado o mariscos. También puede usarlo con pastas, ensaladas de papa u otras ensaladas.*

POR CUCHARADA

Calorías: 90

Grasa total: 10,1 g

Grasa saturada: 1,4 g

Colesterol: 0 mg

Sodio: 0 mg

Fibra dietética: 0 g

Acerola

BAYA BORICUA BIEN BENEFICIOSA

A pesar de ser una isla pequeña, Puerto Rico ha brindado mucho a este mundo: escritoras como Julia de Burgos y Rosario Ferré; inmortales peloteros como Roberto Clemente y Orlando Cepeda; doctoras como la antigua Cirujana General de los Estados Unidos, la Dra. Antonia Novelló; músicos como el gran compositor Rafael Hernández, el legendario Cheo Feliciano y Ricky Martin, entre otros astros musicales. Y ahora los estudios indican que la isla del encanto —más sus hermanas antillanas— nos ha vuelto a brindar otro beneficio. No se trata de otro gran artista, atleta o figura literaria, sino de una simple baya: la acerola.

Esta humilde fruta está cargada de compuestos beneficiosos para combatir las enfermedades. Una pequeña baya de acerola, de una pulgada o menos de ancho, contiene la asombrosa cantidad de 81 miligramos de vitamina C, lo cual es muy por encima de la Cantidad Diaria Recomendada de vitamina C, que son 60 miligramos. Una sola acerola contiene más vitamina C de la que se encuentra en una naranja (china) o en una taza de brócoli, cantaloup (melón chino) o piña (ananá). Este elevado contenido de vitamina C significa que la acerola puede ayudar al cuerpo de diversas maneras, desde reforzar el sistema inmunitario hasta prevenir enfermedades relacionadas con el envejecimiento, como las enfermedades cardíacas y el cáncer.

Hace décadas se podían encontrar unos 100 acres de acerolos en la Florida, los cuales se cultivaban como una fuente de vitamina C (las plantas, también denomina-das cereza de Barbados, lucen como arbustos). Hoy en día, Brasil es el mayor produc-tor comercial de acerola, aunque los propietarios de las viviendas de la Florida todavía los cultivan como plantas ornamentales, dice Carlos Balerdi, Ph.D., un educador del Servicio de Extensión Universitaria de la Universidad de Florida/Condado de Miami-Dade, quien se especializa en frutas tropicales.

Cuando el Dr. Balerdi era un niño en Cuba, su mamá hacía un almíbar (sirope) dulce con la fruta, y "¡nos acabábamos el vaso o el recipiente que utilizara para guardarlo en un dos por tres!" dice. La fruta también se usa para hacer jaleas, mermeladas y confituras, algunas personas también la comen cruda.

Contiene mucha "C" curativa

Muchas personas aumentan su consumo de toronjas (pomelos) o jugo de naranja a la primera señal de un resfriado (catarro). Tiene sentido porque se ha demostrado que la vitamina C, presente abundantemente en los cítricos, ayuda a aliviar los síntomas de esta afección. Un importante metanálisis —un tipo de estudio que evalúa los resultados de muchos estudios previos— descubrió que tomar al menos 200 miligramos diarios (menos de la cantidad presente en tres acerolas) ayuda a que el resfriado común sea menos grave y más corto.

El alivio de los síntomas del resfriado no es el único beneficio que aporta la vitamina C. También ayuda al cuerpo a producir colágeno, una proteína fibrosa y dura que contribuye a construir el tejido conjuntivo, la piel, los huesos y los dientes y que interviene en la curación de las heridas. Además, la vitamina C protege el cuerpo contra los radicales libres, unas moléculas de oxígeno que dañan las células y —según sospechan los investigadores— contribuyen a la aparición del cáncer, las enfermedades cardíacas y muchas otras enfermedades.

CÓMO MAXIMIZAR SUS PODERES CURATIVOS

Cultive sus propios acerolos. Si usted vive en un área donde se pueden cultivar los acerolos, como el Sur de la Florida, cultívelos en su jardín. Busque las variedades denominadas *"Florida Sweet"* ("Florida Dulce") y "B-17", recomienda el Instituto de Alimentos y Ciencias Agrícolas de la Universidad de Florida en Gainesville. Las plantas deben comenzar a producir frutos al segundo año de plantarse y producir abundantes bayas cargadas de vitamina C en los siguientes años.

Cómaselas rapidito. Los acerolos brindan frutos desde abril hasta noviembre. Recoja las bayas maduras con cuidado para no magullarlas y cómaselas enseguida o congélelas. Si no están lo suficientemente maduras cuando las recoja, puede guardarlas en el refrigerador durante unos cuantos días.

Tómese un té. Secas y machacadas, las bayas de acerola sirven para preparar té.

Desgraciadamente, el proceso de hervirlas o de dejarlas en infusión reduce su contenido de vitamina C más o menos a la mitad. Para obtener la mayor dosis posible de vitamina C por taza, tal vez quiera agregar un mayor número de bayas.

Pruébelas procesadas. Si usted radica en el Caribe o en América Latina, o va de vacaciones a estos lugares, busque en tiendas de alimentos selectos mermeladas, jaleas y jugos de acerola. Su contenido de vitamina C se reduce un poco en comparación con las bayas frescas, pero siguen siendo excelentes fuentes de este nutriente.

(*Nota*: si encuentra en este capítulo términos que no entiende o que jamás ha visto, favor de remitirse al glosario en la página 636).

Acidez estomacal

ALIMENTOS QUE APAGAN EL ARDOR

Las personas que han sufrido acidez (acedía, agruras) conocen esa sensación de que el pecho se les incendia por dentro. De hecho, el dolor puede llegar a ser tan intenso que algunas personas inmediatamente consultan al médico por temor a que se trate de un ataque cardíaco.

Sin embargo, en realidad la acidez estomacal no tiene nada que ver con el corazón. Se produce cuando los jugos digestivos del estómago, llenos de ácidos, toman la dirección equivocada y se introducen en el esófago, el tubo que conecta la boca con el estómago. En condiciones normales, un músculo pequeño y apretado ubicado en la base del esófago, el esfínter esofágico inferior (o EEI), impide que estos jugos se escapen. No obstante, cuando ese esfínter se relaja, los jugos estomacales suben y provocan el "ardor".

Hay alimentos que provocan acidez, pero también hay otros que se encargan de apagar el ardor en un dos por tres. Por lo tanto, antes de salir corriendo a la farmacia para comprar un antiácido, pase primero a su propia cocina.

"Modificar la dieta sigue siendo el principal tratamiento para las personas con acidez", dice la Dra. Suzanne Rose, profesora de Educación Médica, Medicina y Gastroenterología del Hospital Mount Sinai en la ciudad de Nueva York.

Curación interna

Un alimento que puede ayudar a controlar la acidez es el jengibre, indica John Hibbs, ND, naturópata y profesor clínico en el Centro de Salud Natural Bastyr, en Seattle. El jengibre ayuda a aumentar la fuerza de contención del EEI, lo cual contribuye a mantener el ácido en el lugar que le corresponde. Si no le agrada el fuerte sabor del jengibre fresco, puede prepararse un té agregando de ½ a 1 cucharadita de jengibre recién rallado (o de ¼ a ½ cucharadita de jengibre en polvo) a una taza de agua caliente. Déjelo reposar 10 minutos, cuélelo y disfrute su té.

Es buena idea no acostarse muy pronto después de haber comido, recomienda la Dra. Rose. Cuando el estómago se encuentra lleno, resulta mucho más fácil para el ácido subir hacia el esófago, sobre todo al adoptar una posición tendida, por la fuerza de la gravedad. Al permanecer erguido, ya sea de pie o sentado en una silla, es más probable que el ácido se quede abajo.

El avance más reciente en las investigaciones sobre la acidez (acedía, agruras) fue un estudio que comparó la velocidad a la que se ingería la comida en lugar de un tipo de alimento en sí, afirma el Dr. Donald Castell, profesor de Medicina y director del programa de Trastornos Esofágicos en la Facultad de Medicina de Carolina del Sur, en Charleston. "El estudio se realizó en un hospital y probablemente tuvo su origen en el hecho de que los internos y residentes comieran a toda prisa y luego corrieran a atender a otro paciente", explica. "Lo que descubrieron fue que si un grupo de personas tomaba la misma comida, una hamburguesa de pavo (chompipe), papitas fritas y una Coca Cola, y observaban a las personas que se la comían en 5 minutos frente a las personas que se la comían en 30 minutos, el grupo que comía rápidamente tenía una cantidad considerablemente mayor de reflujo ácido que el grupo que comía más lentamente", agrega. De manera que si usted sufre de acidez, tómese un tiempo para relajarse y disfrutar su comida, sin importar lo que coma, en lugar de engullirla a toda prisa.

Los culpables comunes

Se calcula que unos 60 millones de estadounidenses sufren acidez al menos una vez al mes y que hasta 15 millones la experimentan todos los días. Además, los estadounidenses consumimos más calorías procedentes de la grasa que cualquier otro pueblo en el mundo. ¿Será coincidencia? Los científicos lo dudan. Algunos estudios han demostrado que los alimentos altos en grasa, como la mantequilla y la carne de res, llegan a reducir temporalmente la fuerza de contención del EEI. En un estudio realizado por expertos de la Escuela de Medicina Bowman Gray de la Universidad Wake Forest en Winston-Salem, en Carolina del Norte, por ejemplo, se descubrió que las personas que consumían comidas ricas en grasa quedaban expuestas al ácido cuatro veces más tiempo que quienes comían alimentos con un menor contenido de grasa.

El chocolate es otro culpable común para algunas personas, añade la Dra. Rose. Además de tener mucha grasa, es posible que también cuente con otros compuestos que se encargan de relajar el EEI aún más. En otro estudio llevado a cabo en Bowman Gray, los investigadores observaron que el ácido estomacal subía al esófago durante un período de hasta una hora después de haber comido chocolate.

Los alimentos altos en grasa no son el único problema para las personas que sufren acidez. A algunas personas la cebolla también les produce acidez. Los investigadores no están seguros de cuál es la sustancia de la cebolla que provoca el ardor, pero una sola cebolla puede provocar acidez.

La menta (*peppermint*), que muchas veces se agrega a los dulces, el helado y los productos panificados también provoca acidez con frecuencia, agrega la Dra. Rose. En un estudio llevado a cabo por investigadores de la Universidad Estatal de Nueva York, en Buffalo, se descubrió que cuando las personas comían menta, sus músculos esofágicos perdían fuerza de contención en unos pocos minutos.

Además, el café, los tomates (jitomates), las frutas cítricas y los alimentos fritos también pueden provocar acidez, afirma John Neustadt, ND, director médico del Centro de Medicina Integral de Montana, en Bozeman. Por ello, recomienda que si usted observa que su acidez empeora después de comer uno o más de estos alimentos, los evite.

Por último, hay que evitar los alimentos condimentados hasta que la acidez haya desaparecido por completo, dice la Dra. Rose. Muchas personas cometen el error de atacar a los sensibles tejidos del esófago con una comida preparada con chiles picantes o con un vaso de jugo de naranja (china). Aunque no hay que renunciar por completo a los alimentos favoritos, sí se deben evitar durante unos días hasta que se sienta mejor.

(*Nota*: si encuentra en este capítulo términos que no entiende o que jamás ha visto, favor de remitirse al glosario en la página 636).

Aguacate

DELEITE DOTADO DE PODERES ANTIDIABÉTICOS

PODERES CURATIVOS

Ayuda a controlar la diabetes

Controla el colesterol

Baja la presión arterial

Previene los defectos de nacimiento

Mantiene la salud de los huesos y del sistema inmunitario

Sin lugar a dudas, el aguacate (palta) es bueno para la salud. Nos aporta nutrientes valiosos como el folato y el potasio. Su alto contenido de grasa monoinsaturada es un excelente auxilio alimenticio para los diabéticos y los que padecen problemas cardíacos. No obstante, con el aguacate la clave es la moderación. ¿Por qué? Porque la grasa monoinsaturada que contiene —por más saludable que sea— aún engorda. Después de todo es grasa. Y todos sabemos que si consumimos demasiada grasa por la boca, esta termina depositada en nuestras barrigas, muslos y caderas, por mencionar algunos de los lugares populares que frecuenta esta amiga —y enemiga— alimenticia. En fin, es la fruta que más grasa contiene: 30 gramos por pieza, la mitad de la cantidad diaria recomendada por los dietistas para un adulto común.

Ahora bien, esto no quiere decir que tiene que eliminarlo por completo de sus ensaladas. Como ya verá, con moderación, puede ser muy eficaz contra varios males.

Sus dotes antidiabéticos

A los diabéticos por lo general se les dice que consuman más carbohidratos y reduzcan su consumo de grasa. En términos generales estos consejos son buenos, pero no necesariamente para todos.

Los médicos han descubierto que una gran cantidad de carbohidratos puede llegar a aumentar el nivel de triglicéridos en la sangre de algunas personas con diabetes. Los triglicéridos son una grasa sanguínea que al parecer fomentan las enfermedades cardíacas. Sorprendentemente, cuando una parte de esos carbohidratos se sustituye por grasa, sobre todo por la que contienen los aguacates, tiende a bajar la cantidad de peligrosos triglicéridos en el torrente sanguíneo.

El aguacate es una rica fuente de varios tipos de grasa monoinsaturada, sobre todo de una llamada ácido oleico. "Hemos observado que las grasas monoinsaturadas

Ojo con los aguacates si toma este fármaco

Las personas que toman warfarina (*Coumadin*), un medicamento para el corazón ideado para evitar que la sangre se coagule, deberían cuidar su consumo de los aguacates. Los científicos no saben con certeza por qué, pero al parecer el aceite natural presente en el aguacate impide que el fármaco funcione, al menos en algunas personas.

En un pequeño estudio llevado a cabo en Israel, los investigadores descubrieron que comer entre medio y un aguacate podía hacer que el fármaco funcionara menos eficazmente. Los efectos no duraron mucho; cuando las personas dejaron de comer aguacates, el medicamento comenzó a funcionar de nuevo. Aun así, es posible que resulte peligroso para algunas personas. Por lo tanto, si usted está tomando warfarina, consulte a su médico la posibilidad de agregar aguacates a sus comidas.

mejoran el nivel de grasa en el cuerpo y ayudan a controlar la diabetes", dice el Dr. Abhimanyu Garg, profesor del Centro para la Nutrición Humana en el Centro Médico del Sudoeste de la Universidad de Texas, en Dallas.

En un estudio realizado en la Universidad de Salud y Ciencias de Oregón, los investigadores sometieron a 11 personas con diabetes del tipo II a una dieta baja en grasa y alta en carbohidratos y a una dieta alta en grasa monoinsaturada, cada uno durante 6 semanas. El colesterol total y el colesterol LBD (malo) de los sujetos tendió a bajar con cada dieta. Sus niveles de triglicéridos, control del azúcar en la sangre y la sensibilidad a la insulina también eran casi los mismos con ambas dietas.

En un estudio anterior, unos científicos de México sometieron a 16 mujeres diabéticas a una dieta relativamente alta en grasa; más o menos el 40 por ciento de las calorías que consumían provenían de esa fuente. La mayor parte de esa grasa procedía de los aguacates. ¿Y qué pasó? Sus niveles de triglicéridos se redujeron en un 20 por ciento. Por el contrario, las mujeres que se alimentaron con una dieta más rica en carbohidratos sólo experimentaron una reducción del 7 por ciento en su nivel de triglicéridos.

"Lo bueno del aguacate es que contiene mucha grasa monoinsaturada", dice el Dr. Garg. Para alguien que debe consumir 2.000 calorías diarias, por ejemplo, sería aconsejable ingerir 33 gramos de grasa monoinsaturada. "Un solo aguacate contiene más o menos 20 gramos", señala el experto.

Un reductor con sabor

Los muchos beneficios que ofrece el aguacate no se limitan sólo a los diabéticos. Basta con aumentar un poco su consumo de aguacate para que el ácido oleico contenido en esta fruta le ayude a bajar su nivel de colesterol.

¿Qué mejor lugar para estudiar el aguacate que en México, donde el guacamole no puede faltar en ninguna mesa? Otro pequeño estudio llevado a cabo en ese país comparó los efectos de dos dietas bajas en grasa con respecto al colesterol. Las dietas eran exactamente iguales, excepto que una de ellas contenía aguacate. Aunque ambas hacían bajar los niveles del peligroso colesterol lipoproteínico de baja densidad (LBD), la que contenía aguacate también aumentaba los niveles del saludable colesterol lipoproteínico de alta densidad (LAD), además de bajar un poco los triglicéridos.

Por si fuera poco, el aguacate también ataca el colesterol por otro lado al agregar una saludable cantidad de fibra a la alimentación, indica el Dr. Garg. La fibra hace que las heces sean más voluminosas, lo cual sirve para que se expulsen más rápidamente del cuerpo. De hecho, un solo aguacate contiene más fibra que un *muffin* de salvado: 10 gramos, es decir, el 40 por ciento de la Cantidad Diaria Recomendada (o *DV* por sus siglas en inglés).

Proporciona potasio potente

Otro beneficio del aguacate es una auténtica mina de potasio. Sólo la mitad de uno brinda 548 miligramos de potasio, o sea, el 16 por ciento de la DV de este mineral.

En la cocina

Aunque usted nunca haya escogido, preparado ni comido un aguacate (palta), no se preocupe. No es nada del otro mundo. Con la ayuda de estos consejos, pronto será todo un experto.

Déjelos madurar. Al igual que el plátano amarillo (guineo, banana), el aguacate queda mejor si no se deja madurar en el árbol. Por lo tanto, se recoge y se vende verde. Déjelo madurar en su cocina durante varios días (fuera del refrigerador), hasta que se suavice un poco. Pero si tiene prisa por usarlos, colóquelos en una bolsa de papel (cartucho, estraza) con una manzana o un plátano amarillo para que se suavicen. Nunca ponga aguacates duros en el refrigerador porque madurarán demasiado lentamente.

Deshuéselo para disfrutarlo. Para abrir un aguacate, córtelo a lo largo, dando toda la vuelta al hueso con el cuchillo. Sujete cada mitad con una mano y hágalas girar en direcciones opuestas para separarlas. Saque el hueso haciendo palanca con la punta de una cuchara o clávele la punta de un cuchillo y gírelo.

Eso es más de lo que ofrece un plátano amarillo (guineo, banana) mediano o una taza de jugo de naranja (china).

Diversos estudios han demostrado que al comer una buena cantidad de alimentos ricos en potasio, como el aguacate, disminuye en mucho el peligro de sufrir presión arterial alta (hipertensión) y las enfermedades relacionadas con esta afección, como ataques cardíacos y derrames cerebrales.

Además, algunas investigaciones han demostrado que el ácido oleico puede reducir los marcadores de inflamación en el cuerpo. La inflamación desempeña un importante papel en el desarrollo de la arterosclerosis, enfermedad que obstruye las arterias.

Bueno para su bebé

El aguacate es un alimento perfecto para la mujer durante el embarazo, cuando es muy importante que obtenga suficiente folato. El folato es una vitamina del complejo B que ayuda a prevenir ciertos defectos de nacimiento del cerebro y la espina dorsal que pueden llegar a ser mortales. Si bien la alimentación de muchas mujeres no contiene una cantidad suficiente de folato, el aguacate puede ayudarles a remediar esta situación. La mitad de uno contiene 57 microgramos de folato, el 14 por ciento de la DV, o sea, casi el 10 por ciento de los 600 microgramos que necesitan las mujeres embarazadas diariamente.

Sin embargo, por importante que el folato sea para las futuras mamás, no se trata de reservar el guacamole sólo para ellas. Es un nutriente esencial que todos necesitamos para que nuestros nervios funcionen como es debido. También es posible que el folato ayude a combatir las enfermedades cardíacas al reducir los niveles de homocisteína, un aminoácido que es perjudicial para los vasos sanguíneos si llega a ser demasiado elevado.

Amigo óseo

Si le preocupa la salud de sus huesos, consuma aguacate. Una taza de aguacate machacado contiene 120 miligramos de fósforo, es decir, el 12 por ciento de la DV. Este mineral es uno de los principales componentes de los huesos y los dientes. Además, ingerir grandes cantidades de fósforo ayuda al cuerpo a producir energía a partir de los alimentos que uno come.

Una buena fuente de zinc

Una deliciosa taza de aguacate machacado también le brindará 1,47 miligramos de zinc, es decir, un poco menos del 10 por ciento de la DV. El zinc realiza innumerables actividades en nuestro cuerpo: por ejemplo, este mineral hace que el sistema inmunitario funcione adecuadamente y también ayuda en la curación de las heridas.

El zinc también desempeña un importante papel en los sentidos del olfato y el gusto, ¡los cuales son necesarios si usted quiere disfrutar plenamente las recetas que le ofrecemos en este libro!

CÓMO MAXIMIZAR SUS PODERES CURATIVOS

Que la variedad de la Florida sea su preferida. Aunque la grasa monoinsaturada del aguacate hace que baje el colesterol en sus venas, no hay que olvidar que también tiene la mala costumbre de hacernos subir de peso. A fin de aprovechar al máximo los nutrientes que ofrece esta fruta sin consumir tanta grasa, compre el aguacate de la Florida. Esta variedad tiene más o menos dos tercios de las calorías y la mitad de grasa que los Hass que se cultivan en California.

Cómprelo en el momento justo. También hay otra manera de evitar la grasa mientras se disfruta de esta delicia: compre los aguacates cosechados entre noviembre y marzo. Tienen hasta dos tercios menos de grasa que los recogidos en septiembre u octubre.

(*Nota:* si encuentra en este capítulo términos que no entiende o que jamás ha visto, favor de remitirse al glosario en la página 636).

Ensalada de aguacate y jícama

2 tazas de jícama pelada y picada en palitos

¼ de taza de jugo de naranja (china) fresco

2 cucharadas de cebolla picada finamente

1 chile serrano pequeño, picado en rodajas (use guantes de plástico para tocarlo)

⅛ de cucharadita de chile en polvo

1 aguacate (palta) de la Florida

1 cucharada de cilantro fresco picado

Ponga la jícama en un platón extendido.

Mezcle el jugo de naranja, la cebolla, el chile serrano y el chile en polvo en un tazón (recipiente) pequeño. Vierta más o menos la mitad de este aliño (aderezo) sobre la jícama y mezcle bien. Extienda la jícama sobre el platón de manera uniforme.

Corte el aguacate a la mitad a lo largo y haga girar las mitades suavemente para separarlas. Saque el hueso y tírelo. Pele cada mitad de aguacate y luego córtelo en rebanadas delgadas a lo largo. Acomode las rebanadas de aguacate sobre el lecho de jícama en forma de los rayos de una rueda.

Rocíe con el aderezo restante. Extienda el aliño suavemente sobre las rebanadas de aguacate con el dorso de una cuchara, hasta que queden perfectamente cubiertas. Tape la ensalada y póngala en el refrigerador de 15 a 30 minutos. Espolvoree con el cilantro.

Rinde 4 porciones

POR PORCIÓN

Calorías: 121	Colesterol: 0 mg
Grasa total: 6,9 g	Sodio: 9 mg
Grasa saturada: 1,4 g	Fibra dietética: 4 g

Ajo

AMIGO ANTIBIÓTICO Y ANTICANCERÍGENO

Este bulbo humilde no es solamente un ingrediente imprescindible en la cocina. Probablemente usted ya sepa esto, dado que el ajo es un conocido remedio casero empleado en muchos hogares, en particular entre los latinos. Lo que quizás no sepa es que los científicos elogian al ajo tanto como lo hacía su mamá o abuelita.

Se han llevado a cabo cientos de estudios y los resultados han sido sorprendentes. He aquí un breve resumen de las propiedades curativas de este bulbo.

- Los estudios demuestran que el ajo reduce el colesterol y hace que la sangre sea menos espesa, lo cual posiblemente ayude a reducir la presión arterial alta (hipertensión), las enfermedades cardíacas y los derrames cerebrales.

- Se ha observado que en el laboratorio el ajo parece detener el crecimiento de las células cancerosas. Diversos estudios realizados entre la población en general indican que se dan menos casos de cáncer de estómago y de colon entre las personas que comen mucho ajo que entre las que comen poco del bulbo.

- En un estudio realizado en el Hospital de la Ciudad de Boston, se demostró que el ajo era capaz de acabar con 14 tipos de bacterias tomadas de la nariz y la garganta de niños que tenían infecciones en el oído.

Por si todo lo anterior fuera poco, algunas investigaciones han demostrado que el ajo puede ayudar a fortalecer el sistema inmunitario y a reducir los niveles de azúcar en la sangre (glucosa). También es posible que alivie el asma y que mantenga saludables y fuertes todas las células del cuerpo al retrasar o impedir la aparición de algunas de las afecciones relacionadas con el envejecimiento.

El potencial curativo del ajo se ha reconocido desde hace miles de años. A través de la historia se ha utilizado para tratar muchísimos males, desde heridas e infecciones hasta problemas digestivos. En la Segunda Guerra Mundial, por ejemplo, cuando los soldados rusos se quedaron sin penicilina para sus heridas, requisaron dientes de ajo; de ahí que le pusieran al ajo el apodo de "penicilina rusa". E incluso hoy en día, en Alemania, Japón y otros países modernos, se venden preparados de ajo como tratamientos sin receta para diversas afecciones.

Entréguele su corazón

Hasta ahora los investigadores han descubierto dos formas en que el ajo ayuda al corazón y a la circulación de manera importante. En primer lugar, contiene muchos compuestos de azufre, entre ellos dialil-disulfito (o *DADS* por sus siglas en inglés), el cual aparentemente facilita la circulación de la sangre al impedir que las plaquetas se peguen entre sí y se coagulen.

Los investigadores a cargo de un estudio llevado a cabo por la Universidad Brown en Providence, Rhode Island, dieron extracto de ajo añejo —más o menos el equivalente de entre 5 y 6 dientes de ajo fresco— a 45 hombres afectados por un alto nivel de colesterol. Al examinar posteriormente la sangre de estos hombres, observaron que la velocidad a la que se juntaban y pegaban las plaquetas había disminuido desde en un 10 por ciento a hasta un impresionate 58 por ciento en algunos casos.

"Cuando la actividad de las plaquetas es muy alta, aumentan las probabilidades de sufrir arterosclerosis, un ataque cardíaco o un derrame cerebral", dice el investigador Robert I. Lin, PhD, vicepresidente ejecutivo de la empresa Nutrition International ubicada en Irvine, California. "Sin embargo, los compuestos del azufre son muy eficaces. Hacen que la sangre sea menos espesa".

En otro estudio llevado a cabo en el Centro Médico Harbor-UCLA en Torrance, California, unos investigadores dieron a la mitad de los participantes un extracto añejo de ajo y a la otra mitad un placebo (una pastilla falsa), luego midieron el grado de calcificación de sus arterias durante un año. Al final del estudio, el grupo que había tomando el extracto de ajo añejo tenía unos niveles de calcificación significativamente inferiores (un 10 por ciento) a los del grupo del placebo, lo cual indica que el extracto de ajo añejo puede prevenir la arterosclerosis.

El ajo también beneficia al corazón porque reduce los niveles de colesterol y de las grasas sanguíneas llamadas triglicéridos. Además, el ajo baja ligeramente la presión arterial y puede reducir la homocisteína (una proteína que provoca la acumulación de placa en las arterias), afirma el Dr. Matt Budoff, profesor adjunto de Medicina y director de la división de Cardiología en la UCLA. En un reciente estudio, el Dr. Budoff y sus colegas demostraron que el extracto de ajo añejo puede reducir la acumulación de placa en el cuerpo en un 66 por ciento.

Y en una revisión de estudios realizados durante 13 años sobre la conexión entre el ajo y las enfermedades cardíacas, el 44 por ciento de los estudios mostró una conexión entre el ajo y una reducción del colesterol total. En general, el efecto más profundo del ajo era evitar que las plaquetas se junten y se peguen entre sí. Al parecer el ajo también aumenta los antioxidantes del cuerpo, reduciendo el riesgo general de sufrir enfermedades cardíacas.

Además, en un estudio reportado por la Asociación Estadounidense del Corazón, diferentes formulaciones/preparados de ajo condujeron a reducciones del colesterol de entre 11,6 y 24,3 miligramos por decilitro después de sólo 3 meses.

Nos cuida contra el cáncer

Los estudios especializados han recabado cada vez más pruebas de que es posible prevenir y tratar el cáncer con sólo incluir un poco de ajo en la dieta. Indican que el ajo ayuda de varias maneras a impedir el desarrollo del cáncer: impide que se produzcan en las células los cambios que conducen al cáncer, frena el crecimiento de los tumores y mata las células dañinas directamente. "El ajo activa al sistema inmunitario", afirma Janet Maccaro, Ph.D., N.D., una nutrióloga holística de Ormond Beach, Florida. "Puede que ayude al cuerpo a eliminar las células cancerosas antes de que comiencen a crecer sin control".

- El ajo contiene un compuesto llamado "s-alilcisteína", el cual al parecer detiene la actividad metabólica por la cual una célula sana se vuelve cancerosa. Así lo afirma John Milner, Ph.D., jefe del Grupo de Investigaciones Científicas sobre Nutrición de la División de Prevención del Cáncer en el Instituto Nacional del Cáncer en Bethesda, Maryland.
- La sustancia llamada DADS que mencionamos en la página 19 aparentemente afecta la capacidad de las células cancerosas para dividirse y multiplicarse, por lo que evita que crezcan. "El DADS asfixia a las células cancerosas hasta que disminuyen sus cantidades y comienzan a morir", explica el Dr. Milner.
- Además, el ajo contiene dialil trisulfito (o *DATS* por sus siglas en inglés), una sustancia 10 veces más fuerte que el DADS cuando se trata de matar a las células del cáncer de pulmón en los seres humanos. "Su eficacia puede compararse con la del 5-fluorouracilo, que se utiliza mucho en la quimioterapia", dice el Dr. Milner. El ajo tiene la ventaja de que resulta mucho menos tóxico para las células sanas que este fármaco quimioterapéutico. Por lo tanto, se tiene la esperanza de que algún día pueda servir de base para una quimioterapia menos agresiva para el cuerpo humano.
- El ajo cuenta con otros compuestos que ayudan a evitar que los nitratos —sustancias comunes que se encuentran en ciertos alimentos, como el tocino y otras carnes

curadas, así como en diversos contaminantes cotidianos— se transforman en nitrosaminas, unos compuestos nocivos que pueden provocar cambios cancerosos en las células del cuerpo.

Los beneficios del ajo no se manifiestan sólo en el laboratorio. Los investigadores han observado, por ejemplo, que en el sur de Italia, donde se come mucho ajo, hay menos cáncer de estómago que entre la población del norte del país, que no consume tanto ajo (si es que lo consumen en primer lugar).

En un estudio realizado en el Centro Integral del Cáncer Norris de la Universidad del Sur de California, los investigadores examinaron la relación entre el consumo de ajo y el cáncer de estómago en ciertas zonas de China. Descubrieron que las personas que comían más tallos de ajo enfrentaban un menor riesgo de sufrir cáncer de estómago.

Sin embargo, no hace falta cruzar el océano para encontrar indicios de las bondades del ajo. Un estudio realizado con 41.837 mujeres radicadas en el estado de Iowa descubrió que las que comían ajo por lo menos una vez a la semana tenían un 35 por ciento menos de riesgo de sufrir cáncer de colon que las mujeres que nunca comían ajo.

En la cocina

A menos que se tenga un paladar de hierro, es difícil comer una gran cantidad de ajo crudo de una vez. Por no mencionar los estragos que puede hacer en el sistema digestivo de algunas personas comer grandes cantidades de este bulbo. No obstante, existe una manera de aumentar su consumo de ajo considerablemente sin sufrir. Se llama asar.

A diferencia del crudo, el ajo asado tiene un sabor dulce y acaramelado. Es la forma más agradable de comerlo, ya que sólo conserva un toque muy ligero de su penetrante sabor.

Para asar el ajo, corte la parte superior de la cabeza, de manera que apenas se vean las puntas de los dientes. Entonces frote la cabeza de ajo ligeramente con un poco de aceite de oliva y envuélvala con un pedazo de papel de alu-minio. Deje un poco de espacio entre el ajo y el papel, pero selle las orillas muy bien. Ase en el horno a 350°F durante unos 45 minutos, o hasta que esté muy suave. (También puede "asar" el ajo en el horno de microondas de la siguiente manera: ponga la temperatura en alto y cocínelo, sin tapar y sin aceite, durante unos 10 minutos; voltee el ajo dos veces durante ese tiempo).

Para comer el ajo asado sólo tiene que apretar la cabeza firmemente del lado de la raíz para sacar los dientes de sus cascarillas. Puede untarlo en pan o mezclarlo con pasta o verduras cocidas. Si no lo va a comer de inmediato lo puede conservar durante una semana como máximo en un recipiente herméticamente cerrado en el refrigerador.

Además, al parecer el ajo también previene los cánceres de piel, hígado, mama y otros. "Considerando la información de que disponemos, me atrevería a decir que comer 3 dientes de ajo al día puede reducir en un 20 por ciento el riesgo de sufrir muchos tipos de cáncer", dice el Dr. Lin. "Y con 6 dientes obtendríamos una reducción de por lo menos el 30 por ciento", agrega el experto.

También es sano por ser antibacteriano

La creciente capacidad de las bacterias para resistir los efectos de antibióticos que antes eran eficaces ha sido motivo de preocupación en los últimos años. Por suerte el ajo se destaca como un superalimento a la hora de combatir las bacterias. Las investigaciones sugieren que el ajo tal vez sea capaz de curar las afecciones en los casos en que fracasan los medicamentos tradicionales o en los que estos resultan demasiado tóxicos.

En un estudio, los investigadores del Hospital de la Ciudad de Boston tomaron muestras de 14 cepas diferentes de bacterias de la nariz y la garganta de niños afectados por infecciones del oído. Algunas de las infecciones no habían respondido en absoluto al tratamiento con antibióticos. En cambio, en el laboratorio, el extracto de ajo resultó muy eficaz para matar incluso a los microbios más resistentes.

En otro estudio realizado en el Colegio de Odontología Clínica en Inglaterra, se demostró que el extracto de ajo era eficaz a la hora de matar bacterias bucales, lo que sugería que podría funcionar para combatir la gingivitis.

Además, unos investigadores de la Universidad de Nuevo México en Albuquerque realizaron un estudio para averiguar si el ajo sirve para tratar la otomicosis, una enfermedad del oído común entre los nadadores. Los científicos creen que la causa es un hongo llamado aspergillus. Los tratamientos médicos convencionales dejan mucho que desear. Los medicamentos de uso externo llegan a ser molestos y no se pueden utilizar si el tímpano ya está roto.

En el laboratorio, los investigadores trataron estos hongos con una mezcla de extracto de ajo y agua. El ajo, incluso en concentraciones muy bajas, resultó igual de bueno que los medicamentos disponibles para impedir que los hongos crecieran. En algunos casos hasta fue mejor.

CÓMO MAXIMIZAR SUS PODERES CURATIVOS

Si está fresquito funciona bien. Es mejor comer el ajo crudo machacado porque contiene alicina, un compuesto que se descompone rápidamente y libera toda una serie de elementos saludables, como DADS y DATS. No obstante, el penetrante sabor del ajo crudo no es del agrado de todo el mundo. Para rebajar el sulfuroso aroma, corte un diente a la mitad y frótelo con fuerza contra la superficie interior de una ensaladera de madera. Obtendrá un sabor muy leve a ajo en la ensalada sin sacrificar ninguno de sus beneficios para la salud.

También funciona de otras formas. El ajo no tiene que estar fresco para que uno pueda aprovechar las bondades que le ofrece este condimento. En cada una de sus formas —crudo, cocido o en polvo— contiene compuestos importantes. Si se utilizan todas en diferentes momentos, se podrá agregar más ajo y poder curativo a la alimentación.

Hay que picarlo para aprovecharlo. Ya sea que el ajo nos guste cocido o crudo, su superficie aumenta muchísimo cuando se pica en trocitos, se aplasta o se machaca. Por lo tanto, se produce y se libera la mayor cantidad posible de compuestos saludables.

Mientras menos cocido es más curativo. Al recocer el ajo se pierden algunos de sus delicados compuestos. Según el Dr. Lin, lo mejor es cocerlo sólo levemente: sofrito con verduras al estilo asiático, por ejemplo, o agregándolo a un guiso (estofado) de cocción prolongada sólo durante unos cuantos minutos al final. De cualquier manera, "el sabor resulta mucho más suave que si usara el ajo crudo", indica el experto.

Si no le gusta el ajo, tome un extracto. Desgraciadamente no comprendemos todos los aspectos relativos a la cocción del ajo y al efecto que esta tiene sobre los ingredientes activos, afirma el Dr. Budoff. "Por ello, normalmente recomiendo que mis pacientes (especialmente aquellos que no comen ya mucho ajo natural) ingieran un extracto de ajo añejo en lugar de aumentar su consumo de ajo dietético", dice el experto. Las personas que no comen mucho ajo normalmente no podrán aumentar su consumo de ajo de manera significativa, ya que quizás no les agrade el olor y el sabor. Recomienda que se sigan las indicaciones de uso de la etiqueta.

(*Nota:* si encuentra en este capítulo términos que no entiende o que jamás ha visto, favor de remitirse al glosario en la página 636).

Consejo clave

"Para extraer todo el sabor de las verduras y el ajo, yo rocío una olla (charola) para asar con aceite de oliva y agrego toda clase de verduras picadas que uno pueda imaginar. A continuación, agrego montones de dientes de ajo y los espolvoreo con sal marina", explica Janet Maccaro, Ph.D., N.D., una nutrióloga holística de en Ormond Beach, Florida. "Luego aso las verduras y el ajo en el horno a 450°F durante unos 30 minutos, y continúo rociándolo con aceite de oliva una o dos veces mientras todo se cocina", explica la Dra. Maccaro. "Cuando las verduras y los ajos están asados, los mezclo bien y los sirvo. Es una combinación de verduras de sabor impresionante y super saludable".

Cremita de ajo

3 dientes de ajo medianos

1 taza de crema agria descremada

2 cucharadas de mayonesa de grasa reducida

1 cucharada de perejil fresco picado en trocitos

Ponga el ajo en una licuadora (batidora) o en un procesador de alimentos y muela brevemente. Agregue la crema agria, la mayonesa y el perejil. Muela durante un minuto o hasta que todos los ingredientes se incorporen perfectamente.

Rinde 1 taza

Consejo de cocina: *sirva esta crema con papas al horno o cocidas, verduras al vapor o pescado.*

POR ¼ DE TAZA

Calorías: 91	Colesterol: 3 mg
Grasa total: 2,5 g	Sodio: 45 mg
Grasa saturada: 0,5 g	Fibra dietética: 0,1 g

Pan con ajo

1 pan francés (*baguette*) integral de 12 onzas (336 g)

2 cucharadas de aceite de oliva extra virgen

4 dientes de ajo, picados en trocitos

1 cucharadita de sazonador de hierbas tipo italiano

Precaliente el horno a 400°F.

Rebane el pan francés a la mitad a lo largo. Ponga directamente sobre la parrilla del horno. Hornee durante 10 minutos hasta que se tueste.

Mientras tanto, ponga el aceite, el ajo y el sazonador de hierbas tipo italiano en un tazón (recipiente) pequeño y revuelva.

Saque el pan del horno y unte de manera uniforme con la mezcla del ajo. Ponga nuevamente en el horno durante 5 minutos.

Rinde 8 porciones

Consejo de cocina: *si le es imposible encontrar un pan francés integral, puede usar uno normal.*

POR PORCIÓN

Calorías: 126	Colesterol: 0 mg
Grasa total: 4,1 g	Sodio: 231 mg
Grasa saturada: 0,5 g	Fibra dietética: 2,9 g

Albahaca

LA HOJA QUE ASIENTA EL ESTÓMAGO

En todo el continente americano los amantes de la pizza la condimentan con albahaca. Los sibaritas que gustan de los placeres sencillos sueñan con el primer tomate (jitomate) de la temporada, aliñado con aceite de oliva y albahaca fresca. Los apasionados de la jardinería se deleitan con el aroma que deja entre los dedos una hoja de albahaca recién arrancada.

El fuerte aroma y distintivo sabor de la albahaca seca o fresca dan gusto tanto a la nariz como al paladar. Además, es posible que esta hierba brinde importantes beneficios a la salud, pues contiene ciertas sustancias que calman el estómago y que tal vez incluso prevengan el cáncer, según opinan algunos científicos.

La salud de las células

Algunos estudios de laboratorio indican que ciertos compuestos hallados en la albahaca pueden ayudar a interrumpir la peligrosa cadena de acontecimientos que a veces culmina en el cáncer.

En un estudio, unos científicos de la India agregaron extracto de albahaca al alimento de un grupo de animales de laboratorio, mientras que un segundo grupo de animales siguió con su alimentación normal. Después de 15 días, había subido el nivel de unas enzimas que desactivan los cancerígenos en el cuerpo en los animales que tomaron el extracto.

Los investigadores especulan que la capacidad de la albahaca para impedir los cambios cancerosos no se debe a un compuesto específico presente en la hierba, sino a una colaboración entre varios.

Un estudio realizado conjuntamente por unos científicos noruegos y estadounidenses llegó a la conclusión de que la albahaca es una rica fuente de antioxidantes, los cuales neutralizan a unas peligrosas moléculas de oxígeno llamadas radicales libres antes de que puedan provocar diversas enfermedades, entre ellas las enfermedades cardíacas, el cáncer y la enfermedad de Alzheimer. Según los investigadores, 100 gramos de albahaca contienen más antioxidantes que el chocolate negro, las zarzamoras, las fresas y los arándanos.

Claro está que el tamaño de una porción de albahaca es diminuto comparado con

Consejo clave

Cuando vaya a comprar albahaca seca, busque una marca de cultivo orgánico. Algunas plantas de albahaca son irradiadas, lo cual puede reducir de manera significativa el contenido de antioxidantes de la misma, afirma Mildred Mattfeldt-Beman, Ph.D., R.D., L.D., de la Universidad de St. Louis, Misuri. Comprar albahaca orgánica es la forma más segura de garantizar que la planta no fue irradiada.

Otra buena opción es cultivarla uno mismo y disfrutarla fresca. La profesora afirma que las plantas de albahaca son bastante fáciles de cultivar; uno puede hacerlo al aire libre durante los meses cálidos y después meterlas bajo techo antes de la helada del otoño.

la cantidad de bayas (¡o chocolate!) que se podría usted comer en una sentada. No obstante, si le encanta el sabor de esta hierba en su comida, al menos sabrá que estará beneficiándose de una dosis extra de antioxidantes.

Un auxiliar digestivo

Cuando el estómago lanza un grito de auxilio después de comer es buena idea tomarse una taza de té de albahaca. Esta hierba tiene fama de aliviar varios trastornos digestivos, sobre todo los gases. Una posible explicación es un compuesto presente en la albahaca que se llama eugenol. Se ha demostrado que el eugenol ayuda a reducir los espasmos musculares, así que esto serviría para explicar por qué la albahaca parece aliviar los gases y los retortijones (cólicos).

Para preparar un té calmante de albahaca se vierte ½ taza de agua hirviendo sobre 1 ó 2 cucharaditas de albahaca seca. Se deja reposar 15 minutos, se cuela y se sirve. A las personas que con frecuencia tienen problemas de gases les puede hacer bien tomar 2 ó 3 tazas diarias de este té entre comidas.

La albahaca puede que también sea útil contra las úlceras. En un estudio de laboratorio, unos investigadores de la India probaron los efectos del eugenol en la *H. pylori,* la bacteria culpable de la mayoría de las úlceras. Descubrieron que el eugenol inhibía el crecimiento de 30 cepas diferentes de la bacteria. Aunque se tienen que llevar a cabo muchas más investigaciones para averiguar si la albahaca tendrá los mismos efectos en los seres humanos, es agradable saber que una hierba tan sabrosa al paladar puede también ser buena para el estómago.

Otro beneficio digestivo que brinda la albahaca se debe a sus propiedades antimicrobianas. En los últimos años hemos leído y escuchado noticias sobre brotes de enfermedades causadas por lechugas y espinacas contaminadas, de manera que quizás resulte útil agregar albahaca fresca a los platos que contengan espinacas frescas o lechuga, indica Mildred Mattfeldt-Beman, Ph.D., R.D., L.D., la presidenta del departamento de Nutrición y Dietética de la Universidad St. Louis, en Misuri, quien ha impartido cursos sobre hierbas medicinales y culinarias. Puede que esta hierba ofrezca cierta protección contra los gérmenes que contaminan la comida.

CÓMO MAXIMIZAR SUS PODERES CURATIVOS

Combínela. Muchas veces los alimentos frescos son más nutritivos que los secos, pero en el caso de la albahaca da lo mismo. Es cierto que una cucharadita de albahaca seca molida contiene más minerales esenciales, como calcio, hierro, magnesio y potasio, que una cucharada de hojas recién cortadas.

Por otro lado, también hay que tomar en cuenta que la albahaca molida tiene una superficie mayor expuesta al ambiente, lo cual puede acelerar la descomposición natural de los componentes beneficiosos. "La albahaca seca pierde su fuerza con bastante rapidez", afirma la Dra. Mattfeldt-Beman. Guárdela en un recipiente herméticamente cerrado en un lugar fresco y oscuro, luego deséchela después de unos 6 meses. Según la experta, agregarla después de haberla guardado durante 6 meses será como agregar hierba (pasto) al plato.

Agréguela al final. La Dra. Mattfeldt-Beman recomienda agregar la albahaca a las recetas en los últimos 10 minutos de cocción, puesto que la mayor parte del sabor de la albahaca procede de sus aceites volátiles y estos se descomponen con las altas temperaturas.

(*Nota*: si encuentra en este capítulo términos que no entiende o que jamás ha visto, favor de remitirse al glosario en la página 636).

En la cocina

La albahaca fresca que aún guarda la tibieza del sol esparce un aroma divino, sin duda, pero ¿qué hacemos con ella? Las siguientes sugerencias le serán de utilidad:

Trátela con cuidado. La albahaca es una hierba delicada y sus hojas se marchitan si se tratan con brusquedad, afirma Mildred Mattfeldt-Beman, Ph.D., R.D., L.D., de la Universidad de St. Louis, Misuri. Ella recomienda manejarla con delicadeza —y lo menos posible— antes de agregarla a un plato.

Guárdela en el refri. Si la va a usar de inmediato, guarde la albahaca fresca envolviendo la parte inferior de los tallos con una toallita de papel húmeda y póngala en una bolsa de plástico sin cerrar dentro del cajón de las verduras.

Congélela para después. Si desea guardar la albahaca para usarla en un futuro, llene una charola para cubos de hielo con hojas de albahaca, termine de llenar los pequeños compartimentos con agua y ponga la charola en un contenedor para congelador sellado. De esta manera siempre contará con pequeñas porciones de albahaca para agregar a una sopa o salsa, afirma la Dra. Mattfeldt-Beman.

Pasta con *pesto* y tomates

¼ de taza de almendras peladas

2 tazas de hojas de albahaca fresca no muy apretadas

2 dientes de ajo

3–4 cucharadas de consomé de pollo sin grasa y de sodio reducido

2 cucharadas de aceite de oliva extra virgen

2 cucharadas de queso parmesano rallado

¼ de cucharadita de sal

¼ de cucharadita de pimienta negra molida

1 pizca de nuez moscada molida

8 onzas de pasta tipo *penne* o *rotini*

2 tomates (jitomates) medianos picados en rebanadas delgadas cortadas a la mitad

Para hacer el *pesto*: ponga las almendras en un procesador de alimentos y muela, prendiendo y apagando el procesador repetidamente, hasta que queden finamente picadas. Vierta en un tazón (recipiente) pequeño.

Agregue la albahaca y el ajo al procesador de alimentos. Muela un poco hasta que queden en trozos grandes. Agregue 3 cucharadas de consomé, el aceite, el queso, la sal, la pimienta y la nuez moscada. Muela hasta dejarlo todo en trocitos muy pequeños. Agregue las almendras picadas y muela hasta que quede todo bien mezclado. Si la mezcla está muy seca, agregue otra cucharada de consomé y muela hasta mezclar bien.

Cocine la pasta en una olla grande con agua hirviendo de acuerdo con las instrucciones del paquete. Escurra y ponga en un platón hondo grande. Vierta el *pesto* encima de la pasta, agregue los tomates y mezcle todo bien.

Rinde 4 porciones

POR PORCIÓN

Calorías: 398	Colesterol: 3 mg
Grasa total: 12 g	Sodio: 211 mg
Grasa saturada: 2 g	Fibra dietética: 10 g

Albaricoque

UNA FRUTA LISTA PARA CUIDARLE LA VISTA

PODERES CURATIVOS

Protege la vista

Previene las enfermedades cardíacas

Previene el cáncer

Aunque quizás usted no lo sepa, el albaricoque (chabacano, damasco) es originario de China. ¡Y los historiadores piensan que se cultivó por primera vez en ese país hace más de 4.000 años! En la antigüedad esta sabrosa fruta se extendió por el Oriente Medio y el Mediterráneo y hoy en día se cultiva en Europa, África, Australia y los Estados Unidos.

Además de ser una auténtica delicia, esta fruta dulce de cáscara aterciopelada también está cargada de numerosos compuestos que, según las investigaciones, combaten las infecciones, la ceguera y las enfermedades cardíacas.

La mayoría de los beneficios que el albaricoque brinda a la salud se deben a su contenido muy abundante y sumamente variado de carotenoides. Los carotenoides son unos pigmentos vegetales que a muchas de nuestras frutas y verduras favoritas les dan sus vivos colores rojos, anaranjados y amarillos y que protegen la salud del cuerpo humano gracias a una amplia gama de propiedades beneficiosas. Los científicos han identificado por lo menos 600 carotenoides diferentes. Algunos de los más fuertes, entre ellos el betacaroteno, se encuentran en el albaricoque.

"Los albaricoques son uno de los mejores alimentos para obtener carotenoides", afirma Ritva Butrum, Ph.D., asesor científico jefe del Instituto Estadounidense para la Investigación del Cáncer, en Washington D. C.

Una combinación para el corazón

La combinación única de compuestos curativos que contiene el albaricoque lo convierte en un poderoso aliado en la lucha contra las enfermedades cardíacas. Además de betacaroteno, esta fruta ofrece licopeno. Diversos estudios científicos han demostrado que ambos compuestos luchan para impedir que la forma peligrosa del colesterol, las lipoproteínas de baja densidad (LBD) se oxide o termine siendo alterada por los radicales libres. Esto es importante, porque según los expertos, el LBD oxidado es un factor muy importante en el desarrollo de la arterosclerosis, la cual endurece y estrecha las arterias, entre ellas las que van al corazón.

Un estudio japonés que realizó un seguimiento a más de 3.000 hombres y mujeres durante casi 12 años descubrió que aquellos con niveles altos de carotenoides, como betacaroteno y licopeno, tenían menos probabilidades de morir de una enfermedad cardiovascular.

Otro estudio, que realizó un seguimiento a más de 73.000 mujeres estadounidenses durante 12 años, descubrió que las que consumían más beta y alfacaroteno enfrentaban mucho menos riesgo de sufrir una enfermedad arterial coronaria. Y además, otro estudio que siguió a casi 5.000 hombres y mujeres holandeses durante 4 años descubrió que las personas con las dietas más altas en betacaroteno tenían un riesgo considerablemente menor de sufrir un ataque al corazón.

Posible anticancerígeno

El albaricoque es una buena fuente de licopeno, aunque al parecer los tomates (jitomates) —más concretamente, los productos procesados a base de tomate— proporcionan más del 85 por ciento de este carotenoide en las dietas de los estadounidenses.

En la cocina

La mayoría de las personas se comen los albaricoques (chabacanos, damascos) directamente del frutero, pero existen otras muchas formas de preparar y disfrutar estas riquísimas frutitas doradas.

Prepárelos a la parrilla. Los albaricoques asados a la parrilla adquieren un humeado levemente dulce cuando se acaramela su azúcar natural. Simplemente ensarte unos albaricoques enteros o partidos a la mitad en unos alambres (pinchos), úntelos con miel y cocine de 7 a 10 minutos, volteándolos con frecuencia.

Áselos al horno. Para cocinar los albaricoques en la cocina parta la fruta a la mitad, úntela con miel y ase en el horno con la superficie partida hacia arriba.

Cocínelos a fuego lento. Los albaricoques cocidos son una excelente forma de darle un toque cálido a una noche fresca.

Ponga una cantidad suficiente de jugo de fruta y unos clavos enteros o una raja (rama) de canela en una cacerola pequeña y deje que se caliente a fuego lento hasta que hierva. Agregue los albaricoques enteros o partidos a la mitad y cocine de 6 a 8 minutos. Saque la fruta y deje el jugo a fuego lento hasta que se espese. Sirva encima de los albaricoques.

Agréguelos a una receta. Los cocineros que cuidan su salud saben que pueden sustituir un poco del aceite requerido en una receta de productos panificados por compota de manzana. La próxima vez que vaya a utilizar compota de manzana para estos fines, escoja puré de albaricoque. Simplemente tiene que moler albaricoques de lata en un procesador de alimentos o licuadora (batidora) hasta que estén suaves.

El licopeno es uno de los antioxidantes más potentes que los expertos conocen. Podría ayudar a prevenir el cáncer al proteger al ADN de las células de los ataques de los radicales libres. (Sus propiedades antioxidantes explican por qué quizás sean también útiles para prevenir la arterosclerosis, la cual está presente en las enfermedades cardíacas).

Las investigaciones que han estudiado el posible papel del licopeno en la prevención del cáncer se han centrado en los tomates y el cáncer de próstata. Un metanálisis —el cual sintetiza los resultados de una serie de estudios de investigación— descubrió que los hombres que comían muchos productos a base de tomate cocinado enfrentaban un riesgo un 19 por ciento inferior de sufrir cáncer de próstata que los que rara vez comían dichos productos. ¿Pero qué tiene esto que ver con los albaricoques?

Los investigadores indican que los efectos protectores de los tomates podrían proceder de otros compuestos presentes en ellos. Si ya le agrada el albaricoque de todos modos, saber que el licopeno que contiene puede combatir el cáncer hará que le sepa aún más dulce.

Ventajas visuales

Es posible obtener grandes cantidades de vitamina A a través del albaricoque. (El cuerpo convierte el betacaroteno del albaricoque en vitamina A). A su vez, la vitamina A ayuda a proteger los ojos de ciertos daños.

Cada vez que la luz penetra en los ojos se libera cierta cantidad de radicales libres, unas moléculas nocivas que pueden causar daño a los tejidos del cuerpo. Si no se les pone el alto, estas moléculas malvadas atacan y lesionan los cristalinos del ojo y posiblemente les allanen el camino a las cataratas. Los mismos radicales libres también llegan a atacar los vasos sanguíneos que riegan la parte central de las retinas, conocida como la mácula. Si el riego sanguíneo se corta se puede producir la degeneración macular, la principal causa de pérdida de la vista en los adultos mayores.

Diversos estudios científicos han demostrado que la vitamina A es un poderoso antioxidante, lo cual quiere decir que ayuda a frenar los efectos de los radicales libres. Una investigación que abarcó a más de 50.000 enfermeras, por ejemplo, descubrió

> ## Consejo clave
>
> **Según Adel Kader, Ph.D., profesor de Fisiología de Poscosecha del departamento de Ciencias de las Plantas en la Universidad de California en Davis, no es necesario comerse el albaricoque (chabacano, damasco) fresco para cosechar sus beneficios; la versión seca o de lata también es muy nutritiva. Según el Departamento de Agricultura de los Estados Unidos (o *USDA* por sus siglas en inglés), 5 albaricoques crudos contienen 3.370 unidades internacionales (UI) de vitamina A y 1.915 microgramos de betacaroteno. Media taza de albaricoques de lata contiene 2.063 UI de vitamina A y 1.232 microgramos de betacaroteno. Además, 10 orejones (albaricoques secos) brindan 1.261 UI de vitamina A y 757 microgramos de betacaroteno.**

Una "cura" que es puro cuento

La idea de que los huesos del albaricoque (chabacano, damasco) sirven como medicamento data de los años 20, cuando el Dr. Ernst T. Krebs dio a conocer la teoría de que la amigdalina, un compuesto hallado en los huesos del albaricoque que el cuerpo convierte en cianuro, era capaz de destruir las células cancerosas.

Unos 30 años más tarde, su hijo cambió la fórmula del extracto y le puso *Laetrile*. Para los años 70 había personas afectadas de cáncer que, convencidas de que la medicina moderna no les servía de nada, viajaban a clínicas lejanas y pagaban precios exorbitantes por esta nueva cura "milagrosa". El *Laetrile* adquirió tal popularidad que en un momento dado se podía comprar en tiendas de productos naturales en 27 estados de los Estados Unidos.

En la actualidad el *Laetrile* no está autorizado por la Dirección de Alimentación y Fármacos aunque se obtiene fácilmente en México y otros países. El actor Steve McQueen fue tratado con este fármaco en una clínica mexicana poco tiempo antes de morir de cáncer. ¿Funciona el *Laetrile*? La mayoría de los expertos responden con un "no" rotundo.

"El *Laetrile* no sólo es inútil sino que también es potencialmente mortal", afirma el Dr. Maurie Markman, vicepresidente de Investigación Clínica en el Centro para el Tratamiento del Cáncer M. D. Anderson, en Houston. De hecho, un estudio llevado a cabo por la Clínica Mayo de Rochester, Minnesota, descubrió que el *Laetrile* con frecuencia produce náuseas, vómitos, dolor de cabeza y otros síntomas de envenenamiento por cianuro.

El *Laetrile* también es peligroso por otra razón, agrega el Dr. Markman. Algunas personas dependen de esta sustancia en lugar de recurrir a un tratamiento más seguro y eficaz contra el cáncer.

que las mujeres que consumían la mayor cantidad de vitamina A a través de su dieta reducían su riesgo de padecer cataratas en más de un tercio. Tres albaricoques contienen 2.769 unidades internacionales (UI) de vitamina A, o sea, el 55 por ciento de la Cantidad Diaria Recomendada (o *DV* sus siglas en inglés).

La fuerza de la fibra

Es casi imposible exagerar los beneficios de recibir una cantidad suficiente de fibra a través de la alimentación. Los alimentos altos en fibra pueden ayudar a bajar de peso, controlar los altos índices de azúcar en la sangre (glucosa) y reducir el nivel de colesterol. También son indispensables para mantener la regularidad de la digestión.

Esa es una razón más para agregar unos cuantos albaricoques al frutero. Tres albaricoques contienen 3 gramos de fibra, es decir, el 12 por ciento de la DV. También tienen la ventaja de sumar muy pocas calorías, un total de 51 entre los tres. No obstante, cuando lo que se pretende obtener del albaricoque es la fibra es muy importante comer la cáscara, la cual contiene una gran parte de la fibra de esta fruta.

CÓMO MAXIMIZAR SUS PODERES CURATIVOS

Fíjese en la firmeza. Incluso a quienes les gusta la fruta suavecita, el mejor momento para comerse un albaricoque es cuando todavía está un poco firme. En el momento de máxima madurez del albaricoque es cuando concentra la mayor cantidad de nutrientes. Cuando empieza a ablandarse, estos compuestos se descomponen rápidamente.

Cuide el color. A diferencia de la mayoría de las frutas, los albaricoques maduros pueden ser amarillos o anaranjados. Ambos colores son aceptables cuando se trata de maximizar sus poderes curativos. Por el contrario, los albaricoques un poco verdes se cosecharon antes de tiempo y tal vez no maduren nunca, lo cual significa que se pierden muchas de sus bondades curativas.

Consérvelos correctamente. Es importante mantener los albaricoques en un lugar fresco para evitar que se pasen de maduros. A menos que se vayan a comer en uno o dos días lo mejor es guardarlos en el cajón para las frutas del refrigerador, donde se conservarán durante más o menos una semana.

Y falta una última sugerencia para guardar los albaricoques. Se trata de una fruta muy suave y delicada que recoge otros sabores con gran facilidad, por ejemplo los de las frutas junto a las que se guarde o incluso los olores del refrigerador en general. Es una buena idea meterlos en una bolsa de papel (cartucho, estraza) o de plástico.

(*Nota*: si encuentra en este capítulo términos que no entiende o que jamás ha visto, favor de remitirse al glosario en la página 636).

Licuado (batido) de albaricoque y mango

6 albaricoques (chabacanos, damascos) pelados, deshuesados y picados (unas 2 tazas)

2 mangos maduros, de 10 a 12 onzas (de 283 a 340 g) cada uno, pelados y picados (unas 2 tazas)

1 taza de leche semidescremada al 2 por ciento o de yogur natural bajo en grasa

4 cucharaditas de jugo de limón fresco

¼ de cucharadita de extracto de vainilla

6–8 cubos de hielo

Cáscaras de limón enroscadas (para adornar)

Ponga los albaricoques, los mangos, la leche o el yogur, el jugo de limón y el extracto de vainilla en una licuadora (batidora). Muela durante 8 segundos. Agregue los cubos de hielo y vuelva a moler de 6 a 8 segundos más, o hasta que la mezcla esté suave.

Vierta en vasos altos, adorne con las cáscaras de limón, si las está usando, y sirva inmediatamente.

Rinde 2 porciones (de 12 onzas cada una)

POR PORCIÓN

Calorías: 213
Grasa total: 1,7 g
Grasa saturada: 0,9 g

Colesterol: 6 mg
Sodio: 84 mg
Fibra dietética: 5,5 g

Alergias alimentarias
CÓMO CUIDARSE AL COMER

Un hombre alérgico a los mariscos pide una hamburguesa y papas a la francesa. Apenas ha terminado de comer cuando empieza a respirar con dificultad. Después se entera de que el aceite en el que se frieron las papas también se utilizó para preparar unos camarones.

Para cuidarse de las alergias a los alimentos muchas veces no basta con saber cuáles son las comidas que pueden provocar una reacción, ya que llegan a aparecer en los lugares más inesperados. Si usted es alérgico a algún alimento, tendrá que mantenerse literalmente en guardia todo el tiempo.

Defensas desorientadas

Las alergias a los alimentos se dan cuando el sistema inmunitario del cuerpo se confunde y piensa que las proteínas de un alimento no son buenas sino malas. Por lo tanto, cuando se come uno de estos alimentos este sistema, cuya responsabilidad principal es defendernos contra invasores que podrían enfermarnos, se lanza al ataque. Dependiendo del tipo de alimento y del organismo de cada persona, las consecuencias pueden ser congestión nasal, trastornos digestivos, comezón, hinchazón de la boca y las manos e incluso problemas para respirar. Hasta alimentos saludables como la leche baja en grasa o el trigo son capaces de provocar este tipo de reacción.

Las alergias alimentarias se dan con mayor frecuencia en los niños. Por lo general las dejan atrás al crecer, pero algunas de ellas, particularmente a los cacahuates (maníes) y los mariscos, llegan a durar toda la vida. Así lo indica el Dr. Talal M. Nsouli, profesor clínico adjunto de Alergias e Inmunología en la Universidad de Georgetown, en Washington, D. C. Algunos alimentos que comúnmente provocan alergia son el huevo, la soya, el trigo, el cacahuate y los mariscos, aunque cualquier alimento puede causarle molestias a una persona, afirma el Dr. Nsouli.

Las alergias alimentarias por lo general son hereditarias. "Tanto mi hijo como mi hija tienen alergias", dice la especialista en medicina preventiva, la Dra. Patricia David, MSPH, presidenta de Healthy U, una empresa que ofrece diversos servicios de medicina preventiva en Columbus, Ohio. De hecho, si el padre o la madre de alguien tiene una alergia a un alimento, la probabilidad del hijo de desarrollar una

EL DOLOR DE OÍDOS Y LOS ALIMENTOS

Las infecciones de oído son una de las razones más comunes por las que se acude al pediatra y también la principal causa por la que se somete a los niños a operaciones quirúrgicas en los Estados Unidos. Se trata de una afección muy frustrante, porque a pesar del tratamiento con antibióticos algunos niños vuelven a infectarse una y otra vez.

Es posible que las alergias a los alimentos desempeñen un papel fundamental en las infecciones de oído. La razón es que muchos niños alérgicos a los alimentos sufren congestiones frecuentes. Al acumularse los líquidos y las bacterias en el tubo que conecta la nariz con el oído medio, es mucho más probable que sufran una infección.

En un estudio científico realizado por el Dr. Talal M. Nsouli, profesor de Alergia e Inmunología en la Universidad Georgetown, y sus colegas, se descubrió que 81 de 104 niños con infecciones recurrentes del oído eran alérgicos a ciertos alimentos. Cuando el Dr. Nsouli eliminó los elementos dañinos de la dieta de estos niños, la mayoría mostraron mejorías importantes. Cuando a los niños que ya habían mejorado se les permitió volver a comer esos alimentos, el 94 por ciento sufrió otra vez una infección de oído.

Cualquier niño que sufra infecciones recurrentes de oído debe llevarse a un alergista.

---

alergia semejante aumenta de un 20 a un 30 por ciento. Si ambos padres son alérgicos, este riesgo se eleva a un 40 ó 70 por ciento.

La causa de las alergias alimentarias no está muy clara. Existe la teoría, señala el Dr. Nsouli, de que los bebés y los niños que comen alimentos problemáticos antes de que sus sistemas inmunitarios se hayan desarrollado plenamente llegan a sufrir de alergia a estos alimentos durante el resto de sus vidas. Por esta razón, muchos médicos recomiendan no darles alimentos sólidos a los bebés sino hasta los 6 meses de edad y evitar la leche de vaca hasta que cumplan al menos un año. Además, el huevo debe evitarse hasta después de que hayan cumplido 2 años y no deben comer pescado ni cacahuates hasta que tengan 3.

Otra forma de prevenir las alergias alimentarias en los niños es dándoles pecho cuando son bebés. Los bebés a los que se les da pecho obtienen la flora intestinal de la leche de sus mamás y eso los ayuda a formar sus sistemas inmunitarios que los protegen de las alergias, afirma el Dr. Jose Saavedra, director médico y científico de Nestlé Nutrition USA, y profesor adjunto de Pediatría en la Facultad de Medicina de la Universidad Johns Hopkins y en la Escuela de Higiene y Salud Pública Bloomberg, en Baltimore.

Una medida que salva vidas

Cuando una alergia es leve, la persona afectada tal vez pueda disfrutar de vez en cuando una pequeña porción del alimento en cuestión. Sin embargo, algunas alergias son tan graves que hasta el menor rastro del alimento basta para causar una reacción potencialmente mortal llamada anafilaxis. En el caso de las personas que tienen alergias graves, los alimentos que los perjudican "deben evitarse como si fueran veneno", declara el Dr. Nsouli.

Muchas veces es difícil conocer con exactitud todos los ingredientes de la comida que se consume. Por eso los médicos recomiendan que las personas afectadas por alergias graves a los alimentos siempre lleven consigo jeringas de autoinyección cargadas de epinefrina. Este medicamento contrarresta las conmociones (*shocks*) anafilácticas casi de manera instantánea.

Cómo comer con confianza

Si bien no existe cura para las alergias alimentarias se pueden hacer muchas cosas para prevenir una reacción alérgica. Para empezar, siempre hay que leer con cuidado las etiquetas de los productos. Nunca se debe suponer automáticamente que un producto dado no contiene el ingrediente dañino, advierte el Dr. Nsouli. Si usted es alérgico al cacahuate, por ejemplo, es obvio que no debe comer crema de cacahuate (mantequilla de maní). No obstante, es posible encontrar cacahuate en polvo en muchos alimentos más, por ejemplo los chocolates *M&M's* simples.

Para complicar aún más las cosas, las empresas productoras de alimentos a veces sorprenden a sus clientes modificando los ingredientes de sus productos. El hecho de que un alimento no contenga el ingrediente dañino actualmente no significa que nunca será así. Hay que seguir leyendo las etiquetas.

Por otra parte, si las etiquetas de los alimentos

Consejo clave

"Mi hijo tiene una alergia al cacahuate (maní), y mientras investigaba este tipo de alergias, encontré un estudio que se había demostrado que el lactobacilo (un probiótico) disminuía los síntomas de la alergia", comenta la Dra. Patricia David, MSPH, presidenta de Healthy U, una empresa que ofrece diversos servicios de medicina preventiva en Columbus, Ohio. "Así que comencé a darle algunos alimentos que contenían probióticos. Cuando lo llevé al alergista un año después, ya no tenía una reacción anafiláctica peligrosísima... ahora solo le sale un sarpullido si come cacahuates", dice. "No estoy recomendando que todo el mundo haga lo mismo, sobre todo tratándose de una alergia tan grave como la de los cacahuates, pero lo que es cierto es que esto demuestra que los probióticos pueden ayudar a superar las alergias alimentarias. Si se mantienen las bacterias beneficiosas en el intestino a pleno rendimiento, es posible que mantengan a raya las reacciones alérgicas más leves", explica la experta. La Dra. David recomienda obtener los probióticos de los alimentos, entre ellos el yogur, el suero de leche y la leche de soya en lugar de comprar suplementos o bebidas con estos.

siempre emplearan palabras comunes como "*milk*" (leche) o "*wheat*" (trigo), por ejemplo, sería fácil evitar lo que nos hace daño. Sin embargo, en el complejo mundo del procesamiento de los alimentos y con los complicados nombres que se les asigna a los alimentos, no siempre resulta obvio lo que se está comprando. Por eso las personas alérgicas muchas veces necesitan aprender un poco de vocabulario especializado. Si una persona tiene una alergia a los lácteos, por ejemplo, no tardará en averiguar que ciertos ingredientes, como la caseína (*casein*) y el suero (*whey*), son tan peligrosos como un vaso de leche. Tendrá que pedirle a su médico una lista completa de los productos e ingredientes —y sus complicados nombres— que debe evitar, sugiere el Dr. Nsouli.

Aunque se sepa cuáles alimentos evitar, comer en restaurantes llega a tener sus bemoles porque no hay forma de controlar el contenido de los platos. Es buena idea pedir al mesero que interrogue al cocinero. Hay que hacerle preguntas acerca de los aceites, los condimentos y cualquier otro ingrediente que pueda causarle problemas.

Una forma de asegurar que la cena no se convierta en una desagradable sorpresa es explicándoles a las personas la gravedad de la alergia. Deben estar advertidas del peligro de que la enfermedad se manifieste no sólo por probar ciertos ingredientes sino también por el contacto con los objetos tocados por estos ingredientes, como parrillas, cucharas y tazones (recipientes) de cocina. "Adviértales", aconseja el Dr. Nsouli. Una vez que entiendan la verdadera gravedad de la situación, pondrán más atención a lo que colocan en el plato.

Algunos alimentos son muy fáciles de eliminar porque se les puede sustituir con muchas cosas. Las personas alérgicas a la leche de vaca, por ejemplo, frecuentemente cambian a leche de soya o de arroz, señala el Dr. Nsouli. (Estos productos con frecuencia están enriquecidos con calcio, de modo que se obtienen los beneficios de la leche sin sus problemas). Otros alimentos son más difíciles de reemplazar. Es posible preparar pan con harina de arroz, por ejemplo, pero no sabe igual que el pan de trigo ni tiene la misma textura. Algunas opciones serían los panes de centeno, millo (mijo) o cebada. Tendrá que experimentar hasta hallar alimentos que satisfagan su paladar sin que trastornen su organismo.

(*Nota*: si encuentra en este capítulo términos que no entiende o que jamás ha visto, favor de remitirse al glosario en la página 636).

Anemia

ALIMENTOS QUE AUMENTAN LA ENERGÍA

Este mal generalmente empieza con aquel elixir especial sin el cual ni nosotros —ni Drácula— podríamos vivir: la sangre. No se trata de mala circulación ni reservas bajas de sangre sino de las partículas diminutas que ayudan a la sangre a trabajar. Los glóbulos rojos se encargan de transportar el oxígeno que respiramos por la sangre para que tengamos suficiente energía. Cuando alguien sufre anemia se debe a que no tiene el número normal de glóbulos rojos o bien al hecho de que los glóbulos rojos no pueden transportar una cantidad suficiente de oxígeno por el cuerpo.

Aunque hay muchas formas de anemia, la más común suele ser la anemia por deficiencia de hierro. Cuando no se obtiene una cantidad suficiente de hierro a través de la dieta o bien se pierde sangre —durante la menstruación, por ejemplo—, la capacidad de esta para transportar oxígeno puede bajar muchísimo. Y el cuerpo definitivamente lo resiente. La anemia produce una sensación de letargo y debilita el cuerpo. La persona afectada puede sentirse aturdida y siempre tiene frío.

Se calcula que más o menos el 20 por ciento de las mujeres y el 3 por ciento de los hombres de los Estados Unidos tienen bajas sus reservas de hierro y corren peligro de padecer anemia. Lo bueno es que este problema es muy fácil de corregir. Y se cura con un medicamento muy agradable: la comida.

Las cantidades necesarias y cómo conseguirlas

La Cantidad Diaria Recomendada (o *DV* por sus siglas en inglés) de hierro son 18 miligramos. A las mujeres embarazadas, por el contrario, les hace falta una cantidad mucho mayor: 30 miligramos al día. Es prácticamente imposible obtener tanto a través de los alimentos, por lo que muchos médicos obstétricos les recetan suplementos de hierro.

¿Y el resto de la humanidad? ¿Puede satisfacer sus necesidades de hierro a través de la dieta? Si usted come pescado y todo tipo de carne, entre estos la de ave, en realidad no es tan difícil. Todos estos alimentos contienen cantidades considerables de hierro: 3 onzas (84 g) de mejillón azul al vapor, por ejemplo, tienen 6 miligramos de hierro. Una ración de 3 onzas de bistec *top round* magro asado contiene 3 miligramos de hierro y la misma cantidad de carne blanca de pavo (chompipe) asada, por su parte, proporciona 1 miligramo de hierro.

Si usted come poca carne o ninguna, por el contrario, tendrá que cuidar su dieta un poco más. El problema no está en que las verduras no contengan hierro. Media taza de calabaza (calabaza de Castilla) de lata, por ejemplo, contiene 2 miligramos de este mineral. La misma ración de frijoles (habichuelas) colorados o de lentejas proporciona 3 miligramos de hierro. Así no es una cuestión de una falta de hierro en estos alimentos, sino de algo llamado *biodisponibilidad*.

La combinación perfecta

El término biodisponibilidad se refiere a la capacidad de nuestro cuerpo para absorber los nutrientes que ingerimos. En el caso del hierro, existen dos tipos con niveles de biodisponibilidad muy diferentes. El compuesto de hierro que se encuentra en la carne, el pescado y los mariscos contiene algo llamado hemo, y el cuerpo lo absorbe fácilmente. El que se encuentra en los alimentos de origen vegetal, por el contrario, no contiene hemo y no se absorbe con la misma facilidad.

Veamos un ejemplo. De los 6 miligramos de hierro contenidos en 3 onzas (84 g) de mejillón, el cuerpo absorbe más o menos el 15 por ciento. Sin embargo, sólo es capaz de absorber el 3 por ciento de los 3 miligramos de hierro presentes en media taza de lentejas.

Si se sabe combinar los alimentos correctamente, es posible aumentar la biodisponibilidad del hierro. Por ejemplo, la cantidad de hierro que pasa al torrente sanguíneo aumenta mucho al reunir un alimento que contiene vitamina C con uno que tiene hierro. "El hierro se absorbe mejor en un ambiente ácido, particularmente de ácido ascórbico o vitamina C", dice la Dra. Carol Fleischman, profesora adjunta clínica de Medicina en la Red de Servicios Sanitarios de la Universidad de Pensilvania en Filadelfia.

De manera semejante, al combinar carne con verduras en una misma comida se aprovecha una mayor cantidad de este mineral. El hierro hemo de la carne "potencia" el hierro no hemo de las verduras y facilita su absorción. Al combinar el hierro hemo de las carnes con el hierro no hemo de los frijoles y las verduras se incrementa la absorción del segundo tipo de hierro del 10 al 15 por ciento, lo cual es "una cantidad apreciable", según Henry C. Lukaski, Ph.D., director adjunto del Centro de Investigaciones sobre Nutrición Humana del Departamento de Agricultura de los Estados Unidos (o *USDA* por sus siglas en inglés), ubicado en Grand Forks, Dakota del Norte.

La Dra. Fleischman agrega: "Los mayores beneficios se obtienen al combinar estos alimentos, pero si una mujer tiene una deficiencia de hierro, lo absorberá con mucha más avidez. Por lo tanto, entre más hierro consuma, más absorberá".

Fuentes férreas

Si usted sospecha que tiene anemia, su médico probablemente querrá hacerle un chequeo (revisión) médico completo para asegurarse de que no se trata de nada serio. Si resulta que su dieta no contiene una cantidad suficiente de hierro, el problema casi siempre será fácil de corregir.

Si a usted le gustan las almejas, por ejemplo, ya resolvió el problema. Diez almejas pequeñas al vapor contienen la sorprendente cantidad de 26 miligramos de hierro. Además, hay muchas formas de agregar vitamina C a las comidas para aumentar la absorción de este mineral. Un tomate (jitomate) grande, por ejemplo, contiene 23 miligramos de vitamina C, cantidad que equivale al 38 por ciento de la DV. También es posible obtener esta vitamina de jugos como el de naranja (china) u otros cítricos.

Otra forma de combinar la vitamina C con hierro es comiendo papas. Una sola papa al horno con todo y cáscara contiene 17 miligramos de vitamina C, es decir, el 28 por ciento de la DV, además de 1,9 miligramos de hierro. Si se come la papa con la cáscara, la cantidad de hierro se multiplicará por más de tres veces.

Sin embargo, también hay nutrientes que no deben combinarse con el hierro. Uno de ellos es el calcio. El consumo de alimentos ricos en calcio en la misma comida puede afectar la capacidad del cuerpo para aprovechar este último. Esto es cierto especialmente cuando se toman suplementos de hierro. "Compiten por los mismos sitios receptores en nuestras células", explica Fergus Clydesdale, Ph.D., profesor distinguido y jefe del departamento de Ciencias de los Alimentos en la Universidad de Massachusetts, en Arnherst. El calcio también compite con el hierro de los alimentos, pero no tanto como con los suplementos. El Dr. Clydesdale recomienda dejar pasar 3 horas entre el consumo de calcio y el de hierro. Está bien que le ponga leche a su cereal por la mañana, por ejemplo, pero espérese un rato antes de tomar su suplemento de hierro.

Lo mismo cabe decir del café y del té. Ambos contienen taninos, unas sustancias químicas que bloquean los suplementos de hierro levemente, explica el Dr. Clydesdale. Por lo tanto, este experto sugiere que no tome sus cápsulas de hierro junto con el café matutino.

Según el Dr. Lukaski, para aumentar la cantidad de este mineral en su alimentación

---

Consejo clave

Si experimenta los síntomas de la anemia —falta de aliento, mareos y frío en las extremidades— vaya con su médico para que le haga un chequeo (revisión), insisten los expertos de los Institutos Nacionales de Salud. Algunas veces la anemia puede tener su causa en una hemorragia en el tracto digestivo y al tratar el problema subyacente se puede resolver la anemia, además de solucionar otras complicaciones provocadas por la hemorragia.

LAS MEJORES FUENTES

La siguiente tabla incluye las mejores fuentes de hierro, tanto del hierro hemo (el que el cuerpo absorbe más fácilmente y se encuentra en la carne y el pescado) como del hierro no hemo (el cual se absorbe con menos facilidad y se encuentra en las plantas), además de otra lista de buenas fuentes de vitamina B_{12}.

ALIMENTOS QUE CONTIENEN EL HIERRO HEMO

Alimento	Porción	Hierro (mg)
Hígado de pollo, hervido	3 onzas	7,2
Mejillón al vapor	3 onzas	5,7
Ostras al vapor	6 medianas (1½ onzas)	5,0
Codorniz, entera	1	4,2
Carne de res para asar *bottom round roast*, magra, en su jugo	3 onzas	2,9
Atún de carne blanca, en agua	3 onzas	2,7
Camarones al vapor	3 onzas	2,6
Pavo de carne oscura, asado	3 onzas	2,0
Pierna de pollo, asada	3 onzas	1,2

ALIMENTOS QUE CONTIENEN EL HIERRO NO HEMO

Alimento	Porción	Hierro (mg)
Cereal de la marca *Cream of Wheat* de cocción rápida	¾ de taza	7,7
Tofu, normal	¼ de barra (4 onzas)	6,2
Semillas de calabaza, peladas y secas	1 onza	4,3
Lentejas hervidas	½ taza	3,3
Papa al horno	7 onzas	2,8
Frijoles colorados, hervidos	1 ½ taza	2,6
Frijoles pintos, hervidos	½ taza	2,2
Frijoles negros, hervidos	½ taza	1,8
Calabaza de lata	½ taza	1,7
Chícharo partido, hervido	½ taza	1,3

ALIMENTOS QUE CONTIENEN VITAMINA B_{12}

Alimento	Porción	Hierro (mg)
Almejas de lata	3 onzas	84
Hígado de res, frito en la sartén	3 onzas	71
Centolla de Alaska, al vapor	3 onzas	9,8
Trucha arco iris	3 onzas	4,2
Leche de soya	1 taza	3
Cornflakes	1 taza	2,7

de manera muy fácil, sólo tiene que preparar su comida en ollas de hierro fundido. "Como regla general, esto aumenta el hierro entre el 2 y el 5 por ciento", dice el experto. Con esto no se agotan las posibilidades de incrementar su consumo de este valioso nutriente. Es posible hacerlo desde el desayuno con el cereal cocido de la marca *Cream of Wheat*, ya que éste está enriquecido con el preciado mineral. Media taza contiene 6 miligramos de hierro. La avena instantánea también contiene este mineral, aunque un poco menos: aproximadamente 3 miligramos por cada media taza de avena.

Los peligros del vegetarianismo

La anemia es mucho más frecuente entre los vegetarianos que entre las personas que comen carne. En este caso, el problema no sólo se debe a una deficiencia de hierro sino también a la insuficiencia de la vitamina B_{12}. Este nutriente es necesario para que las células se dividan y maduren correctamente y se encuentra sobre todo en los alimentos de origen animal. Por lo tanto, los "veganos" (vegetarianos rigurosos) obtienen muy poca vitamina B_{12} a través de la dieta, y a veces ninguna.

La enfermedad que deriva de este problema se llama anemia perniciosa y no plantea un problema inmediato por el simple hecho de que el cuerpo usa muy poca vitamina B_{12}. La mayoría de las personas contamos con una reserva suficiente como para durar más o menos 6 años. Debido a este "período de gracia", según lo llama la Dra. Fleischman, es posible que pase mucho tiempo antes de que los veganos noten los síntomas de la carencia de vitamina B_{12} como un estado de fatiga y una sensación de hormigueo en las manos y los pies.

Al igual que en el caso de la anemia por insuficiencia de hierro, un bajo índice de vitamina B_{12} es fácil de corregir. "Los veganos que no comen carne, lácteos ni huevos probablemente tendrán que tomar suplementos de vitamina B_{12} o levadura de cerveza", recomienda la Dra. Fleischman. "Consulte con su médico para ver qué es lo mejor para usted".

(*Nota*: si encuentra en este capítulo términos que no entiende o que jamás ha visto, favor de remitirse al glosario en la página 636).

Caldo de almejas al estilo de Nueva Inglaterra

- 1 rebanada de tocino
- 2 cucharaditas de aceite vegetal
- ½ taza de cebolla picada
- ½ taza de apio picado
- 1 diente de ajo picado en trocitos
- 1 hoja de laurel
- ½ cucharadita de tomillo seco
- 2 tazas de jugo de almeja
- 1½ tazas de papas *Yukon Gold* picadas en cubitos (de ½ pulgada/1,27 cm de tamaño)
- 1½ tazas de leche semidescremada al 2 por ciento
- 1½ cucharadas de harina multiusos
- 3 latas (de 6,5 onzas cada una) de almejas picadas en trocitos, escurridas
- ¼ de taza de perejil picado

Cocine el tocino en el horno de microondas, según las instrucciones del paquete, hasta que esté crujiente. Desmorone el tocino en pedazos pequeños y ponga aparte.

Caliente al aceite en una cacerola grande a fuego mediano-bajo. Agregue la cebolla, el apio y el ajo y cocine durante 5 minutos. Agregue la hoja de laurel y el tomillo y continúe cocinando, revolviendo de vez en cuando, durante unos 3 minutos hasta que la cebolla quede blanda pero sin llegar a dorarse. Agregue el jugo de almeja y las papas. El líquido apenas debería cubrir las papas. Deje que el caldo hierva a fuego lento y cocine las papas durante unos 10 minutos (hasta que queden suaves pero no se deshagan).

Bata a mano en un tazón (recipiente) pequeño ¼ de taza de la leche con la harina hasta que la mezcla esté blanda. Agregue el caldo con las restantes 1¼ tazas de leche. Suba el fuego a alto y deje que rompa a hervir durante unos 3 minutos, revolviendo constantemente, hasta que la sopa se haya espesado ligeramente. Retire la cacerola del fuego y agregue las almejas. Quite la hoja de laurel. Divida el caldo en 4 tazones y esparza encima el perejil y el tocino desmoronado.

Rinde 4 porciones

POR PORCIÓN

Calorías: 200	Colesterol: 25 mg
Grasa total: 7 g	Sodio: 810 mg
Grasa saturada: 2 g	Fibra dietética: 1 g

Antioxidantes

GUARDAESPALDAS PARA LAS CÉLULAS

PODERES CURATIVOS

Reducen el riesgo de sufrir enfermedades cardíacas

Impiden ciertos tipos de cáncer

Protegen la vista

Protegen el cerebro

Impiden los dolores musculares

Retrasan el proceso de envejecimiento

Para saber cómo funcionan los antioxidantes, imagínese que es usted el presidente, un rey o reina, una estrella de cine u otro personaje famoso. Debido a que puede presentarse una amenaza en cualquier momento, anda con guardaespaldas que se interpondrán entre usted y el peligro. Tales guardaespaldas están dispuestos a sufrir las consecuencias de un ataque con tal que lo protejan.

Bueno, todos los días el ADN de *cada célula* del cuerpo humano (sea el de un famoso o el de un desconocido) debe hacer frente a unos 10.000 ataques por parte de unas partículas que dañan las células. Se trata de los radicales libres, unas moléculas inestables de oxígeno que han perdido un electrón. Los radicales libres se producen de forma natural cuando el cuerpo convierte el combustible en energía, pero también pueden proceder de la contaminación, de fumar cigarrillos y otras fuentes. Estas moléculas desequilibradas recorren el cuerpo y tratan de estabilizarse robándoles electrones a otras moléculas. Al lograrlo producen más radicales libres y en el proceso dañan cada vez a más células sanas.

Los radicales libres no aparecen de vez en cuando de manera aislada. Hasta el 5 por ciento del oxígeno que cada célula utiliza se convierte en radicales libres.

Se piensa que los daños causados por los radicales libres hacen que se acumule el colesterol lipoproteínico de baja densidad (LBD) en las paredes de las arterias, lo cual puede culminar en el endurecimiento de las mismas, enfermedad conocida como arterosclerosis, la cual contribuye a las enfermedades cardíacas. Cuando los radicales libres dañan el ADN en el interior de las células, por su parte, pueden provocar mutaciones celulares y finalmente cáncer. Los ataques de los radicales libres contra los ojos llegan a producir cataratas y degeneración macular, la principal causa de pérdida de la vista en personas mayores de 50 años. Los científicos piensan que el daño de los radicales libres, también llamado "estrés oxidativo", desempeña un papel importante en la enfermedad de Alzheimer. Y muchos científicos también piensan que los radicales libres son la razón fundamental del envejecimiento mismo.

Los radicales libres se desarrollan rápidamente y pueden atacar a las células en un dos por tres. A menos que algo se le oponga, este ataque frontal de los radicales libres puede producir daños irreparables. Ahí es donde entran en juego los antioxidantes, los guardaespaldas del organismo. Cada vez que comemos frutas, verduras u otros alimentos ricos en antioxidantes, estos compuestos protectores inundan el torrente sanguíneo. Viajan por todo el cuerpo para interceder entre las moléculas sanas y el pillaje de los radicales libres, ofreciendo sus propios electrones. Así, los radicales libres se neutralizan y las células resultan ilesas.

Los tres mosqueteros antioxidantes

De la misma forma en que el cuerpo produce radicales libres, también produce antioxidantes. Algunos son enzimas creadas con el exclusivo fin de acabar con los radicales libres. No obstante, estos defensores a veces deben admitir su derrota ante ataques muy fuertes, como por parte de los gases del tubo de escape de los automóviles o el humo de los cigarrillos, por ejemplo, y puede que no basten para manejar niveles cada vez mayores de ataques de radicales libres conforme envejecemos. Todos los días un pequeño porcentaje de radicales libres rebasa las defensas naturales antioxidantes y provoca daños.

Por eso hay que llamar regularmente a las reservas: los compuestos antioxidantes de la dieta. Literalmente existen cientos de compuestos naturales en los alimentos que funcionan como antioxidantes en el cuerpo. Y lo bueno es que no tienen por qué agotarse nunca. Basta con comer un poco más.

A pesar de que los investigadores están examinando nuevos compuestos antioxidantes todos los días, la mayor parte de los estudios científicos se han concentrado en tres: las vitaminas C y E y los carotenoides.

"No cabe duda de que los antioxidantes desempeñan un papel fundamental a la hora de reducir el riesgo de sufrir todo tipo de enfermedades", comenta Roc Ordman, Ph.D., profesor de Química y Bioquímica en el Colegio Beloit de Beloit, Wisconsin. "Las pruebas científicas publicadas son simplemente abrumadoras".

La vitamina C

Al igual que el equipo de mar, aire y tierra de la marina de los Estados Unidos, las moléculas de vitamina C (también llamada ácido ascórbico) patrullan las aguas del cuerpo en busca de enemigos y atrapan a los peligrosos radicales libres en la sangre y otros líquidos, como los de los pulmones o los ojos. La vitamina C cede rápidamente sus electrones, pero recoge fácilmente más electrones para "reactivarse", por lo que es una eficaz protectora contra los radicales libres. El consumo de una gran cantidad de vitamina C a través de la dieta puede ayudar a proteger contra los daños en muchos de los órganos y tejidos, como el corazón, las arterias y los ojos.

Una característica importante de la vitamina C, que se halla en alimentos como las frutas tropicales y los cítricos, los pimientos (ajíes, pimientos morrones) rojos y el brócoli, es que entra en acción muy rápidamente. Se ha demostrado que la vitamina C detiene a los radicales libres antes de que otros compuestos antioxidantes lleguen a batallar.

Es posible que la vitamina C reduzca el riesgo de sufrir enfermedades cardíacas al impedir que los radicales libres dañen al colesterol LBD (el "malo"). Los expertos piensan que el LBD oxidado desempeña un importante papel en la acumulación de placa que se puede producir en las paredes de las arterias y reducir el riego sanguíneo al corazón.

En un importante estudio, unos investigadores analizaron una encuesta nacional sobre el consumo de vitamina C y el índice de mortalidad en 11.348 personas entre los 25 y los 74 años de edad durante un lapso de 10 años. Descubrieron que los hombres y las mujeres con un alto consumo de vitamina C —unos 300 miligramos al día— tanto a través de los alimentos como de los suplementos tuvieron un índice de mortalidad por enfermedades cardíacas mucho menor que quienes consumían poca cantidad de esta vitamina. En términos concretos, los hombres tuvieron un índice de mortalidad por enfermedades cardíacas un 42 por ciento inferior y las mujeres, un índice de mortalidad un 25 por ciento inferior. Incluso cuando se consumían menos de 50 miligramos de vitamina C al día, se observaba una reducción en los índices de mortalidad por enfermedades cardíacas del 10 por ciento en las mujeres y del 6 por ciento en los hombres.

También es posible que la vitamina C proteja frente a varios tipos de cáncer. Las investigaciones han demostrado que una dieta alta en vitamina C está relacionada con un menor riesgo de sufrir cáncer de

Consejo clave

Cuando el Instituto Nacional del Cáncer (o *NCI* por sus siglas en inglés) explica dónde encontrar los antioxidantes, parece que están describiendo el arco iris: el betacaroteno se encuentra en las calabazas (calabazas de Castilla), las batatas dulces (camotes) y las zanahorias anaranjadas, así como en las espinacas y la col rizada verdes; el licopeno se encuentra en los tomates (jitomates) y la sandía rojos; la luteína en las berzas (bretones, posarnos) y otras verduras de hoja verde; y la vitamina C en todo tipo de frutas y verduras de colores vivos, desde las naranjas (chinas) hasta los pimientos (ajíes, pimientos morrones) rojos. Hay que alternar en el plato constantemente una variedad de frutas y verduras ricas en antioxidantes: al menos 5 raciones al día, recomienda el NCI, para brindarle al cuerpo una amplia variedad de antioxidantes que atacan a los radicales libres, ya que estos dañan las células de diversas maneras. Cuando haya conseguido comer 5 al día, aspire a consumir 9. Y no olvide los alimentos vegetales que *no* son frutas y verduras de vivos colores, como los frutos secos, el pan de trigo integral, los frijoles (habichuelas) y los aceites vegetales, por sus nutrientes antioxidantes, como la vitamina E y el selenio.

estómago. Además, los alimentos ricos en vitamina C tal vez protejan contra el cáncer de boca, laringe y esófago. No obstante, puesto que las frutas y verduras son las principales fuentes de vitamina C, estos resultados pueden deberse a *otros* compuestos que combaten las enfermedades presentes en los alimentos. Por todo ello, es una buena idea comer una amplia variedad de frutas y verduras todos los días para asegurarse de que se obtenga suficiente vitamina C. Comer cinco porciones al día —la cantidad mínima que recomienda el gobierno federal— le brindarán hasta 300 miligramos de vitamina C.

Mantener la reserva de vitamina C es particularmente importante si se fuma o se vive con un fumador. Se requieren unos 20 miligramos de vitamina C para evitar los daños por radicales libres causados por un cigarrillo.

Entre las buenas fuentes de vitamina C se encuentran los pimientos (ajíes, pimientos morrones) rojos, el brócoli, las naranjas (chinas), la papaya (fruta bomba, lechosa), las fresas, el pomelo (toronja), el kiwi, el repollo (col) y las papas.

Además, el Dr. Ordman recomienda tomar un suplemento de 500 miligramos de vitamina C dos veces al día, por la mañana y por la noche, práctica confirmada por un importante estudio de los Institutos Nacionales de Salud. Pero recuerde que esto no le exime de comer una variedad de alimentos ricos en vitamina C, ya que así obtendrá también otros componentes que lo ayudarán a combatir las enfermedades.

La vitamina E

Mientras la vitamina C trabaja patrullando los líquidos del cuerpo, la vitamina E (también conocida como alfatocoferol) hurga en terrenos más densos para proteger los tejidos adiposos de la invasión por radicales libres.

Esta capacidad para proteger las grasas es lo que le otorga particular eficacia a la vitamina E en la lucha contra las enfermedades cardíacas. Los investigadores han descubierto que la vitamina E, la cual es soluble en grasa, desempeña un papel importante a la hora de evitar que el colesterol LBD malo se oxide y contribuya a la arterosclerosis.

Varios grandes estudios poblacionales en los que han participado decenas de miles de personas han relacionado un elevado consumo de vitamina E con una importante disminución del riesgo de sufrir enfermedades cardíacas. En un estudio que abarcó a 80.000 enfermeras, los investigadores observaron que las mujeres con el consumo más elevado de vitamina E —unas 200 unidades internacionales (UI) al día— tenían tres veces menos probabilidades de padecer enfermedades cardíacas que quienes sólo consumían unas 3 unidades internacionales al día.

Un estudio más reciente analizó durante 19 años a casi 30.000 hombres finlandeses de mediana edad y mayores que eran fumadores. Midió la relación entre sus niveles de vitamina E al principio del estudio y su riesgo de muerte. Los hombres con las cantidades más elevadas de vitamina E en sus organismos tenían aproximadamente un 20 por ciento menos de probabilidades de morir durante esos 19 años que los hombres con el consumo más bajo.

Además, los hombres con los mayores niveles de vitamina E tenían menos probabilidades de morir de cáncer de pulmón, de próstata, derrame cerebral, enfermedades cardíacas y enfermedades pulmonares que los hombres con el menor consumo.

Muchos cardiólogos deben pensar que esta vitamina es importante: las investigaciones han descubierto que aproximadamente la mitad de estos médicos toman suplementos de vitamina E.

Uno de los hallazgos más prometedores para la salud femenina derivó de un estudio realizado por la Universidad de Nueva York en Buffalo, en el que los investigadores examinaron los niveles de vitamina E en mujeres con un alto riesgo hereditario de sufrir cáncer de mama. Observaron que las mujeres que mantenían altos niveles de vitamina E tenían un riesgo considerablemente menor de contraer esta enfermedad que las mujeres con bajos niveles de este nutriente. Los beneficios fueron más marcados entre las mujeres jóvenes, aunque las que habían pasado de la menopausia también resultaron protegidas.

Obtener suficiente vitamina E dietética —la cual se encuentra en los aceites vegetales para cocinar, el germen de trigo, la col rizada, las batatas dulces (camotes) y las semillas de girasol, entre otros alimentos— también es importante para los hombres. Más del 50 por ciento de los hombres con diabetes, por ejemplo, tienen dificultades para conseguir erecciones, a menudo por culpa del daño causado por los radicales libres a las arterias que suministran la sangre al pene. Las investigaciones sugieren que al obtener suficiente vitamina E a través de la dieta se puede conseguir que la sangre circule sin problemas por las arterias.

Si bien la vitamina E es eficaz por sí sola, su eficacia aumenta cuando se combina con la vitamina C, afirma el Dr. Ordman. "Es como si la vitamina C ayudara a la vitamina E a recuperarse. Después de que los radicales libres oxiden la vitamina E, la vitamina C viene a regenerarla para que pueda trabajar de nuevo", explica. En el verano de 2006, el Dr. Ordman publicó un estudio clínico que demostraba que 400 unidades internacionales de vitamina E y 500 miligramos de vitamina C dos veces al día protegen frente a los radicales libres mejor que otras combinaciones.

La Cantidad Diaria Recomendada (o *DV* por sus siglas en inglés) de vitamina E es de 30 unidades internacionales, pero teniendo en cuenta los estudios publicados sobre sus beneficios para el sistema inmunitario, el Dr. Ordman recomienda un suplemento de 200 a 400 unidades internacionales diarias para obtener la máxima protección. Los expertos consideran que esa cantidad se ubica dentro de los límites de seguridad de dicha vitamina. Resulta difícil obtener más de 15 a 30 unidades internacionales al día simplemente a través de una dieta equilibrada, ya que una de las principales fuentes de vitamina E son los aceites vegetales y muchas personas intentan seguir una dieta baja en grasa.

El betacaroteno y sus hermanos

La reputación del betacaroteno, un pigmento natural entre amarillo y anaranjado que se transforma en vitamina A en el cuerpo, ha experimentado altibajos muy marcados durante las últimas décadas. Disfrutó una enorme popularidad cuando los científicos lo relacionaron con índices más bajos de enfermedades cardíacas y cáncer. No obstante, las opiniones cambiaron cuando los investigadores descubrieron que los suplementos de betacaroteno al parecer aumentaban el riesgo de sufrir algunas de estas enfermedades.

"Sabemos que el betacaroteno brinda beneficios definidos, pero la cantidad que la gente necesita está dentro de los límites de lo que pueden obtener al comer cinco o más raciones de frutas y verduras al día", explica el Dr. Ordman. "Por lo tanto, no se necesitan cantidades extraordinarias. Los suplementos guardan claros riesgos. Se ha publicado recientemente que casi la mitad de los estadounidenses están resultando perjudicados por culpa de consumir demasiada vitamina A y betacaroteno".

¿Por qué las fuentes alimenticias del betacaroteno son mucho mejores que los suplementos? Los científicos no están del todo seguros, pero se imaginan que tal vez se deba a que el betacaroteno cuenta por lo menos con 600 hermanos que en conjunto se llaman carotenoides. Según los expertos es posible que no sea sólo el betacaroteno el que está produciendo los beneficios, sino también la combinación del betacaroteno con sus parientes menos conocidos.

Curiosamente, durante los últimos años muchos investigadores han abandonado investigaciones que buscaban la relación entre el betacaroteno y las enfermedades cardíacas debido a que los resultados previos han sido decepcionantes. Algunos han pasado a centrarse en otros carotenoides presentes en las frutas y las verduras, como el licopeno, la luteína y la zeaxantina, los cuales prometen reducir el riesgo de sufrir enfermedades cardíacas y otras afecciones.

En la dieta estadounidense el alimento que más habitualmente proporciona el licopeno biodisponible (es decir, el que el cuerpo puede utilizar) es la salsa de tomate (jitomate). A metanálisis que agrupó los hallazgos de 21 estudios previos sobre los tomates y el cáncer de próstata demostró que una dieta alta en tomates puede reducir el riesgo de sufrir esta enfermedad hasta en un 20 por ciento. Los tomates cocinados parecen ser más útiles que los crudos.

ASTROS ANTIOXIDANTES

Todas las frutas y verduras son excelentes fuentes de compuestos antioxidantes. Pero ¿cuáles son las mejores? Unos investigadores de la Universidad Tufts en Boston, Massachusetts, han reunido una lista de alimentos muy ricos en vitamina C y betacaroteno. (Es difícil cubrir las necesidades de vitamina E del cuerpo tan sólo a través de los alimentos, aunque los aceites, los frutos secos, las semillas y el germen de trigo son buenas fuentes). A continuación mencionamos algunos de los alimentos favoritos de esos científicos.

Alimento	Ración	Vitamina C (mg)	Betacaroteno (mg)
Batata dulce al horno	1	28	15,0
Brócoli cocido	½ taza	37	1,0
Butternut squash al horno y picado en cubos	½ taza	15	4,3
Cantaloup	¼	56	2,6
Coles de Bruselas cocidas	4	36	0,3
Fresas	½ taza	42	—
Kiwi	1	89	0,1
Naranja nável	1	80	0,2
Papaya	½	94	0,3
Pimiento rojo picado	½ taza	95	1,7
Sandía picada en cubos	½ taza	8	0,2

En un estudio que demuestra que las zanahorias son muy buenas para la vista, los investigadores descubrieron que las personas con el nivel más alto de carotenoides tenían un riesgo entre tres y dos veces menor de sufrir degeneración macular que las personas con niveles más bajos de estos nutrientes. Otro estudio llevado a cabo por el Instituto Nacional de Oftalmología descubrió que tomar dosis elevadas de vitaminas C y E, betacaroteno y zinc puede reducir el riesgo de sufrir degeneración macular avanzada en aproximadamente un 25 por ciento. Una dieta alta en luteína y zeaxantina quizás también reduzca el riesgo.

Además de demostrar que valen para luchar contra importantes enfermedades, como los enfermedades cardíacas y el cáncer, los antioxidantes también son útiles para prevenir males menores. Un ejemplo es el dolor muscular. Un estudio descubrió que las personas que son sedentarias la mayor parte del tiempo y luego repentinamente hacen ejercicio intenso pueden aliviar sus músculos adoloridos con vitamina E. Al parecer la vitamina E reduce el daño causado por los radicales libres que puede culminar en el dolor muscular.

Cuando pase por la sección de frutas y verduras del supermercado, asegúrese de llenar el carrito con muchos alimentos ricos en carotenoides, como espinacas y otras verduras de hoja verde oscuro o bien frutas y verduras de intenso color anaranjado, como la calabaza (calabaza de Castilla), las batatas dulces (camotes), las zanahorias y el cantaloup (melón chino). No tome suplementos de betacaroteno, aconseja el Dr. Ordman. Al comer alimentos vegetales ricos en betacaroteno, también obtiene los demás innumerables antioxidantes que contienen.

El resto de la tropa

A pesar de que las vitaminas C y E y el betacaroteno son los antioxidantes que más se han estudiado, sólo representan unos pocos elementos dentro del ejército gigantesco de compuestos protectores que se halla en los alimentos. El mineral selenio, por ejemplo, se necesita para apoyar a nuestras enzimas antioxidantes naturales. Los flavonoides y otros tipos de compuestos fenólicos que se encuentran en el té verde, el chocolate y el vino tinto también actúan como potentes antioxidantes. "Todos estamos de acuerdo en que todo el mundo debe comer por lo menos 5 raciones de frutas y verduras al día para asegurarse de que obtengan cantidades saludables de todos estos antioxidantes y las últimas directrices nos piden que comamos 9 o más raciones", explica el Dr. Ordman. "No obstante, en lo que se refiere a tomar suplementos adicionales, debe limitarse a los que se han estudiado extensamente y cuya seguridad ha sido demostrada en ensayos clínicos de larga duración. Esos son las vitaminas C y E. Todo lo demás debe obtenerse exclusivamente de los alimentos".

(*Nota*: si encuentra en este capítulo términos que no entiende o que jamás ha visto, favor de remitirse al glosario en la página 636).

Arroz

CONQUISTADOR DEL COLESTEROL

Si todos los cocineros se vieran obligados a quedarse con un solo alimento en su despensa, probablemente elegirían el arroz. Este grano es el ingrediente principal en la cocina de muchos países en todo el mundo, entre ellos los de Latinoamérica, donde disfrutamos el arroz con pollo, el arroz con leche y el arroz chaufa de mariscos, por mencionar unos pocos platillos de nuestro repertorio arrocero. Se calcula que existen unas 40.000 variedades diferentes. En los Estados Unidos es posible comprar el arroz *basmati* de la India y Pakistán (por no mencionar el Texmati de Texas), el arroz *arborio* de Italia, el arroz valenciano de España y el arroz "pegajoso" del Japón.

El arroz más nutritivo es el integral, el cual contiene grandes cantidades de fibra, carbohidratos complejos y las vitaminas del complejo B tan importantes para nuestra salud, dice Maren Hegsted, Ph.D., profesora emérita de Nutrición Humana y Alimentos en la Universidad Estatal de Louisiana, en Baton Rouge.

Y por si eso fuera poco, los cereales integrales como el arroz conservan intactas las cuatro partes del grano original: el germen, el salvado, una capa protectora llamada aleurona y el endosperma feculento. El arroz blanco únicamente tiene el endosperma alto en carbohidratos y casi sin fibra. ¿Qué le falta? No solamente la fibra, sino también cientos de fitoquímicos buenos para la salud, vitaminas y minerales. Según el Instituto Estadounidense de Investigaciones sobre el Cáncer, los cereales integrales pueden llegar a tener 10 veces la cantidad de vitamina E; 4 veces la de potasio, magnesio y zinc; 3 veces la de vitamina B_6 y el doble de selenio que los cereales refinados. Por lo tanto, no sorprende que comer al menos tres porciones al día de este alimento reduzca el riesgo de sufrir enfermedades cardíacas, diabetes, cáncer y sobrepeso.

Al combate con el colesterol

Con tanta preocupación por el colesterol alto es fácil olvidarse que el cuerpo necesita pequeñas cantidades de colesterol para realizar algunas de sus funciones, como fabricar paredes celulares, por ejemplo, así como para producir hormonas imprescindibles. El hígado elabora colesterol todos los días a fin de proporcionar el que haga falta. No

Consejo clave

El arroz integral tarda casi tres veces más en cocinarse que el arroz blanco (45 minutos frente a unos 15), lo cual hace que las personas con tiempo poco opten por no usarlo. Una opción es usar arroz integral instantáneo o de cocción rápida, el cual brinda los mismos 2 gramos de fibra por porción de media taza, y se cocina en sólo 10 ó 15 minutos.

Si desea obtener toda la protección que ofrece el arroz integral auténtico, aunque ande corto de tiempo, planifique con antelación. Alice Henneman, MS, RD, una agente de extensión de la Universidad de Nebraska, Lincoln, recomienda cocinar arroz extra cuando se tenga más tiempo y congelar el sobrante en pequeños recipientes. Luego lo puede volver a calentar en un horno de microondas. "Para hacerlo, agregue 2 cucharadas de líquido por taza de arroz cocido", recomienda. "Cocine cada taza de arroz congelado durante 2 minutos con el horno en alto, luego espónjelo con un tenedor". De esta manera se obtienen todos los nutrientes que el arroz integral ofrece. No está claro si el proceso para crear las variedades de cocción rápida altera las capas llenas de nutrientes del grano.

obstante, cuando nuestra alimentación tiene un alto contenido de grasa, el cuerpo fabrica más colesterol del que puede aprovechar. Entonces es cuando aumenta el peligro de sufrir una enfermedad cardíaca.

Según la Dra. Hegsted, es posible que consumir más arroz integral evite que esto suceda. El salvado, la capa exterior del grano, contiene una sustancia llamada rizanol. Se ha demostrado que este compuesto reduce la producción de colesterol que realiza el cuerpo humano. De hecho, su composición química se parece a la de los medicamentos especiales para bajar el colesterol.

Un estudio llevado a cabo por la Universidad Estatal de Louisiana puso a un grupo de personas a comer 100 gramos diarios aproximadamente (unas 3½ onzas) de salvado de arroz durante 3 semanas. Al finalizar el estudio, los niveles del perjudicial colesterol lipoproteínico de baja densidad (LBD) habían disminuido un 10 por ciento, mientras que los niveles del beneficioso colesterol lipoproteínico de alta densidad (LAD) permanecieron relativamente altos. Eso representa una reducción del 30 por ciento del riesgo cardíaco. "Cuando el arroz integral se agrega a una dieta baja en grasa, es uno de los mejores alimentos en lo que se refiere a la reducción del colesterol", declara la Dra. Hegsted.

Una esponja saludable

El arroz integral es más oscuro y duro de masticar que su homólogo blanco porque cada grano viene envuelto por una nutritiva capa exterior. Esta parte del arroz es la que más fibra contiene, dice la Dra. Hegsted. Media taza de arroz integral contiene más o menos 2 gramos de fibra.

La fibra ofrece una poderosa protección contra la diabetes del tipo II. Algunos estudios demuestran que comer al menos 3 porciones diarias de arroz integral y otros cereales integrales reduce el riesgo de sufrir esta enfermedad de un 21 a un 30 por ciento. ¿Por qué? La

En la cocina

Los fabricantes de arroz con frecuencia prometen que su producto saldrá perfecto siempre, lo cual indica que algunos tipos de arroz salen pegajosos y húmedos o, lo que es peor, secos y duros. Estas indicaciones le permitirán preparar un arroz perfecto siempre, sin importar cuál compre:

Déjelo en paz. A los cocineros les cuesta trabajo no revolver o revisar el arroz mientras se está cocinando. Lo malo es que cuando el arroz se revuelve frecuentemente antes de cocerse los granos se dañan y el producto final puede quedar suave y pegajoso. (Una excepción a esta regla es el arroz *arborio*, que debe revolverse mientras se cocina).

Condiméntelo con caldo. Por lo general el arroz se cocina con agua simple. No obstante, muchos *chefs* prefieren darle un toque especial de sabor al líquido con el que lo cocinan, lo cual puede convertir el arroz terminado de bueno en delicioso. Los caldos de pollo o de res son ideales para este fin. Si no los tiene a la mano, puede sazonar el agua con unas gotas de limón, un poco de vinagre de sabor o una pizca de hierbas culinarias.

Buena textura = sabrosura. Para evitar que el arroz se recueza es una buena idea revisarlo un poco antes de que, según usted, deba estar listo. Si todavía se ve un poco mojado, le hace falta otro minuto o dos en el fuego o más tiempo aún para absorber el exceso de agua.

---

fibra ralentiza la digestión y mantiene el nivel de azúcar en la sangre bajo y constante. Por el contrario, los carbohidratos procedentes de los cereales refinados hacen que se eleve el azúcar en la sangre después de comer, lo cual provoca que se libere más insulina para introducir el azúcar a las células. Con el tiempo, tener niveles de azúcar en la sangre y de insulina más elevados puede provocar diabetes y presión arterial alta (hipertensión) e incluso algunos tipos de cáncer.

La fibra del arroz integral es insoluble, de modo que al llegar al intestino funciona como una esponja que absorbe grandes cantidades de agua, explica la Dra. Hegsted. Las heces se vuelven más voluminosas y húmedas, de modo que se expulsan más fácilmente. Además, avanza más rápido por el colon. Por lo tanto, las sustancias perjudiciales que pueda contener disponen de menos tiempo para dañar las células de la pared del colon, lo cual posiblemente reduzca el riesgo de contraer cáncer. Algunos investigadores calculan que el riesgo de sufrir cáncer de colon bajaría en un 31 por ciento si las personas aumentaran la cantidad de fibra en su alimentación a 39 gramos al día.

Otras investigaciones han refutado la relación entre una mayor consumo de fibra y un menor riesgo de cáncer de colon, pero eso no significa que haya que cambiar al arroz blanco. Cuando unos investigadores estudiaron a 61.000 mujeres suecas durante 15 años, observaron que aquellas que consumían más de 4½ porciones de cereales integrales al día tenían un riesgo un 35 por ciento menor de padecer cáncer de colon. ¿Por qué? Podría ser la combinación de una elevada cantidad de fibra y de los lignanos y compuestos fenólicos de los cereales integrales, los cuales quizás impidan el crecimiento de las células cancerosas.

No sólo el colon se beneficia con la fibra del arroz integral, sino también los senos. La fibra se enlaza con el estrógeno en el tracto digestivo, por lo cual se reduce la circulación de esta hormona por el torrente sanguíneo. Esto es importante porque se ha demostrado que los cambios provocados en las células por un alto nivel de estrógeno pueden provocar cáncer de mama. Un estudio realizado por investigadores australianos y canadienses llegó a la conclusión de que el riesgo de padecer cáncer de mama disminuía en un 38 por ciento en las mujeres que consumían 28 gramos de fibra al día, en comparación con las que consumían sólo la mitad.

CÓMO MAXIMIZAR SUS PODERES CURATIVOS

Manténgalo fresco. El arroz integral está lleno de aceites y no tarda en ponerse rancio si se guarda a una temperatura ambiente normal, dice la Dra. Hegsted. Los compuestos curativos se conservan mejor si se guarda en un recipiente hermético en el refrigerador, donde se mantendrá fresco durante un año como máximo.

Aproveche el agua. Muchos de los nutrientes importantes tanto del arroz integral como del blanco se filtran al agua durante el proceso de cocción. Cocine el arroz hasta que absorba todo el agua, en lugar de escurrirlo. Así esos nutrientes terminarán en su plato, no en el desagüe.

Prepare el blanco de la bolsa. En el caso del arroz blanco enriquecido, la niacina y la tiamina se encuentran en la parte exterior del grano. Por lo tanto, si el arroz se lava antes de cocerlo, estos nutrientes se pierden. Es mejor preparar el arroz de la bolsa tal como viene. La única excepción es el importado, que llega a contener más impurezas que las variedades estadounidenses.

(*Nota*: si encuentra en este capítulo términos que no entiende o que jamás ha visto, favor de remitirse al glosario en la página 636).

Arroz con jengibre y pollo al estilo chino

½ taza de arroz integral instantáneo

2 tazas más 2 cucharadas de agua

¼ de cucharadita de sal

1¼ libras (567 g) de mitades de pechuga de pollo deshuesada y sin pellejo, cortada en pedazos de 1 pulgada (2,5 cm)

3 cucharadas de salsa de soya de sodio reducido

Pimienta negra recién molida

1 bolsa (de 16 onzas) de verduras congeladas para cocinar al estilo asiático

½ cucharadita de jengibre molido

Combine en una cacerola mediana el arroz, 2 tazas de agua y la sal. Deje que rompa a hervir a fuego alto. Reduzca el fuego a bajo, cubra y deje que hierva a fuego lento unos 10 minutos, hasta que el líquido se haya absorbido. Retire del fuego, cubra y deje aparte durante 5 minutos.

Mientras tanto, en un tazón (recipiente) para microondas mezcle el pollo con 1 cucharada de la salsa de soya y sazónelo al gusto con la pimienta. Cubra con una tapa o una envoltura autoadherente de plástico con abertura y cocine en el horno de microondas en alto de 3 a 5 minutos, revolviendo dos veces hasta que la carne ya no esté de color rosado.

Agregue las verduras congeladas, el jengibre, las 2 cucharadas restantes de agua y las 2 cucharadas restantes de salsa de soya. Cubra y cocine en el horno de microondas en alto unos 5 minutos, revolviendo 2 ó 3 veces, hasta que las verduras estén calientes por todas partes.

Esponje el arroz con un tenedor. Sirva el pollo y las verduras sobre el arroz.

Rinde 4 porciones

POR PORCIÓN

Calorías: 241
Grasa total: 2 g
Grasa saturada: 0,5 g

Colesterol: 82 mg
Sodio: 549 mg
Fibra dietética: 2 g

Artritis

ALIMENTOS QUE ALIVIAN –Y AGOBIAN– A LAS ARTICULACIONES

No existe ningún alimento específico que ayude a aliviar la artritis en todas las personas. Sin embargo, actualmente los médicos se han dado cuenta de que lo que uno come —o bien lo que no come, en algunos casos— puede ayudar a aliviar las molestias e incluso frenar el desarrollo de la enfermedad.

Articulaciones desarticuladas

La artritis causa dolor, rigidez e hinchazón en las articulaciones y alrededor de las mismas. En realidad no se trata de una sola enfermedad sino de muchas. La forma más común de artritis es la osteoartritis, causada por el desgaste del cartílago, el material que recubre las articulaciones y que sirve para amortiguar los impactos. Cuando el cartílago se desgasta, un hueso termina frotándose contra otro, lo que produce dolor y rigidez en los dedos de las manos, las rodillas, los pies, las caderas y la espalda.

Una forma más grave de la enfermedad es la artritis reumatoidea. Este tipo de artritis se da cuando el sistema inmunitario empieza a atacar al cuerpo en lugar de protegerlo. Estos ataques hacen que se hinche la membrana que recubre las articulaciones, lo cual con el tiempo va corroyendo el cartílago de las mismas. Esta artritis es la que se ve más afectada por la alimentación.

La grasa la agrava

Actualmente es difícil encontrar una enfermedad que no sea agravada por una dieta rica en grasa saturada. La artritis al parecer no es la excepción.

Una dieta baja en grasa saturada reduce la producción de prostaglandinas —unas sustancias parecidas a las hormonas que contribuyen a la inflamación— por parte del cuerpo. Además, una dieta baja en grasa tal vez obstruya las comunicaciones enviadas por el sistema inmunitario, lo cual interrumpiría la reacción inflamatoria del cuerpo y ayudaría a sanar a las articulaciones.

Algunos médicos recomiendan limitar la grasa dietética a no más del 25 por ciento del total de calorías consumidas a diario y que no más del 7 por ciento de estas calorías provengan de las grasas saturadas. "Existe una forma muy sencilla de reducir el consumo de grasa saturada: simplemente no las agregue a los alimentos", sugiere el

Dr. David Pisetsky, Ph.D., director del Centro para el Tratamiento de la Artritis de la Universidad Duke, en Durham, Carolina del Norte. "Al prepararse un sándwich (emparedado), por ejemplo, utilice mayonesa baja en grasa en lugar de la verdadera".

La sustitución de la mantequilla, la crema agria y el queso por sus versiones más bajas en grasa o sin grasa también puede reducir el consumo de grasas saturadas. Aunque no se eliminen por completo de la dieta, la simple reducción de las cantidades consumidas puede marcar una diferencia.

Seguir una dieta en su mayor parte vegetariana también puede ayudar a reducir la cantidad de grasa saturada que se consume, además de brindar otros beneficios para la artritis, como verá más adelante en este capítulo.

Alivio acuático

A pesar de que en términos generales es buena idea reducir las grasas que consumimos, existe un tipo de grasa que tal vez sería recomendable incluir en una estrategia alimenticia para combatir la artritis. Los ácidos grasos omega-3, que se hallan principalmente en los pescados de agua fría como la caballa (macarela, escombro) española, la trucha y el salmón, reducen la producción de prostaglandinas y leucotrienos por parte del cuerpo, dos sustancias que contribuyen a la inflamación.

Numerosos estudios han demostrado que el aceite de pescado ofrece beneficios a las personas con artritis reumatoidea, como menos rigidez por las mañanas, menos dolor en las articulaciones, más fuerza en las manos y una menor necesidad de tomar los fármacos antiinflamatorios.

Los estudios científicos muchas veces precisan el uso de suplementos de aceite de pescado para proporcionar dosis suficientemente altas de omega-3. Algunos expertos recomiendan obtener una dosis diaria de 3 gramos de EPA y DHA, los cuales son tipos de omega-3, en forma de suplemento. (Es probable que necesite una porción muy grande de pescado para obtener una cantidad equivalente).

No obstante, aún se pueden obtener beneficios curativos del pescado al comerlo dos o tres veces por semana. Además del pescado mencionado anteriormente, también son buenas fuentes de ácidos grasos omega-3 el atún de aleta azul, la trucha arco iris, el hipogloso (*halibut*) y el gado (*pollack*). Algunos pescados de lata como el salmón, el arenque, las sardinas y el atún blanco (albacora) en agua, también son ricos en estos ácidos grasos.

El factor de la nutrición

Existen ciertas pruebas de que la artritis reumatoidea es producto de un sistema inmunitario defectuoso. En vista de que lo que comemos afecta nuestro sistema inmunitario, tiene sentido que la dieta pueda influir en cómo se sienten algunas personas.

"La alimentación es de importancia fundamental para tratar esta forma de artritis", explica el Dr. Joel Fuhrman, un especialista en Medicina de la Nutrición del Centro Médico Hunterdon en Flemington, Nueva Jersey. "En las poblaciones que tienen dietas naturales que están compuestas principalmente por frutas, verduras y cereales sin procesar, las enfermedades autoinmunes son casi inexistentes".

El Dr. Fuhrman recomienda a las personas que sufren artritis reumatoidea que sigan una dieta vegana —es decir, sin carne ni otros productos de origen animal— y también que reduzcan al mínimo el consumo de trigo, sal y aceites. Deben comer ensaladas con montones de verduras de hoja verde, sopas con abundantes verduras y jugos de verduras. El Dr. Fuhrman también recomienda comer muchas verduras crucíferas, como el brócoli y el repollo (col).

En un estudio realizado en la Universidad de Oslo en Noruega, 27 personas con artritis reumatoidea siguieron una dieta vegetariana durante 1 año. (Después de los primeros 3 a 5 meses, se les permitió comer lácteos si así lo deseaban). También evitaron el gluten (una proteína que se encuentra en el trigo), el azúcar refinada, la sal, el alcohol y la cafeína. Después de un mes tenían las articulaciones menos hinchadas y adoloridas, sufrían de menos rigidez en las articulaciones por las mañanas y tenían más fuerza para sostener objetos que las personas que continuaron con sus dietas normales.

No obstante, para tratar la artritis quizás sea necesario algo más que comer más frutas y verduras. Algunas personas son sensibles a ciertos alimentos —como el trigo, los lácteos, el maíz (elote, choclo), las frutas cítricas, los tomates (jitomates) y los huevos— los cuales pueden activar la respuesta inflamatoria del cuerpo. En general, la sensibilidad a los alimentos casi nunca está relacionada con los brotes de artritis, dice el Dr. Pisetsky. Resulta difícil saber qué alimentos hay que evitar, si los hubiera, ya que hay demasiadas cosas que pueden agravar el dolor de la artritis reumatoidea. El Dr. recomienda llevar un diario de alimentos de manera que pueda llevar un registro de lo que estaba comiendo cuando se produjo el empeoramiento. Si descubre un patrón —por ejemplo, estaba comiendo tomates poco antes de un ataque— tendrá una idea de lo que debe evitar en el futuro. Cuando haya identificado un posible alimento perjudicial, deje de comerlo durante al menos 5 días, sugiere el Dr. Pisetsky. Luego vuelva a probar el alimento para ver si regresan los síntomas.

Detenga el desgaste al consumir la "C"

Durante muchos años los médicos no se imaginaban que pudiera haber un vínculo entre la dieta y la osteoartritis. Al fin y al cabo, suponían, esta afección es el resultado "natural" del desgaste de las articulaciones. ¿En qué iba a influir la alimentación? No obstante, de acuerdo con un estudio preliminar lo que uno come sí puede marcar una gran diferencia. Unos investigadores de la Escuela de Medicina de la Universidad de Boston, Massachusetts, estudiaron los hábitos alimenticios de un grupo de personas afectadas por osteoartritis de la rodilla. Observaron que quienes consumían la mayor cantidad de vitamina C —más de 200 miligramos diarios— tenían hasta tres veces menos probabilidades de que se agravara su afección que quienes consumían la menor cantidad de vitamina C (menos de 120 miligramos al día).

En vista de que la vitamina C es un antioxidante es posible que proteja las articulaciones de los daños causados por los radicales libres, unas moléculas inestables que pueden causar inflamación en las articulaciones. "La vitamina C tal vez también ayude a generar colágeno, el cual aumenta la capacidad del cuerpo para reparar los daños causados al cartílago", dice el Dr. Timothy McAlindon, M.PH., profesor adjunto de Medicina de la Facultad de Medicina de la Universidad Tufts, en Boston.

El Dr. McAlindon recomienda que se consuman por lo menos 120 miligramos de vitamina C al día a través de la dieta, una cantidad equivalente al doble de la Cantidad Diaria Recomendada. "Es la cantidad que hay en un par de naranjas (chinas)", indica el médico. Otras frutas y verduras ricas en vitamina C son el cantaloup (melón chino), el brócoli, las fresas y los pimientos (ajíes, pimientos morrones).

Sin embargo, la dieta no es lo único que influye en la osteoartritis, sino también el peso. "Hay pruebas convincentes de que las personas con sobrepeso corren más riesgo de desarrollar osteoartritis en las articulaciones que deben soportar su peso, como las rodillas", afirma el Dr. Pisetsky. Y las investigaciones indican que las personas excedidas de peso enfrentan un mayor peligro de desarrollar osteoartritis también en las articulaciones que no deben soportar ningún peso, como las de las manos. "Perder peso disminuye el dolor y aumenta la movilidad", señala el Dr. Pisetsky.

(*Nota*: si encuentra en este capítulo términos que no entiende o que jamás ha visto, favor de remitirse al glosario en la página 636).

Asma

COMIDAS PARA RESPIRAR TRANQUILO

Un ataque asmático puede ser aterrador tanto para el asmático como para sus familiares. La medicina convencional generalmente recomienda fármacos e inhaladores para controlar esta afección común. Sin embargo, ciertas investigaciones indican que los asmáticos no tienen que depender de estas medidas solamente; parece que lo que comen también puede ser de gran ayuda para controlarlo. "La alimentación es la clave", dice Richard N. Firshein, D.O. director médico del Centro Firshein de Medicina Integral en la ciudad de Nueva York.

La lucha contra la inflamación

Gran parte de la lucha contra el asma lo es contra la inflamación. Cuando el polen, la contaminación ambiental u otras sustancias irritantes transportadas por el aire penetran en los pulmones, el sistema inmunitario libera ciertas sustancias químicas para que hagan frente a los invasores. Desgraciadamente, estas sustancias defensoras pueden hacerle mucho daño al asmático. Sus vías respiratorias se inflaman y se hinchan, lo cual dificulta la respiración. Al mismo tiempo, su cuerpo libera nubes enteras de radicales libres, unas moléculas perjudiciales de oxígeno que empeoran la inflamación aún más. Por eso las vías respiratorias de los asmáticos tienden a seguir inflamadas durante mucho tiempo después de acabarse el ataque.

Para combatir el asma se puede empezar por reducir la inflamación. Existen ciertas pruebas de que los alimentos altos en vitamina C y otros antioxidantes, los cuales bloquean los efectos de los radicales libres, pueden ayudar a las vías respiratorias a recuperar su estado normal. "Sabemos que un ataque de asma es un problema de inflamación y sabemos que produce muchos radicales libres", dice Gary E. Hatch, Ph.D., farmacólogo investigador y jefe de la división de Toxicología Pulmonar de la Agencia para la Protección Ambiental. "Por lo tanto, los antioxidantes deberían de ayudar".

Los tres antioxidantes que al parecer resultan más eficaces en la lucha contra el asma son las vitaminas C y E y el oligoelemento selenio. Además, se ha demostrado que varios alimentos, como los pescados de agua fría y grasos, reducen la inflamación en todo el cuerpo, incluso en los pulmones.

La "C" controladora

Diversos estudios realizados en amplios grupos de personas han descubierto que existe una relación entre el consumo de muchas frutas y una mejor función pulmonar. Por ello, algunos expertos piensan que es una buena idea que las personas que sufren asma sigan una dieta que les brinde grandes cantidades de este antioxidante, es decir, vitamina C.

Dos estudios muy amplios, las Encuestas Nacionales de Salud y el Análisis de la Nutrición, descubrieron que las personas cuya alimentación contenía la mayor cantidad de vitamina C tenían muchas menos probabilidades de contraer enfermedades respiratorias, entre ellas el asma, que quienes consumían la menor cantidad de este nutriente.

En un estudio británico, los investigadores compararon las dietas de 515 adultos con asma con las de 515 adultos sin la enfermedad. Comparados con las personas que no comían frutas cítricas, las que comían sólo una pequeña cantidad cada día tenían aproximadamente un 40 por ciento menos de riesgo de que les diagnosticaran asma. Además, entre más vitamina C contenía la dieta, menos riesgo enfrentaban los sujetos de padecer asma sintomática.

Según el Dr. Hatch no hace falta mucha vitamina C para cosechar estos beneficios. Las investigaciones indican que 200 miligramos diarios, que es más de tres veces la Cantidad Diaria Recomendada (o *DV* por sus siglas en inglés) de 60 miligramos, bastan para mantener fuertes los pulmones. Un vaso de 6 onzas (180 ml) de jugo de naranja recién exprimido, por ejemplo, proporciona 93 miligramos de vitamina C, un tercio más que la DV. Otras fuentes muy buenas son los cítricos y los jugos, los pimientos (ajíes, pimiento morrones) rojos y verdes, el brócoli, las coles (repollitos) de Bruselas y las fresas.

La "E" también puede ser excelente

Algunas investigaciones indican que la vitamina E es capaz de reducir radicalmente el riesgo de sufrir asma. Un estudio amplio llevado a cabo entre 75.000 enfermeras por investigadores de la Universidad Harvard, por ejemplo, descubrió que las que consumían la mayor cantidad de vitamina E a través de su dieta tenían un 47 por ciento menos de probabilidades de contraer asma que las que ingerían la menor cantidad de este nutriente.

La ventaja de la vitamina E es que al parecer ataca a los radicales libres producidos por la contaminación del aire, una de las principales causas del asma. Además, hace que el cuerpo libere una mayor cantidad de las sustancias químicas que ayudan a relajar los músculos lisos, entre ellos los que forman las vías respiratorias en los pulmones. Al igual que en el caso de la vitamina C, no se requiere mucha vitamina E para obtener estos beneficios. De acuerdo con el estudio de las enfermeras, por ejemplo, las mujeres con un bajo índice de asma no consumían más de la DV de 30 unidades internacionales (UI).

El único problema de la vitamina E es que se encuentra principalmente en los aceites de cocina, por lo que no siempre es fácil consumirla en la cantidad indicada. Tal vez la mejor forma de aumentar la cantidad de este nutriente en su alimentación es mediante el germen de trigo, que puede agregarse a otros alimentos, como *muffins* o pan de carne (salpicón, carne mechada). Una ración de germen de trigo contiene 5 unidades internacionales de vitamina E, casi el 17 por ciento de la DV. La vitamina E también se encuentra en las almendras, las semillas de girasol, los cereales integrales, las espinacas y la col rizada.

Un buen mineral para este mal

El mineral selenio es un oligoelemento, es decir, un mineral que el cuerpo no necesita en grandes cantidades. Sin embargo, las investigaciones indican que incluso en muy pequeñas cantidades ofrece grandes beneficios para la salud, sobre todo a los asmáticos. El selenio es un ingrediente de una enzima antioxidante natural, la glutatión peroxidasa, la cual impide que se formen los radicales libres.

En un estudio realizado con 115 personas, unos investigadores de Nueva Zelanda descubrieron que quienes obtenían la mayor cantidad de selenio a través de su dieta tenían cinco veces menos probabilidades de contraer asma que quienes consumían la menor cantidad de este mineral. En un estudio británico que comparaba las dietas de personas con asma con las de personas sin la enfermedad, los investigadores descubrieron que en los que consumían más selenio el riesgo de sufrir la afección era un 44 por ciento menor.

La DV del selenio es de 70 microgramos. Los distintos tipos de carne, el pollo y los mariscos son buenas fuentes de selenio, pero ninguna le llega al coquito del Brasil (castaña de Pará), uno solo contiene 120 microgramos.

Reducir la sal para mejorar

Algunas investigaciones han indicado que una dieta alta en sodio puede empeorar el asma. A la inversa, es posible que una dieta baja en sodio reduzca la gravedad de un problema común de los asmáticos llamado bronquioconstricción inducida por el ejercicio, en la cual el ejercicio provoca los síntomas.

Aunque es necesario realizar más estudios para demostrar la relación entre el sodio y el asma, se sabe que una dieta baja en sodio brinda otros beneficios para la salud, como un menor riesgo de sufrir presión arterial alta. Si padece asma, es buena idea probar una dieta baja en sodio —como la dieta Enfoques Dietéticos para Detener la Hipertensión (o *DASH* por sus siglas en inglés) de la que se habla en el capítulo sobre la presión arterial alta de este libro— además de su tratamiento normal. Una buena manera de ingerir menos sodio es seguir una dieta rica en frutas y verduras y con pocos alimentos procesados.

Accesorios aceitosos para los asmáticos

Por último, tal vez quiera buscar alivio para el asma en su pescadería local. Diversos estudios han demostrado que los ácidos grasos omega-3 que se encuentran en el pescado graso como el salmón y las sardinas pueden ayudar a reducir la inflamación pulmonar. Además, estos aceites al parecer reducen los daños a los tejidos causados con frecuencia por los ataques de asma, señala

> ## Consejo clave
>
> Recuerde que los alergenos y las sustancias irritantes transportados por el aire no son las únicas cosas que provocan el asma: los *alimentos* también pueden desencadenar un ataque, según los expertos de la Academia Estadounidense de Alergia, Asma e Inmunología. Si alguna vez ha llegado a sospechar que un alimento como los cacahuates (maníes), los frutos secos, la soya, el trigo, la leche, los huevos o el marisco le han provocado un ataque, en el futuro debe evitarlo.

el Dr. Firshein. En un gran estudio, unos investigadores australianos descubrieron que en las familias donde los miembros comían muy poco pescado graso, casi el 16 por ciento de los niños padecía asma. Por el contrario, en las familias donde se comía frecuentemente este tipo de pescado, sólo el 9 por ciento de los niños sufría de asma. Y en las familias donde no se comía nada de pescado, el índice de asma en los niños era del 23 por ciento.

Resulta curioso que los estadounidenses coman aproximadamente 20 veces más ácidos grasos omega-6 —que se encuentran en los aceites de soya, maíz (elote, choclo), alazor (cártamo) y girasol— que omega-3. En general, los omega-6 *favorecen* la inflamación en el cuerpo y los omega-3 la reducen. Por ello, la dieta normal estadounidense quizás esté contribuyendo a algunos casos de asma.

(*Nota*: si encuentra en este capítulo términos que no entiende o que jamás ha visto, favor de remitirse al glosario en la página 636).

Avena

CEREAL QUE CONTROLA EL COLESTEROL

De no ser por los caballos probablemente ni conoceríamos la avena, por no hablar de los grandes beneficios que ofrece a la salud. Conforme estos animales fueron llevados a distintas partes del mundo, la avena los acompañó como alimento. Debido a este uso no sorprende que los seres humanos se hayan resistido un poco a comer avena. El diccionario del idioma inglés publicado por Samuel Johnson en 1755 definió la avena como "un cereal que en Inglaterra por lo general se les da a los caballos pero que en Escocia alimenta a las personas". Al parecer los escoceses estaban adelantados a su tiempo.

La avena es un cereal muy saludable. En primer lugar, a diferencia del trigo, la cebada y otros cereales, la avena procesada conserva sus capas de salvado y germen, donde se encuentra la mayor parte de los nutrientes. Además, la avena contiene diversos compuestos que, según se ha demostrado, reducen las enfermedades cardíacas, luchan contra el cáncer, hacen bajar el azúcar en la sangre, aumentan la sensibilidad a la insulina y ayudan a bajar de peso.

Ayuda para corregir el colesterol

Sólo hace falta mirar la televisión un instante para ver comerciales que dicen que la avena y el salvado de avena ayudan a bajar el colesterol, un factor muy importante cuando se trata de reducir el riesgo de sufrir enfermedades cardíacas. De hecho, los estudios científicos demuestran que aumentar la cantidad de avena en la dieta no sólo hace bajar el nivel total de colesterol sino que, mejor aún, hace que disminuya el colesterol malo, el lipoproteínico de baja densidad (LBD), mientras que deja intacto el saludable colesterol lipoproteínico de alta densidad (LAD).

Un estudio efectuado en la Universidad Tufts comparó una dieta baja en calorías que incluía avena con una que no la incluía. A pesar de que ambas dietas ayudaron a los participantes del estudio a bajar de peso, los que comieron avena experimentaron una reducción mayor de la presión arterial, el colesterol total y el colesterol LBD perjudicial.

Resulta que la avena contiene un tipo de fibra soluble llamada betaglucana, la cual con un pegajoso gel atrapa el colesterol dietético dentro del intestino. Este gel es absorbido por el cuerpo, por lo que pasa por todo el intestino llevándose el colesterol no deseado. Los estadounidenses consumen solamente la mitad de los 25 gramos recomendados de fibra al día, y la avena tiene más fibra soluble que cualquier otro cereal.

Diversos estudios científicos han demostrado que las personas que tienen el colesterol alto se benefician de comer avena y otros alimentos altos en fibra. Perder peso ayuda a reducir el colesterol, pero los datos de 13 estudios señalaron que gracias a la fibra de dos porciones diarias de avena se reducía el colesterol un 2 o un 3 por ciento adicional más que al modificar la grasa.

La fibra soluble no es lo único que atrapa al colesterol. La avena también contiene unos compuestos llamados saponinas. De acuerdo con estudios preliminares realizados con animales, las saponinas al parecer se unen al colesterol y lo sacan del cuerpo. También capturan a los ácidos biliares. Esto es bueno porque un alto nivel de ácidos biliares puede hacer que aumente el nivel de colesterol.

"Solíamos pensar que las saponinas sólo tenían efectos negativos en el cuerpo", comenta Joanne L. Slavin, Ph.D., profesora de Nutrición en la Universidad de Minnesota, en St. Paul. "De hecho los denominamos antinutrientes porque inhiben la absorción de varias sustancias nutritivas. No obstante, los beneficios positivos que ofrecen a la salud evidentemente son más importantes que sus atributos negativos".

No hace falta tener el apetito de un caballo para bajar el colesterol comiendo avena. Un consumo diario de más o menos ¾ de taza de avena seca (que al cocinarse se convierte en aproximadamente 1½ tazas) o un poquito menos de ½ taza de salvado seco de avena (que al cocinarse se convierte en alrededor de 1 taza) puede ayudar a bajar el total de colesterol hasta en un 5 por ciento.

Un prodigio de protección

Al igual que todos los alimentos vegetales, la avena contiene diversos compuestos que ofrecen distintas formas de protección. Tres de ellos —los tocotrienoles (emparentados con la vitamina E), el ácido ferúlico y el ácido cafeico— son antioxidantes. Es decir, ayudan a controlar los radicales libres, unas partículas dedicadas a dañar a las células que si se dejan en paz pueden contribuir a provocar enfermedades cardíacas, cáncer y ciertas afecciones de la vista.

Los tocotrienoles, que son muy abundantes en la avena, guardan por lo menos dos armas contra las enfermedades cardíacas. Son muy eficaces para detener la oxidación, el proceso que torna rancio el colesterol LBD y hace que se adhiera a las paredes de las arterias. De hecho, los tocotrienoles son un 50 por ciento más potentes que la vitamina E, afirma el Dr. David J. A. Jenkins, DSc., Ph.D., profesor de Ciencias de la Nutrición en la Universidad de Toronto. Además, la actividad de los tocotrienoles se concentra en el hígado, lo que tal vez sirva para reducir la producción de colesterol por parte del cuerpo mismo.

Sus compuestos combaten el cáncer

Es posible que algunos de los compuestos de la avena que protegen el cuerpo contra las enfermedades cardíacas también ayuden a prevenir el cáncer, opina A. Venket Rao, Ph.D., profesor de Nutrición de la Universidad de Toronto.

Ya hemos hablado de cómo las saponinas de la avena se unen a los ácidos biliares. Es un dato importante porque los ácidos biliares, si bien hacen falta para absorber y digerir la grasa, también pueden causar problemas. En el intestino grueso, una bacteria los convierte en algo llamado ácidos biliares secundarios. Los ácidos biliares secundarios pueden dañar a las células del intestino y posiblemente desencadenar los acontecimientos que conducen al cáncer. "Al unirse a los ácidos biliares y reducir la cantidad que puede transformarse en una versión tóxica, es posible que las saponinas ayuden a reducir el riesgo de sufrir cáncer", indica el Dr. Rao.

Además, las saponinas al parecer fortalecen el sistema inmunitario. Así, aumenta la capacidad del cuerpo para detectar y desactivar a los invasores externos, como bacterias, virus y células cancerosas. "En experimentos realizados con animales, la adición de saponinas a la alimentación aumentó el número de células asesinas natu-

---

AVISO

El detalle de la grasa

Las personas que están tratando de reducir la cantidad de grasa en su alimentación tal vez se queden dudando al leer la etiqueta de una caja de avena. Todos los cereales contienen un poco de grasa, pero en la avena este contenido aumenta. Una ración de media taza de avena cuenta con un poco más de 1 gramo de grasa, por ejemplo, mientras que la misma cantidad de *farina* proporciona 0,1 gramos de grasa.

Gran parte de la grasa de un cereal se encuentra en las capas correspondientes al salvado y al germen. En la mayoría de los cereales estas capas se eliminan durante el procesamiento, pero en la avena se conservan. Por lo tanto, si se pretende reducir la cantidad de grasa de la dieta un plato de avena quizás no sea la mejor opción.

Por otra parte, aunque el contenido de grasa de la avena es algo alto, casi el 80 por ciento de esta es grasa insaturada saludable.

rales, lo cual se traduce en un sistema de vigilancia inmunitaria más fuerte", explica el Dr. Rao.

Otros compuestos de la avena protegen contra el cáncer más o menos de la misma forma en que ayudan a prevenir las enfermedades cardíacas: mediante la neutralización de los peligrosos radicales libres antes de que puedan hacer daño.

La avena contiene una generosa cantidad de un compuesto llamado ácido fítico, señala la Dra. Slavin. "A pesar de que no hemos identificado el mecanismo exacto de cómo funciona, existen ciertas pruebas de que el ácido fítico se une a ciertos minerales reactivos, lo cual tal vez sea importante para prevenir el cáncer de colon".

Además, gracias a la fibra de la avena, este cereal ayuda a combatir el cáncer. En 2001, 54 expertos en cáncer redactaron una carta pública acordando que las dietas altas en fibra ofrecen protección frente al cáncer. Encontraron más de 200 estudios que lo dicen, en comparación con sólo tres estudios que no muestran una conexión entre las dietas altas en fibra y un menor riesgo de cáncer.

Consejo clave

Para aprovechar los beneficios que la avena brinda a la salud de maneras diferentes, agréguela a los platos que ya está preparando, como el pan de carne (salpicón, carne mechada) y las hamburguesas, la masa para panqueques, la *granola* hecha en casa o incorpórela a un empanado (empanizado) para cubrir el pollo, recomiendan los expertos de la Asociación Estadounidense contra la Diabetes.

Auxilio para el azúcar en la sangre

Otro beneficio de la avena es que al parecer ayuda a mantener equilibrado el nivel de azúcar en la sangre (glucosa). Este efecto es muy importante para los más o menos 21 millones de personas radicadas en Estados Unidos que padecen tolerancia reducida a la glucosa, una afección parecida a la diabetes que aumenta el riesgo de sufrir enfermedades cardíacas y derrames cerebrales.

En las personas con este mal, los niveles de azúcar en la sangre son más altos de lo que deberían ser, pero no tanto para que realmente sean diabéticos. No obstante, incluso una leve elevación del nivel de azúcar en la sangre es motivo de preocupación, porque obliga al cuerpo a producir mayores cantidades de insulina para hacerlos bajar nuevamente.

La fibra soluble presente en la avena extiende una capa viscosa protectora en el intestino. Así se reduce la velocidad a la que el cuerpo absorbe los carbohidratos, lo cual a su vez mantiene estable el nivel de azúcar en la sangre. Además, al parecer la fibra soluble reduce la presencia hormonal en el tracto digestivo, lo que hace que disminuya la producción de insulina por parte del cuerpo.

La fibra soluble de la avena ofrece otra ventaja adicional. Al absorber una gran cantidad de agua crea una sensación de saciedad. Por lo tanto, al comer avena uno se

En la cocina

La avena es de los alimentos más fáciles de cocinar. Simplemente agregue una parte de avena a dos partes de agua, tape, hierva un poco a fuego lento y sirva. Existen varias formas de cambiar tanto la textura como el sabor de la avena de acuerdo con los gustos personales.

Aproveche la leche. La avena cocida con leche en lugar de agua da una papilla mucho más cremosa que algunas personas prefieren a la versión más firme cocida con agua. Utilice leche semidescremada al 1 por ciento o leche descremada para evitar la grasa adicional.

Consiga más consistencia. Si le gusta la avena con una textura firme y menos suave,

los *chefs* sugieren agregarla al agua hirviendo en lugar de mezclarla con agua fría para luego calentarla.

Apapache su paladar. Para agregar más sabor a la avena, puede olvidarse por completo del agua o la leche y cocinarla con jugo de manzana, pera o melocotón (durazno). El azúcar del jugo se quema fácilmente, dándole un leve sabor a quemado al cereal. Por lo tanto, es importante que lo cocine a fuego lento en una cacerola de fondo grueso o para baño María, manteniéndose muy atento al proceso de cocción.

---

siente satisfecho por más tiempo y probablemente comerá menos, lo cual es una buena noticia para cualquiera que esté tratando de bajar de peso.

En un estudio realizado por el Centro de Investigaciones sobre la Obesidad de Nueva York en el Hospital St. Luke's–Roosevelt, en la ciudad de Nueva York, las 60 personas que comieron avena para desayunar en lugar de *cornflakes* consumieron un 30 por ciento menos de calorías en el almuerzo.

Ayuda contra el VIH

Las pruebas aún son preliminares, pero es posible que las saponinas de la avena actúen eficazmente para desactivar el VIH, el virus que causa el SIDA.

Desde hace mucho tiempo ha resultado desconcertante que a algunas personas infectadas por el VIH se les manifieste el SIDA en relativamente poco tiempo, mientras que otras no se enferman durante años. Los científicos quieren descubrir qué es lo que le da mayor virulencia al VIH en algunas personas.

Es posible que varios de los compuestos que se encuentran en los alimentos, entre ellos las saponinas de la avena, intervengan en aplastar el VIH. "Esta línea de investigación está apenas en sus primeras etapas, pero definitivamente se trata de algo que debe continuarse", opina el Dr. Rao.

CÓMO MAXIMIZAR SUS PODERES CURATIVOS

Busque 3 gramos o más. Los cereales y el pan que contienen avena se consideran una buena fuente de fibra si contienen al menos 3 gramos por porción, por ello debe leer la etiqueta nutricional de los alimentos para asegurarse de obtener los mejores beneficios para su salud. Una fuente excelente de fibra contiene 5 gramos o más por porción.

Coma lo más conveniente. A diferencia de muchos alimentos de los que la versión procesada frecuentemente es la menos nutritiva, la avena conserva sus beneficios en sus diversas presentaciones. Por lo tanto, si no dispone de mucho tiempo, disfrute unos copos de avena de cocción rápida (*quick-cooking oats*). Proporcionan la misma cantidad de vitaminas y minerales que la avena tradicional de cocción más lenta. No obstante, tenga presente que los copos de avena instantáneos contienen más sodio que esta.

Provéase de proteínas. Tanto los copos como el salvado de avena son buenas fuentes de proteínas. Una taza de salvado de avena cocido contiene 7 gramos, el 14 por ciento de la Cantidad Diaria Recomendada (o *DV* por sus siglas en inglés), mientras que una ración de copos de avena cuenta con 6 gramos, el 12 por ciento de la DV.

Sálvese de las calorías con salvado. Cuando se trata de comer para adelgazar, el salvado de avena muchas veces es una mejor opción que la avena. Una ración de una taza de salvado de avena cocido contiene 87 calorías, mientras que la misma cantidad de avena tiene 145 calorías.

(*Nota*: si encuentra en este capítulo términos que no entiende o que jamás ha visto, favor de remitirse al glosario en la página 636).

Galletitas de avena y albaricoque

⅔ de taza de orejones (albaricoques/
chabacanos/damascos secos), picados
en trozos grandes

⅓ de taza de agua hirviendo

1 taza de azúcar morena (mascabado)
apretada

¼ de taza de mantequilla sin sal a
temperatura ambiente

¼ de taza de sustituto de huevo sin grasa

1½ cucharaditas de extracto de vainilla

½ taza de harina multiusos

1 cucharadita de canela molida

1 cucharadita de bicarbonato de sodio

¼ cucharadita de sal

2½ tazas de copos de avena de cocción
rápida

Precaliente el horno a 350°F. Rocíe 2 bandejas de hornear con aceite antiadherente en aerosol.

Muela los albaricoques con el agua en un procesador de alimentos, hasta que se incorporen muy bien (es posible que queden algunos trocitos).

Vacíe los albaricoques molidos en un tazón (recipiente) grande. Agregue el azúcar morena y la mantequilla y bata con una procesadora de alimentos hasta que todos los ingredientes se hayan incorporado perfectamente. Agregue el sustituto de huevo y el extracto de vainilla y bata hasta incorporarlos a la masa.

Agregue la harina, la canela, el bicarbonato de sodio y la sal y bata todo hasta apenas mezclar los ingredientes. Espolvoree la masa con la avena y revuelva con una cuchara grande para incorporarla.

Con una cuchara grande ponga montoncitos de masa sobre las bandejas de hornear ya preparadas. Hornee 1 bandeja a la vez durante 10 ó 12 minutos o hasta que las galletitas se doren. Pase las galletitas a una rejilla (parrilla) de alambre para que se enfríen. Guárdelas en un frasco para galletas o en algún otro recipiente tapado que no se cierre herméticamente.

Rinde 28 galletitas

POR GALLETITA

Calorías: 78
Grasa total: 2,1 g
Grasa saturada: 1,1 g

Colesterol: 4 mg
Sodio: 70 mg
Fibra dietética: 1 g

Batatas dulces

CUIDADO CULINARIO CARDÍACO Y DIABÉTICO

Alguna vez se ha preguntado cómo hacía Scarlett O'Hara (la protagonista de la novela *Lo que el viento se llevó*) para conservar su cinturita de 19 pulgadas (50 cm)? Es posible que las batatas dulces (camotes) hayan formado parte de su secreto. Antes de que Scarlett fuera a las parrilladas, su nana siempre le servía un plato lleno de estas sabrosas raíces para evitar que luego se atascara con las carnes y los otros alimentos de la fiesta. Satisfecha ya por obra de las nutritivas batatas, no le quedaba otra opción más que rechazar las tentaciones que sólo la hubieran engordado.

Las batatas dulces no sólo sirven para quitar el hambre, por supuesto. Estos miembros de la familia de la campanilla (a pesar de su parecido con la papa blanca, no tienen ninguna relación botánica con ella) contienen tres antioxidantes conocidos: el betacaroteno y las vitaminas C y E. Por lo tanto, es posible que prevengan el cáncer y las enfermedades cardíacas. Además, los expertos las recomiendan para controlar el peso y tratar ciertas afecciones relacionadas con este, como la diabetes, por su alto contenido de carbohidratos complejos y sus pocas calorías, ya que cada ración de 4 onzas (112 g) sólo tiene 117 calorías.

Protección para el corazón

Los expertos muchas veces recomiendan las batatas dulces por su alto contenido de betacaroteno. Una ración de 4 onzas proporciona más de 14 miligramos de este nutriente. Si las incluye en su menú será fácil proteger su corazón y combatir el cáncer. Esto es lo que dice Pamela Savage-Marr, R.D., especialista en Educación Sanitaria en la Red de Servicios Sanitarios Oakwood de Dearborn, Michigan.

Al igual que las vitaminas C y E y otros antioxidantes, el betacaroteno ayuda a proteger el cuerpo contra unas moléculas dañinas de oxígeno llamadas radicales libres, explica el Dr. Dexter L. Morris, Ph.D., profesor adjunto de Medicina de Emergencia en la Facultad de Medicina de la Universidad de Carolina del Norte, en Chapel Hill. Las batatas dulces y otros alimentos con un alto contenido de betacaroteno ayudan a

En la cocina

¿Cómo identificamos una batata dulce (camote)? Las batatas dulces vienen en multitud de formas y tamaños, por ello no es de extrañar que luzcan diferentes cada mes. Pueden tener la cáscara blanca, amarilla, anaranjada, roja o incluso morada. Por dentro, la pulpa puede ser de color amarillo o anaranjado subido. No obstante, no deben confundirse con los *ñames*, los cuales se cultivan en América Latina, el Caribe y África. Los ñames tienen la cáscara marrón (café) o negra y la pulpa color hueso, morada o roja y saben más dulces que las batatas dulces. La mayoría de los "*yams*" que se venden en los super (colmados) de los Estados Unidos son en realidad batatas dulces.

Los productores de batata dulce curan la raíz antes de enviarla al mercado (es decir, la mantienen en condiciones de alta humedad y temperaturas elevadas durante más o menos una semana y media). Por lo tanto, se conserva muy bien y se mantiene fresca durante un mes, aproximadamente, desde que llegue a su casa. De todas maneras es importante observar ciertas indicaciones para evitar que se eche a perder.

Fíjese en la frescura. La batata dulce debe guardarse en el sótano o en alacenas en las que la temperatura se mantenga entre 45° y 55°F. (No la ponga en el refrigerador, porque este acorta su vida). Cuando se guarda a temperatura ambiente se mantiene fresca durante más o menos una semana.

Guárdelas secas. Las batatas dulces se echan a perder si se mojan. Lo mejor es guardarlas secas y no lavarlas hasta que llegue el momento de cocinarlas.

Trátelas con ternura. Las batatas dulces se echan a perder rápidamente si se cortan o magullan. No las compre si se ven golpeadas. Trátelas con cuidado para asegurar que se conserven por más tiempo.

Hornee muchas a la vez. Las batatas dulces cocinadas al horno se mantendrán en el refrigerador de 7 a 10 días. Para hornearlas, lávelas bien, séquelas y rompa las cáscaras en varios sitios. Póngalas en una bandeja de hornear cubierta con papel de aluminio (para recoger los jugos que se desprendan) y hornéelas a 350°F durante 1 hora aproximadamente. Puede recalentar las sobras en el horno de microondas o hacer un puré con margarina sin transgrasas (compre una marca que sea baja en grasa saturada también) y un poquito de azúcar morena (mascabado) para preparar una guarnición rápida durante la semana.

neutralizar estas moléculas antes de que puedan perjudicar diversas partes del cuerpo, como los vasos sanguíneos y ciertas partes del ojo.

En un estudio que abarcó a un total de casi 1.900 hombres, el Dr. Morris y sus colegas descubrieron que aquellos que tenían la mayor cantidad de carotenoides en su sangre —no sólo betacaroteno, sino también sustancias como luteína y zeaxantina—

sufrían un 72 por ciento menos de ataques cardíacos que los hombres cuya sangre mostraba la menor cantidad de estos elementos. Estos beneficios incluían hasta a los fumadores, obligados a cuidar su salud por todos los medios: aquellos que tenían la mayor cantidad de estos compuestos protectores en su sangre sufrían un 25 por ciento menos de ataques cardíacos que quienes tenían menos.

Las batatas dulces también son una rica fuente de vitamina C. Cada ración de 4 onzas contiene 28 miligramos de esta sustancia, casi la mitad de la Cantidad Diaria Recomendada (o *DV* por sus siglas en inglés). Además, la misma cantidad proporciona 6 unidades internacionales (UI) de vitamina E, el 20 por ciento de la DV. "Este nutriente es muy difícil de obtener de fuentes naturales", dice Paul Lachance, Ph.D., director ejecutivo del Instituto Nutracéutico de la Universidad de Rutgers en New Brunswick, Nueva Jersey.

Amigas de los diabéticos

El alto contenido de fibra de las batatas dulces las convierte en un alimento muy saludable para los diabéticos. La fibra ayuda de manera indirecta a reducir la concentración de azúcar en la sangre (glucosa), al reducir la velocidad a la que el alimento se convierte en glucosa e ingresa al torrente sanguíneo. Además, las batatas dulces tienen muchos carbohidratos complejos, por lo que pueden ayudar a las personas a controlar su peso, lo que a su vez facilita el control de la diabetes.

El peso y la concentración de azúcar en la sangre están directamente relacionados. Las estadísticas demuestran que más o menos el 85 por ciento de las personas que padecen diabetes del Tipo II (no dependiente de la insulina) también tienen sobrepeso. Las batatas dulces son muy llenadoras y así disminuye la tentación de comer otros alimentos con mayor contenido de grasa.

Bajar de peso llega a producir grandes mejorías en cuanto a la concentración de azúcar en la sangre. En algunas personas, esta se normaliza después de bajar sólo 5 ó 10 libras (2-4,5 kg). Así lo indica el Dr. Stanley Mirsky, profesor adjunto de Enfermedades Metabólicas en la Escuela de Medicina Mount Sinai, en la ciudad de Nueva York.

Consejo clave

Prefiera las batatas dulces (camotes) a las papas blancas. Los nutriólogos de la Escuela de Salud Pública de la Universidad Harvard señalan que siempre es una buena idea escoger una verdura de colores más vivos en lugar de una con menos color. Sólo por este motivo, es mejor escoger una batata dulce que una papa blanca. La pulpa anaranjada de la batata dulce es una fuente más rica de betacaroteno y vitaminas. Pero existe una nueva razón: las batatas dulces son mejores para controlar el azúcar en la sangre (glucosa). A pesar de su nombre y de su divino sabor digno del mejor postre, las batatas dulces no elevan su azúcar en la sangre tanto ni tan rápido como lo hacen las papas blancas.

Cuidan bien el coco

Además de fibra y vitaminas antioxidantes, las batatas dulces contienen las vitaminas del complejo B conocidas como folato y B_6. Estos nutrientes posiblemente ayuden al cerebro a realizar algunas de sus funciones que a veces se ven afectadas por el proceso del envejecimiento.

Los investigadores del Centro Jean Mayer de Investigaciones sobre Nutrición Humana Especializado en el Proceso del Envejecimiento, del Departamento de Agricultura de los Estados Unidos en la Universidad de Tufts, en Boston, estudiaron los índices de folato y de vitaminas B_6 y B_{12} en la sangre de 70 hombres entre los 54 y los 81 años de edad. Los hombres con un bajo índice de folato y de vitamina B_{12} mostraron una concentración más alta de un aminoácido llamado homocisteína. Un alto nivel de homocisteína al parecer se relaciona con ciertas dificultades para resolver pruebas de dominio espacial, como copiar un cubo o un círculo o identificar patrones.

CÓMO MAXIMIZAR SUS PODERES CURATIVOS

Concéntrese en el color. Cuando compre batatas dulces, siempre escoja las que tengan el color anaranjado más intenso y bonito. Entre más fuerte sea el color, más cantidad de betacaroteno contiene la raíz, dice Mark Kestin, Ph.D., profesor de Nutrición en la Universidad Bastyr y profesor adjunto de Epidemiología en la Universidad de Washington, ambas en Seattle.

Cómalas con un poco de grasa. Algunas vitaminas se disuelven en agua, pero el betacaroteno necesita un poco de grasa para atravesar la pared del intestino, dice John Erdman, Ph.D., experto en betacaroteno y profesor de Ciencias de los Alimentos y Nutrición Humana en la Universidad de Illinois, en Urbana-Champaign. En la mayoría de los casos, explica el especialista, los otros alimentos que componen su menú le darán la cantidad necesaria de grasa, que normalmente es de 5 a 7 gramos.

(*Nota*: si encuentra en este capítulo términos que no entiende o que jamás ha visto, favor de remitirse al glosario en la página 636).

Batatas dulces con sésamo

- **2 libras (896 g) de batata dulce (camote)**
- **2 cucharaditas de semillas de sésamo (ajonjolí)**
- **1 manojo de cebollín picado**
- **1 cucharada de aceite de oliva**
- **2 dientes de ajo picados en trocitos**
- **1 cucharada de salsa de soya de sodio reducido**
- **1 cucharada de azúcar morena (mascabado) clara apretada**
- **1 cucharadita de aceite de sésamo oscuro**

Lave las batatas dulces muy bien y seque cuidadosamente con toallas de papel. Pique cada una 3 ó 4 veces con un tenedor. Ponga las batatas dulces sobre una toalla de papel en forma de los rayos de una rueda, con los extremos más delgados hacia el centro. Cocine durante 5 minutos en el horno de microondas, con el horno en alto. Voltee las batatas dulces. Hornee de 5 a 8 minutos más, o hasta que sea posible introducir fácilmente la punta de un cuchillo afilado en las batatas, pero sin que hayan perdido su firmeza. Ponga aparte hasta que se hayan enfriado lo suficiente para tocarlas. Pele y luego corte en rodajas gruesas.

Ponga las semillas de sésamo a fuego mediano en un sartén antiadherente grande. Revuelva constantemente durante 30 segundos, hasta que estén doradas. Agregue el cebollín, el aceite de oliva y el ajo. Revuelva hasta mezclar todos los ingredientes. Fría durante 30 segundos, o hasta que empiecen a soltar su aroma. Agregue la salsa de soya, el azúcar y el aceite de sésamo. Fría durante unos 10 segundos, hasta que el azúcar se derrita. Agregue las batatas dulces y mezcle bien hasta que se recubran perfectamente. Fría durante 1 minuto o hasta que estén bien calientes.

Rinde 6 porciones

POR PORCIÓN

Calorías: 208
Grasa total: 5,6 g
Grasa saturada: 0,8 g

Colesterol: 0 mg
Sodio: 275 mg
Fibra dietética: 4,7 g

Bayas

CONTRAATACAN EL CÁNCER Y LAS CATARATAS

Los romanos creían que la fresa lo curaba todo, desde dientes flojos hasta gastritis. Y de acuerdo con las creencias populares la frambuesa tiene la capacidad de aliviar la amigdalitis.

Aunque es cierto que tiempo atrás los curanderos quizás hayan exagerado un poco los poderes curativos de las bayas, bien merecen su fama de curativas. Investigadores de todo el mundo están analizando una amplia variedad de sustancias presentes que las bayas que prometen prevenir hasta problemas tan graves como las cataratas y el cáncer.

Un arsenal de componentes curativos

Se han identificado más de 9.000 fitoquímicos en los alimentos vegetales y según los científicos, aún hay muchos más por ser nombrados. Se trata de sustancias químicas presentes en las plantas que aportan diversos beneficios para la salud. Y las bayas, a pesar de su diminuto tamaño, pueden ser poderosas fuentes de fitoquímicos.

Uno de estos fitoquímicos es un compuesto llamado ácido elágico. Según se cree, ayuda a impedir los cambios celulares que pueden conducir al cáncer. Todas las bayas contienen ácido elágico, pero las frambuesas y las fresas ofrecen la mayor cantidad. "El ácido elágico resulta ser un aliado para nosotros porque nos ayuda a combatir el proceso del desarrollo del cáncer", afirma Hasan Mukhtar, Ph.D., vicepresidente de Investigaciones en el departamento de Dermatología y profesor de Investigaciones sobre el Cáncer en la Universidad de Wisconsin, en Madison.

Es posible que las bayas —y el ácido elágico que contienen— ayuden a batallar contra el cáncer en varios frentes, explica Gary Stoner, Ph.D., profesor e investigador sobre cáncer en la Universidad Estatal de Ohio, en Columbus, quien ha trabajado en numerosos estudios sobre las zarzamoras. El ácido elágico es un poderoso antioxidante, lo cual significa que puede reducir los daños causados por los radicales libres, unas moléculas perjudiciales de oxígeno capaces literalmente de abrir hoyos en las

Cuidado con las cosechas

A pesar de que la baya de saúco es un auténtico tesoro de la nutrición, no conviene cosechar la fruta silvestre. Antes de alcanzar la madurez plena contiene unos compuestos llamados glucósidos cianogenéticos, los cuales pueden ser venenosos, advierte Ara H. DerMarderosian, Ph.D., profesor de Farmacognosia y director del Instituto de Medicina Complementaria y Alternativa en la Universidad de Ciencias de Filadelfia.

La baya no es el único peligro, agrega el especialista. Las hojas y la corteza del árbol también contienen los compuestos venenosos. De hecho, se han dado varios casos de envenenamiento de niños que tallaron ramitas de saúco para utilizarlas como cerbatanas (canutos). Ni siquiera comieron las bayas.

Sin embargo, no hay necesidad de evitar la baya de saúco para estar a salvo. Simplemente debe procederse de la misma forma que con los hongos silvestres, un alimento sabroso que es mejor cosechar en el puesto de frutas y verduras que en el bosque. También es buena idea cocinar las bayas, porque el calor destruye los compuestos peligrosos, agrega el Dr. DerMarderosian.

células sanas y de iniciar el proceso canceroso. "También elimina la toxicidad de los carcinógenos", agrega el Dr. Stoner.

No obstante, el ácido elágico es solamente una de las múltiples sustancias anti-cancerígenas presentes en las bayas. También contienen flavonoides, taninos, ácido fenólico y lignanos, los cuales posiblemente combatan el cáncer a través de una serie de mecanismos, entre ellos su poder antioxidante.

Un estudio de laboratorio realizado por la Universidad Cornell descubrió que los extractos de ocho tipos diferentes de fresas inhibían considerablemente el crecimiento celular del cáncer de hígado.

Otro estudio de laboratorio de la Universidad de Georgia descubrió que los compuestos fenólicos extraídos de los arándanos podían limitar la capacidad para multiplicarse de células de cáncer de colon, así como hacer que estas células renega-das murieran. Las células cancerosas pueden convertirse en tumores cuando se multiplican demasiado rápidamente y se niegan tercamente a morir... e incluso una pequeña presión para mantenerlas a raya puede reducir las probabilidades de que un cáncer avance, según observaron los autores del estudio. Por lo tanto, sus hallazgos "sugieren que es posible que el consumo de arándanos reduzca el riesgo de sufrir cáncer de colon".

¿Necesita más datos para convencerlo de que un plato de bayas puede ayudarlo a combatir el cáncer? Pues bien: resulta que algunas bayas quizás tengan un ingrediente que ayude a "matar de hambre" al cáncer. Unos investigadores de la Universidad Estatal de Louisiana descubrieron que un extracto de frambuesa negra puede inhibir el crecimiento de nuevos vasos sanguíneos. Los tumores hacen que crezcan más vasos sanguíneos en el cuerpo para alimentarse, ya que sin este suministro de alimento, no podrían crecer más allá de unos pocos milímetros. Los investigadores observaron que un compuesto llamado ácido gálico —el cual se encuentra en las frambuesas negras— era responsable en parte de esta actividad potencialmente inhibidora del cáncer.

Ventajas para la vista, entre otras cosas

Las bayas también son muy ricas en vitamina C, uno de los antioxidantes más poderosos. Es posible que al incluir mucha vitamina C en la dieta se reduzca el riesgo de sufrir enfermedades cardíacas, cáncer e infecciones. La vitamina C parece especialmente importante en lo que se refiere a prevenir las cataratas, las cuales se cree que son causadas por la oxidación de las proteínas que forman el cristalino del ojo.

Todas las bayas contienen grandes cantidades de vitamina C. Media taza de fresas, por ejemplo, cuenta con 42 miligramos, o sea, el 70 por ciento de la Cantidad Diaria Recomendada (o *DV* por sus siglas en inglés). Eso equivale a más vitamina C de la que se obtiene de una cantidad semejante de toronja/pomelo. Media taza de bayas de saúco proporciona 26 miligramos de vitamina C, el 43 por ciento de la DV; y media taza de zarzamoras ofrece 15 miligramos, es decir, el 25 por ciento de la DV.

AVISO

Jugo de arándano agrio y warfarina

La literatura médica contiene varios informes acerca de posibles interacciones entre la warfarina, un fármaco anticoagulante también conocido como *Coumadin*, y el jugo de arándano agrio. Es posible que beber jugo de arándano agrio mientras se toma warfarina provoque hemorragias o haga que la sangre se vuelva excesivamente diluida. Un equipo de investigadores recomendaron en la revista médica *British Medical Journal* que sería prudente limitar el consumo de jugo de arándano agrio si se toma warfarina hasta que se sepa más sobre sus posibles interacciones.

En la cocina

Las bayas frescas son muy perecederas y hay que saber tratarlas para que conserven su frescura.

Selecciónelas secas. Cuando está húmedo el fondo de un paquete de bayas es señal de que están viejas o de que se han aplastado y están soltando su jugo. Busque unas más frescas y secas.

Ábrales espacio. Para guardar las bayas en cuanto llegue a casa, no las amontone, porque sólo se echarán a perder más rápido. Para que duren más tiempo, lo mejor es ponerlas, sin lavar y sin tapar, en un gran tazón (recipiente) en el refrigerador o bien extendidas sobre un platón.

También eliminan el estreñimiento

Una de las cosas más agradables de las bayas es su capacidad para ayudar a evitar un problema muy desagradable: el estreñimiento. Las bayas contienen grandes cantidades de fibra indisoluble, la cual es sumamente absorbente. Atrae mucha agua al intestino, lo cual aumenta el peso de las heces. Cuando las heces pesan más, recorren el intestino más rápidamente, lo que significa que se corre menos peligro de estreñirse.

La fibra de las bayas también ayuda de otra forma. Contribuye a evitar que el ácido biliar (una sustancia química que el cuerpo utiliza durante el proceso de la digestión) se convierta en una sustancia más potencialmente cancerígena.

Las bayas de saúco son una fuente increíble de fibra, ya que media taza contiene 5 gramos. Por su parte, media taza de zarzamoras cuenta con más de 3 gramos de fibra, y media taza de frambuesas, con 4.

Previenen las infecciones de las vías urinarias

Los indios norteamericanos utilizaban los arándanos agrios para tratar problemas de vejiga y la gente todavía los empleaba en nuestro tiempo para tratar las infecciones de las vías urinarias (IVU) antes de la llegada de los antibióticos. Incluso en la actualidad, esta baya roja y agria desempeña un importante papel en la prevención de las IVU, las cuales pueden sobrevenir a la mitad de las mujeres de los Estados Unidos antes de cumplir los 30 años de edad.

Un estudio que realizó un seguimiento a 150 mujeres descubrió que beber diariamente una bebida que combinaba arándanos agrios y arándanos encarnados (*lingonberries*) reducía el riesgo de sufrir una infección en un 20 por ciento, en comparación con las mujeres que no habían bebido el jugo. Otro estudio, en el que también participaron 150 mujeres, descubrió que el jugo de arándano agrio o las pastillas de extracto de arándano agrio reducían considerablemente el número de mujeres que sufrían una IVU a lo largo de un año.

Los expertos no están seguros de cómo actúa el jugo de arándano agrio para prevenir las IVU, pero al parecer impide que las bacterias se adhieran a las paredes de las vías urinarias y por lo tanto, no pueden provocar una infección. Para protegerse de las infecciones hay que beber al menos dos vasos diarios de 8 onzas (240 ml) de jugo de arándano agrio puro y sin edulcorantes.

Nos ponen a pensar

Según investigadores del Departamento de Agricultura de los Estados Unidos (o *USDA* por sus siglas en inglés), el cerebro es especialmente vulnerable al daño que causan los radicales libres a lo largo de la vida. Este órgano utiliza el 20 por ciento del oxígeno que respiramos (las células producen radicales libres a partir del oxígeno). Su sistema antioxidante natural para protegerse de los radicales libres no es tan fuerte que digamos y las neuronas del cerebro, que viven mucho tiempo, están expuestas a gran cantidad de daños ocasionados por los radicales libres durante la vida. Los expertos indican que es probable que el estrés oxidativo —un término para referirse al daño causado por los radicales libres— desempeñe un papel en algunos de los deterioros cognitivos (una extravagante palabra para decir "pensamiento" o "mental") que se producen con la edad.

No obstante, es posible que los polifenoles antioxidantes, como los que se encuentran en los arándanos, los arándanos agrios y las fresas, ayuden a conservar la función cerebral. Uno de los estudios realizados con ratas observó que una dieta a largo plazo que incluyera extractos de fresa ayudaba a prevenir los deterioros cognitivos relacionados con la edad. Otro estudio descubrió que al alimentar a ratas más viejas con extractos de fresa o arándano se revertían los efectos sobre las neuronas y la función cognitiva relacionados con la edad; además, los extractos de arándano mejoraban el equilibrio y la coordinación de las ratas.

Estos estudios aún distan de demostrar que las bayas ofrezcan protección específica a los seres humanos. No obstante, saben tan ricas y ofrecen tantos otros beneficios para nuestra salud que es bueno saber que quizás el cerebro también se pueda beneficiar.

CÓMO MAXIMIZAR SUS PODERES CURATIVOS

Cómprelas por el color. Para obtener la mayor cantidad posible de nutrientes con cada bocado, es importante comprar o recoger las bayas en su momento culminante de frescura. La forma más fácil de distinguirlo es a través del color. Las zarzamoras definitivamente deben estar negras; las frambuesas, negras, doradas o rojas; los arándanos, azul pastel; y la fresa, un rojo vivo.

Disfrútelas frescas. La cocción destruye grandes cantidades de vitamina C. Es más, el simple hecho de picar las fresas en rodajas hace que disminuya su contenido de vitamina C, porque provoca la liberación de una enzima que destruye la vitamina rápidamente. Para obtener la mayor cantidad posible de vitamina C, lo mejor es comprar fresas que aún tengan su gorrito verde y picarlas justo antes de servirlas.

(*Nota*: si encuentra en este capítulo términos que no entiende o que jamás ha visto, favor de remitirse al glosario en la página 636).

Helado de dos bayas

½ **pinta (275 g) de frambuesas**

12 **onzas (336 g) de arándanos**

2 **cucharadas de jugo de naranja (china) fresca**

1 **cucharada de miel**

1 **cucharadita de extracto de vainilla**

¼ **de cucharadita de extracto de almendra**

1 **pinta (473 ml) de yogur sin grasa congelado sabor vainilla**

Ponga la mitad de las frambuesas en un tazón (recipiente) mediano de vidrio. Aplástelas un poco con un tenedor. Agregue los arándanos, el jugo de naranja, la miel, el extracto de vainilla y de almendra y las frambuesas restantes. Revuelva muy bien. Tape y deje reposar durante por lo menos 30 minutos para que los sabores se mezclen.

Ponga bolas de yogur congelado en 4 platitos para postre. Revuelva las bayas y reparta encima del yogur.

Rinde 4 porciones

POR PORCIÓN

Calorías: 170	Colesterol: 0 mg
Grasa total: 0,6 g	Sodio: 45 mg
Grasa saturada: 0 g	Fibra dietética: 4 g

Tarta de fresa con concha de avena y canela

CONCHA

- ⅔ **de taza de copos de avena tradicionales (*old-fashioned oats*) o de cocción rápida (*quick-cooking oats*)**
- ½ **taza de harina multiusos**
- 1 **cucharada de azúcar**
- 1 **cucharadita de canela molida**
- ¼ **de cucharadita de bicarbonato de sodio**
- 2 **cucharadas de aceite de *canola***
- 2–3 **cucharadas de yogur natural sin grasa**

RELLENO DE FRESAS

- 1½ **pintas (825 g) de fresas**
- ¼ **de taza de mermelada de fresa (*all-fruit strawberry spread*)**
- ½ **cucharadita de extracto de vainilla**

Para preparar la concha: precaliente el horno a 375°F. Rocíe una bandeja de hornear con aceite antiadherente en aerosol.

Ponga la avena, la harina, el azúcar, la canela y el bicarbonato de sodio en un tazón (recipiente) mediano. Mezcle muy bien con un tenedor. Agregue el aceite y 2 cucharadas del yogur para obtener una masa suave y levemente pegajosa. Si está demasiado espesa, agregue la cucharada restante del yogur.

Ponga la masa sobre la bandeja de hornear ya preparada y con las palmas de las manos forme un círculo plano de 10" (25 cm) de diámetro. Si la masa se le pega a las manos, rócíelas con una ligera capa de aceite antiadherente en aerosol. Coloque un molde para hornear de 9" (23 cm) de diámetro sobre la masa y trace toda la orilla del círculo en la masa con un cuchillo afilado. Con los dedos levante y pellizque la masa alrededor de la orilla para obtener un círculo de masa de 9" de diámetro con un borde de ¼" (6 mm) de alto.

Hornee durante 15 minutos o hasta que esté firme y se dore. Saque del horno y ponga aparte para que se enfríe. Con una pala para panqueques pase la concha cuidadosamente a una fuente de servir (bandeja, platón) grande y extendida.

Para preparar el relleno de fresa: lave las fresas y séquelas suavemente con toallas de papel. Corte y tire la parte de los tallos.

Mezcle la mermelada de fresa y la vainilla en un tazón pequeño que se pueda utilizar en un horno de microondas. Caliente en alto de 10 a 15 segundos o hasta que se derrita.

Unte la concha de modo uniforme con la mezcla de mermelada, ya sea con una brocha o una cuchara. Reparta las fresas sobre la concha, colocándolas con la parte cortada hacia abajo. Introduzca un poco de la mermelada entre las fresas para sostenerlas.

Deje en el refrigerador durante por lo menos 30 minutos o hasta que la mermelada cuaje. Corte en trozos.

Rinde 6 porciones

Consejo de cocina: *puede servir la tarta acompañada de una bola de yogur congelado sin grasa de sabor vainilla.*

POR PORCIÓN

Calorías: 161	Colesterol: 0 mg
Grasa total: 5,5 g	Sodio: 73 mg
Grasa saturada: 0.5 g	Fibra dietética: 2,6 g

Brócoli

PROMETEDOR PARA PREVENIR TRES TIPOS DE CÁNCER

Si se realizara un certamen entre las frutas y las verduras, es poco probable que el brócoli se lleve el premio al Más Sabroso. Sin embargo, sí tendría buenas posibilidades de ser nombrado el Alimento Anticancerígeno Más Prometedor. De hecho, científicos de todo el mundo están utilizando métodos de alta tecnología para enterarse de cuáles son los compuestos presentes en esta verdura que podrían ser útiles para combatir el cáncer. Y están encontrando muchísimos.

Dispone de un gran equipo anticancerígeno

El impresionante poder del brócoli en su lucha contra el cáncer se debe en parte a su ataque sobre múltiples flancos. Contiene al menos dos compuestos distintos —indol-3-carbinol (o *I3C* por sus siglas en inglés) y sulforafano— que ayudan a recoger las sustancias cancerígenas antes de que tengan oportunidad de causar daños.

El compuesto I3C, que también se encuentra en el repollo (col) y las coles (repollitos) de Bruselas, al parecer es capaz de prevenir o interrumpir el desarrollo del cáncer de diferentes maneras.

La hormona estrógeno hace que las células de los senos se multipliquen y crezcan. Este es un proceso natural y normal en las mujeres. No obstante, si las células mutadas que podrían volverse cancerosas se desarrollan en los senos, el estrógeno hace que estas también se multipliquen. Y eso es malo. Para que las células de los senos lleven a cabo ciertas actividades, el estrógeno primero debe pegarse a unos "receptores" en las células, como una llave que entra en una cerradura. El compuesto I3C al parecer actúa sobre estos receptores al impedir que el estrógeno se pegue a ellos o al cambiar el modo en que actúan. De este modo, el estrógeno no puede estimular el crecimiento de tumores en las células.

Además, es posible que el I3C ayude a cambiar el equilibrio de los diferentes tipos de estrógeno que hay en el cuerpo de manera que se tiene menos del tipo que *sí* fomenta el crecimiento del cáncer de mama y más del tipo que *no* lo hace. Es posible que el I3C también haga que mueran las células cancerosas, un proceso llamado apoptosis, y que aumente los niveles de las enzimas que nos protegen de las sustancias que provocan cáncer.

Además de sus efectos potenciales sobre el cáncer de mama, el I3C ha demostrado que inhibe el crecimiento de las células de cáncer de próstata y cervical. Por otra parte, numerosos estudios han demostrado que es posible que una dieta alta en verduras crucíferas, como el brócoli, reduzca el riesgo de sufrir cáncer de colon.

Unos investigadores que estaban estudiando el efecto potencial del I3C sobre el cáncer cervical dieron suplementos de la sustancia durante 12 semanas a 30 mujeres que tenían cambios precancerígenos en su cérvix. Las lesiones preocupantes de la mitad aproximadamente de las mujeres que tomaron el suplemento de I3C experimentaron un retroceso. Esto no sucedió en ninguna de las mujeres que tomaron el placebo (una pastilla falsa).

Mientras que el I3C lleva a cabo sus actividades anticancerígenas, el sulforafano protege al cuerpo en otro ámbito al estimular la producción de enzimas que inhiben el cáncer, indica Thomas Kensler, Ph.D., profesor del departamento de Ciencias de la Salud y el Medio Ambiente en la Escuela de Salud Pública Bloomberg de la Universidad Johns Hopkins, en Baltimore.

En un estudio pionero, el Dr. Kensler y sus colegas de la Universidad Johns Hopkins expusieron a 145 animales de laboratorio a un poderoso agente cancerígeno. De estos animales, 25 no habían recibido ningún tratamiento especial, mientras que a los demás se les alimentó con elevadas dosis de sulforafano. Después de 50 días, el 68 por ciento de los animales no protegidos tenían tumores mamarios, en comparación con sólo el 26 por ciento de los que ingirieron el sulforafano.

Otros estudios de laboratorio han observado que es posible que el sulforafano proteja contra el cáncer de próstata, colon y páncreas. Investigaciones más recientes también han descubierto que el sulforafano quizás tenga otras propiedades anticance-

En la cocina

La consistencia del brócoli —o más bien su falta de consistencia— es uno de los problemas que se enfrentan al cocinarlo. Tiene tallos duros, por una parte, y cabezuelas tiernas, por otra. Por lo tanto, frecuentemente algunas partes terminan demasiado cocidas o les falta cocción a otras.

Para asegurarse de que se cocine parejo es buena idea picarlo. Primero corte y tire la parte gruesa y leñosa del tallo, que normalmente termina en el nacimiento de las cabezuelas del brócoli. Luego corte las cabezuelas y los tallos grandes a la mitad y a lo largo.

Si le parece que los tallos siguen demasiado duros para comérselos, córtelos más arriba o pélelos antes de cocinar el brócoli.

rígenas aparte de activar las enzimas que luchan contra el cáncer. Puede que ayude a inhibir a los gérmenes que contribuyen al cáncer, como la bacteria *H. Pylori,* que aumenta el riesgo de sufrir cáncer de estómago. Es posible que también afecte el ciclo de crecimiento de las células cancerosas y fomente su destrucción.

No sorprende que los investigadores coloquen el brócoli a la cabeza de sus listas de astros alimenticios. "Sabemos que la gente que come muchas verduras crucíferas, como el brócoli, está protegida contra todo tipo de cáncer", afirma el Dr. Jon Michnovicz, Ph.D., presidente de la Fundación de Oncología Preventiva, ubicada en la ciudad de Nueva York.

La ventaja del betacaroteno

Muchas investigaciones recientes se han concentrado en compuestos "exóticos" como el sulforafano. No obstante, el brócoli también está lleno hasta el tope de compuestos más comunes pero de todas formas poderosos, como el betacaroteno. Este nutriente, convertido por el cuerpo en vitamina A, es uno de los antioxidantes. Es decir, ayuda a prevenir las enfermedades al recoger las moléculas de oxígeno dañinas para las células que se acumulan de forma natural en el cuerpo. Se ha relacionado un elevado nivel de betacaroteno con índices menores de ataques cardíacos, ciertos tipos de cáncer y cataratas.

El brócoli es una excelente fuente de betacaroteno. Una ración de media taza de brócoli cocido proporciona más o menos 0,7 miligramos, el equivalente a entre el 7 y el 12 por ciento de la cantidad recomendada para el consumo diario.

Sus otros cómplices curativos

Aparte de betacaroteno, sulforafano e I3C, esta verdura contiene una gran variedad de nutrientes. Cada uno de ellos ayuda a defender al cuerpo contra muchas afecciones, desde las enfermedades cardíacas hasta la osteoporosis.

Por ejemplo, sólo media taza de brócoli picado cocido cubre el 85 por ciento de la Cantidad Diaria Recomendada (o *DV* por sus siglas en inglés) de vitamina C. Diversos estudios han demostrado que esta vitamina antioxidante ayuda a estimular la inmunidad y a luchar contra males como las enfermedades cardíacas y el cáncer.

Además, las mujeres que no consumen suficientes lácteos pueden beneficiarse de esta verdura, ya que es una de las mejores fuentes vegetales de calcio. Una taza de brócoli cocido contiene 72 miligramos de calcio, más o menos la cuarta parte del que se encuentra en un vaso de 8 onzas (240 ml) de leche descremada. Está totalmente comprobado que el calcio es el nutriente más importante que las mujeres necesitan para mantener a raya la osteoporosis (pérdida de densidad ósea).

El brócoli también es rico en folato, un nutriente de importancia fundamental para el crecimiento normal de los tejidos. Según los estudios, es posible que proteja contra el cáncer, las enfermedades cardíacas y los defectos de nacimiento. Las mujeres con frecuencia muestran una insuficiencia de este nutriente básico, sobre todo si están tomando la píldora anticonceptiva. Una taza de brócoli picado cocido contiene 84 microgramos, o casi un cuarto de la DV del folato.

Por último, si desea evitar complicaciones en el funcionamiento de su aparato digestivo, el brócoli es la solución al problema, señalan los expertos. Media taza de esta verdura brinda 2 gramos de fibra, una materia esencial según se ha demostrado, para proteger al cuerpo contra el estreñimiento, las hemorroides, el cáncer de colon, la diabetes, niveles elevados de colesterol, las enfermedades cardíacas y la obesidad.

Los expertos aún no están seguros acerca de cuánto brócoli se necesita para sacar el mayor provecho de sus poderes curativos. El Dr. Kensler recomienda comer por lo menos cinco raciones de frutas y verduras al día e incluir esta crucífera crujiente en el menú todas las veces que sea posible.

CÓMO MAXIMIZAR SUS PODERES CURATIVOS

Morado es mejor. Se dará cuenta en el supermercado de que el brócoli a veces es tan oscuro que casi llega a morado. Eso es bueno. El color oscuro significa que contiene una mayor cantidad de betacaroteno, indican los expertos. Si se ve amarillento, por el contrario, no lo compre. Eso quiere decir que está viejo y sus beneficios nutritivos se están agotando.

Búsquelo germinado. Unos estudios llevados a cabo en la Universidad Johns Hopkins, en Baltimore, observaron que el germinado de brócoli de 3 días de edad contiene hasta 100 veces más sustancias protectoras que las presentes en la verdura madura. Pueden constituir una estupenda alternativa si no le importa el sabor del brócoli maduro (y puede obtener los mismos beneficios anticancerígenos si come una cantidad más pequeña de germinado que de brócoli normal). El brócoli germinado tiene unos tallos parecidos a hilos blancos con cabecillas verdes. Es perfecto para ensaladas o sándwiches (emparedados), pero se echa a perder rápidamente en el refrigerador, por ello es mejor comprar sólo la cantidad que vaya a comer en unos días. Los encontrará en recipientes de plástico en la sección de frutas y verduras del supermercado.

(*Nota*: si encuentra en este capítulo términos que no entiende o que jamás ha visto, favor de remitirse al glosario en la página 636).

Pizzas de brócoli al *pesto*

1 **taza de cabezuelas pequeñas de brócoli apretadas**

2 **dientes de ajo grandes**

½ **taza de hojas de albahaca fresca**

1½ **cucharadas de aceite de oliva extra virgen**

1½ **cucharadas de jugo de limón fresco**

2 **cucharadas de agua**

⅓ **de taza de queso parmesano rallado**

2 **cucharadas de nueces picadas**

¼ **de cucharaditas de sal**

4 **panes árabes (panes de *pita*) de trigo integral de 4 pulgadas (10 cm) de diámetro**

½ **taza de pimiento (ají, pimiento morrón) rojo asado y picado**

½ **taza de queso *mozzarella* bajo en grasa rallado**

Precaliente el horno a 375°F.

Para hacer el *pesto*, ponga el brócoli y el ajo en un tazón (recipiente) apto para horno de microondas. Cubra y cocine en el horno de microondas en alto durante 45 segundos.

Ponga en un procesador de alimentos y agregue la albahaca, el aceite, el jugo de limón, el agua, el queso parmesano, las nueces y la sal. Muela durante 1 minuto o hasta que esté suave.

Corte los panes árabes por las orillas y pártalos a la mitad. Ponga las mitades de pan en una bandeja de hornear, con la cara rugosa hacia abajo y hornee durante 8 minutos. Voltee y extienda 1½ cucharadas del *pesto* sobre cada mitad. Cubra con los pimientos asados y el queso *mozzarella*. Hornee durante 8 minutos más o hasta que estén bien calientes.

Consejo de cocina: *puede hacer el brócoli al pesto con antelación y guardarlo en el refrigerador en un recipiente de cierre hermético durante una semana como máximo. También puede esparcirlo sobre pasta y verduras, agregarlo a sopas o utilizarlo como una pasta para extender sobre el pan.*

Rinde 4 porciones (de 2 pizzas cada una)

POR PORCIÓN

Calorías: 230	Colesterol: 10 mg
Grasa total: 12 g	Sodio: 540 mg
Grasa saturada: 4 g	Fibra dietética: 3 g

Café

UNA COLADA CURATIVA

Ya es bastante conocido que necesitamos antioxidantes en nuestra dieta para el bien de nuestra salud. Pero lo que quizás muchos no sepan es que las fuentes número uno de tales aliados alimenticios en nuestra dieta no son ni las frutas ni las verduras. En cambio, es el café.

Unos investigadores de la Universidad de Scranton en Pensilvania observaron que no hay ningún otro alimento ni bebida en nuestra dieta que ofrezca la enorme cantidad de antioxidantes que el café nos proporciona. A decir verdad, de todas las frutas y bebidas estudiadas, los dátiles tienen más antioxidantes por porción que el café, pero ya que la gente consume mucho más café que dátiles, la oscura bebida gana como la primera fuente de antioxidantes.

Y quizás esto no sea nada malo ni mucho menos.

"Numerosas investigaciones nuevas sugieren que el café —tomado con moderación— es estupendo", afirma Molly Kimball, R.D., una nutrióloga especializada en deportes y estilo de vida del Gimnasio Elmwood de la Red de Servicios Sanitarios Ochner, en Nueva Orleáns. "Tomar una o dos tazas al día puede resultar útil, pero más de eso es contraproducente. El consumo de café se ha relacionado con un descenso del riesgo de sufrir la enfermedad de Parkinson, por ejemplo. También reduce el riesgo de padecer cálculos biliares, así que puede ser adecuado para las personas que tienen antecedentes familiares de estos o que son propensas a padecerlos. Además, los polifenoles —un tipo de antioxidante— presentes en el café son los mismos que los que se encuentran en la fruta y el vino".

Las bondades de esta bebida

Los antioxidantes son sustancias que combaten las enfermedades porque neutralizan a unas perjudiciales moléculas de oxígeno llamadas radicales libres que se acumulan de manera natural en el cuerpo. Los radicales libres dañan los tejidos sanos de todo el cuerpo y provocan cambios que pueden culminar en enfermedades cardíacas, cáncer y otras afecciones graves. Según demuestran diversos estudios, es posible que los antioxidantes presentes en el café protejan frente al cáncer de colon, la diabetes y la enfermedad de Parkinson. Tanto el café normal como el descafeinado ofrecen la misma cantidad de antioxidantes.

Un estudio, por ejemplo, observó que el café (descafeinado en este caso) ofrece protección frente al cáncer de pulmón. Unos investigadores del Instituto del Cáncer Roswell Park en Buffalo, Nueva York, estudiaron a 993 antiguos fumadores. Observaron que en las personas que bebían al menos 2 tazas diarias de café descafeinado el riesgo de sufrir cáncer de pulmón disminuía en un 36 por ciento en comparación con los que bebían té negro o café con cafeína.

Otro estudio, este en el Japón, observó que las personas que bebían café a diario o casi a diario tenían la mitad de riesgo de desarrollar un tipo de cáncer de hígado, en comparación con aquellos que nunca bebían café. Y lo más interesante es que el riesgo de sufrir cáncer disminuía al aumentar la cantidad de café que se consumía cada día.

Más protección contra el cáncer

Los antioxidantes presentes en el café ofrecen protección contra el cáncer. No obstante, quizás haya otra razón por la cual los investigadores observaron que beber dos o más tazas de café (descafeinado en este estudio) podía reducir la incidencia de cáncer rectal en un sorprendente 52 por ciento. Los investigadores piensan que al aumentar las evacuaciones intestinales, el café hace que las heces salgan del cuerpo más rápidamente y así se reduce el riesgo. (Sin embargo, no tienen idea de por qué el café descafeinado ofrecía más protección que el café normal).

Ayuda para estar alerta

Probablemente nadie se sorprenderá al oír que el café lo hace a uno estar más alerta. No obstante, los investigadores no sabían con seguridad si era el café lo que realmente ejercía el efecto o si era simplemente una reversión de los efectos negativos del síndrome de abstinencia de la cafeína.

Un estudio británico observó que lo más probable es que se trate de un efecto positivo del café. Unos investigadores de Gales dieron a 60 personas, todas consumidoras habituales de café, una larga serie de exámenes en una tarde a fin de dejarlos agotados. Les dijeron que bebieran la cantidad habitual de bebidas con cafeína. Otra tarde, les dieron dos bebidas sin cafeína y de nueva cuenta los exámenes. Una tercera tarde, les dieron dos bebidas con cafeína y los exámenes por tercera vez. Los investigadores observaron que después de beber las bebidas con cafeína, las personas tenían mejor humor y además, sacaron mejores puntuaciones en los exámenes. Así que los investigadores llegaron a la conclusión de que una o dos tazas diarias de café levantan el ánimo y mejoran el estado de alerta. (¡Pues claro que sí! Cualquier cliente de Starbucks podría haberles dicho eso sin necesidad de llevar a cabo ningún estudio).

Que no se le vaya la mano

Sin embargo, antes de que se beba de un trago ese vaso de 32 onzas, recuerde que lo bueno, si breve, dos veces bueno. Si bebe demasiado café normal puede tener la sensación de que ha tomado tanta cafeína que sus moléculas están vibrando. Además, un estudio observó que las personas que bebían dos o más tazas de café al día tenían unos niveles más elevados de marcadores inflamatorios, los cuales están relacionados con las enfermedades cardíacas.

"Por supuesto que el café con cafeína puede afectar el sueño", afirma Kimball. "Además, las personas con problemas de presión arterial deberían consultar a su médico antes de beber café porque esta bebida puede aumentar el ritmo cardíaco".

CÓMO MAXIMIZAR SUS PODERES CURATIVOS

No lo enfríe. La sabiduría tradicional, por algún motivo, dice que los granos de café se deben guardar en el refrigerador o el congelador. ¡Ignórelo! El café en el refrigerador o el congelador se expone a temperaturas fluctuantes y por lo tanto, a la condensación. Cada vez que el café entra en contacto con el agua, es como si se hiciera un poquito en infusión, lo cual atenúa el sabor. Lo mejor es guardarlo en una lata de cierre hermético en la alacena.

Fíltrelo. "Los estudios han demostrado que el consumo de café hervido sin filtrar está relacionado con niveles elevados de colesterol debido al cafestol, un compuesto presente en el café", afirma Jennifer Ramos Galluzzi, Ph.D., profesora adjunta del departamento de Ciencias del Colegio Comunitario Housatonic, en Bridgeport, Connecticut.

Desintoxíquese con agua. Si ha tomado demasiado café, lo sabrá porque se sonrojará o sentirá un temblor en los músculos. (O porque habrá una fila de tazas vacías sobre su escritorio). Después de beber de 200 a 500 miligramos de cafeína, la cantidad que hay en 2 a 5 tazas de café, normalmente comienzan los dolores de cabeza. Para eliminar la cafeína de su organismo, beba muchísima agua.

(*Nota*: si encuentra en este capítulo términos que no entiende o que jamás ha visto, favor de remitirse al glosario en la página 636).

Calambres musculares

UN MUNDO DE MINERALES PARA LA MEJORÍA

Los músculos se contraen y se relajan constantemente, sin importar que uno esté trotando sobre una estera mecánica (caminadora, *treadmill*), escribiendo una carta o incluso esté en la cama acostado. Por lo tanto, requieren mucho alimento. Cuando no lo reciben a veces sufren espasmos fuertes y dolorosos conocidos como calambres musculares. Los calambres son el lenguaje que utilizan los músculos para avisar de que se sienten cansados y hambrientos y necesitan descansar.

Los calambres son dolorosos, pero su tarea es proteger, afirma Leslie Bonci, R.D., una dietista del Centro Médico de la Universidad de Pittsburgh y portavoz para la Asociación Dietética de los Estados Unidos. Fundamentalmente lo que hacen es obligar al músculo a permanecer inactivo hasta que haya podido recuperarse, lo cual normalmente ocurre al cabo de unos cuantos minutos.

Si bien no es posible evitar los calambres musculares por completo, el consumo de los alimentos correctos reducirá las probabilidades de que se repitan. El asunto funciona de la siguiente manera.

Minerales mensajeros

Los músculos no se mueven sin las órdenes del cerebro. Antes de que sea posible ponerse de pie, parpadear o pasar a otra página de este libro, el cerebro tiene que enviar unos mensajes eléctricos a los músculos en cuestión para decirles en qué instante (y hasta qué grado) deben contraerse o relajarse. Ciertos minerales, como el calcio, el potasio, el sodio y el magnesio, los cuales se conocen como electrólitos, ayudan a los mensajes a llegar a su destino, explica el Dr. Joel Press, director médico del Centro de Rehabilitación Deportiva y de la Columna Vertebral en el Instituto de Rehabilitación de Chicago.

Si uno no recibe una cantidad suficiente de estos minerales o los saca de su cuerpo con el sudor al hacer ejercicio enérgicamente, es posible que el músculo no reciba el mensaje de que debe relajarse. Entonces se contrae y uno sufre un doloroso calambre.

De todos los electrolitos el magnesio es uno de los más importantes. Ayuda a otros a realizar su trabajo, indica el Dr. Robert McLean, profesor clínico adjunto de

Medicina Interna y Reumatología en la Escuela de Medicina de la Universidad Yale. Cuando no se comen suficientes alimentos ricos en magnesio, otros minerales, como el calcio y el potasio, no pueden introducirse en las células de las fibras musculares. Por lo tanto, aunque se cuente con abundantes electrolitos de otro tipo, es posible que sin el magnesio no logren el acceso a los músculos y por lo tanto pierdan su eficacia. "La gente a quien se les ha agotado el magnesio tiende a sufrir una mayor irritabilidad de los músculos y los nervios", explica el Dr. McLean. "Esta irritabilidad puede provocar calambres musculares".

A continuacción ofrecemos algunos consejos para mejorar su equilibrio de electrolitos.

Obtenga magnesio del *tofu*, las espinacas y la caballa española. Una ración de *tofu* tiene 128 miligramos de magnesio, o el 32 por ciento de la Cantidad Diaria Recomendada (o *DV* por sus siglas en inglés). Una ración de espinacas brinda unos 44 miligramos, o el 11 por ciento de la DV, y una ración de caballa (macarela, escombro) contiene 82 miligramos, o el 20 por ciento de la DV.

Incluya lácteos en la dieta. El calcio ayuda a regular la capacidad de los músculos para contraerse. Los lácteos son la mejor fuente de este mineral. Una taza de leche descremada, por ejemplo, proporciona casi 302 miligramos de calcio, el 30 por ciento de la DV, mientras que una ración de yogur bajo en grasa tiene 77 miligramos, el 7 por ciento de la DV.

Coma plátanos amarillos y papas ricos en potasio. Incluir una cantidad suficiente de potasio en la alimentación también puede ayudar a prevenir los calambres, dice el Dr. Press. El plátano amarillo (guineo, banana) es una buena fuente de potasio; un plátano contiene 451 miligramos de potasio, el 13 por ciento de la DV. La papa también es una buena fuente, ya que una ración de media taza ofrece 114 miligramos, el 3 por ciento de la DV.

Diga "no" al sodio. En lo que se refiere al sodio, el problema para la mayoría de la gente no es cubrir las necesidades básicas sino reducir el consumo del mismo, ya que este mineral se encuentra en grandes cantidades en muchos alimentos, sobre todo los procesados. Y las personas sensibles al sodio pueden sufrir de retención de líquidos y presión arterial alta (hipertensión). Por lo tanto, aunque se hayan sufrido calambres es posible olvidarse del sodio. Lo más seguro es que se esté obteniendo lo suficiente.

Hidrátese, hidrátese, hidrátese. Cada vez que se suda las células musculares pierden líquidos, lo cual puede provocar calambres, según dice Bonci. Y hay más probabilidades de sufrir calambres cuando se hace ejercicio en un día caluroso porque se suda más y se pierden más líquidos, sal y minerales que hacen que los músculos funcionen de manera óptima. Beber agua con frecuencia durante el día ayuda a mantener equilibrado el nivel de electrolitos. Cuando se tiene pensado moverse mucho, es buena idea tomar por lo menos 16 onzas (480 ml) de agua o jugo para preparar al cuerpo con los minerales necesarios.

Evite los calambres con carbohidratos. Los músculos necesitan algo más que electrólitos y agua para funcionar bien. También les hace falta el glucógeno, un azúcar derivado de los carbohidratos. Una abundante cantidad de carbohidratos en la dieta ayuda al buen funcionamiento de los músculos. La papa, el arroz, el plátano amarillo y el pan son buenas fuentes de carbohidratos.

(*Nota*: si encuentra en este capítulo términos que no entiende o que jamás ha visto, favor de remitirse al glosario en la página 636).

Cálculos biliares
CÓMO EVITAR TENER ESTAS PIEDRAS EN SU CAMINO

A pesar de que el cuerpo requiere un poco de colesterol, esta sustancia espesa y viscosa se ha ganado la reputación de no significar más que problemas. Hay buenos motivos para ello. Cuando se da en grandes cantidades, el colesterol no sólo contribuye a las enfermedades cardíacas, la presión arterial alta (hipertensión) y los derrames cerebrales, sino que también interviene en la formación de los cálculos biliares, unas piedritas duras y compactas que pueden provocar un dolor insoportable. No hace falta decir que lo mejor es evitar a cómo de lugar esta afección.

Tal como lo indica su nombre, los cálculos biliares aparecen en la vesícula biliar, el lugar donde se guarda la bilis (también conocida como hiel) que el cuerpo utiliza para digerir las grasas en el intestino delgado. La bilis es normalmente líquida, mezclada con pequeñas partículas de colesterol, proteínas y grasa.

No obstante, cuando nuestra dieta contiene un exceso de grasa y colesterol estas partículas tienden a unirse y a formar cálculos biliares, advierte el Dr. Henry Pitt, profesor de Cirugía y director del Programa de Beca de Especialización en Cirugía Hepatopancreatobiliar en el Hospital Johns Hopkins, en Baltimore.

Por lo tanto, parece lógico que se recomiende a las personas propensas a la formación de cálculos que coman menos carne de res y lácteos de grasa entera, además de reducir su consumo de cualquier otro alimento que contenga grandes cantidades de grasa y colesterol, opina el Dr. Pitt.

Otra forma de evitar los cálculos biliares es simplemente comer con más frecuencia. Los cálculos biliares se deben a la acumulación de desechos. Por lo tanto, obligar a la vesícula a contraerse más a menudo ayuda a sacar los desechos antes de que se hagan compactos y formen cálculos. La vesícula biliar se contrae con cada comida, de modo que la costumbre de comer varias comidas pequeñas al día en lugar de dos o tres abundantes ayudará a mantenerla activa y libre de desechos. Un grupo de investigadores de la Universidad de Roma observó el movimiento de la vesícula con ultrasonido y descubrió que tomar comidas frecuentes mantenía elevado el movimiento de la bilis, lo cual hacía que hubiera menos probabilidades de formarse cálculos. Tomar mucha agua también ayuda a evitar que se formen cálculos.

Las probabilidades de tener cálculos biliares aumentan mucho en las personas con sobrepeso en comparación con las delgadas, agrega el Dr. Michael D. Myers, un médico con consulta privada en Los Alamitos, California. "Por cada libra de grasa que se tiene en el cuerpo se producen 10 miligramos de colesterol", explica el Dr. Myers. Por lo tanto, además de reducir el consumo de alimentos altos en grasa es buena idea agregar más frutas, verduras, legumbres y cereales integrales a la dieta, puesto que estos alimentos representan la piedra angular de cualquier programa para bajar de peso.

Es cierto que bajar de peso puede ayudar a prevenir los cálculos biliares. No obstante, si se pierde demasiado peso en muy poco tiempo es posible provocar el efecto contrario, porque los niveles de colesterol en la vesícula biliar aumentan, señala el Dr. Myers. Y se produce la misma reacción cuando se sigue una dieta extremadamente baja en grasa. Es más, si se reduce muchísimo la cantidad de alimentos consumidos la vesícula automáticamente estará menos activa y permitirá la acumulación de los sedimentos que pueden formar cálculos.

Si alguien decide contar sus calorías, un rango entre 1.000 y 1.200 calorías al día le permitirá adelgazar sin hacerlo más propenso a sufrir de cálculos, opina el Dr. Dominic Nompleggi, Ph.D., profesor de Medicina y Cirugía y director del Servicio de Apoyo Nutricional en el Centro Médico de la Universidad de Massachusetts, en Worcester.

Consejo clave

Los alimentos que vienen empacados, como los alimentos procesados o la comida rápida, contienen las peores grasas y aceites que contribuyen a los cálculos biliares, afirma Kaayla Daniel, Ph.D., una nutrióloga clínica que cuenta con certificación profesional en Santa Fe, Nuevo México. "La dieta común estadounidense contiene muchos aceites parcialmente hidrogenados y aceites vegetales (es decir, transgrasas) que hacen que se espese y se congestione la bilis, lo cual culmina en la formación de cálculos biliares", explica la experta. "Además, si no las come le estará haciendo un favor a todo su cuerpo porque estas grasas no solamente son malas para la vesícula; también se han relacionado con enfermedades como las cardíacas, el cáncer, la obesidad y la esclerosis múltiple, por nombrar unas cuantas", afirma la nutrióloga.

(*Nota*: si encuentra en este capítulo términos que no entiende o que jamás ha visto, favor de remitirse al glosario en la página 636).

Cálculos renales

REMEDIOS PARA ESTOS RUFIANES DE LOS RIÑONES

Existe lo que es el dolor. Sigue el suplicio. Y más allá de todo eso están los cálculos renales.

De hecho, hasta sería más apropiado llamarlos "púas renales" porque estos cálculos, que están compuestos principalmente por sales minerales, a veces vienen tachonados de púas afiladas. Cuando los cálculos son pequeños es posible expulsarlos sin ni siquiera enterarse de su presencia. Sin embargo, los más grandes, que fluctúan entre el tamaño de la punta de una pluma hasta el de una goma de lápiz, causan un dolor atroz al avanzar desde el riñón a través de la uretra, el largo tubo por el que fluye la orina. El proceso de sacar un cálculo renal grande se ha comparado con el dolor del parto. Algunas mujeres afirman que es peor.

A pesar de que algunas personas piensen que los cálculos renales son raros y que relativamente pocas personas los sufren, la verdad es que hasta el 10 por ciento de los estadounidenses expulsará al menos uno durante su vida y el número está creciendo. Según los Institutos Nacionales de Salud, a lo largo de los últimos 20 años, el número de personas con cálculos renales ha aumentado.

Existen varios tipos de cálculo renal. El más común —de hecho, el 80 por ciento de los cálculos renales— es el hecho de calcio. Los expertos no están completamente seguros de por qué se forman los cálculos. No obstante, una cosa es cierta: la dieta puede desempeñar un papel clave, según indica la Dra. Lisa Ruml, una endocrinóloga que radica en Wharton, Nueva Jersey. Lo que uno come afecta los tipos y cantidades de minerales que se acumulan en la orina: minerales que, en algunas personas, conducen a la formación de cálculos.

Quizá el dato más importante sea el siguiente: si alguien ya ha tenido un cálculo renal es muy probable que se le forme otro. Por lo tanto, hay que poner atención cuando el médico diga de qué tipo de cálculo se trató, ya que en eso se basan los cambios que deberán hacerse en la dieta.

Los cálculos renales que mejor responden a los cambios en la dieta son los de ácido úrico y los de calcio. Los cambios alimenticios descritos en las siguientes páginas se sugieren pensando principalmente en estos dos tipos de cálculos.

El poder del potasio

Una vez que se ha conocido el dolor de un cálculo renal nadie quiere repetir la experiencia. Por lo tanto, debe tratar de comer regularmente un puñado de orejones (albaricoques secos) o una papa al horno para defenderse contra los cálculos. Al igual que otras frutas y verduras, estos alimentos son un poco alcalinos, lo cual ayuda a neutralizar los ácidos que forman los cálculos en el cuerpo.

El asunto funciona de la siguiente manera. Los alimentos alcalinos aumentan el nivel de un mineral llamado citrato en la orina. El citrato, según explica la Dra. Ruml, ayuda a evitar la formación de cálculos.

De acuerdo con la Dra. Ruml hay que incluir muchas frutas y verduras en la dieta para aumentar el nivel de citrato. "Muchos de los alimentos ricos en citratos, como las frutas cítricas y las verduras, también son buenas fuentes de potasio", afirma la experta.

Diversos estudios han demostrado que vale la pena beber jugo de naranja (china) en lugar de otras frutas cítricas. Un estudio realizado en 2006 descubrió que beber 13 onzas (384 ml) de jugo de naranja tres veces al día, junto con una dieta baja en calcio, tenía un efecto más positivo en reducir los cálculos renales que la limonada. Esto es así porque el jugo de naranja contiene potasio, el cual aumenta los niveles de citrato, mientras que la limonada no.

En un estudio realizado por el Centro Médico del Sudoeste de la Universidad de Texas, en Dallas, se dieron 3 vasos de jugo de naranja al día a un grupo de hombres, y unos suplementos de potasio y citrato a otros. Los investigadores observaron que el jugo resultaba casi igual de eficaz que los suplementos. "Recomendamos beber por lo menos un litro (un poco más de 32 onzas) al día si hay cálculos, debido a su contenido de potasio y citrato", indica la Dra. Ruml.

Una manita del magnesio

El cuerpo está lleno de minerales y el equilibrio de estos se está ajustando constantemente. El consumo de alimentos ricos en magnesio puede ayudar a prevenir los cálculos, señala la Dra. Ruml. Al reducir la presencia de otro mineral, el oxalato. El oxalato puede causar problemas porque es uno de los principales componentes de los cálculos renales.

El pescado, el arroz, el aguacate (palta) y el brócoli son alimentos ricos en magnesio. Un filete de 3 onzas (84 g) de hipogloso (*halibut*) preparado al horno o asado contiene 91 miligramos de magnesio, por ejemplo, el 23 por ciento de la Cantidad Diaria Recomendada (o *DV* por sus siglas en inglés). Media taza de arroz integral de grano largo cocido cuenta con 42 miligramos y una cabezuela de brócoli cocido tiene 43 miligramos, el 11 por ciento de la DV.

Hay una manera muy fácil de obtener más magnesio. Sólo hay que tomar un poco de leche semidescremada al 1 por ciento enriquecida. No obstante, si su médico recomienda restringir el consumo de lácteos, usted no debe tomar más de 8 onzas (240 ml) al día, advierte la Dra. Ruml.

Desde luego también es buena idea reducir la cantidad de oxalato de la dieta, afirma la Dra. Ruml. Si alguien es propenso a sufrir cálculos renales le conviene consumir sólo una ración a la semana de alimentos ricos en oxalato, como el té negro, el chocolate, los cacahuates (maníes), las espinacas y otras verduras de hoja verde y las fresas.

Las facilidades de la fibra

Quienes deseen aprovechar todos los recursos disponibles también pueden incluir más fibra en su dieta. En un estudio llevado a cabo por la Clínica Especializada en Cálculos en el hospital Halifax Infirmary de Nueva Escocia, Canadá, se sometió a 21 personas a una dieta diseñada para combatir los cálculos renales (baja en proteínas, calcio y oxalato). Después de 90 días continuaron con la misma estrategia pero agregaron 10 gramos (un poco más de ⅓ de onza) de fibra dietética en forma de *biscuits* ricos en fibra. Si bien la dieta original ayudó a reducir la cantidad de calcio en la orina, la fibra adicional redujo aún más la presencia de este mineral.

Los médicos todavía no están seguros de la eficacia de la fibra en el tratamiento o la prevención de los cálculos renales, agrega la Dra. Ruml. "Probablemente sea seguro decir que entre más alto sea el consumo de fibra, mayores probabilidades hay de retener el calcio y el oxalato en el intestino, lo cual reducirá los niveles urinarios de estos minerales", declara la doctora.

Otro dato más con respecto a la fibra: reducir la cantidad de calcio en la orina tal vez sea beneficioso para las personas que tienen cálculos renales, pero no conviene a quienes están tratando de prevenir la osteoporosis, una enfermedad en la que el bajo nivel de calcio les resta densidad a los huesos. "Es posible que algunas personas con cálculos renales sean propensas a sufrir osteoporosis", indica la Dra. Ruml. La recomendación más importante para las personas dadas a tener cálculos renales es consultar a su médico antes de aumentar considerablemente su consumo de fibra.

La controversia del calcio

Los médicos solían indicar a los pacientes que podían prevenir los cálculos renales si reducían el consumo de calcio. No obstante, estudios más recientes han descubierto que tomar más calcio en realidad puede prevenir dichos cálculos renales. En un estudio de casi 46.000 hombres realizado por la Universidad Harvard se observó que quienes consumían la mayor cantidad de calcio en realidad tenían las menores probabilidades de desarrollar cálculos. En otro estudio también realizado por la Universidad Harvard, las mujeres que ingerían por lo menos 1.100 miligramos de calcio dietético al día enfrentaban un riesgo tres veces menor de sufrir cálculos renales que las que consumían menos de 500 miligramos al día.

Un estudio llevado a cabo en 2002 y que realizó un seguimiento a 120 hombres con cálculos renales recurrentes durante 5 años observó que los hombres que ingerían la cantidad normal de calcio pero que reducían la carne y la sal tenían menos probabilidades de sufrir cálculos renales que los hombres que seguían la dieta tradicional baja en calcio.

Algunas verduras, como el brócoli y las hojas de nabo, contienen un poco de calcio. Sin embargo, la manera más fácil de obtenerlo en cantidades adecuadas es a través de la leche y otros lácteos. Un vaso de leche descremada enriquecida con proteínas, por ejemplo, contiene 351 miligramos de calcio. Una taza de yogur bajo en grasa cuenta con 414 miligramos, y 1½ onzas (42 g) de queso *mozzarella* hecho con leche descremada brindan 270 miligramos.

Los suplementos de calcio se han relacionado con un aumento de los cálculos renales, por ello los expertos recomiendan obtener el calcio de los alimentos en lugar de una pastilla.

(*Nota*: si encuentra en este capítulo términos que no entiende o que jamás ha visto, favor de remitirse al glosario en la página 636).

Consejo clave

Los médicos afirman que beber mucha agua es la mejor manera de prevenir todos los tipos de cálculos renales. Los Institutos Nacionales de Salud ubicados en Bethesda, Maryland, recomiendan beber bastantes líquidos para crear 2 cuartos de galón (unos 2 litros) de orina cada 24 horas. Eso es aproximadamente 1 galón (unos 4 litros) de agua al día.

Caldo de pollo
ALIMENTO PARA CUERPO Y ALMA

"Ponga un pollo en una olla con agua, cebolla, zanahoria, unos granos de pimienta y un poco de sal. Hiérvalo hasta que se deshaga solo. Cuélelo y deseche la grasa. Déle el pollo y las verduras demasiado cocidas a una mascota hambrienta. Agregue un chile (ají o pimiento picante), medio diente grande de ajo y unas rodajas delgadas de limón al caldo y sírvalo bien caliente. Esta es la cura para el resfriado (catarro) común".

¿La receta tradicional de la abuelita? No precisamente. La redactó la Dra. Pauline M. Jackson, miembro de la junta directiva del Centro Médico Luterano Gunderson en La Crosse, Wisconsin. Ella es una devota creyente del poder tranquilizante del caldo de pollo. "Está caliente, sabe rico y le recuerda a uno a su mamá", dice.

No hace falta que una comisión de expertos venga a decirnos que el caldo de pollo nos tranquiliza cuando estamos enfermos. No obstante, las pruebas indican que no sólo calma los nervios. Según la Dra. Jackson, cuando los estornudos y la mucosidad de un resfriado u otro tipo de infección de las vías respiratorias superiores nos están atormentando, no hay mejor remedio que el caldo de pollo.

¿Remedio para resfriados?

El estudio científico clásico del caldo de pollo lo llevaron a cabo tres especialistas en enfermedades pulmonares en el Centro Médico Mount Sinai de Miami Beach, Florida, en el año 1978. Intrigados por el halo curativo que rodea al sabroso caldo, pusieron a 15 personas con resfriados a tomar caldo de pollo caliente, agua caliente o agua fría. Luego midieron la rapidez y facilidad con las que la mucosidad y el aire pasaban por la nariz de los pacientes. El resultado fue que el caldo de pollo alivia la congestión nasal mejor que el agua, ya sea caliente o fría.

Es posible que el caldo de pollo alivie los síntomas del resfriado, según especularon los investigadores, porque el calor "aumenta la velocidad de las mucosidades nasales". Dicho de otra manera, suelta los mocos y es posible que reduzca el tiempo que los gérmenes del resfriado permanezcan en la nariz, ayudándonos a recuperarnos más pronto.

Entonces, ¿por qué el agua caliente no alivió los resfriados igual de bien que el caldo de pollo? Es posible que el secreto curativo del caldo radique en sus deliciosos aroma y sabor, que "al parecer poseen otra sustancia que incrementa la velocidad de las mucosidades nasales", según informaron los investigadores. La naturaleza de esta sustancia sigue siendo un misterio.

En fechas más recientes, el Dr. Stephen Rennard, profesor del departamento de Medicina Interna en el Centro Médico de la Universidad de Nebraska, en Omaha, puso a prueba un caldo de pollo preparado por su esposa de acuerdo con la receta que ella había heredado de su abuelita. Observó que el caldo reducía la acción de los neutrófilos, los glóbulos blancos que son atraídos a las zonas de inflamación y que tal vez provoquen algunos de los síntomas comunes del resfriado, como la irritación de las vías respiratorias y la producción de mucosidad. (Vea la receta en la página 105).

Los investigadores también sospechan que el poder curativo del caldo de pollo radica en el ave misma. El pollo contiene un aminoácido natural llamado cisteína, cuya composición química es similar a la de un fármaco llamado acetilcisteína, afirma el Dr. Irwin Ziment, profesor emérito de la Universidad de California en Los Ángeles. Los médicos utilizan la acetilcisteína para tratar a los enfermos de bronquitis y otras infecciones respiratorias. "La acetilcisteína originalmente se derivaba de las plumas y la piel del pollo", comenta el Dr. Ziment.

En fechas más recientes, el Dr. Rennard encuestó a un grupo de médicos miembros de la Academia Estadounidense de Médicos de Familia y observó que el 87 por

En la cocina

Cuando un resfriado (catarro) ataca, muchas veces se nos antoja un poco de caldo de pollo casero. ¿Pero quién va a tener ganas de levantarse de la camita caliente para prepararlo? No habrá necesidad de hacerlo si se prepara un poco y se congela antes de enfermarse.

El caldo no es difícil de preparar. Sólo hay que poner unas cuantas piezas de pollo sin pellejo en una olla grande, cubrirlas con agua fría, agregar una zanahoria, algo de cebolla, un diente de ajo y una hoja de laurel y hervirlo todo a fuego lento durante unas cuantas horas. Finalmente se cuela y se deja que el caldo se enfríe.

Para disminuir la cantidad de grasa en el caldo se pone en recipientes poco profundos y se deja enfriar durante 2 horas. Luego se mete al refrigerador durante toda la noche. La grasa excedente formará una capa fina del caldo en la superficie que se podrá desprender sin ningún problema.

El caldo congelado se conserva hasta un máximo de 6 meses. Es más práctico congelarlo en charolas de cubitos de hielo en lugar de recipientes grandes; los cubitos congelados se descongelan más rápido que los bloques grandes.

"Tómeselo caliente. El vapor de un tazón (recipiente) de caldo de pollo bien caliente actúa como un potente descongestionante", afirma la Dra. Rallie McAllister, M.PH., médico de medicina familiar en la Clínica Misión Nathaniel, ubicada en Lexington, Kentucky. Al inhalar el vapor, se sueltan las secreciones de la nariz, garganta y pecho. Además, beber el caldo caliente provoca una elevación temporal de la temperatura corporal, lo cual dificulta la capacidad de multiplicarse de los virus del resfriado (catarro). Una temperatura corporal más elevada también acelera la velocidad de las reacciones químicas, de manera que las células dañadas pueden repararse más rápidamente.

ciento opinaba que aumentar la ingesta de líquidos es fundamental para los resfriados. Dos de cada tres médicos de medicina familiar estaban de acuerdo en que tomar caldo de pollo es una manera eficaz de aumentar el consumo de líquidos, seguida sólo por el agua.

CÓMO MAXIMIZAR SUS PODERES CURATIVOS

Manténgalo a la mano. Los efectos terapéuticos del caldo de pollo duran más o menos 30 minutos, de acuerdo con el estudio de Miami Beach. Por lo tanto, es buena idea preparar una gran olla y tenerla a la mano para recalentar el caldo y tomarse una tacita en cuanto los síntomas empeoren nuevamente.

Las latas son menos latosas. Cuando es posible convencer a un cónyuge comprensivo de preparar una olla de aromático caldo casero, hay que dejarse consentir. Sin embargo, según el Dr. Ziment en realidad no es obligatorio que el caldo se prepare en casa; el caldo de pollo de lata también ayuda a aliviar la congestión nasal.

Póngale picante. De acuerdo con el Dr. Ziment, el poder del caldo de pollo para despejar las vías respiratorias aumenta si se le agrega algún condimento picante como un diente de ajo, un chile picado o un poco de jengibre fresco rallado, por ejemplo.

(*Nota*: si encuentra en este capítulo términos que no entiende o que jamás ha visto, favor de remitirse al glosario en la página 636).

Caldo de pollo de la abuelita

Esta es la receta utilizada por el Dr. Stephen Rennard, profesor del departamento de Medicina Interna en el Centro Médico de la Universidad de Nebraska, en Omaha, para su famoso estudio del caldo de pollo. Subraya que también son eficaces otras recetas de caldo de pollo, como muchos caldos comerciales. El Dr. Rennard atribuye el mérito de haber desarrollado esta receta a la abuelita de su esposa, Celia Fleischer.

1 **gallina para estofar o un pollo para hornear (de 5 a 6 libras/de 2 a 3 kg, aproximadamente)**

1 **paquete de alones de pollo**

3 **cebollas grandes**

1 **batata dulce (camote) grande sin cáscara y picada en cubos**

3 **chirivías (pastinacas) peladas y picadas en cubos**

2 **nabos pelados y picados en cubos**

11–12 **zanahorias grandes picadas en rodajas**

5–6 **tallos de apio picados en trozos**

1 **manojo de perejil**

Sal

Pimienta negra recién molida

Limpie toda la gallina o el pollo, póngalo en una olla grande y cúbralo con agua fría. Deje que el agua rompa a hervir. Agregue los alones de pollo, las cebollas, la batata dulce, los nabos, las chirivías y las zanahorias. Deje que hierva durante 1 ½ horas aproximadamente. Quite la grasa de la superficie a medida que se acumule. Agregue el apio y el perejil. Cocine el caldo durante unos 45 minutos más. Saque el pollo. (El pollo ya no se utiliza para el caldo, pero con la carne se puede hacer un excelente pollo a la parmesana). Pase las verduras con una cuchara calada (espumadera) a un procesador de alimentos y procéselas hasta hacerlas puré, o también puede pasar las verduras por un colador. Ponga el caldo y las verduras hechas puré en el refrigerador durante 1 ó 2 horas. Quite la grasa que se forme en el caldo.

Regrese las verduras hechas puré al caldo, revuelva y vuelva a calentar. Agregue sal y pimienta al gusto.

Consejo de cocina: *este caldo se congela bien. También puede agregar bolitas de pan matzoh, preparadas según la receta que se encuentra en la parte posterior de la caja.*

Rinde 8 porciones

POR PORCIÓN

Calorías: 138	Colesterol: 5 mg
Grasa total: 1 g	Sodio: 559 mg
Grasa saturada: 0 g	Fibra dietética: 7 g

Cáncer

REDUCTORES DE RIESGO

Según la Sociedad Estadounidense Contra el Cáncer, el cáncer es la primera causa de muerte entre los estadounidenses menores de 85 años y provoca cerca del 25 por ciento de todas las muertes. Afortunadamente, en términos de prevención, la alimentación es una poderosa medicina. Estudio tras estudio demuestra que una dieta saludable —compuesta por menos grasas y más frutas, verduras, cereales integrales y legumbres— puede reducir enormemente el riesgo de sufrir esta terrible enfermedad. De hecho, las investigaciones indican que si todos comiéramos más de los alimentos correctos y menos de los perjudiciales, la incidencia de todos los tipos de cáncer se reduciría al menos en un 30 por ciento.

"La comida es mucho más que simple carburante, como una vez creímos", afirma el Dr. Keith Block, director médico del Centro Block para el Tratamiento Integral del Cáncer, ubicado en Evanston, Illinois. "Nuestra experiencia a lo largo de las últimas 2 décadas indica que la dieta desempeña un importante papel en el tratamiento del cáncer. Estamos descubriendo que hay compuestos presentes en los alimentos que pueden tanto prevenir como ayudar a combatir el cáncer a nivel celular".

Los fitonutrientes potentes

Desde hace mucho tiempo, los investigadores saben que quienes comen más frutas, verduras y otros alimentos de origen vegetal tienen menos probabilidades de contraer cáncer que quienes se llenan de otros alimentos menos sanos. Investigaciones recientes sugieren que comer 5 raciones de frutas y verduras al día reduce las muertes por cáncer en un 35 por ciento. Un estudio en concreto descubrió que una dieta rica en frutas y verduras recorta drásticamente el riesgo de sufrir cáncer de páncreas —un tipo de cáncer especialmente mortal— a la mitad.

Sin embargo, hace poco que los investigadores han descubierto por qué los alimentos de origen vegetal ofrecen una protección tan potente frente al cáncer. Los fitonutrientes ("fito" significa "planta" en griego), son unas sustancias que sólo se encuentran en los alimentos y tienen el poder de impedir la formación del cáncer.

Las investigaciones demuestran, por ejemplo, que comer solamente una porción de sandía o de toronja (pomelo) rosada al día puede reducir el riesgo masculino de desarrollar cáncer de próstata en un 82 por ciento. La sandía y la toronja rosada tienen grandes cantidades de un fitonutriente llamado licopeno. De hecho, la sandía contiene aproximadamente un 40 por ciento más de licopeno que los tomates (jitomates) frescos: la hortaliza en la que probablemente más gente pensará al oír la palabra licopeno.

No obstante, al procesarlos para preparar salsas, jugos o *catsup* (*ketchup*), los tomates brindan más licopeno utilizable. Curiosamente, un reciente estudio descubrió que el *catsup* orgánico tiene hasta tres veces más licopeno que las ordinarias. ¿Por qué? Quizás porque los *catsups* orgánicos están hechos con tomates más maduros que los otros tipos de *catsup*. Entre más rojo subido sea el color del *catsup*, mayor es el contenido de licopeno.

El ajo es otro alimento habitual en las cocinas que cuenta con una larga tradición como alimento curativo y que también es muy rico en fitonutrientes. Algunos de los más poderosos son los sulfuros alílicos, que al parecer ayudan a destruir las sustancias causantes de cáncer en el cuerpo. Un estudio realizado con casi 42.000 mujeres permitió a los investigadores de la Escuela de Salud Pública de la Universidad de Minnesota, en Minneapolis, descubrir que las que comían más de una ración semanal de ajo —un diente de ajo fresco o una rociada de ajo en polvo— tenían un 35 por ciento menos de probabilidades de sufrir cáncer de colon que las que no comían nada de ajo.

Armas antioxidantes

Todos los días su cuerpo es bombardeado una y otra vez por un ejército de moléculas dañinas conocidas como radicales libres. Se trata de moléculas de oxígeno que han perdido un electrón y se la pasan corriendo por todo su cuerpo con el fin de sustituir esta pérdida. Al robar electrones lastiman a las células sanas y posiblemente inicien el proceso de formación del cáncer.

La naturaleza se adelantó a esta amenaza al llenar las frutas, las verduras y otros alimentos con antioxidantes, unos compuestos protectores que impiden la formación de los radicales libres o que los incapacitan antes de que hagan daño.

Los alimentos contienen muchos compuestos que funcionan como antioxidantes en el cuerpo, pero dos de los más estudiados y poderosos son el betacaroteno y la vitamina C.

El betacaroteno es el pigmento que pinta muchas frutas y verduras de esos hermosos intensos tonos de anaranjado y rojo. Sin embargo, no sólo existe por razones estéticas. Se ha demostrado que el betacaroteno provoca la liberación de células defensoras naturales, las cuales buscan y destruyen las células cancerosas antes de que estas tengan la oportunidad de hacer daño.

Decenas de estudios han demostrado que las personas que consumen mucho betacaroteno a través de su dieta pueden reducir el riesgo de sufrir ciertos tipos de cáncer, sobre todo de pulmón, del tracto intestinal, de la boca y de las encías.

No se requiere mucho betacaroteno para obtener estos beneficios. Las pruebas indican que entre 15 y 30 miligramos al día —la cantidad proporcionada por una o dos zanahorias grandes— probablemente sea todo lo que se necesita. El cantaloup (melón chino), la batata dulce (camote), las espinacas y el *bok choy* son excelentes fuentes de betacaroteno.

Otro poderoso antioxidante es la vitamina C, que según se ha demostrado ayuda a prevenir la formación de compuestos causantes del cáncer en el tracto digestivo. Dentro del marco de un estudio importante, Gladys Block, Ph.D., profesora de Epidemiología y Salud Pública y Nutrición en la Universidad de California, en Berkeley, analizó decenas de investigaciones pequeñas que examinaban la relación entre la vitamina C y el cáncer. De los 46 estudios que revisó, 33 mostraban que las personas que consumían más vitamina C tenían el menor riesgo de sufrir cáncer.

La Cantidad Diaria Recomendada (o *DV* por sus siglas en inglés) de vitamina C es de 60 miligramos, cantidad muy fácil de obtener a través de los alimentos. Un pimiento (ají, pimiento morrón) verde, por ejemplo, contiene 66 miligramos de vitamina C, mientras que media raza de brócoli brinda 41 miligramos.

Los frijoles son protectores

Aunque no son los alimentos más lindos del mundo, los frijoles (habichuelas) parecen tener una virtud más importante que la mera belleza: poder protector contra el cáncer. Un estudio de la Universidad de Minnesota descubrió que las mujeres que comían la mayor cantidad de alimentos ricos en magnesio, como los frijoles, reducían su riesgo de sufrir cáncer de colon en un 23 por ciento. Sólo media taza de frijoles proporciona 43 miligramos de magnesio, casi el 11 por ciento de la DV, que es de 400 miligramos. El consumo óptimo es de 310 a 420 miligramos al día.

Otro estudio, este del Centro para el Tratamiento del Cáncer M. D. Anderson, en Houston, descubrió que las personas que comían la mayor cantidad de alimentos que contenían fitoestrógenos, como los frijoles, tenían las menores probabilidades de sufrir cáncer de pulmón. Curiosamente, los hombres reducían su riesgo más que las mujeres: en un 72 por ciento, mientras que ellas, en un 41 por ciento.

Los frijoles también ofrecen protección frente al cáncer de mama. Un estudio de la Escuela de Salud Pública de la Universidad Harvard observó que las mujeres que comían frijoles dos veces por semana enfrentaban un riesgo un 24 por ciento más bajo de sufrir cáncer de mama que las mujeres que apenas los comían.

Bebidas salvavidas

Según un estudio en el que participaron más de 1.400 hombres realizado por el Centro de Investigaciones sobre el Cáncer Fred Hutchinson, en Seattle, es posible que beber un vaso de 4 onzas (120 ml) de vino tinto al día reduzca a la mitad el riesgo de sufrir cáncer de próstata. ¿Cuál es el mejor vino? Pida un *Pinot Noir* de California. Unos investigadores de la Universidad de Mississippi probaron 11 vinos tintos y descubrieron que la variedad *Pinot Noir* de California es la que contenía más resveratrol, un antioxidante que puede ayudar a combatir el cáncer e incluso los ataques al corazón.

A pesar de que el estudio del centro Fred Hutchinson no halló una relación entre la cerveza y el cáncer de próstata, unos investigadores de Italia descubrieron que un antioxidante presente en el lúpulo llamado xantohumol inhibe el crecimiento de las células cancerosas. Hasta ahora los resultados solamente se han demostrado en tubos de ensayo, pero se planifica llevar a cabo estudios con seres humanos.

La segunda bebida más popular del mundo (después del agua) es el té, el cual posee una larga reputación como aliado anticancerígeno. Se sabía que acababa con las células cancerosas en tubos de ensayo, pero ahora se ha demostrado que también combate el cáncer en los seres humanos. Un estudio sueco de 61.000 mujeres descubrió que las que bebían 2 tazas de té al día reducían su riesgo de sufrir cáncer de ovarios en un 46 por ciento.

Y aún hay otra bebida, la leche, realmente buena para el cuerpo. Unos investigadores revisaron 63 estudios y descubrieron que ingerir altos niveles de vitamina D reducía el riesgo de sufrir cáncer de colon, ovarios y mama hasta en un 50 por ciento. Los investigadores recomendaron ingerir 1.000 unidades internacionales (UI) de vitamina D al día. Una taza de leche contiene 100 unidades internacionales. No obstante, recientemente la Dirección de Alimentación y Fármacos (o *FDA* por sus siglas en inglés) cambió sus pautas sobre alimentos enriquecidos con vitamina D y ahora los fabricantes de alimentos pueden agregar casi tres veces más vitamina D a sus productos lácteos.

La fibra fortalecedora y cuidadora

Durante mucho tiempo nadie tomó la fibra en serio. No es un nutriente. El cuerpo no la absorbe. De hecho, no parece servir para nada.

Las apariencias engañan. La fibra hace mucho más de lo que nos imaginábamos. "Una alimentación alta en fibra es esencial para reducir el riesgo de sufrir ciertos tipos de cáncer, sobre todo cáncer de colon", afirma el Dr. Daniel W. Nixon, asesor científico con la Fundación de Investigaciones sobre Tratamientos para el Cáncer en Schaumburg, Illinois.

Según explica el experto, la fibra combate el cáncer de varias maneras diferentes. Ya que es absorbente, se empapa de agua al avanzar por el tracto digestivo. Las heces se vuelven más grandes, por lo cual avanzan más rápido por el intestino. Entre más

Comer solamente un coquito de Brasil (castaña de Pará) al día podría ayudar a combatir el cáncer de colon. Los coquitos de Brasil contienen mucho selenio y los médicos de la Universidad de Arizona descubrieron que los hombres que tienen niveles elevados de este mineral tienen seis veces menos probabilidades de sufrir cáncer de colon que los hombres con niveles más bajos.

rápido se mueve las heces, menos tiempo hay para que las sustancias perjudiciales que contiene dañen las células que forman las paredes del intestino. Además, la fibra ayuda a atrapar las sustancias causantes del cáncer en el colon. Y puesto que la fibra misma no es absorbida por el cuerpo, lo abandona junto con el excremento, llevándose las sustancias dañinas.

De acuerdo con los médicos del Instituto Nacional del Cáncer, se necesitan entre 20 y 35 gramos de fibra al día para mantener bajo el riesgo de sufrir cáncer. Tal vez parezca mucho, y lo sería si hubiera que comerla toda junta. (Y a decir verdad, la mayoría de personas sólo consumen 11 gramos de fibra al día). Sin embargo, en vista de que muchos alimentos contienen al menos un poco de fibra, es relativamente fácil obtener una cantidad suficiente si se eligen los alimentos correctos. Simplemente trate de comer más frutas y verduras —crudas y con cáscara, de ser posible, en lugar de peladas— de las que está comiendo en este momento. Si convierte esto en una costumbre, afirma el Dr. Keith Block, no tardará en obtener la mayor parte de la fibra que necesita.

Los frijoles y ciertas verduras se encuentran entre las mejores fuentes de fibra. Si come una ración de cualquiera de estos alimentos varias veces al día, automáticamente su consumo de fibra aumentará a la cantidad necesaria. Media taza de frijoles colorados, por ejemplo, contiene 7 gramos de fibra, mientras que la misma cantidad de garbanzos tiene 5 gramos. En cuanto a las verduras, media taza de quimbombó (guingambó, calalú) cocido contiene 3 gramos de fibra, al igual que la misma cantidad de coles (repollitos de Bruselas).

Otra fuente excelente de fibra son los cereales integrales. Da lo mismo que prefiera desayunar pan tostado de trigo integral (2 gramos de fibra por rebanada) o un plato de sémola cocida que contiene aproximadamente 3 gramos por media taza. De ser posible, coma entre 6 y 11 raciones de cereales integrales al día.

(*Nota*: si encuentra en este capítulo términos que no entiende o que jamás ha visto, favor de remitirse al glosario en la página 636).

Candidiasis vaginal

CULTIVOS CURATIVOS

Desde hace mucho tiempo ha corrido entre las mujeres la noticia de lo eficaz que es el yogur para acabar con la candidiasis vaginal. Los médicos lo dudaban, pero están a punto de cambiar de opinión. En un estudio llevado a cabo por el Centro Médico Judío de Long Island, en Nueva York, a las mujeres que con frecuencia sufrían de candidiasis se les recetó comer una taza diaria de yogur durante 6 meses. Al finalizar el estudio, los investigadores observaron que el índice de candidiasis vaginal había bajado en un 75 por ciento.

El yogur utilizado para ese estudio contenía cultivos vivos de una bacteria llamada *Lactobacilus acidophilus* (o acidófilo). Esta bacteria "amable" ayuda a controlar el crecimiento de hongos en los intestinos y la vagina, según explica Paul Reilly, ND, médico naturópata y profesor auxiliar de la Universidad Bastyr, en Seattle. El consumo de yogur ayuda a restablecer el ambiente natural de la vagina, por lo que es mucho menos probable que la candidiasis recurra.

A la mayoría de las mujeres les bastará perfectamente con la cantidad de yogur utilizada en el estudio, o sea, una taza diaria, indica el Dr. Reilly. Tal vez el reto principal sea encontrar un yogur que contenga la bacteria *L. Acidophilus*, ya que la mayoría de las marcas de yogur distribuidas a nivel nacional en los Estados Unidos cuentan con organismos de otro tipo. De hecho, aunque se logre encontrar en el supermercado un yogur que tenga acidófilos, la concentración tal vez sea demasiado baja para que resulte eficaz. Lo mejor es comprar el yogur en una tienda de productos naturales, sugiere el Dr. Reilly. Por lo común cuentan con una buena selección.

La penicilina de la naturaleza

Desde tiempos inmemoriales el ajo se ha utilizado para desinfectar las heridas, curar la disentería e incluso tratar la tuberculosis. Pues ahora puede anotarse otro triunfo. Las investigaciones sugieren que el ajo puede ayudar a curar la candidiasis vaginal y evitar que regrese.

El ajo contiene decenas de compuestos químicos, como el ajoene, la alicina-aliina y el sulfuro de dialilo, cuya fuerza contra las infecciones por hongos ha sido comprobada. En un estudio de laboratorio llevado a cabo por la Universidad Loma Linda de

California, a unos animales que tenían candidiasis se les dio una solución salina inactiva (placebo) o bien una solución hecha de extracto de ajo añejo. A los dos días, los animales del grupo de la solución salina seguían con la infección. Los del grupo del ajo, por el contrario, se habían librado totalmente del hongo.

Se ha demostrado que el ajo mata el hongo de la candidiasis mediante el contacto. Además, al parecer estimula la actividad de los neutrófilos y los macrófagos, unas células del sistema inmunitario que combaten las infecciones.

A los animales del estudio se les dio extracto añejo de ajo. No obstante, el ajo crudo también es eficaz, indica el Dr. Reilly. Para tratar y prevenir la candidiasis vaginal este experto recomienda comer entre varios dientes y una cabeza de ajo al día. No es preciso comérselo crudo para obtener los beneficios, agrega el naturópata. El ajo conserva algo de su fuerza cuando se cocina en el horno tradicional o de microondas o se sofríe (saltea) también. No obstante, para que desarrolle su máxima eficacia hay que machacar o picar los dientes, ya que este proceso libera más compuestos activos.

Cómo estimular las defensas

Si bien las investigaciones aún son de tipo preliminar, las pruebas indican que un aumento en el consumo de alimentos que contienen betacaroteno y vitaminas C y E puede ayudar a prevenir la candidiasis vaginal. Unos investigadores del Colegio de Medicina Albert Einstein en el Bronx, Nueva York, observaron que las mujeres con candidiasis tenían una cantidad considerablemente menor de betacaroteno en sus células vaginales que las mujeres libres de esta infección. Los científicos especulan que las mujeres con un nivel más alto de betacaroteno tal vez sean más resistentes al hongo. Y según explica el Dr. Reilly, "Las vitaminas C y E estimulan el sistema inmunitario para que active células especializadas, las cuales representan una defensa fundamental contra cosas como los hongos", explica.

Es posible obtener mucho betacaroteno y vitamina C simplemente al disfrutar una amplia variedad de frutas y verduras. Sin embargo, la vitamina E se encuentra principalmente en los aceites vegetales. Para aumentar el consumo de vitamina E sin agregar mucha grasa a la dieta, el Dr. Reilly recomienda varias raciones diarias de frutos secos y semillas. El germen de trigo es una fuente aún mejor de vitamina E.

Un problema dulce

Los alimentos azucarados pueden convertirse en un verdadero problema para las mujeres que con frecuencia sufren de candidiasis vaginal. Al parecer los dulces les gustan tanto a los hongos como a nosotros, señala el Dr. Reilly.

Diversas investigaciones han demostrado que las mujeres que comen mucha miel, azúcar o melado (melaza) padecen con más frecuencia candidiasis vaginal que las mujeres que consumen estos productos en menores cantidades. Tiene sentido, porque al comer azúcar se eleva la cantidad de azúcar en el torrente sanguíneo, lo cual crea un ambiente perfecto para que los hongos se desarrollen. A algunas mujeres incluso el azúcar natural de la fruta y la leche les puede causar problemas, según advierte la Dra. Carolyn DeMarco, una doctora que radica en Toronto, Canadá. "A las mujeres propensas a sufrir candidiasis vaginal les digo que piensen en reducir su consumo de frutas y que eviten los jugos de frutas por completo", señala la Dra. DeMarco.

(*Nota*: si encuentra en este capítulo términos que no entiende o que jamás ha visto, favor de remitirse al glosario en la página 636).

Carne

MINAS DE MINERALES

PODERES CURATIVOS

Previene la anemia por deficiencia de hierro

Fortalece el sistema inmunitario

Previene la anemia perniciosa

Los médicos nos han dicho durante años que la carne es mala para la salud porque está vinculada con el colesterol elevado, la hipertensión y los problemas cardíacos. Por otra parte, hay dietas populares que recomiendan comer mucha carne para bajar de peso. ¿Entonces qué hacemos cuando estemos en el supermercado (colmado)? ¿Nos llevamos un jugoso bistec que quedaría perfecto encebollado o nos conformamos con el pollo porque supuestamente es una alternativa sana a la carne?

He aquí nuestra solución a este dilema: llévese el bistec pero compártalo con un familiar o amigo. Lo que sucede es que los investigadores han descubierto que la carne no es tan peligrosa como la habían pintado, siempre y cuando uno la consuma en cantidades moderadas. "Cantidades moderadas" se definen como 3 ó 4 onzas (84 ó 112 g). En cantidades mayores sí puede ser peligrosa y todo lo que dijeron antes sobre su relación con las enfermedades que mencionamos es muy cierto.

Y en lo que se refiere a la dieta de mucha carne, quizás le ayude a bajar de peso, pero ¿sabe qué? A la larga los estudios demuestran que las dietas en general no funcionan porque la gente se cansa de ellas y las deja para luego ganar todo el peso que perdió y algunas cuantas libras más. Además, ¿de qué le vale perder peso comiendo mucha carne si por otro lado está poniéndose en peligro de sufrir colesterol alto, presión arterial alta y problemas cardíacos? A fin de cuentas, para bajar de peso lo mejor es comer bien y hacer ejercicio sin recurrir a ninguna "dieta milagrosa".

Auxilio antianémico

La deficiencia alimenticia más común en los Estados Unidos es la de hierro. Su principal síntoma es la fatiga, la primera causa por la que la gente consulta al médico.

La carne es una fuente importante de hierro, un mineral esencial para aumentar la capacidad de la sangre para transportar el oxígeno. Cuando las reservas de hierro del cuerpo se agotan, los glóbulos rojos se hacen más pequeños y a los pulmones les resulta más difícil enviar al resto del cuerpo el oxígeno que este necesita. La falta de oxígeno da por resultado una sensación de agotamiento.

"Sobre todo las mujeres no ingerimos cantidades suficientes de hierro", dice

CORTES MAGROS DE CARNE DE RES

Las personas a las que les gusta la carne de res tienen motivos para celebrar, ya que su carne favorita es cada vez más magra (baja en grasa). De hecho, muchos cortes de carne de res son un 20 por ciento más magros de lo que lo eran en 1990, según la Asociación Nacional de Ganaderos de Reses, la cual enumera 19 cortes de carne de res de la Base de Datos de Alimentos del Departamento de Agricultura de los Estados Unidos que satisfacen los requisitos para ser magros. Entre los cortes, empezando por el más magro, se encuentran los siguientes:

- *Eye round* para asar
- *Top round steak*
- *Mock tender steak*
- *Bottom round* para asar
- Bistec *top sirloin*
- *Round tip* para asar
- Carne de res molida magra al 95 por ciento
- *Brisket* (mitad de grasa)
- Cortes transversales de pierna
- *Chuck shoulder roast*
- Chambarete (*arm pot roast*)
- Bistec de paletilla
- Bistec *top loin* (*strip* o New York)
- Espaldilla de res (*flank steak*)
- Bistec *rib-eye*
- Bistec de costilla
- *Tri-tip roast*
- Bistec de lomo (*tenderloin*)
- Bistec *T-bone*

Susan Kleiner, Ph.D., R.D., dueña de High Performance Nutrition, una empresa dedicada a la asesoría alimenticia ubicada en Mercer Island, Washington. "La principal razón es que, a diferencia de los hombres, solemos evitar los alimentos ricos en este mineral, como la carne de res". El problema se multiplica, indica la experta, porque las mujeres por lo general necesitan más hierro que los hombres para reemplazar el que se pierde cada mes durante el ciclo menstrual.

Además, las mujeres que hacen ejercicio corren un mayor peligro de sufrir anemia, advierte la Dra. Kleiner. Cuando el cuerpo está activo necesita más oxígeno y utiliza más hierro. Si le faltaba hierro para empezar, este se le acabará muy pronto mientras los músculos trabajan.

En un estudio los investigadores pusieron a 47 mujeres inactivas a seguir un programa de ejercicios aeróbicos de intensidad moderada durante 12 semanas. Al cabo de sólo 4 semanas, todas ellas mostraron bajas importantes en las reservas de hierro. La conclusión es evidente: si usted hace ejercicio, tiene más razón todavía para fijarse en la cantidad de hierro que consume.

Seguramente usted ya se estará preguntando qué tiene de especial la carne, ya que también es posible obtener hierro de otros alimentos, entre ellos los cereales de caja enriquecidos, el *tofu* y los frijoles (habichuelas). U obtenerlo de fuentes todavía más convenientes, como los suplementos de hierro.

Bueno, en primer lugar, la carne tiene un contenido particularmente alto de hierro. Una ración de 3 onzas (84 g) de bistec *top round*, por ejemplo, contiene 3 miligramos de este mineral, cantidad que corresponde al 20 por ciento de la Asignación Dietética Recomendada (o *RDA* por sus siglas en inglés) para las mujeres y al 30 por ciento de la RDA para los hombres. Una ración de 3 onzas de filete de cerdo, por su parte, contiene sólo 1 miligramo de hierro.

Es cierto que algunos alimentos de origen vegetal contienen bastante hierro. Una papa al horno, por ejemplo, proporciona 3 miligramos. El problema está en que al cuerpo le resulta más difícil absorber el hierro de la papa que el de la carne.

El hierro de la carne contiene un compuesto llamado hemo. El cuerpo es capaz de absorber hasta un 15 por ciento más de este tipo de hierro que del hierro no hemo, el cual se encuentra en los alimentos de origen vegetal. Además, el hierro hemo obtenido de la carne ayuda al cuerpo a absorber el del otro tipo, de manera que se logra la máxima absorción posible de hierro de todos los alimentos, explica la Dra. Kleiner.

Aportación inmunitaria

El sistema inmunitario tiene la tarea de asegurar que el cuerpo pueda cumplir con sus deberes cotidianos. El zinc, a su vez, tiene la función de asegurar que el sistema inmunitario funcione como es debido. Si uno sufre una falta de este importante mineral, su sistema inmunitario tendrá mayores problemas para combatir las infecciones, los resfriados (catarros) y otros enemigos de la salud.

Al igual que en el caso del hierro, el zinc se encuentra en otros alimentos aparte de la carne, como los cereales integrales y el germen de trigo. No obstante, al cuerpo le cuesta más trabajo extraer este mineral de las fuentes de origen vegetal, explica la Dra. Kleiner; por el contrario, el zinc de la carne se absorbe fácilmente.

Si incluye un poco de carne en su alimentación, le será fácil cubrir la Cantidad Diaria Recomendada (o *DV* por sus siglas en inglés) de 15 miligramos de zinc. Tres onzas de bistec *top round*, por ejemplo, proporcionan 5 miligramos de zinc, más o menos la tercera parte de la DV de este mineral imprescindible para la salud.

Lo mejor de las vitaminas del complejo B

Para la mayoría de nosotros no presenta ningún problema cubrir nuestra necesidad de vitamina B_{12}. La DV son 6 microgramos. Si uno come regularmente diversos tipos de carne, entre ellos la de ave, así como pescado, huevos o lácteos, es muy probable que está obteniendo suficiente B_{12} de la dieta.

PAUTAS PARA PARRILLARLA

Los alimentos preparados a la parrilla saben riquísimos, pero desde hace mucho tiempo los investigadores se preocupan por los efectos que este método de cocción puede tener en la salud. Cuando la carne se prepara a la parrilla, algunos de los compuestos que contiene se convierten en aminas heterocíclicas, las cuales posiblemente aumenten el peligro de contraer cáncer. Si se asa o quema la carne en la parrilla los riesgos para la salud son muchísimo peores.

Afortunadamente no es necesario que deje abandonada su parrilla para evitar este peligro. De acuerdo con algunos investigadores, la solución se resume en una sola palabra: adobo. En un estudio, unos medallones de pechuga de pollo fueron adobados con una mezcla de aceite de oliva, azúcar morena (mascabado), mostaza y otras especias antes de ponerlos en la parrilla. Incluso cuando la carne sólo se había pasado brevemente por esta mezcla, su contenido de compuestos peligrosos se redujo en un 90 por ciento en comparación con la carne no adobada asada de la misma forma. Otra buena regla general: no coma las partes ennegrecidas o quemadas de la carne.

Sin embargo, si uno no consume estos alimentos —y muchos "veganos" o vegetarianos estrictos no lo hacen— podría tener problemas de salud en algún momento. La deficiencia de vitamina B_{12} puede tener como consecuencia una afección sanguínea rara y a veces mortal llamada anemia perniciosa. Esta enfermedad provoca fatiga, pérdida de memoria y otros problemas neurológicos. Lo peor es que muchas veces el afectado no se da cuenta de que existe un problema hasta que el mal ya está bastante avanzado.

"La anemia perniciosa se desarrolla muy lentamente y puede tardar hasta 7 años en manifestarse", dice la Dra. Kleiner. "En vista de que uno de sus síntomas es el deterioro de las funciones mentales, muchas personas ni siquiera se dan cuenta de que están enfermas. A veces se tarda mucho en arreglar este problema y los daños pueden ser irreversibles, sobre todo en los niños".

La manera más fácil de obtener cantidades suficientes de vitamina B_{12} es mediante el consumo regular de pequeñas raciones de carne o de otros alimentos de origen animal, indica la Dra. Kleiner. Si usted es un vegano y se ve obligado a conseguir su vitamina B_{12} de otros alimentos, es muy importante que tome un suplemento diario o que coma alimentos hechos con soya, como *tempeh* o miso, los cuales tienen un alto contenido de este nutriente. Además, muchos cereales, pastas y otros alimentos procesados se venden enriquecidos con vitamina B_{12}, señala la doctora.

(continúa en la página 120)

LOS MEJORES CORTES

Es cierto que la carne puede formar una parte importante de una dieta saludable. Sin embargo, sólo hay que comprar los cortes suficientemente bajos en grasa; o sea, no más del 25 al 30 por ciento de nuestras calorías diarias deben provenir, de preferencia, de la grasa. Hemos incluido en esta tabla algunos tipos de carne y varios cortes que tal vez

Corte	Calorías	Grasa (g)	Calorías de la grasa	Vitamina B$_{12}$ (mcg)	Zinc (mg)
Carne de res *eye of round*	143	4	26 por ciento	2 (33 por ciento de la DV)	4 (27 por ciento de la DV)
Carne de res *top round*	153	4	25 por ciento	2 (12 por ciento de la DV)	5 (11 por ciento de la DV)
Filete de cerdo	141	4	26 por ciento	—	3 (20 por ciento de la DV)
Pierna de cordero	159	5	29 por ciento	2 (33 por ciento de la DV)	7 (47 por ciento de la DV)
Venado	134	3	18 por ciento	—	2 (13 por ciento de la DV)
Uapití	124	2	12 por ciento	—	3 (20 por ciento de la DV)
Pierna de ternera	128	3	20 por ciento	1 (17 por ciento de la DV)	3 (20 por ciento de la DV)
Alce americano	114	1	6 por ciento	—	3 (20 por ciento de la DV)
Bisonte	122	2	15 por ciento	—	2 (13 por ciento de la DV)
Emú	103	3	23 por ciento	—	—

quiera probar. Sólo se mencionan los nutrientes que cubren más del 10 por ciento de la Cantidad Diaria Recomendada (*DV* por sus siglas en inglés) o la Asignación Dietética Recomendada (RDA por sus siglas en inglés). Toda la información alimenticia corresponde a raciones de 3 onzas (84 g).

Hierro (mg)	Niacina (mg)	Vitamina B$_6$ (mg)	Potasio (mg)	Riboflavina (mg)	Tiamina (mg)
2 (20 por ciento de la RDA para hombres y 13 por ciento para mujeres)	3 (15 por ciento de la DV)	0,3 (15 por ciento de la DV)	—	—	—
3 (30 por ciento de la RDA para hombres y 20 por ciento para mujeres)	5 (25 por ciento de la DV)	0,5 (25 por ciento de la DV)	376 (33 por ciento de la DV)	0,2 (33 por ciento de la DV)	—
1 (10 por ciento de la RDA para hombres y 7 por ciento para mujeres)	4 (20 por ciento de la DV)	0,4 (20 por ciento de la DV)	457 (13 por ciento de la DV)	0,3 (18 por ciento de la DV)	0,8 (53 por ciento de la DV)
—	14 (70 por ciento de la DV)	—	—	—	—
4 (40 por ciento de la RDA para hombres y 27 por ciento para mujeres)	6 (30 por ciento de la DV)	—	—	0,5 (29 por ciento de la DV)	0,2 (13 por ciento de la DV)
3 (31 por ciento de la RDA para hombres y 21 por ciento para mujeres)	—	—	—	—	—
—	9 (45 por ciento de la DV)	0,3 (15 por ciento de la DV)	—	0,3 (18 por ciento de la DV)	—
4 (40 por ciento de la RDA para hombres y 27 por ciento para mujeres)	5 (25 por ciento de la DV)	—	—	0,3 (18 por ciento de la DV)	—
3 (30 por ciento de la RDA para hombres y 20 por ciento para mujeres)	—	—	—	—	—
4 (40 por ciento de la RDA para hombres y 27 por ciento para mujeres)	—	—	—	—	—

En la cocina

En las cocinas saludables, las carnes magras (bajas en grasa) como la espaldilla de res (*flank steak*) y el lomo de cerdo (*pork loin*) han sustituido por completo los cortes altos en grasa. Sin embargo, para que queden realmente buenas hay que darles un trato especial.

Para asegurarse de que la carne siempre le quede suave y llena de sabor, observe las siguientes indicaciones.

Empiece con un adobo (escabeche, marinado). Al adobar (remojar) la carne magra en el refrigerador durante varias horas antes de prepararla, se intensifica su sabor y se agrega un poco de líquido acompañante, el cual evita que la carne se seque durante el proceso de cocción. Según la Dra. Christine Gerbstadt, R.D., portavoz para la Asociación Dietética de los Estados Unidos, hay muchísimas opciones para preparar adobos saludables. Uno sencillo se prepara con ¼ de taza de jugo de limón, ¼ de taza de vinagre, ¼ de taza de aceite saludable como de *canola* o de oliva y su sazonador favorito, como ajo fresco, pimienta negra recién molida o hierbas secas.

Agregue sabor sin grasa al cocinarla. La gente suele agregar grasa a la carne cuando la cocinan para darles más sabor, señala la Dra. Gerbstadt, pero dar sabor a la carne con opciones más saludables es igual de fácil e incluso más delicioso. Cuando ase la carne a la parrilla o en el horno, agregue una salsa sin grasa o hierbas frescas casi al final de la cocción.

(continuación de la página 117)

La mayoría de las carnes también proporcionan las otras vitaminas del complejo B. Por lo general contienen entre el 10 y el 20 por ciento de la DV de las vitaminas del complejo B: riboflavina (esencial para la reconstrucción de los tejidos); vitamina B$_6$ (necesaria para el sistema inmunitario); niacina (imprescindible para la piel, los nervios y la digestión); y tiamina (que ayuda al cuerpo a convertir el azúcar en la sangre en energía).

CÓMO MAXIMIZAR SUS PODERES CURATIVOS

Compre carne de ganado "libre". En opinión de algunos expertos, si se pretende comer carne con fines curativos, la mejor es la que se obtiene de animales de granja, o *free-range* en inglés. Esta carne proviene de un ganado al que se le permitió andar libre, en lugar de permanecer encerrado en espacios muy pequeños. Los animales no viven apretujados y por lo general los ganaderos usan menos antibióticos y omiten por completo las hormonas de crecimiento, explica la Dra. Kleiner.

"Si bien es cierto que siempre voy a recomendar la carne orgánica libre de sustancias químicas, la verdad es que sale más cara. Si no la puede consumir porque cuesta más, olvídese de las sustancias químicas y coma la carne normal, por los nutrientes que ofrece", aconseja la Dra. Kleiner. "A la larga esto es lo más importante".

Agregue un poco de variedad. Muchas de las investigaciones sobre los beneficios que la carne ofrece para la salud por lo general se concentran en los cortes magros de carne de res. Sin embargo, los expertos sugieren que no nos limitemos sólo a estos. Otros tipos de carne, como la de cerdo y la de cordero, también son importantes para tener una dieta sana. "De la misma manera en que se debe comer una amplia variedad de cereales y verduras, también hay que comer distintos tipos de carne para asegurarse de obtener todos los nutrientes que nos puedan ofrecer", recomienda la Dra. Kleiner.

También sería una buena idea experimentar un poco y probar la carne de caza. Muchas personas opinan que la carne de caza, como el venado, es más sabrosa que las carnes más comunes, como la de res. Además, por lo general es mucho más magra —menos del 18 por ciento de sus calorías provienen de la grasa—, pero proporciona la misma cantidad de vitaminas del complejo B y minerales. En cambio, en un corte magro de carne de res, como un bistec del corte *top round*, el 34 por ciento de las calorías provienen de la grasa.

(*Nota*: si encuentra en este capítulo términos que no entiende o que jamás ha visto, favor de remitirse al glosario en la página 636).

Consejo clave

Si explora los pasillos de productos naturales de su supermercado (colmado) quizás descubra algunas opciones nuevas de carne. Muchas tiendas de comestibles tienen ahora secciones de productos naturales que ofrecen sabrosas salchichas de pavo al 98 por ciento, carnes tipo fiambre bajas en grasa y otras opciones saludables, afirma la Dra. Christine Gerbstadt, R.D., portavoz para la Asociación Dietética de los Estados Unidos. Si su supermercado no ofrece estos productos, pruebe una tienda de productos naturales o una tienda *gourmet*.

Y según la Dra. Gerbstadt, si tiene ganas puede hacer usted misma una salchicha saludable en casa, ya que no es tan difícil. Puede moler solos o en combinación carne de venado, pechuga de pavo, pechuga de pollo, ternera, lomo de cerdo magro o un trozo magro de carne de res para preparar una alternativa deliciosa y saludable a las variedades más altas en grasa que se venden en las tiendas.

Carne de cerdo con rábano picante y manzanas

- **12 onzas (336 g) de filete de cerdo (*tenderloin*) al que se le ha quitado toda la grasa**
- **2 manzanas medianas**
- **2 cucharadas de harina de trigo multiusos**
- **1 taza de jugo de manzana**
- **1 cucharada de rábano extrapicante**

Corte la carne horizontalmente en rebanadas de ¼" (6 mm) de grosor. Saque el centro a las manzanas y córtelas en rodajas delgadas.

Rocíe un sartén antiadherente grande con aceite antiadherente en aerosol y ponga a fuego mediano-alto. Agregue la carne y fría durante 2 minutos o hasta que el lado inferior esté levemente dorado. Voltee y fría de 2 a 3 minutos hasta que ambos lados estén levemente dorados y la carne esté bien cocida. Introduzca la punta de un cuchillo afilado en un trozo de carne para ver si ya está bien cocida. En cuanto lo esté, ponga la carne en un plato limpio y deje aparte.

Baje el fuego a mediano. Agregue las manzanas y fría de 3 a 4 minutos, revolviendo de vez en cuando, hasta que empiecen a dorarse levemente. Espolvoree con la harina y siga friendo, revolviendo las manzanas para recubrirlas de manera uniforme.

Agregue el jugo de manzana. Cocine de 3 a 4 minutos, sin dejar de revolver, hasta que la salsa se espese. Agregue el rábano picante y revuelva. Reparta las manzanas y la salsa sobre la carne.

Rinde 4 porciones

POR PORCIÓN

Calorías: 218	Colesterol: 52 mg
Grasa total: 6,3 g	Sodio: 38 mg
Grasa saturada: 2,2 g	Fibra dietética: 1,6 g

Carne de res con espinacas

1 libra (448 g) de eye *of round* al que se le ha quitado toda la grasa

1 cucharada de maicena

2 cucharaditas de aceite de *canola*

2 cucharaditas de jengibre fresco rallado

1 cebolla pequeña picada en rodajas finas

1 bolsa de 6 onzas de espinacas, lavadas y sin tallos

⅓ de taza de consomé de res sin grasa

2 cucharadas de *catsup*

Pimienta negra recién molida

Corte la carne de manera trasversal en rebanadas muy delgadas. Ponga en un tazón (recipiente) mediano. Agregue la maicena y mezcle bien.

Ponga el aceite a calentar a fuego mediano-alto en un *wok* o en un sartén grande, hasta que casi humee. Agregue la carne y el jengibre. Fría y revuelva constantemente durante 2 minutos, hasta que la superficie de la carne ya no esté rosada. Pase a un plato.

Ponga la cebolla en el *wok* o el sartén; fría y revuelva constantemente de 1 a 2 minutos al estilo asiático, hasta que esté suave. Agregue las espinacas; fría y revuelva constantemente durante 30 segundos, hasta que apenas se marchiten.

Ponga el consomé de res y el *catsup* en un tazón pequeño y revuelva. Agregue al *wok* o al sartén. Agregue la carne. Fría y revuelva constantemente de 2 a 3 minutos, hasta que la salsa esté bien caliente y recubra perfectamente la carne y las verduras. Sazone con pimienta al gusto.

Rinde 4 porciones

Consejo de cocina: *sirva con arroz o pasta.*

POR PORCIÓN

Calorías: 207
Grasa total: 7,6 g
Grasa saturada: 2,1 g

Colesterol: 61 mg
Sodio: 263 mg
Fibra dietética: 1,6 g

Carne de ave

ARRASA CON LA ANEMIA

PODERES CURATIVOS

Previene la anemia por deficiencia de hierro

Evita la pérdida de la visión

Mantiene la salud del sistema nervioso

Previene problemas de energía y de memoria

Fortalece el sistema inmunitario

Las aves de corral han sido un símbolo de prosperidad en los Estados Unidos desde hace muchos años. Durante la Gran Depresión, el presidente Franklin Delano Roosevelt prometió poner un pollo en la mesa de cada familia estadounidense. Y todos los años las personas se reúnen en torno a un pavo en el Día de Acción de Gracias para dar las gracias por las bendiciones recibidas.

El valor de las aves de corral no es sólo simbólico. Cuando se preparan correctamente son una parte importante de una dieta sana. Sin su pellejo, las aves se convierten en una sabrosa alternativa baja en grasa a las carnes con mayor contenido de esta, como las de res y de cerdo. Además, combaten las enfermedades y aumentan los niveles de energía mediante una gran cantidad de vitaminas y minerales difíciles de obtener sólo de fuentes vegetales.

Sin embargo, hay que tener una cosa en cuenta: ese pollo tan saludable puede anidar de manera permanente en su cintura si no lo despelleja antes de saborearlo. Y con mayor razón si lo va a disfrutar en un restaurante de comida rápida, o las aves rostizadas que se sirven en algunas populares cadenas de restaurantes. Ciertos investigadores demostraron, por ejemplo, que el contenido de grasa, sodio y calorías de medio pollo de los que se sirven en Boston Market es comparable al de un *Big Mac* acompañado de una porción grande de papas fritas y un batido (malteada) de chocolate.

Son minas de vitaminas del complejo B

Algunas vitaminas son muy famosas, como las vitaminas C y E y el betacaroteno, y la mayoría de las personas sabemos que es importante ingerirlas diariamente en cantidades adecuadas. No obstante, si le preguntara a alguien para qué sirven las vitaminas del complejo B, lo más probable es que no tendrá la menor idea. Estos héroes olvidados del mundo de las vitaminas no combaten de manera espectacular y directa problemas importantes de la salud, como las enfermedades cardíacas o el cáncer, aun-

En la cocina

Los mejores *chefs* están de acuerdo en que el truco para cocinar la carne de ave a la perfección es dejarles el pellejo. Al derretirse la grasa de la piel, la carne conserva su sabor y no se seca durante el largo proceso de cocción.

"La carne de las aves de corral muchas veces sale demasiado seca cuando se cocina sin el pellejo", dice Susan Kleiner, Ph.D., R.D., dueña de High Performance Nutrition, una empresa dedicada a la asesoría alimenticia ubicada en Mercer Island, Washington. "Además, los estudios demuestran que si se quita el pellejo una vez que la pieza esté cocida, su contenido de grasa es más o menos el mismo que cuando se quita desde el principio".

Si tiene prisa, compre un ave rostizada en el supermercado. El Consejo Nacional del Pollo calcula que solamente en 2006 se vendieron 700 millones de pollos rostizados a estadounidenses hambrientos. Si bien es cierto que tienen más grasa y sal que los pollos hechos en casa, si se les quita el pellejo y se desecha la grasa que sueltan, 3 onzas (84 g) de carne blanca solamente tiene 102 calorías y 2 gramos de grasa. Y además son versátiles. Para mejorarlos pique la carne de la pechuga y mézclela con maíz (elote, choclo), frijoles (habichuelas) negros y salsa en una fuente para cacerolas (guisos) apta para horno de microondas. Cubra con queso rallado y vuelva a calentar durante unos minutos. También puede preparar una ensalada de pollo al *curry* rápida: mezcle pechuga de pollo desmenuzada con mayonesa de aceite de *canola*, *curry* en polvo, almendras picadas en rebanadas, trozos de piña (ananá), mango picado y pasas.

---

que sin duda ayudan a prevenirlos. En términos generales, se encargan de los servicios de mantenimiento del cuerpo. De muchas maneras casi imperceptibles facilitan el funcionamiento de nuestra mente y nuestro cuerpo. Sin las vitaminas del complejo B andaríamos tropezándonos por la vida, deprimidos, confundidos, anémicos, nerviosos… o hasta en peores condiciones.

La carne de ave, afortunadamente, contiene grandes cantidades de tres vitaminas del complejo B que son esenciales para la salud: niacina, vitamina B_6 y vitamina B_{12}.

Según la pieza que escoja, la carne de pollo y de pavo (chompipe) proporciona entre el 16 y el 62 por ciento de la Cantidad Diaria Recomendada (o *DV* por sus siglas en inglés) de niacina, que asciende a 20 miligramos. (La pechuga de pollo ocupa el extremo más alto de la escala y la carne oscura de pavo el extremo más bajo). Diversos estudios han demostrado que la niacina posiblemente sirva para reducir el colesterol y disminuir el peligro de sufrir un ataque cardíaco.

La carne de ave también contiene 0,3 microgramos de vitamina B_{12}, el 5 por ciento de la DV de este nutriente. La vitamina B_{12} se encuentra casi exclusivamente

SÁLGASE DEL CORRAL

Por más rico que sea el pollo, de vez en cuando nos hartamos y queremos algo distinto. Quizá sea hora de alejarse un poco de la granja para cazar aves de otras comarcas. Aunque normalmente cuestan más caras, las aves como el faisán o la codorniz le permiten variar su menú a la vez que le ofrecen los mismos beneficios alimenticios que el pollo o el pavo (chompipe).

Aquí le presentamos dos de las variedades menos comunes de aves. La información alimenticia se refiere a una ración de 3 onzas (84 g) y se incluyen los porcentajes correspondientes a la Cantidad Diaria Recomendada (o *DV* por sus siglas en inglés) o a la Asignación Dietética Recomendada (o *RDA* por sus siglas en inglés), en el caso del hierro.

Faisán

Calorías: 113

Grasa: 3 gramos

Calorías de grasa: 25 por ciento

Hierro: 1 miligramo (10 por ciento de la RDA para hombres y 7 por ciento para mujeres)

Niacina: 6 miligramos (30 por ciento de la DV)

Vitamina B_6: 0,6 miligramos (30 por ciento de la DV)

Vitamina B_{12}: 0,7 microgramos (12 por ciento de la DV)

Zinc: 0,8 miligramos (5 por ciento de la DV)

Riboflavina: 0,1 miligramos (8 por ciento de la DV)

Vitamina C: 5 miligramos (6 por ciento de la DV)

Codorniz

Calorías: 123

Grasa: 4 gramos

Calorías de grasa: 31 por ciento

Hierro: 4 miligramos (40 por ciento de la RDA para hombres y 27 por ciento para mujeres)

Niacina: 8 miligramos (40 por ciento de la DV)

Vitamina B_6: 0,5 miligramos (25 por ciento de la DV)

Tiamina: 0,3 miligramos (20 por ciento de la DV)

Zinc: 3 miligramos (20 por ciento de la DV)

Riboflavina: 0,3 miligramos (18 por ciento de la DV)

Vitamina C: 7 miligramos (12 por ciento de la DV)

en alimentos de origen animal y resulta esencial para el funcionamiento saludable del cerebro. Si uno no consume suficiente vitamina B_{12}, se puede llegar a sentir fatiga, pérdida de memoria y otros problemas neurológicos.

Otra vitamina del complejo B, la B_6, es crucial para fortalecer el sistema inmunitario. También es necesaria para la producción de glóbulos rojos y para conservar la salud del sistema nervioso. La carne de ave proporciona entre 0,2 y 0,5 miligramos de vitamina B$_6$, lo cual equivale a entre el 10 y el 25 por ciento de la DV.

Nos arma contra afecciones

Los caballeros de la Antigüedad —como el Rey Arturo, el Cid o hasta Don Quijote— nunca hubieran salido al campo de batalla sin sus armaduras de hierro. Estas ya no nos hacen falta, pero no por eso hemos dejado de necesitar el hierro para fortalecernos en los combates cotidianos de la vida moderna. La diferencia es que ahora nos lo comemos, en lugar de vestirnos con él.

El hierro es uno de los nutrientes más importantes cuando se trata de asegurar un máximo de energía y vitalidad. Sin embargo, muchos de nosotros, sobre todo las mujeres, no consumimos los 15 miligramos diarios que se requieren, dice Susan M. Kleiner, Ph.D., R.D., dueña de High Performance Nutrition, un empresa dedicada a la asesoría alimenticia ubicada en Mercer Island, Washington.

Una pieza de carne de ave le proporciona entre el 5 y el 16 por ciento del hierro que necesita diariamente. Más o menos 3 onzas (84 g) de muslo de pollo o pechuga de pavo blanca contienen 1,2 miligramos de hierro, el 8 por ciento de la Asignación Dietética Recomendada (o *RDA* por sus siglas en inglés) para las mujeres y el 12 por ciento para los hombres. La misma cantidad de carne oscura de pavo asado proporciona 2 miligramos de hierro, el 13 por ciento de la RDA para las mujeres y el 20 por ciento para los hombres.

El hierro existe en abundancia en los cereales enriquecidos, el *tofu*, los frijoles (habichuelas) y otros alimentos aparte de la carne. Sin embargo, el cuerpo no siempre lo absorbe fácilmente cuando proviene de estas fuentes. En cambio, el tipo de hierro contenido en la carne de ave (que contiene un compuesto llamado hemo) se absorbe fácilmente, explica la Dra. Kleiner. El cuerpo es capaz de absorber hasta un 15 por ciento más de este tipo de hierro que del compuesto que no contiene hemo, indica la experta. Además, el consumo del primero ayuda a absorber el segundo tipo de hierro. De esta manera se

Consejo clave

¿Su familia está hambrienta y ha tenido un día muy ajetreado? Cuando la única opción sensata para comer sea el autoexprés, pida sándwiches (emparedados) de pollo a la parrilla para todo el mundo —y no las pepitas o *nuggets*—, recomiendan los expertos del Instituto Estadounidense de Investigaciones sobre el Cáncer. "Las pepitas de pollo pueden incluir no solamente la carne de pollo sino también el pellejo y diferentes tipos de harinas, féculas y aceites", señala el grupo de especialistas. "Eso hace que las pepitas tengan más calorías y aproximadamente la mitad de proteínas que una porción igual de pollo normal cocinado sin pellejo". Las pepitas también tienen cuatro veces más grasas saturadas y transgrasas. Si le preocupa que sus chamacos se enojen porque la opción de los sándwiches no viene con un juguete, debe saber que la mayoría de cadenas le venderán los juguetitos por separado. Cuesta un poco más, pero quizás valga la pena.

Las nuevas normas de seguridad

La revista *Consumer Reports* dejó atónita a la nación en diciembre de 2006 al anunciar que el 83 por ciento del pollo a la venta en los supermercados tal vez contenga bacterias que causan intoxicaciones alimentarias. "Creemos que es alarmante", dijo Jean Halloran, directora de la organización que publica *Consumer Reports*. "Esto supone un considerable deterioro en seguridad alimentaria".

Si bien el Departamento de Agricultura de los Estados Unidos rechazó estos hallazgos, nadie niega que la carne de ave cruda puede contener salmonela, campilobacteria y otros organismos que pueden provocar diarrea, retortijones y fiebre. He aquí algunos consejos para mantener su carne de ave segura y saludable.

Al comprar: escoja empaques que estén fríos y no tengan roturas ni pinchazos. (Evite la carne de ave rellena preparada en la tienda, ya que es demasiado vulnerable al crecimiento de bacterias). Ponga cada empaque en una bolsa de plástico para que los jugos de la carne no contaminen otros alimentos. Compre esta carne a lo último; guárdela en una hielera si no podrá refrigerarla en el plazo de una hora. Métala al frigorífico en cuanto llegue a casa.

Conservación: use o congele la carne de ave en un plazo de 2 días. Las aves enteras o troceadas se mantendrán congeladas de 6 a 9 meses. La carne molida y las menudencias (menudillos, menudos), de 3 a 4 meses. (Nunca descongele la carne de ave a temperatura ambiente, póngala en el refrigerador o en el horno de microondas).

Preparación: no lave la carne de ave para que no salpiquen los jugos llenos de gérmenes por su cocina ni a usted. El calor de la cocción mata todas las bacterias. No obstante, debe lavar bien los utensilios, las tablas para picar y el área de trabajo con agua caliente y jabón después de preparar pollo crudo para evitar que se multipliquen las bacterias. Lávese las manos con frecuencia y séquelas con toallas de papel. Adobe las aves en el refrigerador y tire el adobo después.

Cocción: consiga un termómetro alimentario. La única manera de asegurarse de que la carne está totalmente cocida es medir la temperatura interna. Todas las carnes de ave deberían cocinarse a una temperatura interna mínima de 165°F por todas partes. En cuanto al pollo y al pavo, hay que comprobar la temperatura en la parte más interna del muslo y en la parte más gruesa de la pechuga.

aprovecha al máximo el contenido de hierro de todos los alimentos que consumimos, afirma la Dra. Kleiner.

También nos ofrece el "mineral de mantenimiento"

Nuestro sistema inmunitario es fundamental cuando se trata de evitar todo tipo de problemas de salud, empezando por los más leves, como las infecciones y los resfriados (catarros). Hay que mantener fuerte este sistema y un mineral esencial para ello es el zinc. Las células de nuestro cuerpo que combaten las infecciones requieren una cantidad muy pequeña de este mineral para hacer bien su trabajo.

Además, diversos estudios han demostrado que al consumir una cantidad suficiente de zinc se frena el avance de una afección frecuente de los ojos llamada degeneración macular. Este mal puede llegar a provocar la pérdida irreversible de la vista, sobre todo entre las personas mayores.

Al igual que en el caso del hierro, el zinc está presente en otros alimentos aparte de la carne, como los cereales integrales y el germen de trigo. No obstante, al cuerpo le cuesta más trabajo absorberlo de las fuentes vegetales que de la carne, explica la Dra. Kleiner. "Sobre todo las mujeres corremos el riesgo de no obtener una cantidad suficiente de zinc", explica.

Según la Dra. Kleiner, la carne de ave le ayudará a obtener la cantidad suficiente de zinc. La mayor parte de su carne proporciona del 6 al 25 por ciento de los 15 miligramos de zinc que requiere diariamente.

CÓMO MAXIMIZAR SUS PODERES CURATIVOS

Opte por la oscura. Cuando se trata de las aves de corral, muchas personas evitan la carne oscura por su contenido más alto de grasa. Tienen razón, admite la Dra. Kleiner. Sin embargo, la carne oscura también tiene un contenido mucho más alto de minerales. Por lo tanto, vale la pena comerla de vez en cuando.

"Lo importante es quitarle el pellejo, que es donde está la mayor parte de la grasa", dice la experta. "Gran parte del hierro y del zinc se encuentran en la carne oscura".

Lea las etiquetas del pollo con atención. Si al pensar en un pollo de granja, o *"free-range"* en inglés, le viene a la cabeza la imagen de una simpática bandada de gallinas picoteando en el corral y obteniendo alimentos naturales, aire puro y sol, por lo que su carne es más saludable, puede que esté usted mal. Las normas de etiquetado de aves de corral del Departamento de Agricultura de los Estados Unidos (o *USDA* por sus siglas en inglés) permiten que se etiquete como "de granja" a cualquier animal que tenga acceso al aire libre durante unos pocos minutos al día. Y las palabras "natural" y "sin hormonas" no son realmente garantías de que un pollo se crió de manera orgánica y sin medicinas innecesarias. (El USDA ya prohíbe el uso de hormonas en la cría de pollos para consumo doméstico). Lo mejor que puede hacer para encontrar un ave libre de productos químicos es buscar etiquetas que digan *"USDA organic"*, lo cual significa que el pollo se crió sin hormonas, antibióticos y no fue alimentado con pesticidas sintéticos ni fertilizantes. Si desea comprar un pollo feliz alimentado con pasto, no encerrado en un gallinero con piso de concreto, busque las etiquetas que digan *"Certified Humane Raised and Handled"* (Certificado de Cría y Manejo Humanitario), una aseveración que es verificada por una tercera parte antes de que los granjeros de aves de corral puedan ponerla en la etiqueta.

(*Nota*: si encuentra en este capítulo términos que no entiende o que jamás ha visto, favor de remitirse al glosario en la página 636).

Pechuga de pavo con salsa de orégano y limón

1 **libra (448 g) de pechuga de pavo (chompipe) cortada en rebanadas**

3 **cucharadas de harina multiusos**

¾ **de cucharadita de orégano seco**

⅛ **de cucharadita de sal**

1 **cucharada de aceite de oliva**

2 **dientes de ajo picados en trocitos**

¼ **de taza de consomé de pollo sin grasa de sodio reducido**

3 **cucharadas de jugo de limón fresco**

Lave las rebanadas de pavo y séquelas cuidadosamente.

Ponga la harina, la sal y ½ cucharadita el orégano en un plato. Mezcle con un tenedor. Ponga las rebanadas de pavo en la mezcla de la harina y voltee para cubrirlas de manera uniforme por ambos lados. Sacuda el exceso de harina.

Ponga el aceite a calentar a fuego mediano-alto en un sartén antiadherente grande. Agregue las rebanadas de pavo en una sola capa y fría de 2 a 3 minutos por lado, o hasta que estén doradas y bien cocidas. Para saber si están cocidas, introduzca la punta de un cuchillo afilado en la carne. Retire el pavo y ponga en un plato.

Agregue el ajo al sartén y fría de 10 a 12 segundos, o hasta que empiece a soltar su aroma. Agregue el consomé de pollo, el jugo de limón y la ¼ de cucharadita restante de orégano. Fría de 2 a 3 minutos, revolviendo constantemente, o hasta que la mezcla esté bien caliente. Vierta la salsa sobre el pavo.

Rinde 4 porciones

POR PORCIÓN

Calorías: 184	Colesterol: 77 mg
Grasa total: 4,6 g	Sodio: 124 mg
Grasa saturada: 0,8 g	Fibra dietética: 0,3 g

Carotenoides

COLORES PARA SU CORAZÓN

Todos los grandes *chefs* saben que comemos primero con los ojos. Por eso se esfuerzan tanto con la presentación de sus creaciones culinarias y aprovechan los vivos colores de las verduras para hacer más atractivos sus platos.

La colorida cosecha de la naturaleza les ha dado muchas opciones en este sentido: algunas hojas frescas de lechuga verde esmeralda, trozos de tomate de lustroso color escarlata, palitos de zanahoria de un anaranjado brillante. Y durante mucho tiempo a eso se limitó el papel de las verduras: a dar un toque de color a los espacios vacíos entre la carne y las papas.

Ahora sabemos que existe una razón mejor para incluir verduras en un plato. Los carotenoides, como se llaman los pigmentos que pintan las frutas y las verduras de alegres colores, no sólo adornan, sino que también pueden salvarnos la vida.

Los investigadores han descubierto que quienes comen la mayor cantidad de verduras amarillas, anaranjadas y rojas ricas en carotenoides, como la calabaza (calabaza de Castilla), la batata dulce (camote), la sandía y el pimiento (ají, pimiento morrón) rojo, corren mucho menos peligro de morir de enfermedades cardíacas y cáncer. Lo mismo sucede con las verduras de hoja verde oscuro, como las espinacas y la col rizada. (La clorofila que contienen tapa los matices más claros de los carotenoides).

¿Cómo es posible que un simple colorante alimenticio haga tanto bien? Como sucede frecuentemente en el mundo de la nutrición, la causa radica en la química. Nuestro cuerpo se encuentra expuesto a los constantes ataques de los radicales libres, unas moléculas de oxígeno que han perdido un electrón y andan corriendo por el cuerpo tratando de robarles electrones a las células saludables. Con el tiempo este proceso provoca daños internos a los tejidos de todo el cuerpo, lo cual puede producir enfermedades cardíacas, cáncer y otras muchas afecciones graves. Los carotenoides de las verduras neutralizan los radicales libres al ofrecerles sus propios electrones. Esto detiene el proceso de destrucción e impide que las células del cuerpo sufran daños.

Los investigadores han ubicado más de 600 carotenoides, aunque sólo entre 50 y 60 se encuentran en los alimentos comunes. Los carotenoides clave que se han identificado hasta ahora son el alfacaroteno, el betacaroteno, el gamacaroteno, la betacriptoxantina, la luteína, el licopeno y la zeaxantina, pero los científicos siguen investigando otros.

Carotenoides contra el colesterol

La gente se lanzó a la guerra contra el colesterol desde que los médicos pronunciaron las palabras "endurecimiento de las arterias" por primera vez. Además de evitar los alimentos altos en grasa, es posible ayudarse a ganar esta guerra mediante el consumo diario de frutas y verduras ricas en carotenoides, como las batatas dulces, las espinacas y el cantaloup (melón chino).

Los carotenoides ayudan a mantener sano el corazón al impedir que el peligroso colesterol lipoproteínico de baja densidad (LBD) se oxide y se adhiera a las paredes de las arterias. Los estudios científicos demuestran que las personas con altos niveles de carotenoides enfrentan un riesgo mucho menor de sufrir enfermedades cardíacas que quienes no los consumen.

Unos investigadores de la Universidad Johns Hopkins de Baltimore descubrieron que los fumadores que ya habían sufrido un ataque cardíaco tenían menos probabilidades de sufrir otro si mantenían un alto nivel de cuatro importantes carotenoides en su sangre: betacaroteno, luteína, licopeno y zeaxantina.

Controladores del cáncer

El mismo proceso mediante el cual los carotenoides protegen al cuerpo contra las enfermedades cardíacas también parece ser eficaz contra el cáncer. Los investigadores opinan que al neutralizar los radicales libres los carotenoides pueden impedir que se

---

CAROTENOIDES DE 24 QUILATES

Todas las verduras de color amarillo vivo, anaranjado y rojo contienen generosas cantidades de carotenoides. Lo mismo sucede con las verduras de hoja verde oscuro, como la espinaca y la col rizada. Las siguientes son algunas de las mejores fuentes alimenticias para estos compuestos curativos.

Batatas dulces (camotes)	Melocotones (duraznos)
Calabaza (calabaza de Castilla)	Naranjas (chinas)
Cantaloup (melón chino)	Tomates (jitomates)
Col rizada	Verduras de hoja verde oscuro
Espinacas	Zanahorias

---

produzcan daños en el ADN, el material genético que controla el comportamiento de las células.

En un estudio, por ejemplo, unos investigadores del Instituto Nacional Contra el Cáncer observaron que las personas que ingerían las cantidades más elevadas de carotenoides tenían seis veces menos probabilidades de desarrollar cáncer de piel que aquellas que consumían las menores cantidades. Los investigadores piensan que el betacaroteno se ubica en la piel, donde sus pigmentos ayudan a desviar la luz del Sol.

"Hay varios estudios recientes que han dado los mismos resultados", afirma el Dr. Harinder Garewal, Ph.D., profesor de Medicina en el Colegio de Medicina de la Universidad de Arizona, en Tucson. "Estos hallazgos son importantes porque sugieren que se puede hacer algo para revertir la aparición del cáncer".

Otro carotenoide que parece combatir el cáncer es el licopeno, el pigmento que les da su tono encarnado a los tomates y que también se encuentra en la sandía, la guayaba y la toronja (pomelo) rosada. Unos investigadores de la Escuela de Salud Pública de la Universidad Harvard descubrieron que en las personas que comían un mínimo de 10 raciones semanales de alimentos basados en el tomate el riesgo de sufrir cáncer de próstata disminuía en un 45 por ciento. Quienes sólo comían de 4 a 7 raciones a la semana —menos de una diaria— aún se beneficiaban, pues su riesgo bajaba en un 20 por ciento. Y no hacía falta comer tomates enteros. La pizza, el jugo de tomate y otros alimentos basados en el tomate también los protegían.

Las pruebas indican claramente, pues, que las personas que obtienen la mayor cantidad de carotenoides a través de la alimentación tienden a enfermarse menos de cáncer. Sin embargo, no está muy claro el caso de los suplementos.

Cuando unos investigadores pusieron a prueba la eficacia de los suplementos de betacaroteno, por ejemplo, hallaron que este compuesto no era eficaz para impedir el cáncer. De hecho, algunos estudios han demostrado que los suplementos de betacaroteno posiblemente aceleren la enfermedad.

"Hay pruebas muy contundentes de que sabemos menos de lo que creíamos", afirma el médico Walter Willett, Dr. PH., profesor de Epidemiología y Nutrición y director del departamento de Nutrición en la Escuela de Salud Pública de la Universidad Harvard. Es posible que los suplementos de betacaroteno causen problemas

Consejo clave

"Disfrute una variedad de frutas y verduras", dice Allan Magaziner, D.O., director del Centro Magaziner para el Bienestar y la Medicina Antienvejecimiento en Cherry Hill, Nueva Jersey. "Hay cientos de carotenoides y los diferentes alimentos ofrecen diferentes carotenoides. Por ello hay que comer muchas frutas y verduras diferentes. Además, escoja frutas y verduras de colores subidos antes que las de colores más claros porque tienen más carotenoides. Las espinacas, por ejemplo, contienen más carotenoides que la lechuga repollada".

porque las altas dosis interfieren con la absorción por parte del cuerpo de otros carotenoides protectores.

Por ahora, la mejor estrategia para prevenir el cáncer es obtener los carotenoides de los alimentos en lugar de suplementos. "Tenemos la esperanza de que otras investigaciones nos permitan precisar cuáles compuestos son los más beneficiosos y cuáles son las frutas y las verduras que la gente debe enfatizar en su alimentación", señala el Dr. Willett.

Écheles un vistazo a estas valiosas verduras visuales

Tal vez el mejor promotor para las espinacas ha sido Popeye: múltiples generaciones crecieron viéndolo vencer a sus enemigos gracias a la fuerza increíble que le daba sólo una lata de esta verdura. Aunque las espinacas no tendrán el mismo efecto favorable en nosotros, sí parecen protegernos contra la degeneración macular, la principal causa de pérdida irreversible de la vista en los adultos mayores.

Las personas que comen espinacas, berzas (bretones, posarnos) y otras verduras de hoja verde oscuro cinco o seis veces a la semana tienen un 43 por ciento menos de riesgo de sufrir degeneración macular que quienes las comen menos de una vez al mes, de acuerdo con un estudio amplio llevado a cabo en el estado de Massachusetts.

Se cree que los carotenoides que parecen ser los responsables, la zeaxantina y la luteína, bloquean los efectos de los radicales libres en la retina exterior y así les impiden dañar los tejidos sanos del ojo.

(*Nota*: si encuentra en este capítulo términos que no entiende o que jamás ha visto, favor de remitirse al glosario en la página 636).

Guiso (estofado) de *butternut squash*, col rizada y tomate

- **1** *butternut squash* pequeño
- **8** onzas (224 g) de col rizada
- **1** cucharada de aceite de oliva
- **1** cucharada de ajo picado en trocitos
- **1** lata de 16 onzas de tomates (jitomates) enteros (con jugo)
- **½** taza de agua
- **1** cucharada de albahaca fresca picada
- **1** cucharada de salvia (*sage*) fresca picada

Pique el *squash* 3 ó 4 veces con un cuchillo afilado. Cocine en el horno de microondas en alto de 2 a 3 minutos, volteándolo una sola vez, o hasta que el *squash* apenas comience a suavizarse bajo la piel. Oprima con el pulgar para determinar su consistencia. Pique el *squash* cuidadosamente en cuartos. Saque y tire las semillas. Pele y tire las peladuras. Pique el *squash* en trozos de 1" (2,5 cm). Enjuague la col rizada y separe las hojas de los tallos gruesos. Pique las hojas en trozos grandes.

Ponga el aceite a calentar en un sartén grande a fuego mediano. Agregue el ajo y fría durante 20 segundos o hasta que suelte su aroma. Agregue el *squash*, los tomates con su jugo y el agua.

Tape y baje el fuego a mediano-lento. Cocine de 25 a 30 minutos, hasta que el *squash* quede suave pero no se deshaga. Para saber si está cocido, introduzca la punta de un cuchillo afilado en un trozo de *squash*. De ser necesario agregue más agua para evitar que se pegue. Parta los tomates en trozos más pequeños con el dorso de una cuchara grande. Agregue la col rizada, la albahaca y la salvia. Cocine de 3 a 4 minutos o hasta que la col se suavice.

Rinde 4 porciones

Consejo de cocina: *sirva con arroz integral o quinua caliente.*

POR PORCIÓN

Calorías: 134
Grasa total: 4,1 g
Grasa saturada: 0,6 g

Colesterol: 0 mg
Sodio: 207 mg
Fibra dietética: 6,2 g

Cataratas

VER —Y COMER— PARA CREER EN ESTAS OPCIONES CURATIVAS

Parece que con cada año que pasa tenemos que alejar el periódico un poco más para leerlo. En la calle los letreros se vuelven más difíciles de distinguir y la lectura de la carta (menú) bajo la tenue iluminación de un restaurante de plano es imposible. Es natural que la vista cambie ligeramente a lo largo del tiempo. No obstante, las personas con cataratas —unas proteínas que se acumulan dentro del cristalino del ojo— pueden sufrir una considerable pérdida de la visión. Las cataratas son la primera causa de ceguera en el mundo, y afectan a casi 20,5 millones de estadounidenses de 40 años en adelante. A la edad de 80 años, más de la mitad de todos los estadounidenses tienen cataratas. Las cataratas relacionadas con la edad son la primera causa de ceguera en los adultos de 45 años y mayores. Además, la cirugía para tratar este mal es el procedimiento quirúrgico más frecuente en los Estados Unidos.

Usar lentes oscuros y no fumar puede reducir el riesgo de desarrollar cataratas, pero una estrategia aún mejor es comer más frutas y verduras, afirma Allen Taylor, Ph.D., director del Laboratorio de Investigaciones sobre Nutrición y Visión en el Centro Jean Mayer de Investigaciones sobre Nutrición Humana Especializado en el Proceso del Envejecimiento del Departamento de Agricultura de los Estados Unidos, ubicado en la Universidad Tufts de Boston. Estos alimentos contienen diversos compuestos protectores capaces de evitar los daños en los ojos.

Los ojos padecen el constante bombardeo de los radicales libres, unas moléculas dañinas de oxígeno a las que les faltan electrones y que se dedican a buscar con qué sustituirlos. Roban electrones de donde pueden y cada vez que lo hacen dañan una célula sana. Una forma de evitar estos daños es llenando el cuerpo de antioxidantes como el betacaroteno y las vitaminas C y E. Todos estos compuestos bloquean los efectos de los radicales libres, indica el Dr. Taylor.

Los colores cuidadores

Popeye comía espinacas para fortalecer sus músculos, pero igualmente sirven para reforzar la vista. De hecho, varios estudios han demostrado que las espinacas tal vez sean una de las mejores defensas contra las cataratas. En un estudio de más de 50.000

enfermeras, unos investigadores de la Universidad Harvard observaron que en aquellas cuya alimentación incluía la mayor cantidad de carotenoides, o sea, pigmentos vegetales naturales como el betacaroteno, las probabilidades de desarrollar cataratas graves disminuía en un 39 por ciento en comparación con las mujeres que obtenían menos betacaroteno. Y cuando los investigadores compararon los alimentos específicos que contenían carotenoides, descubrieron que las espinacas parecían ofrecer la mayor protección.

Las espinacas (junto con la col rizada, el brócoli y otras verduras de hoja verde oscuro) no contienen sólo betacaroteno. También cuentan con otros dos carotenoides, la luteína y la zeaxantina, las cuales se concentran en los líquidos de los ojos. Esto significa que la protección se maximiza justo donde más la necesitamos. Dos estudios, el Estudio de Seguimiento de Profesionales de la Salud y el Estudio de los Ojos de Beaver Dam (*Health Professional's Follow-Up Study* y *Beaver Dam Eye Study*), demostraron que las personas que comían alimentos con las cantidades más elevadas de luteína y zeaxantina tienen un riesgo inferior de desarrollar cataratas y necesitan menos cirugía para tratar esta afección.

Otro estudio de la Universidad Harvard (el cual abarcó a casi 40.000 mujeres), observó que en las que comían más frutas y verduras (3 ½ raciones al día), el riesgo de sufrir cataratas disminuía de un 10 a un 15 por ciento en comparación con las mujeres que comían las menores cantidades de frutas y verduras (2 ½ raciones diarias o menos). Las frutas y las verduras son estupendas fuentes de antioxidantes, entre ellos la vitamina C, la cual al parecer es clave en el mantenimiento de la salud ocular.

A pesar de que la Cantidad Diaria Recomendada (o *DV* por sus siglas en inglés) de la vitamina C es 60 miligramos, el Dr. Taylor recomienda aumentar esta cantidad a 250 miligramos para proteger los ojos al máximo. Es fácil conseguir esta cantidad de vitamina C a través de la dieta, agrega el experto. Media taza de brócoli, por ejemplo, cuenta con más o menos 30 miligramos de vitamina C, y un vaso grande de jugo de naranja (china) recién exprimido contiene más o menos 90 miligramos.

Opte por el pescado

Si no sabe qué pedir con sus verduras, opte por el pescado del día. Un estudio observó que las mujeres que consumían pescado rico en ácidos grasos omega-3 al menos una

Consejo clave

Según los médicos de la Asociación Estadounidense de Optometría, los carotenoides que protegen de las cataratas, la luteína y la zeaxantina, y que abundan en las espinacas, son solubles en grasa. Esto significa que lo mejor es comer espinacas cocinadas con un poco de grasa, como aceite de oliva, para maximizar la absorción de estos nutrientes clave por parte del cuerpo.

vez por semana tenían un riesgo un 12 por ciento menor de necesitar cirugía para las cataratas. Entre los pescados que contienen buenas cantidades de omega-3 se encuentran el salmón, la caballa (macarela, escombro) española y el atún.

Los beneficios de la leche

A nadie se le ocurriría brindar por los ojos con un vaso de leche. Sin embargo, la leche es uno de los alimentos que más los protegen. Lo mismo puede decirse del pollo y del yogur. Todos estos alimentos contienen grandes cantidades de riboflavina, una vitamina del complejo B que al parecer ayuda a evitar que se formen las cataratas. En un estudio que abarcó a más de 1.000 personas, un grupo de investigadores de la Universidad Estatal de Nueva York, en Stony Brook, observaron que quienes consumían la mayor cantidad de riboflavina tenían muchas menos probabilidades de desarrollar cataratas que quienes la comían en menores cantidades.

La conexión una vez más parecen ser los antioxidantes. El cuerpo utiliza la riboflavina para fabricar glutation, un poderoso compuesto que lucha contra los radicales libres. Cuando no se obtienen cantidades suficientes de riboflavina, el nivel de glutation baja y los radicales libres tienen más tiempo para dañar los ojos.

(*Nota*: si encuentra en este capítulo términos que no entiende o que jamás ha visto, favor de remitirse al glosario en la página 636).

Cebolla

AHUYENTA LOS ATAQUES CARDÍACOS

En el año de 1864, durante la Guerra Civil estadounidense, la cebolla recibió un gran homenaje. Los soldados del Norte estaban enfermos de disentería. El general Ulysses S. Grant, decidido a salvar a sus tropas, envió un ultimátum al departamento de Guerra: "¡No moveré al ejército si no recibo cebollas!"

Tres trenes cargados de cebollas fueron enviados al día siguiente. Lo demás es historia.

Sería exagerado afirmar que el triunfo del ejército del Norte se dio gracias a la cebolla. Y los científicos no han demostrado que la cebolla pueda curar la disentería. No obstante, lo que sí sabemos es que la cebolla y otros miembros de la familia botánica llamada *Allium* —como el puerro (poro), el chalote (cebollino, cebollita) y el cebollín (cebolla de cambray)— contienen decenas de compuestos que brindan protección contra otras afecciones, entre ellas el cáncer, la presión arterial alta (hipertensión), las enfermedades cardíacas, niveles altos de colesterol y el asma. (Nota: en Latinoamérica hay una gran variedad de nombres usados para estos miembros de la familia de la cebolla. Para evitar confusiones, vea sus definiciones en el glosario en la página 636).

Así que para mejorar la salud lo único que hace falta es una cebolla, un cuchillo afilado y desde luego también un pañuelo.

PODERES CURATIVOS

Eleva los niveles de colesterol LAD "bueno"

Reduce la presión arterial

Disminuye el riesgo de sufrir cáncer

Alivia la congestión nasal

Reduce las inflamaciones

La cebolla y el corazón

Un estudio pionero llevado a cabo en Holanda fue el primero en relacionar a un grupo de hombres de corazones muy sanos con el consumo de la cebolla. Los investigadores a cargo de este estudio sumamente famoso observaron que en los hombres que comían un cuarto de taza de cebolla y una manzana al día, además de tomar 4 tazas de té, el riesgo de morir de ataques cardíacos bajaba a un tercio del enfrentado por quienes comían una menor cantidad de estos alimentos.

¿Qué tiene la cebolla de importante? Debajo de su piel fina, la cebolla oculta decenas de compuestos que ayudan a bajar el colesterol, hacen que la sangre sea

El efecto del escabeche

El consumo de cebolla cruda o cocida puede ayudar a combatir la inflamación de las vías respiratorias que acompaña a los ataques de asma. No obstante, es posible que ciertas cebollas en escabeche tengan el efecto contrario, advierten los investigadores.

En un estudio llevado a cabo en España, los científicos observaron que algunos asmáticos sufrían ataques después de haber comido cebollas en escabeche de procedencia española (pero no con la variedad holandesa), probablemente porque se les agregan grandes cantidades de sulfitos como conservantes.

Si el médico le confirma a alguien que tiene sensibilidad a los sulfitos, lo mejor es que consuma cebollas frescas. En todo caso, si quiere probarlas en escabeche hay que revisar la etiqueta para asegurarse de que se hayan preparado sin sulfitos.

menos espesa e impiden el endurecimiento de las arterias. Todos estos factores son fundamentales para prevenir las enfermedades cardíacas.

La primera familia de compuestos saludables para el corazón la integran los flavonoides. Los flavonoides son unas sustancias con mucho poder antioxidante que están presentes en las plantas. Ayudan a prevenir las enfermedades al eliminar las peligrosas moléculas de oxígeno llamadas radicales libres, las cuales se acumulan de manera natural en el cuerpo y dañan las células.

Se ha demostrado que un flavonoide en particular de la cebolla, la quercetina, ayuda a acabar con las enfermedades cardíacas de dos formas. En primer lugar impide que el peligroso colesterol lipoproteínico de baja densidad (LBD) se oxide y se adhiera a las paredes de las arterias. En segundo lugar evita que las plaquetas sanguíneas se peguen entre sí y formen coágulos perniciosos.

Los segundos compuestos protectores de la cebolla son los mismos que hacen llorar: los compuestos de azufre. De acuerdo con los expertos, estos compuestos elevan el nivel de colesterol lipoproteínico de alta densidad (LAD), el colesterol "bueno", lo cual evita que las plaquetas se peguen a las paredes de las arterias. Al mismo tiempo disminuyen el nivel de unas peligrosas grasas sanguíneas llamadas triglicéridos, haciendo menos espesa la sangre y manteniendo la presión arterial dentro de los límites seguros.

No es necesario comer grandes cantidades de cebolla para brindarle al corazón estos compuestos protectores. De hecho diversos estudios señalan que para cosechar estos beneficios basta con comer una cebolla mediana cruda o cocida al día.

Protección contra el cáncer

A la hora de preparar unos perritos calientes o hamburguesas es posible saltarse los pepinillos, pero si se quiere proteger al cuerpo contra el cáncer no hay que olvidar la cebolla. Según los expertos, tal vez desempeñe un papel fundamental en la prevención del cáncer, sobre todo el cáncer del tracto gastrointestinal.

"El principal flavonoide presente en la cebolla, la quercetina, de hecho detiene el crecimiento de los tumores en el colon de algunos animales", explica Michael J. Wargovich, Ph.D., profesor de Patología y Microbiología en la Facultad de Medicina de la Universidad de Carolina del Sur y director del programa de Quimioprevención en el Centro para el Tratamiento del Cáncer de Carolina del Sur, ambos en Columbia. Esto significa que la cebolla ataca a los tumores en dos frentes, porque los compuestos de azufre también luchan contra el cáncer, agrega el Dr.

En un estudio muy amplio llevado a cabo en Holanda, los investigadores analizaron la dieta de casi 121.000 hombres y mujeres. Entre más cebollas ingerían diariamente, menos riesgo tenían de desarrollar cáncer estomacal.

Los científicos sospechan que la cebolla previene el cáncer no sólo al frenar el desarrollo de tumores sino también al erradicar las bacterias nocivas que tal vez provoquen el cáncer de estómago.

Además, se ha demostrado que las cebollas protegen contra otros tipos de cáncer. Después de estudiar a un grupo de 471 hombres en China, unos investigadores observaron que los que comían las mayores cantidades de cebollas tenían un riesgo mucho más bajo de sufrir cáncer de próstata que los que comían las menores cantidades.

También se ha descubierto que comer cebollas reduce el riesgo de sufrir cánceres de la cavidad bucal y la faringe, cáncer esofágico, colorrectal, de la laringe, de mama, de próstata y cáncer de células renales en el Sur de Europa.

Según el Instituto Nacional contra el Cáncer, el azufre de las cebollas nos protege del cáncer porque daña a las células cancerosas y frena su crecimiento. Unos investigadores de la Universidad Cornell han descubierto que cuatro tipos de cebollas —el chalote, la amarilla occidental, la amarilla ocre y la morada norteña— contienen más sustancias químicas anticancerígenas que otras variedades.

Ayuda con el asma

Unas cuantas capas de cebolla cruda en una hamburguesa pueden producir un olor que aleje a amigos y extraños. Sin embargo, es posible que esa misma cebolla les ayude a las personas que padecen asma u otras enfermedades respiratorias a respirar con mayor facilidad.

"La cebolla contiene compuestos de azufre que inhiben la reacción alérgica inflamatoria observada en el asma", señala Eric Block, Ph.D., profesor de Química en la Universidad Estatal de Nueva York, en Albany.

Es necesario profundizar las investigaciones acerca de la capacidad de la cebolla para atacar el asma. No obstante, el efecto antiinflamatorio lo puede observar cualquiera. Para ello sólo hay que frotar la superficie cortada de una cebolla sobre una picadura de insecto o cualquier otro tipo de inflamación leve de la piel. Debería ayudar a reducir la inflamación, afirma el Dr. Block.

Sólo hay que consumir unas cuantas raciones de cebolla al día para mantener las vías respiratorias perfectamente despejadas. "A diferencia de algunos alimentos, en los que simplemente no cabría la posibilidad de comer lo suficiente para producir un efecto significativo, esto sí es posible en el caso de la cebolla", indica el Dr. Block. "Si le gusta la cebolla puede consumirla en cantidades bastante grandes. Y muchas pruebas indican que debería hacerlo".

Beneficios combinados

Ya sea que el propósito que una persona persiga al comer sea beneficiar su salud o darle gusto a su paladar, no hay motivo para limitarse a la cebolla. El cebollín, el chalote y otras verduras de la familia *Allium* no sólo contienen los mismos compuestos de azufre y flavonoides que la cebolla, y en grandes cantidades, sino que también ofrecen varios nutrientes propios que pueden ayudar a combatir las enfermedades y a reforzar el sistema inmunitario.

El cebollín, también conocido como cebollino o cebolla de cambray, en realidad sólo es una cebollita joven no del todo desarrollada. Sin embargo, proporciona una mayor cantidad de nutrientes, particularmente de folato y vitamina C, que sus homólogos adultos.

Media taza de cebollín crudo picado brinda 32 microgramos de folato, o sea, el 8 por ciento de la Cantidad Diaria Recomendada (o *DV* por sus siglas en inglés). Este nutriente resulta esencial para el crecimiento normal de los tejidos y posiblemente proteja contra el cáncer, las enfermedades cardíacas y los defectos de nacimiento. En la misma media taza también se obtienen más de 9 miligramos (casi el 16 por ciento de la DV) de vitamina C, un nutriente antioxidante que refuerza el sistema inmunitario y asimismo ayuda a eliminar las moléculas de oxígeno que dañan los tejidos del cuerpo.

El chalote, otro pequeño miembro de la familia *Allium,* ofrece sus propios beneficios. Sólo una cucharada de chalote picado contiene 600 unidades internacionales (UI) de vitamina A, el 12 por ciento de la DV. Este nutriente fundamental ayuda a mantener fuerte el sistema inmunitario y también protege contra los problemas de la visión relacionados con la edad, como las cataratas y la ceguera nocturna.

CÓMO MAXIMIZAR SU PODERES CURATIVOS

Varíe el color. Es conveniente comer diferentes tipos de cebolla para obtener la mayor cantidad posible de nutrientes de la dosis diaria. La cebolla morada, la amarilla y el chalote tienen el contenido más alto de flavonoides, mientras que la cebolla blanca es la que menos contiene.

Aromatice su aliento. El temor a un aliento oloroso puede impedir que disfrutemos los beneficios que la cebolla ofrece a la salud. Sin embargo, esto tiene remedio. Sólo hay que comer una ramita de perejil fresco. Así los compuestos de azufre se neutralizarán antes de desarrollar un olor ofensivo. También sirve refrescarse el aliento con algún producto hecho con aceite de semilla de perejil.

Manténgase alerta. Incluso las personas a quienes les gusta la cebolla tal vez no alcancen a comer media taza diaria. Por eso los científicos están tratando de desarrollar nuevas variedades de cebollas que contengan altas concentraciones de flavonoides como la quercetina. Los expertos no están seguros de cuándo llegarán al mercado estas nuevas cebollas, pero vale la pena estar atento al pasar por la sección de las frutas y verduras del supermercado.

(*Nota*: si encuentra en este capítulo términos que no entiende o que jamás ha visto, favor de remitirse al glosario en la página 636).

Cebollas *Vidalia* rellenas

4 cebollas *Vidalia*

½ cucharadita de aceite de oliva

3 calabacines medianos picados en tiras

3 dientes de ajo picados en trocitos

1 cucharadita de albahaca seca

1 cucharadita de tomillo seco

3 cucharadas de pan rallado (pan molido) seco sin sazonar

1 cucharada más ½ cucharadita de piñones tostados picados

3 cucharaditas de queso parmesano rallado

Sal y pimienta negra recién molida

Precaliente el horno a 400°F. Cubra una bandeja de hornear con papel de aluminio.

Corte una ½ pulgada (1,27 cm) de la parte superior de las cebollas sin quitarles la piel. Recorte un poco la base para que las cebollas queden de pie. Ponga las cebollas en la bandeja de hornear con el lado cortado hacia arriba y rocíe cada una con un poco de aceite en aerosol. Hornee durante 1 hora o hasta que estén suaves. Deje aparte durante 15 minutos o hasta que estén lo suficientemente frías como para manejarlas.

Reduzca la temperatura del horno a 350°F.

Quite y deseche las pieles de las cebollas. Saque los corazones con una cuchara, dejando una cáscara de ½ pulgada. Pique los corazones y reserve 1 taza para el relleno; guarde el resto para usarlo en otra receta.

Caliente el aceite a fuego mediano en un sartén antiadherente grande. Agregue los calabacines, el ajo, la albahaca, el tomillo y las cebollas picadas. Cocine durante unos 6 minutos, hasta que los calabacines estén blandos y se haya evaporado la mayor parte del líquido.

Retire del fuego y agregue el pan rallado, los piñones y el queso parmesano. Sazone con la sal y la pimienta al gusto. Mezcle bien. Rellene las cebollas con la mezcla.

Rocíe la fuente de hornear con aceite en aerosol. Coloque las cebollas en la fuente y hornee unos 20 minutos, hasta que se doren.

Rinde 4 porciones

POR PORCIÓN

Calorías: 144
Grasa total: 4 g
Grasa saturada: 1 g

Colesterol: 3 mg
Sodio: 267 mg
Fibra dietética: 5 g

Cereal

CÓMO COMENZAR EL DÍA SANAMENTE

Al pasar por la sección de cereales del super se puede tener la impresión de estar en el área de juegos de un parque en vez de en un lugar para comprar comida de verdad. Personajes tomados de las caricaturas (muñequitos), rompecabezas y la promesa de los premios que se hallarán en su interior adornan muchas de las coloridas cajas. Y el cereal que las cajas contienen con frecuencia no es más sustancioso que estos dibujos. Muchos cereales populares en esencia son meriendas (botanas, refrigerios) dulces y cada porción es tan azucarada como un par de galletitas o un trozo de pastel (bizcocho, torta, *cake*) de chocolate para desayunar, afirma la Dra. Rallie McAllister, M.PH., médico de medicina familiar que cuenta con certificación profesional y ejerce en la Clínica Misión Nathaniel, en Lexington, Kentucky.

No obstante, con un poco de atención a las etiquetas y si se evitan los peores, es posible encontrar cereales de caja muy saludables tanto entre los que se sirven calientes como entre los que se comen fríos. Muchos cereales son sumamente ricos en fibra dietética y casi todos están enriquecidos con nutrientes como ácido fólico, una vitamina del complejo B que protege de los defectos de nacimiento. "Los cereales son el desayuno ideal", indica Pat Harper, R.D., una dietista de la región de Pittsburgh. "Son prácticos, rápidos y muy nutritivos".

Como podrá leer en este capítulo, los cereales no solamente agregarán vida a sus años, sino que quizás también agreguen años a su vida. Los investigadores del Estudio de los Centenarios de Georgia descubrieron que las personas que desayunan de manera regular tienen más probabilidades de llegar a los 100 que las que se saltan la comida más importante del día.

Cucharadas de calma

Un estudio realizado en Gales observó que las personas que comían cereales de caja de manera regular sufrían menos estrés y disfrutaban una mejor salud física y mental. Las personas que comían cereales todos los días tenían niveles inferiores de cortisol,

Previene el cáncer y las enfermedades cardíacas

Asegura una digestión regular

Protege contra los defectos de nacimiento

En la cocina

El problema de iniciar el día con cereales calientes como la avena cocida, *Cream of Wheat* y *Cream of Rice* es que en su forma simple, sin modificar, resultan muy aburridos para el paladar. Las siguientes sugerencias lo ayudarán a agregar un poco de sabor a los cereales calientes y a aprovechar plenamente todos sus beneficios:

- Al cocinar un cereal caliente con jugo de naranja (china) o manzana en lugar de agua este adquiere un toque de dulzura afrutada además de un poco de nutrición adicional.
- También es posible cocinar los cereales calientes con leche descremada en lugar de agua. La leche los hace un poco más cremosos, además de dotarlos de una saludable dosis de calcio. Cocinar media taza de avena en una taza de leche descremada proporciona 320 miligramos de este importante mineral.
- Una forma fácil de mejorar el sabor de los cereales calientes es con fruta. Las frutas duras, como la manzana o la pera, pueden rallarse directamente en el cereal cocido. El plátano amarillo (guineo, banana), las bayas y otras frutas suaves también pueden agregarse después de cocinar el cereal. No obstante, si prefiere una fruta seca como las pasas agréguelas antes de cocinarlo, para que se pongan gorditas y jugosas.

---

una hormona que se eleva con el estrés. Ahora los investigadores esperan descubrir la razón. (Probablemente no tenga nada que ver con el juguete gratis que se encuentra en el interior de la caja).

Un tazón para el corazón

Otra razón para comenzar el día con un plato de nutritivos cereales es la salud cardíaca. Unos investigadores de Boston observaron que los hombres que comían más de una ración de cereales integrales al día tenían un 20 por ciento menos de probabilidades de morir de una enfermedad cardíaca y de otras causas que los hombres que rara vez comían cereales integrales. El estudio descubrió que en los hombres que comían al menos una ración diaria de cereales integrales de caja el riesgo de morir de cualquier causa disminuía un 27 por ciento en comparación con los hombres que casi nunca tomaban cereales integrales.

Otro estudio, este de la Universidad Rush de Chicago, observó que al comer cereales de caja se reducían los niveles de homocisteína en un 7 por ciento. La homocisteína es un aminoácido que eleva los índices de ataques al corazón.

Una de las mejores cosas de los cereales es que a menudo vienen enriquecidos con un montón de vitaminas y minerales esenciales que de otra forma quizá no obtendríamos en cantidades suficientes. "Tendríamos graves problemas sin los alimentos fortificados y enriquecidos como los cereales de caja", opina Paul Lachance, Ph.D., director ejecutivo del Instituto Nutracéutico en la Universidad Rutgers, en New Brunswick, Nueva Jersey. "Ahí es donde obtenemos hasta el 25 por ciento de muchos nutrientes importantes. Su contribución a nuestra salud es muy real".

En forma con la fibra

Los médicos están de acuerdo en que la clave de una alimentación saludable se encuentra en la fibra dietética. Además de asegurar una digestión regular, se ha demostrado que la fibra baja el colesterol. Cuando hay un exceso de colesterol, este llega a adherirse a las paredes de las arterias, estrecha los vasos sanguíneos y aumenta el riesgo de sufrir enfermedades cardíacas.

Los cereales son una buena manera de cubrir las necesidades de fibra del cuerpo. Una ración de *Wheaties* o de *Cheerios*, por ejemplo, contiene 3 gramos de fibra. El salvado de avena es aún mejor. Una ración proporciona 6 gramos de fibra, el 24 por ciento de la DV. Otras fuentes excelentes de fibra son las marcas *Fiber One*, con sus 13 gramos por ración, y *Uncle Sam*, que cuenta con 10 gramos por ración.

Un estudio científico observó que el consumo de tan sólo 3 gramos de fibra soluble de salvado de avena basta para reducir el nivel de colesterol entre cinco y seis puntos.

El mismo cereal tan saludable para el corazón también puede reducir el riesgo de sufrir cáncer de colon. La fibra del cereal hace que las heces recorran el intestino en menos tiempo. Entre más rápido avancen las heces, menos tiempo hay para que las sustancias dañinas irriten la pared del colon, según afirma Beth Kunkel, Ph.D., R.D., profesora de Alimentos y Nutrición en la Universidad Clemson de Carolina del Sur.

"Siempre es un poco difícil incluir en la dieta los 25 ó 30 gramos de fibra que se recomiendan", agrega Harper. "Al elegir cereales ricos en fibra con mayor frecuencia tendrá más probabilidades de obtener la fibra que necesita".

¿Necesita más motivación para aumentar su consumo de fibra? Seguro que le agradará saber que la fibra ayuda a bajar de peso. En un estudio realizado en la Universidad de Rhode Island se sometió a un grupo de personas a un plan de ejercicio de 24 semanas, a un segundo grupo a un plan de ejercicio más una dieta de calorías reducidas y a un tercer grupo de personas al plan de ejercicio más una dieta de calorías reducidas que incluía cereales integrales ricos en fibra. Tanto el segundo como el tercer grupo adelgazó un promedio de 12 libras (5 kg), más que las personas del grupo que sólo seguía el programa de ejercicio. Pero por si eso fuera poco, las personas que comieron los cereales también mejoraron la calidad de sus dietas, no solamente al tomar más fibra sino también al obtener más magnesio y vitamina B_6.

Consejo clave

Comer cereales de caja es una buena manera de comenzar a ingerir fibra. No obstante, tenga presente que a excepción de las cajas de cartón en las que vienen empacados, la mayoría de los cereales para niños no contienen prácticamente nada de fibra, afirma la Dra. Rallie McAllister, M.PH., médico de medicina familiar que radica en Lexington, Kentucky. Deseche los malvaviscos y los juguetes gratis y escoja cereales hechos con salvado y trigo desmenuzado (*shredded wheat*), los cuales son ricos en fibra y ofrecen 5 gramos o más por ración.

Las mejores opciones

Muchos cereales de caja son ricos en fibra, pero en otros el contenido de fibra es regular y otros más sólo cuentan con cantidades insignificantes. A continuación se dan algunas sugerencias para saber encontrar la mayor cantidad de fibra por porción.

Siga la "regla del cinco". Es posible escoger entre un gran número de cereales de mucha calidad. Por lo tanto, simplemente no hay motivo para conformarse con menos, afirma Harper. Los cereales que cuentan por lo menos con 5 gramos de fibra por ración son una buena elección, así que la nutrióloga recomienda fijarse un límite mínimo de 5 gramos.

Varíe las ventajas. Los distintos cereales contienen tipos diversos de fibra dietética. Para aprovechar la fibra al máximo es buena idea combinar los cereales, explica Harper. Los cereales de trigo y de arroz, por ejemplo, son ricos en fibra indisoluble, el mejor tipo de fibra para evitar el estreñimiento y reducir el riesgo de sufrir cáncer de colon. La avena, por su parte, contiene principalmente fibra soluble, la cual baja el colesterol. Otros tipos de cereales, como los que mezclan cereales y frutas, cuentan con ambos tipos de fibra, agrega la experta.

Seleccione el salvado. Los cereales calientes como el salvado de maíz (elote, choclo), trigo o avena son excelentes fuentes de fibra, afirma Harper. De hecho, cualquier cereal que conserve la parte exterior del grano ofrece más fibra que sus versiones más "ligeras". Por lo tanto, al comprar cereales busque los que digan "bran" (*salvado*) o "whole grain" (*integral*) en la etiqueta.

Manténgase en guardia. No hay que escoger una caja simplemente porque indica que contiene "*oats*" (avena) o "*wheat*" (trigo), advierte el Dr. Michael H. Davidson, director médico ejecutivo de Radiant Rechearch, una empresa de investigación médica ubicada en Chicago. Los fabricantes pueden anotar casi cualquier cosa en una caja de cereal (y también llenarla casi de lo que sea). Por ejemplo, un cereal identificado como "trigo" tal vez sólo cuenta con una pequeñísima cantidad de cereal y casi nada de fibra, señala el Dr. Davidson. Por lo tanto, antes de meter el cereal a su carrito lea la etiqueta.

Examine lo liofilizado. Piénseselo dos veces antes de comprar un cereal con frutas liofilizadas (*freeze-dried fruits*). Normalmente se agregan frutas a los cereales refinados y bajos en fibra. Es mejor agregar frutas naturales a cereales altos en fibra.

Busque esta etiqueta. Escoja cereales con la nueva etiqueta *"helps reduce the risk of heart disease"* ("ayuda a reducir el riesgo de enfermedades cardíacas"). Estas aseveraciones han sido aprobadas por la Dirección de Alimentación y Fármacos, porque los cereales que llevan esta etiqueta contienen ciertos ingredientes saludables para el corazón.

Vigile el tamaño de las porciones. Un estudio observó que la mayoría de personas comían el doble del tamaño de las raciones que se indicaban en la caja de cereales. Quizás piensen que así doblan la cantidad de fibra que ingiere, pero también deben tomar en cuenta que están doblando la cantidad de calorías que están consumiendo.

(*Nota*: si encuentra en este capítulo términos que no entiende o que jamás ha visto, favor de remitirse al glosario en la página 636).

Cerezas

GÓCELAS Y GÁNELE A LA GOTA

La cereza, con su huesito duro y ese jugo que mancha la ropa, es un poco más difícil de comer que otras frutas. No obstante, las investigaciones sugieren que bien vale la pena probarla debido a un compuesto que contiene, el alcohol perílico.

"El alcohol perílico es más o menos lo mejor que hemos visto para curar el cáncer de mama en los animales de laboratorio", indica Michael Gould, Ph.D., profesor de Oncología y Física Médica en la Escuela de Medicina de la Universidad de Wisconsin en Madison. De hecho, esta sustancia promete tanto que la Universidad de Wisconsin la está probando en pacientes con cáncer.

El alcohol perílico pertenece a un grupo de compuestos que se llaman monoterpenos. El limoneno, que se encuentra en la cáscara de los cítricos, también forma parte de esta familia. Diversos estudios científicos han demostrado que estos compuestos inhiben la formación de varios tipos de cáncer, entre ellos los de mama, pulmón, estómago, hígado y piel. Se tienen grandes esperanzas con respecto al alcohol perílico, en parte porque es entre 5 y 10 veces más potente que el limoneno, que de por sí ha resultado ser muy eficaz.

Aún no se sabe cuánto alcohol perílico contienen las cerezas, agrega Pamela Crowell, Ph.D., profesora adjunta de Biología en la Facultad de Medicina de la Universidad de Indiana, en Indianápolis. No obstante, el compuesto probablemente tenga efectos beneficiosos incluso en pequeñas cantidades. Por lo tanto la cereza, cuando se incluye en una dieta bien equilibrada, puede desempeñar un papel pequeño pero importante en la lucha contra el cáncer.

Vitamina C y más

Las cerezas no sólo contienen estos exóticos compuestos nuevos. También cuentan con diversos antioxidantes, los cuales ayudan a combatir las enfermedades al eliminar a unas perjudiciales moléculas de oxígeno llamadas radicales libres que se acumulan de forma natural en el cuerpo. Si no tienen obstáculos que se lo impidan, estos radicales libres dañan los tejidos saludables de todo el cuerpo y provocan cambios que pueden culminar en cáncer, enfermedades cardíacas y otras graves afecciones. Los investigadores han descubierto que una taza de cerezas dulces tiene más del doble de antioxidantes que el té verde.

Además, media taza de cerezas agrias, por ejemplo, cuenta con 5 miligramos de vitamina C, aproximadamente el 8 por ciento de la Cantidad Diaria Recomendada (o *DV* por sus siglas en inglés). Asimismo proporcionan las vitaminas A y E. Las cerezas dulces también tienen estos nutrientes, pero no igualan el contenido de vitaminas A y E ofrecido por sus parientes más agrias.

La vitamina E de las cerezas es particularmente interesante. Un estudio de mujeres posmenopáusicas observó que quienes consumían la mayor cantidad de vitamina E enfrentaban el menor riesgo de sufrir enfermedades cardíacas. Y se hizo un descubrimiento llamativo. Las mujeres que obtenían su vitamina E por vías naturales —es decir, exclusivamente de los alimentos— corrían un riesgo menor que las mujeres que también tomaban suplementos de vitamina E.

El problema con la vitamina E está en que resulta difícil cubrir la DV de 30 unidades internacionales tan sólo a través de la comida. De hecho, los únicos alimentos con mucha vitamina E son los aceites de cocina y los frutos secos, pero ambos son

En la cocina

La cereza fresca se antoja más cuando está en su punto, entre mayo y julio. Las siguientes sugerencias le ayudarán a escoger las frutas más dulces de la cosecha del año:

Revise los tallos. Al comprar cerezas asegúrese de que los tallos estén verdes. Cuando se ven oscuros significa que las cerezas llevan demasiado tiempo en el cajón de la tienda.

Cuide las cantidades. Las cerezas son muy perecederas. Aunque se guarden adecuadamente en el refrigerador sólo se conservan durante unos cuantos días. Por lo tanto, sólo compre las que se vaya a comer de inmediato.

Consérvelas secas. Si las cerezas se lavan con anticipación pueden echarse a perder en el refrigerador. Lo mejor es guardarlas secas y lavarlas según se las vaya a comer. Sin embargo, lo que sí es importante es que se laven cuidadosamente. Muchas veces vienen cubiertas por una mezcla de los insecticidas, los aceites antifúnguicos y los sellantes para la humedad que los productores utilizan para mantenerlas frescas.

Aproveche las sobras. Cuando se canse de comer cerezas tal vez quiera probar un poco de jugo. Simplemente lave las cerezas, quíteles el tallo y el hueso y macháquelas. Caliente en una cacerola y pase por un colador. Ponga en el refrigerador durante varias horas, sirva el jugo claro y agregue azúcar al gusto.

altos en grasa y no deben consumirse en exceso. Las cerezas son una de las mejores fuentes dietéticas de vitamina E.

Por último, las cerezas contienen un compuesto llamado quercetina. Al igual que la vitamina C y otros antioxidantes, la quercetina evita los daños causados en el cuerpo por los radicales libres.

Alivio para la gota y otras formas de artritis

Según las pruebas anecdóticas, muchas personas han aliviado el terrible dolor de la gota comiendo cerezas o tomando jugo de cerezas diariamente. Si bien la Fundación contra la Artritis afirma que no se cuenta con pruebas fehacientes que indiquen que las cerezas realmente son capaces de aliviar el dolor de esta forma de artritis o cualquier otra, muchos pacientes que sufren estas enfermedades están convencidos de que sí sirven para esto.

Ahora bien, es cierto que diversos estudios han observado que es posible que unos compuestos naturales presentes en las cerezas reduzcan la dolorosa inflamación de la artritis. En el primer estudio, realizado en la Universidad de California en Davis, se pidió a 10 mujeres saludables que comieran 45 cerezas Bing frescas un día para desayunar. Los investigadores pidieron a las mujeres que no comieran otras frutas ni verduras ni bebieran té ni vino tinto durante los 2 días previos al desayuno de cerezas, ya que les preocupaba que esos otros alimentos ricos en antioxidantes afectaran los resultados. Los investigadores midieron los niveles de ácido úrico en plasma (un marcador de la gota) de las mujeres antes y después de desayunar las cerezas. Observaron que los niveles de ácido úrico de las mujeres se redujeron considerablemente después de comer cerezas, lo cual sugiere que esta fruta puede desempeñar un papel importante a la hora de combatir la gota.

También se llevó a cabo un segundo estudio de seguimiento en la Universidad de California en Davis. En este estudio se pidió a 18 mujeres y 2 hombres que comieran 45 cerezas Bing frescas a lo largo del día, todos los días durante un mes. Transcurrido ese mes, los niveles de tres indicadores de inflamación de los voluntarios —el óxido nítrico, la proteína C-reactiva y un marcador para la activación de las células T— descendieron de un 18 a un 25 por ciento.

En una encuesta llevada a cabo por la revista *Prevention* se reflejó que el 67 por ciento de los lectores que habían probado las cerezas como remedio para la gota obtuvieron buenos resultados. Y Steve Schumacher, un kinesiólogo que radica en

Louisville, Kentucky, las recomienda con gran entusiasmo. A las personas que padecen gota les aconseja que dejen de comer carne roja y vísceras y que tomen de 2 a 3 vasos de jugo de cereza al día. Recomienda tomar jugo puro de cereza negra diluido a partes iguales con agua. "Todas las personas que han cumplido religiosamente con esta dieta han obtenido resultados, algunas entre las 48 y 72 horas siguientes y otras en el plazo de una semana, dependiendo de la gravedad del caso", comenta Schumacher.

CÓMO MAXIMIZAR SUS PODERES CURATIVOS

Cómaselas crudas. El proceso de cocción destruye un poco de la vitamina C y los otros nutrientes de la cereza. Por lo tanto es mejor comérselas crudas para aprovechar su riqueza nutritiva al máximo.

Prepárelas al horno. No cuesta ningún trabajo comerse las cerezas dulces crudas, pero no es posible decir lo mismo de las amargas. Sin embargo, estas tienen un contenido lo bastante alto en varios nutrientes como para conservar hasta cierto punto su calidad alimenticia incluso después de hornearlas.

(*Nota*: si encuentra en este capítulo términos que no entiende o que jamás ha visto, favor de remitirse al glosario en la página 636).

Salsa de cerezas Bing

1 **cucharada de maicena**

¾ **de taza de jugo de manzana**

2 **cucharadas de miel**

½ **cucharadita de extracto de vainilla**

3½ **tazas de cerezas Bing, sin tallo y deshuesadas**

¼ **de cucharadita de canela molida**

⅛ **de cucharadita de cardamomo molido (opcional)**

Bata a mano en una cacerola mediana la maicena con el jugo de manzana hasta disolver la maicena. Agregue la miel y el extracto de vainilla y bata.

Agregue las cerezas, la canela y el cardamomo (si lo está utilizando). Cocine a fuego mediano-lento de 4 a 5 minutos, revolviendo con frecuencia, hasta que la salsa se ponga espesa y transparente. Retire del fuego. Sirva tibia.

Para unas 4 tazas

Consejo de cocina: *la salsa se conserva en un recipiente tapado en el refrigerador durante 3 días como máximo. Caliente a temperatura baja en el horno de microondas o a fuego lento en una cacerola antes de servir. Sirva con panqueques, waffles o yogur congelado sin grasa.*

POR ½ TAZA

Calorías: 77
Grasa total: 0,7 g
Grasa saturada: 0,2 g

Colesterol: 0 mg
Sodio: 1 mg
Fibra dietética: 1,1 g

Chícharos

CAZADORES DEL CÁNCER

La genética moderna le debe su origen a los chícharos (guisantes, arvejas) y a un monje austriaco llamado Gregor Mendel quien descubrió que, al efectuar hibridaciones entre dos variedades distintas de chícharos, los descendientes de estos compartían los rasgos de ambos "padres". Llegó a la conclusión de que las características físicas se heredan de generación en generación tanto en las plantas como en los seres humanos.

Sin embargo, los chícharos también son interesantes por otros motivos, no sólo como referencia científica histórica. Los investigadores han descubierto que contienen un compuesto poderoso que ayuda a impedir que las células sanas se vuelvan cancerosas. Además, los chícharos tienen ciertas sustancias que pueden disminuir el nivel de colesterol y aliviar los síntomas del resfriado (catarro) común.

Color curativo

Los chícharos combaten el cáncer con un compuesto llamado clorofilina, el pigmento encargado de pintarlos de color verde brillante. La molécula de la clorofilina (emparentada con la clorofila, la sustancia por medio de la cual las plantas convierten la luz solar en alimento) tiene una forma molecular especial que dentro del cuerpo humano le permite atrapar las sustancias químicas que causan el cáncer. "Cuando se comen chícharos, la clorofilina se adhiere a los carcinógenos y ayuda a impedir que el cuerpo los absorba", explica Mary Ellen Camire, Ph.D., profesora del departamento de Ciencias de los Alimentos y la Nutrición Humana en la Universidad de Maine en Orono.

Los investigadores no han podido precisar con exactitud cuántos chícharos hay que comer para obtener los máximos beneficios posibles de la clorofilina, dice la Dra. Camire. Sin embargo, no le vendría mal incluirlos en su menú todas las veces que pueda, al igual que otras verduras de color verde subido. Entre más verde sea la verdura, más clorofilina contiene.

En la cocina

Cuando la Madre Naturaleza diseñó los chícharos (guisantes, arvejas), estuvo pensando en nuestra comodidad. Cada vaina trae un hilito que sirve como una especie de cierre (cremallera). Sólo tiene que jalarlo para liberar las esferitas verdes. No tardará más de 7 minutos en juntar una taza de chícharos.

Siga estos pasos para pelar los chícharos rápida y fácilmente.

1. Pellizque y desprenda la punta de la vaina correspondiente a la flor, de manera que quede colgando el hilito.

2. Tome el hilito y jálelo a todo lo largo de la vaina.

3. Abra la vaina con el pulgar y deje caer los chícharos en el tazón (recipiente) o la taza que ya tenga preparada para ello.

Ayuda para el corazón

Desde hace mucho tiempo, los médicos saben que una de las mejores maneras de bajar el colesterol es mediante el consumo de la mayor cantidad posible de fibra dietética, la cual reduce el peligro de sufrir enfermedades del corazón, así como otras afecciones graves. Los chícharos son una excelente fuente de fibra, ya que cada ración de media taza contiene más de 4 gramos.

Las investigaciones indican que los chícharos también ayudan a reducir los niveles de triglicéridos, unas grasas sanguíneas que contribuyen a provocar las enfermedades cardíacas. Un estudio realizado en Dinamarca, por ejemplo, observó que al agregar pequeñas cantidades de fibra de chícharo a la dieta, el índice de triglicéridos de las personas estudiadas bajó casi en un 13 por ciento en el curso de 2 semanas.

Estas sabrosas esferitas verdes están repletas de las vitaminas del complejo B, folato y vitamina B_6, nutrientes que ayudan a mantener bajo control los niveles de homocisteína. Los niveles elevados de homocisteína se han relacionado con un mayor riesgo de sufrir enfermedades cardíacas y derrames cerebrales, además de huesos más débiles.

Valor vitamínico

Los chícharos son un alimento frecuente en las cafeterías de las escuelas. Los alumnos quizá se diviertan de vez en cuando utilizándolos como pequeñas balas para dispararse unos a otros, pero los nutriólogos los recomiendan porque contienen grandes cantidades de vitaminas, las cuales combaten las enfermedades. Tan sólo media taza de esta sabrosa verdura contiene, por ejemplo, más de 11 miligramos de vitamina C, casi el 19 por ciento de la Cantidad Diaria Recomendada (o *DV* por sus siglas en inglés). Es importante consumir una cantidad suficiente de vitamina C, porque se ha demostrado que reduce el peligro de contraer cáncer y enfermedades cardíacas. Además, cuando se tiene un resfriado, agregar un poco de vitamina C a la dieta sirve para aliviar los síntomas un poco.

Los chícharos también tienen mucha vitamina K, la cual ayuda a mantener elevados los niveles de una proteína formadora de hueso, la osteocalcina. La osteocalcina es como un carpintero que une el resistente armazón de una casa bien construida, es decir "sujeta" las moléculas de calcio dentro del hueso.

CÓMO MAXIMIZAR SUS PODERES CURATIVOS

Favorezca la frescura. Los chícharos de vaina contienen más vitamina C que los de lata, porque estos pierden muchos de sus nutrientes al ser procesados, indica Donald V. Schlimme, Ph.D., profesor emérito del departamento de Nutrición y Ciencias de los Alimentos en la Universidad de Maryland, en College Park.

Escoja los más verdes. Las vainas de los chícharos deben ser firmes, suaves y tener un color verde no muy subido como la hierba (pasto). Evite las vainas oscurecidas o las pálidas o con manchitas de moho. Tampoco escoja las que se vean empapadas de agua, ya que los chícharos del interior no estarán muy sabrosos que digamos. El azúcar de los chícharos se convierte rápidamente en almidón con el calor; compre en supermercados y puestos del mercado que mantengan los chícharos refrigerados.

Visite el congelador. En ciertas temporadas del año resulta casi imposible conseguir chícharos frescos, pero siempre los habrá congelados. Tal vez no sean tan firmes como los frescos, pero son igual de saludables. El proceso de congelación deja intactos la mayor parte de los nutrientes, sobre todo la vitamina C.

Tómelos como crujientes meriendas preveraniegas. Los puestos del mercado y los jardines traseros están rebosantes de comelotodos (arvejas chinas) y tirabeques (arvejas mollares): son algunas de las primeras verduras que maduran. Disfrútelos en la vaina: son dulces, crujientes y refrescantes, ideales

Consejo clave

Los chícharos (guisantes, arvejas) son en realidad una legumbre: media taza tiene las mismas proteínas que una cucharada de crema de cacahuate (maní), afirman los expertos de la Clínica Mayo. Los estudios muestran que tomar una cantidad adecuada de proteínas en cada comida reduce los antojos y hace que nos sintamos satisfechos durante más tiempo después de comer; esto hace que los chícharos sean unos aliados para adelgazar. Para preparar una guarnición rápida y plenamente veraniega, cocine los chícharos al vapor y mézclelos con un chorrito de aceite de oliva, un poco de menta fresca picada y sal y pimienta al gusto.

como merienda (refrigerio, tentempié) si se mojan en una salsa sin grasa; además, se puede agregar los chícharos a los sofritos. Escoja los comelotodos y los tirabeques pequeños y firmes, ya que son más dulces que los grandes.

Olvide las vainas para obtener más fibra. Los chícharos de vaina comestible (como los tirabeques) contienen grandes cantidades de vitamina C. Pero la mayor parte de la fibra, el folato, la niacina, el fósforo, la riboflavina, la tiamina y la vitamina A se concentran en los chícharos mismos. Media taza de chícharos beneficia su salud mucho más que una ración semejante de chícharos en vaina, dice la Dra. Camire.

Salen mejor al vapor. Cuando se trata de cocinar chícharos frescos o congelados, la mejor manera de hacerlo es al vapor, no con agua hirviendo, ya que extrae sus nutrientes. La alta temperatura del agua destruye algunos de estos, sobre todo la vitamina C. Si no tiene vaporera, una buena opción sería calentarlos brevemente en el horno de microondas.

(*Nota*: si encuentra en este capítulo términos que no entiende o que jamás ha visto, favor de remitirse al glosario en la página 636).

Chiles

CONDIMENTOS "CURACATARROS"

Muchas personas no aguantan el picante del chile, pero otras no sólo lo soportan sino que les encanta. Lo saborean a la menor provocación. Además de comérselo de la manera "tradicional" (y con esto nos referimos a las tradiciones culinarias de uno de los países que más estima los chiles, México), como aderezo para tacos y burritos, por ejemplo, lo agregan a todo tipo de platillos, desde un *omelette* hasta un guiso (estofado) e incluso una ensalada.

Un viejo proverbio dice que lo que no lo mata a uno lo hace más fuerte, lo cual aplica perfectamente al chile. Su picante no mata, y al contrario, puede hacerle mucho bien al cuerpo. En todo el mundo, estas bayas termógenas —lo cual significa que producen su propio calor— son apreciadas no sólo por su sabor sino también por sus poderes curativos. Desde hace mucho tiempo, los chiles picantes se utilizan como remedio natural contra la tos, el resfriado (catarro), la sinusitis y la bronquitis. Así lo indica el Dr. Irwin Ziment, profesor emérito de la Universidad de California en Los Ángeles. Existen ciertas pruebas de que el chile ayuda a bajar el índice del colesterol lipoproteínico de baja densidad (LBD), cuya presencia va de la mano con derrames cerebrales, presión arterial alta (hipertensión) y enfermedades cardíacas. Además, aunque parezca mentira, hay ciertos indicios de que el chile *no* agrava las úlceras estomacales, sino que las previene. Y lo que es más, las investigaciones sugieren que los chiles posiblemente ayuden a ganar la batalla contra la obesidad y prevengan el cáncer.

> ## PODERES CURATIVOS
>
> Reducen el peso
>
> Previenen la propagación del cáncer
>
> Despejan los senos nasales y alivian la congestión
>
> Detienen las úlceras
>
> Reducen el riesgo de sufrir enfermedades cardíacas y derrames cerebrales

Auxilio para adelgazar

Históricamente los chiles se utilizaban para estimular el apetito. No obstante, resulta irónico que quizás en realidad hagan justo lo contrario. De hecho, al parecer los chiles combaten la obesidad en tres flancos. En primer lugar, es posible que comer chiles ayude a combatir los antojos. Algunos expertos piensan que al comer alimentos de sabor fuerte como los chiles picantes, los pepinos encurtidos y el jugo de tomate (jitomate) se puede abrumar a las papilas gustativas y acabar con los antojos.

En segundo lugar, los chiles tal vez ayuden a comer menos. Unos investigadores de Holanda dieron a 12 hombres unos 0,9 gramos de polvo de chile en forma de pastilla o bien mezclado en una bebida de jugo de tomate (jitomate). Treinta minutos después los llevaron a un bufé libre. Los que habían ingerido los chiles redujeron su consumo de alimento de un 10 a un 16 por ciento, en comparación con los hombres que habían tomado un placebo.

Y en tercer lugar, realmente *se necesita* energía para comer chiles. ¡Se queman calorías al comerlos! La razón es que el picor que se siente al comer chiles necesita energía para producirse.

Protectores frente al cáncer

Los compuestos presentes en los chiles prometen combatir el cáncer. Unos investigadores de la Universidad de Pittsburgh, por ejemplo, descubrieron que la capsaicina, el compuesto que les da su picor a los chiles, hacía que unas células de cáncer pancreático implantadas en ratas murieran mediante un proceso llamado apoptosis. El cáncer de páncreas, uno de los cánceres más agresivos, es la quinta causa de muerte por cáncer en los Estados Unidos.

En otro estudio, este realizado por investigadores de la Facultad de Medicina de la Universidad de California en Los Ángeles, se observó que la capsaicina detiene la propagación de las células del cáncer de próstata. Los investigadores descubrieron que lo hace de varios modos: uno es que, curiosamente, obligan a las células cancerosas a "suicidarse". Los investigadores dieron a los animales capsaicina tres veces por semana. Después de un mes, el crecimiento y el tamaño del tumor de cáncer de próstata de los animales se había reducido considerablemente.

Remedio para el resfriado

El poder descongestionante de los chiles picantes, desde el serrano hasta el jalapeño, ha sido alabado desde hace mucho tiempo por los amantes del chile. Según ellos, el picante despeja la nariz tapada en un instante. De hecho, el ardor del chile picante (o de los condimentos basados en él, como la salsa *Tabasco*) llega a ser tan eficaz como los medicamentos comunes contra el resfriado que se venden sin receta, dice el Dr. Ziment. "Algunos de los alimentos que desde hace siglos se usan para combatir las enfermedades respiratorias, entre ellos los chiles picantes, son muy parecidos a los medicamentos que conocemos en la actualidad".

La eficacia descongestionante de los chiles picantes se debe a la capsaicina, la sustancia química que otorga su intenso sabor al chile. Según el Dr. Ziment, la composición química de la capsaicina se parece a un medicamento llamado guaifenesina, el

En la cocina

Cocinar con chile es como manejar una poderosa motocicleta: hay que hacerlo con mucho cuidado.

"Trate al chile con respeto", recomienda Bill Hufnagle, autor de libros sobre cómo cocinar con los chiles. "La gente me ha contado las anécdotas más extraordinarias acerca de sus experiencias con el chile: dónde se tocaron, a quién tocaron y lo que pasó", dice Hufnagle.

Sin embargo, es posible disfrutar el chile sin sufrir por ello. Sólo hay que seguir las indicaciones de Hufnagle.

Protéjase. Al manejar chiles muy picantes —"cualquiera que pique más que un jalapeño", explica Hufnagle—, póngase unos guantes desechables de plástico. (Si tiene las manos muy sensibles, tal vez querrá usar guantes incluso con los chiles menos picantes). Cuando termine, enjuague los guantes muy bien con agua jabonosa antes de quitárselos, para evitar que el aceite del chile se le pase a los dedos. Y luego lávese las manos de inmediato, sugiere Hufnagle.

Use jabón a montón. El aceite del chile se adhiere a la piel y no se quita sólo con agua. Tendrá que usar mucho jabón también. "Tal vez querrá lavarse las manos más de una vez, según el tipo de chile y la cantidad que haya manejado", dice Hufnagle.

Ojo con el polvo. Póngase una mascarilla contra el polvo y unas gafas protectoras para moler o triturar chiles picantes secos. "El polvo se le puede meter en la garganta y en los ojos", advierte Hufnagle.

Tritúrelos a mano. Tal vez sea muy cómodo moler los chiles picantes secos en una licuadora (batidora) o un molinillo de café, pero sus residuos pueden ser bastante desagradables. "¿Qué tan limpio puede quedar un molinillo de café o una licuadora?", pregunta Hufnagle. "Si los usa para moler chile, va a estar saboreando un café o unos batidos (licuados) muy picantes". En todo caso, quizá quiera comprar un segundo molinillo para el uso exclusivo con chile.

---

cual se encuentra en muchos remedios contra el resfriado que se venden tanto sin receta como con ella, entre ellos el *Robitussin*.

Desde luego comer un chile tiene un efecto más inmediato que tomar una cucharada de jarabe. Cuando los chiles picantes tocan la lengua, llega al cerebro una avalancha de mensajes nerviosos. El cerebro responde a este mensaje de picor estimulando las glándulas productoras de secreciones que recubren las vías respiratorias. El resultado es un flujo de líquidos que hacen que nos lloren los ojos, nos gotee la nariz y se suelte la mucosidad de los pulmones, afirma el Dr. Ziment. En otras palabras, los chiles son un decongestionante y un expectorante natural.

Y por si todo esto fuera poco, unos investigadores de Corea hasta descubrieron que la capsaicina realmente afecta el sistema inmunitario. En un estudio dieron a unos ratones una dosis diaria de capsaicina y después de 3 semanas tenían casi tres veces más células productoras de anticuerpos que otros ratones que no recibieron nada de capsaicina. ¿Qué significa esto para los seres humanos? Más anticuerpos es igual a menos resfriados (catarros) e infecciones.

No hace falta consumir mucho chile para cosechar sus beneficios curativos. Tan sólo 10 gotas de salsa de chile picante en un plato de caldo de pollo pueden ser muy eficaces. Así lo indica Paul Bosland, Ph.D., profesor del departamento de Horticultura en la Universidad Estatal de Nuevo México, en las Cruces, y fundador del Instituto del Chile en la universidad. "La mayoría de los que vivimos en Nuevo México lo hacemos así cuando nos enfermamos", dice el experto. "Todos nos sentimos mejor después de comer un poco de chile".

Para tratar los resfriados, el Dr. Ziment recomienda hacer gárgaras con agua tibia y 10 gotas de salsa *Tabasco*. "Este remedio puede ser muy eficaz, sobre todo si desea despejar los senos nasales", señala.

Ardor anticolesterol y antiúlcera

"Es posible que el consumo de chiles reduzca el riesgo de sufrir enfermedades cardíacas", afirma la Dra. Rallie McAllister, M.PH., una médico de medicina familiar que cuenta con certificación profesional y ejerce en la Clínica Misión Nathaniel, en Lexington, Kentucky. Además de mejorar la circulación, la capsaicina reduce las probabilidades de que se formen coágulos en la sangre, lo cual evita que se produzcan obstrucciones en las arterias del corazón y del cerebro que pueden provocar ataques cardíacos y derrames cerebrales.

En experimentos realizados en el Instituto de Investigaciones Farmacéuticas Bristol-Myers Squibb se observó que la capsaicina reduce la incidencia de alteraciones peligrosas del ritmo cardíaco, baja la presión arterial y mejora el flujo sanguíneo hacia el corazón. Al parecer en estos casos funciona como un bloqueador natural del canal del calcio, semejante a algunos fármacos para el corazón que se venden con receta, afirma la Dra. McAllister.

No deja de ser interesante que la capsaicina haya demostrado reducir los niveles de colesterol en pavos (guajolotes) que seguían dietas altas en colesterol. Se sabe que los pavos, al igual que los seres humanos, sufren de endurecimiento de las arterias, lo cual puede culminar en enfermedades cardíacas.

Desde hace muchos años, los médicos han sugerido a las personas propensas a las úlceras estomacales que eviten los alimentos condimentados. Las investigaciones recientes indican todo lo contrario: es posible que el chile impida la formación de úlceras.

Al parecer, la capsaicina estimula la producción de jugos digestivos, lo cual protege las paredes estomacales de las bacterias que causan las úlceras. Un grupo de investigadores del Hospital de la Universidad Nacional de Singapur descubrió que las personas que consumían las mayores cantidades de chile en polvo sufrían la menor cantidad de úlceras. Esta circunstancia los llevó a especular que el chile, es decir, la capsaicina, sirve como agente protector del estómago.

También aporta ayuda antioxidante

Es posible que entre más chile incluya en su dieta, con mayor fuerza podrá combatir el proceso del envejecimiento. El chile contiene una gran cantidad de dos antioxidantes, la vitamina C y el betacaroteno (que el cuerpo convierte en vitamina A).

Estos antioxidantes protegen el cuerpo mediante la "neutralización" de los radicales libres, unas moléculas dañinas de oxígeno que se acumulan en el cuerpo de manera natural para luego atacar a las células. Al aumentar el consumo de vitaminas antioxidantes, opinan los investigadores, es posible prevenir ciertos daños que pueden provocar cáncer, enfermedades cardíacas y derrames cerebrales, así como artritis o la debilidad del sistema inmunitario.

Un solo chile rojo contiene 3 miligramos de betacaroteno, es decir, entre el 30 y el 50 por ciento de la cantidad recomendada por la mayoría de los expertos. Los estudios demuestran que las personas que consumen la mayor cantidad de alimentos ricos en betacaroteno sufren menos cáncer y enfermedades del corazón.

CÓMO MAXIMIZAR SUS PODERES CURATIVOS

Escoja con cuidado. Compre chiles frescos de colores vivos y subidos. La piel debe ser brillante, firme y tirante, y los tallos resistentes y frescos. Los chiles secos también deben tener colores vivos. Los chiles de color apagado tienen un sabor igualmente apagado.

Consérvelos en papel, no en plástico. No es buena idea conservar los chiles en bolsas de plástico porque la acumulación de humedad puede echarlos a perder más rápidamente. Lo mejor es guardarlos en bolsas de papel (cartuchos, estrazas) o envolverlos en toallas de papel. Durarán una semana en el cajón de las verduras del refrigerador.

Disfrútelos en crudo. Aunque el chile crudo es demasiado picante para algunas personas, es la mejor manera de obtener la mayor cantidad posible de vitamina C. Según el Dr. Bosland, el proceso de cocción destruye los depósitos de este nutriente. Por su parte, el calor no afecta a la capsaicina. Si esta es la que le interesa —para aliviar la congestión, por ejemplo—, puede preparar los chiles como más le gusten.

Proteja el polvo. El betacaroteno del chile en polvo termina por desaparecer si se guarda a temperatura ambiente. "Ponga el chile en polvo en un lugar oscuro y fresco, como el congelador", sugiere el Dr. Bosland.

Puntos picantes. El poder curativo del chile no necesariamente va de la mano con la intensidad de su picante, así que no tiene por qué sufrir inútilmente. De los chiles más agresivos a los menos, esta lista le servirá como una pequeña introducción a la materia:

- El chile habanero y el *Scotch bonnet* de Jamaica se ubican entre los más picantes.
- El chile jalapeño o de Fresno pica la mitad que el habanero.
- El chile redondo húngaro y el de Anaheim son más suaves y una buena elección para paladares menos audaces.

(*Nota*: si encuentra en este capítulo términos que no entiende o que jamás ha visto, favor de remitirse al glosario en la página 636).

Salsa picante

2 **tomates (jitomates) medianos picados en trozos grandes**

2 **chiles jalapeños pequeños partidos a la mitad a lo largo y picados en rodajas muy finas (use guantes de plástico para tocarlos)**

¼ **de taza de cebolla morada finamente picada**

2 **cucharadas de cilantro fresco picado**

2 **cucharadas de jugo de limón verde (lima) recién exprimido**

⅛ **de cucharadita de sal**

Ponga el tomate, el chile, la cebolla, el cilantro, el jugo de limón verde y la sal en un tazón (recipiente) pequeño. Mezcle bien. Deje reposar la salsa durante por lo menos 30 minutos hasta que los sabores se mezclen muy bien.

Rinde 1⅓ tazas

Consejo de cocina: *la salsa se conserva durante varios días en el refrigerador en un recipiente tapado. Sirva con frituras de maíz libres de grasa o como condimento para acompañar papas al horno o carne asada de ave, res, cerdo o de cualquier otro tipo.*

POR ⅓ DE TAZA

Calorías: 29	Colesterol: 0 mg
Grasa total: 0,2 g	Sodio: 74 mg
Grasa saturada: 0 g	Fibra dietética: 0,8 g

Colesterol alto

AYUDA PARA LAS ARTERIAS

Cuando se tiene en cuenta que uno de los alimentos favoritos de los escoceses es el *haggis*, un plato hecho con vísceras de distintos animales mezclado con grasa animal, y que muchos de ellos nunca comen verduras, resulta fácil comprender por qué los escoceses todavía tienen uno de los índices de mortalidad a causa de las enfermedades cardiovasculares más elevados del mundo. Ahora bien, en los Estados Unidos se comen muchas más hamburguesas que *haggis*, pero en lo que se refiere a la salud cardiovascular, los estadounidenses (incluida la población latina) estamos sólo un poquito por detrás de los escoceses.

En gran medida esto se debe al colesterol alto. Tener niveles elevados de colesterol es uno de los principales factores de riesgo para sufrir ataques al corazón, derrames cerebrales y otras enfermedades vasculares. Casi 100 millones de estadounidenses tienen niveles de colesterol por encima de 200. De estos, cerca de 34,5 millones tienen unos niveles de colesterol de 240 o más.

Si estas estadísticas tienen algún aspecto positivo es este: si bien un nivel alto de colesterol le hace enfrentar un mayor riesgo de sufrir enfermedades cardíacas, es un riesgo que se puede controlar cada día. Comer alimentos bajos en grasa saturada y en colesterol es un modo eficaz de reducir la cantidad de colesterol de su sangre. Además, incluso reducir un poco el nivel de colesterol puede llegar a producir grandes beneficios para la salud. Por cada 1 por ciento que uno reduzca su colesterol total, se disminuye el riesgo de sufrir un ataque cardíaco en un 2 por ciento.

Amigo y enemigo

En realidad el colesterol en sí mismo no es el sedimento tóxico que la gente piensa que es. De hecho, el cuerpo utiliza el colesterol, que produce el hígado, para producir las membranas celulares, las hormonas sexuales, los ácidos bílicos y la vitamina D. No podríamos vivir sin él. No obstante, en grandes cantidades esta sustancia esencial, que se encuentra en los productos de origen animal como las carnes, la leche, los huevos y la mantequilla, se vuelve peligrosa rápidamente. Esto es así sobre todo en el caso del colesterol llamado lipoproteínico de baja densidad (LBD), el colesterol "malo".

Cuando el colesterol LBD circula por el torrente sanguíneo, sufre un proceso llamado oxidación. Fundamentalmente, esto significa que se echa a perder y se pone rancio. El sistema inmunitario descubre rápidamente al colesterol LBD en descomposición y reacciona ante él como lo haría ante cualquier otro invasor. Las células inmunitarias engullen a las moléculas de colesterol. Una vez se han atiborrado, se pegan a las paredes de las arterias, se endurecen y forman una capa densa y grasosa llamada placa aretomatosa o depósitos. Cuando se acumula suficiente placa, hay menos espacio para que circule la sangre. Al final, el flujo sanguíneo puede hacerse más lento e incluso detenerse. Cuando sucede esto en las arterias que proporcionan sangre al corazón, el resultado es un ataque cardíaco. Cuando sucede en las arterias que van al cerebro, el resultado es un derrame cerebral.

El cuerpo tiene un mecanismo para hacer frente a esta amenaza. Un segundo tipo de colesterol, el lipoproteínico de alta densidad (LAD), extrae el colesterol peligroso de la sangre y lo transporta al hígado para deshacerse de él. Normalmente hace bien su trabajo. (De hecho, un estudio observó que cada aumento de 1 punto en el colesterol LAD protege el corazón al menos igual que una reducción de 1 punto en el colesterol LBD, por lo que se reduce el riesgo de sufrir un ataque cardíaco mortal en un 2 por ciento). No obstante, cuando los niveles de colesterol son demasiado altos, el colesterol LAD no puede seguir el ritmo y el LBD va aumentando gradualmente a niveles peligrosos.

Lo ideal es que se tengan niveles elevados de LAD y niveles bajos del peligroso LBD. El Programa Nacional de Educación sobre el Colesterol recomienda mantener el colesterol total por debajo de 200 miligramos por decilitro de sangre. Para ser más específicos, el LDB debería estar por debajo de 130 y el LAD por arriba de 40. Aún mejor, afirman que un LAD por encima de 60 protege contra muchas enfermedades.

Una manera de mantener el colesterol sanguíneo dentro de unos límites saludables es no ingerir más de 300 miligramos de colesterol dietético al día (un poco más de la cantidad que hay en 1½ yemas de huevo). Pero como ya dijimos, el cuerpo fabrica colesterol, por eso limitar la cantidad de colesterol de la dieta es solamente una parte de la solución.

Favorézcase con frutos secos

Hace un tiempo atrás se consideraba que los frutos secos eran básicamente unas pastillitas de grasa y se nos recomendaba comer menos. Pero eso ha cambiado en los últimos tiempos. Uno de los muchos beneficios para la salud de los frutos secos es su capacidad para combatir el colesterol alto.

Unos científicos del Departamento de Agricultura de los Estados Unidos observaron que los frutos secos contienen niveles considerables de unos nutrientes llamados esteroles vegetales. Estos nutrientes pueden reducir el colesterol LBD, posiblemente al evitar que el sistema digestivo absorba el colesterol de los alimentos que comemos.

Unos investigadores de Canadá descubrieron que cuando las personas con el colesterol alto comían 1,8 gramos de esteroles vegetales al día, sus niveles de colesterol descendían un 8 por ciento.

Se pueden comprar alimentos enriquecidos con esteroles, como margarina y jugos, los cuales contienen esteroles adicionales. O también se pueden conseguir de la manera que ideó la Madre Naturaleza: al comer las semillas de sésamo (ajonjolí), semillas de girasol y los pistachos, con 144 miligramos, 104 miligramos y 83 miligramos, respectivamente, en ¼ de taza.

Un fruto seco que ha tenido bastante mala reputación, el coco, tal vez sea especialmente útil para combatir el colesterol alto. Es cierto que el coco contiene mucha más grasa saturada (uno de los tipos de grasa menos saludables) que la mantequilla. No obstante, más de la mitad de la grasa saturada del coco es ácido láurico. Cuando los investigadores analizaron 60 estudios, descubrieron que si bien el ácido láurico eleva el colesterol LBD (el colesterol "malo"), eleva el colesterol LAB (el colesterol "bueno") aún más. Así que al final, sirve para beneficiar nuestro perfil total de colesterol.

Por otra parte, la almendra tiene mucho mejor fama que el coco en lo que se refiere al colesterol. Esto quizás se deba a que unos investigadores de la Universidad Tufts, en Boston, descubrieron que las pieles de las almendras son especialmente ricas en antioxidantes que ayudan a eliminar el colesterol LBD. Los científicos observaron que un extracto de flavonoides de piel de almendra reducía la oxidación del LBD en un 18 por ciento en hámsters.

Ayuda de la fibra

Ya sabíamos que comer cereales integrales, frijoles y frutas frescas mantenía nuestro sistema digestivo en plena forma, pero además estos alimentos también reducen el colesterol. Tienen muchísima fibra soluble, una sustancia que forma un gel pegajoso en el tracto digestivo, el cual reduce el colesterol.

Los investigadores de la Universidad Johns Hopkins, en Baltimore, a cargo de un estudio que abarcó a personas que radican en China observaron que los hombres que comían unas 3 onzas (85 g) de avena al día tenían unos niveles de colesterol un 11 por ciento más bajos que los hombres que casi nunca comían avena. Además, la presión arterial de los hombres que comían avena era un 8 por ciento inferior.

"Este estudio sugiere que seguir una dieta alta en fibra puede tener un efecto beneficioso sobre el colesterol sanguíneo y la presión arterial", dice el Dr. Jiang He, Ph.D., profesor y director del departamento de Epidemiología en la Escuela de Salud Pública y Medicina Tropical de la Universidad Tulane, en Nueva Orleáns. "Además, [el estudio] sugiere que adoptar una dieta alta en fibra podría reducir la tasa de mortalidad a causa de enfermedades cardiovasculares en los Estados Unidos".

ES MEJOR LA MONOINSATURADA

Según Mark Kantor, Ph.D., de la Universidad de Maryland, en College Park, "el componente de los alimentos que tiene el mayor efecto sobre los niveles de colesterol sanguíneo es la grasa saturada". La grasa saturada —la cual se encuentra principalmente en los alimentos de origen animal como la carne de res, la leche de grasa entera y la leche semidescremada al 2 por ciento, las yemas del huevo, la mantequilla y el queso— puede aumentar la cantidad del perjudicial colesterol lipoproteínico de baja densidad (LBD) en el torrente sanguíneo, así como la cantidad total de colesterol.

Todos los días el estadounidense común consume la cantidad equivalente de grasa que se encuentra en una barrita entera de mantequilla. Los expertos recomiendan con insistencia reducir la cantidad de grasa de la dieta.

Sin embargo, si bien es una buena idea reducir la cantidad total de grasa de la dieta, hay un tipo de grasa que todos deberíamos ingerir. Las investigaciones sugieren que ingerir cantidades moderadas de grasa monoinsaturada, la cual se encuentra en los aguacates (paltas), el aceite de oliva y el aceite de *canola*, puede reducir los niveles del colesterol LBD "malo", mientras deja intacto el beneficioso colesterol lipoproteínico de alta densidad (LAD).

Hace mucho tiempo que los investigadores saben que los habitantes de Grecia, España y otros países mediterráneos (donde se consume aceite de oliva todos los días) tienen unos de los índices de enfermedades cardíacas más bajos del mundo. De hecho, incluso cuando sus niveles de colesterol son bastante elevados, tienen aproximadamente la mitad de probabilidades de morir de una cardiopatía que un estadounidense con el mismo nivel de colesterol. Las investigaciones sugieren que el aceite de oliva mejora de alguna manera la capacidad del hígado para eliminar el colesterol LBD del torrente sanguíneo.

Aun así, el aceite de oliva no es el único factor responsable de la salud cardíaca mediterránea. Los habitantes de los países mediterráneos también comen montones de frutas y verduras frescas. Además, caminan más que los estadounidenses y tienen menos probabilidades de estar excedidos de peso.

No obstante, el Dr. Kantor recomienda que si se decide agregar más aceite de oliva a la dieta, que se haga con moderación. Quizás sea mejor que otros aceites, pero sigue conteniendo un 100 por ciento de grasa. "Reduzca todas las grasas", dice el Dr. Kantor, "y consuma aceite de oliva con moderación. No aumente la cantidad total de aceite en la dieta".

En otro estudio, unos investigadores del USDA sometieron a 25 personas a dietas cardiosaludables durante 5 semanas. Les dieron a algunas de las personas 3 gramos de fibra soluble al día procedente de la cebada; más o menos la cantidad que hay en media taza. Al compararlos con las otras personas, quienes no habían comido la cebada, sus niveles totales de colesterol descendieron en un 9 por ciento.

La Cantidad Diaria Recomendada (o *DV* por sus siglas en inglés) de fibra son 25 gramos. En términos prácticos, esto significa comer de 2 a 4 raciones de fruta, de 3 a 5 raciones de verduras y de 6 a 11 raciones de panes, cereales y granos al día, afirma Joanne Curran-Celentano, Ph.D., R.D., profesora adjunta de Ciencias de la Nutrición en la Universidad de New Hampshire, en Durham. "Comer avena o cereal de salvado de avena varias veces por semana agregará aún más fibra soluble a la dieta", agrega la Dra. Curran-Celentano. Otras buenas fuentes de fibra soluble son los frijoles pintos, los frijoles colorados, las coles (repollitos) de Bruselas y las batatas dulces (camotes).

Dos bebidas buenas para bajarlo

Dos bebidas muy diferentes —la leche y el vino— tal vez ayuden a mejorar los niveles de colesterol, aunque es obvio que no le vamos a recomendar que las beba juntas. Además, la leche descremada o semidescremada es mejor. Un estudio descubrió que después de consumir 1.060 miligramos de calcio y 490 miligramos de fósforo (una combinación que se encuentra en los lácteos como la leche) durante 4 semanas en forma de suplemento, los niveles de colesterol de personas saludables se redujeron en un 6 por ciento en comparación con las personas que no tomaron los suplementos. Un vaso de 8 onzas (240 ml) de leche brinda cerca de un tercio de las cantidades tomadas en el estudio.

Otro estudio, este realizado en Boston, descubrió que tomar un promedio de 5 bebidas a la semana reducía el riesgo de tener niveles peligrosamente bajos de LAD en un increíble 78 por ciento. Es importante tener presente que si bien esta cantidad de vino tal vez mejore el colesterol LAD, beber más puede elevar la presión arterial (otro factor de riesgo de sufrir enfermedades cardíacas) y tener otros efectos perjudiciales sobre la salud. Por lo tanto, hay que ser sensato al respecto.

Sálgase con la soya

En los Estados Unidos les damos frijoles de soya a los pollos, pero en los países asiáticos, la gente come este tipo de frijol, así como alimentos hechos con soya, como *tofu*, casi todos los días. Estos alimentos contienen compuestos que ayudan a reducir el nivel del colesterol, y esto quizás explique, al menos en parte, por qué los niveles de colesterol en el Japón son muchísimo más bajos que en los Estados Unidos.

Diversos estudios han demostrado que al sustituir las proteínas de origen animal por unas 1½ onzas (42 g) de proteína de soya al día se puede reducir el colesterol total en un 9 por ciento. Y se reduce el peligroso colesterol LBD aún más, en un 13 por ciento.

Ahora las investigaciones demuestran que la proteína de soya también *eleva* el colesterol LAD. Unos investigadores de la Universidad de Minnesota descubrieron que las mujeres que consumían 26 gramos de proteína de soya a lo largo de 6 semanas aumentaban sus LAD en un 4,2 por ciento. Se puede obtener esta cantidad de proteína de soya en 2 a 4 raciones de leche de soya o de cereales o barritas energéticas enriquecidas con soya.

El *tofu* y otros alimentos hechos con soya contienen unos compuestos llamados fitoestrógenos, afirma el Dr. James W. Anderson, profesor de Medicina Interna en el departamento de Endocrinología y Medicina Molecular de la Universidad de Kentucky, en Lexington. Los investigadores piensan que estos compuestos ayudan a transportar el colesterol LBD desde el torrente sanguíneo hasta el hígado, donde se descompone y se excreta. Además, evitan que el LBD se oxide y por lo tanto, hay menos probabilidades de que obstruya las arterias coronarias.

Para obtener los beneficios de reducción del colesterol que brinda la soya, es necesario comer de 2 a 3 raciones de alimentos hechos con soya al día, dice el Dr. Anderson.

> ## Consejo clave
>
> "Coma uno o dos puñados pequeños de almendras al día", recomienda Cyril Kendall, Ph.D., científico investigador del departamento de Ciencias de la Nutrición de la Universidad de Toronto. En un estudio de la Universidad de Toronto se observó que esta cantidad —de 1 a 2 onzas (de 28 a 56 g) diarias— de almendras crudas sin mondar producía una considerable reducción del colesterol. ¿Y quiere aún mejores noticias? La adición de esta cantidad de almendras a la dieta no provocó ningún aumento de peso.

¿Ayudará comer ajo?

Los amantes del ajo dicen que nunca se puede comer demasiado de este, y la verdad es que entre más se coma, mejor. En lo que se refiere al colesterol, algunas investigaciones sugieren que puede reducir considerablemente el colesterol; otras investigaciones dicen que no hace nada.

El ajo contiene un compuesto llamado alicina que tal vez cambie el modo en que el cuerpo utiliza el colesterol. Cuando unos investigadores analizaron los datos de cinco de los estudios científicos más confiables sobre el ajo y el colesterol, observaron que al comer medio o un diente de ajo al día se reducía el colesterol sanguíneo un 9 por ciento en promedio. No obstante, una investigación reciente realizada en la

Universidad Stanford de California, descubrió que comer ajo crudo no afectaba en absoluto los niveles de colesterol.

Es buena idea picarlo en trocitos o machacarlo, pues así se libera más alicina. No obstante, aunque se coma mucho ajo, no hay que creer que es un remedio santo contra el colesterol alto. "Si se come ajo pero se tiene una dieta alta en grasa saturada y colesterol, probablemente no le aportará ningún beneficio", afirma Mark Kantor, Ph.D., profesor adjunto de Nutrición y Ciencias de los Alimentos en la Universidad de Maryland, en College Park.

Pescados prometedores

Además de los niveles de colesterol, hay que vigilar otra cifra: el nivel de unas grasas sanguíneas llamadas triglicéridos. Las personas con niveles elevados de triglicéridos tienen más probabilidades de tener niveles bajos del LAD protector. A la inversa, al reducir los niveles de triglicéridos, disminuye el riesgo de sufrir enfermedades cardíacas.

El salmón, el atún y otros pescados grasos contienen ácidos grasos omega-3, los cuales reducen los triglicéridos. En un estudio de la Universidad de Western Australia, en Perth, dos grupos de hombres siguieron una dieta baja en grasa. Los del primer grupo comieron diversos alimentos ricos en proteínas, mientras que los del segundo comieron de 3 a 5 onzas (de 85 a 142 g) diarias de pescado. Después de 3 meses, los hombres de ambos grupos habían bajado su colesterol, pero los hombres que comieron pescado también experimentaron una reducción del 23 por ciento en los triglicéridos.

Es posible que los omega-3 hagan algo más que simplemente bajar los triglicéridos. Las investigaciones sugieren que tal vez eleven también los niveles del colesterol LAD beneficioso. Los hombres del estudio australiano que comieron pescado incrementaron su nivel de LAD en un 15 por ciento. Al parecer cuando se agrega pescado a una dieta baja en grasa, los triglicéridos bajan y los niveles de LAD suben.

En otro estudio, los investigadores de la Universidad de Guelph, en Ontario, Canadá, observaron que las mujeres que consumían 2,8 gramos de omega-3 durante un mes tenían unos niveles de LAD un 8 por ciento superiores que las mujeres que tomaron un placebo (una pastilla falsa).

Finalmente, el pescado también es bajo en calorías y en grasa saturada, lo cual lo convierte en una adición perfecta a una dieta centrada en reducir el nivel del colesterol. Para obtener los máximos beneficios de los omega-3, la Dra. Curran-Celentano recomienda comer de 3 a 4 onzas (de 85 a 113 g) de pescado dos veces por semana.

Por cierto, si le encanta el atún de lata, tiene suerte porque también contiene omega-3. No obstante, es mejor comprar trozos de atún claro en agua (el atún albacora enlatado al parecer tiene niveles altos de mercurio). Tres onzas contienen aproximadamente 90 calorías y menos de 1 gramo de grasa, mientras que la misma cantidad de atún en aceite contiene 168 calorías y casi 7 gramos de grasa.

(*Nota*: si encuentra en este capítulo términos que no entiende o que jamás ha visto, favor de remitirse al glosario en la página 636).

Coliflor

CONTIENE UNA CARGA QUE NOS CUIDA CONTRA EL CÁNCER

Mark Twain, el autor de las novelas clásicas *Tom Sawyer* y *Huckleberry Finn*, llamó una vez a la coliflor "una col con educación universitaria": un poco más refinada, quizá, pero en esencia la misma.

Lo que Twain no conocía era el impacto que la coliflor puede tener en nuestra lucha por asegurarnos una buena salud. (De haberlo sabido, Huckleberry Finn y Tom Sawyer tal vez se la hubieran pasado comiendo coliflores crudas en lugar de grasosos filetes de pescado). Al igual que otros miembros de la familia de las crucíferas, la coliflor está cargadísima de nutrientes que se dedican a combatir muchas enfermedades, entre ellas el cáncer. También es una muy buena fuente de vitaminas y minerales esenciales para mantener la fuerza del sistema inmunitario. Un estudio observó que comer sólo 4 raciones semanales de verduras crucíferas, como la coliflor, reducía el riesgo de morir de *cualquier* causa en un 26 por ciento.

Cabezuelas de calidad

Los poderes curativos del hermano verde de la coliflor, el brócoli, han recibido más atención. Sin embargo, la coliflor también está bien dotada de poderes anticancerígenos, según el Dr. Jon Michnovicz, Ph.D., presidente de la Fundación de Oncología Preventiva, en la ciudad de Nueva York.

Los investigadores han hallado dos armas muy eficaces en el arsenal anticancerígeno de la coliflor: los fitonutrientes sulforafano e indol-3-carbinol (o I3C). Estos compuestos se hallan en todas las verduras crucíferas y tal vez se deba a ellos que las personas que comen crucíferas regularmente tienen menos probabilidades de sufrir cáncer, según lo han demostrado los estudios una y otra vez.

En uno de estos estudios, un grupo de científicos de la Universidad Johns Hopkins, en Baltimore, expusieron a 145 animales de laboratorio a altas dosis de un carcinógeno sumamente potente. A 120 de los animales se les alimentó con grandes dosis de sulforafano. Cincuenta días más tarde, el 68 por ciento de los animales sin

Ojo con las purinas problemáticas

Parece mentira, pero los artistas Miguel Ángel y Leonardo da Vinci tenían una cosa en común con Enrique VIII, el tiránico rey de Inglaterra que gobernó durante el siglo XVI: todos debieron alejarse de la coliflor. Las personas que padecen gota al igual que ellos deben hacer lo mismo.

La coliflor contiene unos aminoácidos llamados purinas que se convierten en ácido úrico en el cuerpo. Los cristales del ácido úrico pueden provocar un doloroso caso de gota, una forma de artritis que se da cuando los afilados cristales pican las articulaciones, provocando dolor e hinchazón. No obstante, aun las personas que padecen gota y no pueden comer coliflor pueden obtener los mismos beneficios anticancerígenos de otras crucíferas, como el brócoli, el repollo (col) y las coles (repollitos) de Bruselas. La concentración de purinas es menor en todas ellas.

protección tenían tumores de mama, en comparación con sólo el 6 por ciento de los que habían recibido el sulforafano.

Si bien estudios previos indicaban que el sulforafano puede evitar que se produzcan los cambios que culminan en cáncer en las células de mama humanas, investigaciones más nuevas llevadas a cabo por la Universidad de Illinois, en Urbana-Champaign, han demostrado que puede detener el crecimiento de células cancerosas de la mama. En estudios de tubo de ensayo, el sulforafano interrumpió la capacidad de las células cancerosas para dividirse y por lo tanto, estas morían. Según explica el Dr. Michnovicz, lo que hace el sulforafano es aumentar la producción de unas enzimas en el cuerpo que eliminan las toxinas antes de que estas puedan dañar las células del cuerpo y volverlas cancerosas.

El otro compuesto de la coliflor que acaba con los tumores, el I3C, funciona como antiestrógeno, indica el Dr. Michnovicz. Es decir, el I3C reduce los niveles en el cuerpo de estrógenos dañinos que estimulan el crecimiento de tumores en las células sensibles a las hormonas, como las de los senos y la próstata. "Debido a esto, si bien algunos estudios demuestran que las personas que comen verduras crucíferas quedan protegidas contra todo tipo de cáncer, estos alimentos probablemente resulten más útiles para combatir el cáncer de colon, mama y próstata", opina el Dr. Michnovicz.

Un ejemplo interesante de lo anterior es el hecho de que el cáncer de próstata sea poco común en la India, donde se comen con frecuencia verduras como la coliflor con la especia cúrcuma (azafrán de las Indias). Un estudio llevado a cabo en la Universidad Rutgers, en New Brunswick, Nueva Jersey, observó que tanto el fenetil-isotiocianato (un fitoquímico que se encuentra en la coliflor) como la curcumina (un fitonutriente presente en la cúrcuma) retardaban el crecimiento de las células humanas de cáncer de próstata implantadas en ratones. (Vea la deliciosa receta de ensalada de arroz y coliflor de la página 178 en la que se emplea cúrcuma).

Valor vitamínico

La coliflor hace algo más que proteger contra el cáncer. También está llena de vitamina C y de folato, dos nutrientes muy conocidos por su capacidad para mantener en forma el sistema inmunitario.

Onza por onza, esta verdura crucífera aporta más vitamina C que una mandarina o una toronja (pomelo) blanca. Al aumentar el nivel de vitamina C en el cuerpo, además de otras vitaminas antioxidantes como la vitamina E y el betacaroteno, es posible mantener un sistema inmunitario fuerte y también prevenir muchas enfermedades, entre ellas las cardiopatías, el cáncer y las cataratas.

CÓMO MAXIMIZAR SUS PODERES CURATIVOS

Búsquela sin mácula. Evite las coliflores con manchas marrones (café) en sus cabezuelas color marfil (o morado) porque eso significa que su mejor momento nutricional ya pasó. Escoja coliflores que tengan muchas hojas gruesas y verdes alrededor, estarán mejor protegidas y más frescas.

Guárdela con cuidado. Guarde las coliflores con el tallo hacia abajo para evitar que se humedezcan las cabezuelas.

Cuidado al cocinarla. Para mantener intactas las propiedades anticancerígenas de los indoles es importante mantener la coliflor alejada del calor, recomienda el Dr. Michnovicz. La mejor idea es comérsela cruda o cocinarla rápidamente al vapor, en un *wok* o en el horno de microondas, afirma el experto. La peor manera de cocinar esta crucífera es hirviéndola. Al sumergir la coliflor en agua hirviendo pierde más o menos la mitad de sus valiosos indoles, según advierte el experto.

UNA COMBINACIÓN DE CRUCÍFERAS

A algunas personas no les gusta el sabor a repollo (col) de la coliflor. A otras les molesta la forma en que las fibrosas cabezuelas del brócoli se atoran entre sus dientes. ¿Habrá una manera de combinar los beneficios de las crucíferas con un sabor y una textura agradables?

La respuesta se encuentra en la sección de frutas y verduras del supermercado en forma de una verdura que parece una coliflor verde: la brocoflor (*broccoflower*).

Este híbrido de origen californiano combina lo mejor tanto del brócoli como de la coliflor. La brocoflor es de sabor más dulce y menos fuerte que sus papás, además de ser más fácil de masticar. Por si fuera poco, cuenta con más nutrientes: una ración de media taza cubre hasta el 125 por ciento de la Cantidad Diaria Recomendada de vitamina C. De acuerdo con los expertos, también es rica en los fitonutrientes que acaban con los tumores, como el sulforafano y los indoles.

Queda mejor al vapor. Al cocinar al vapor la coliflor se libera la máxima cantidad de sulforafano. No obstante, es importante cortarla en trozos grandes (no pequeños) antes de cocinarla al vapor. Los trozos más grandes exponen una superficie más pequeña. Entre más grande sea el área expuesta, más nutrientes puede perder.

(*Nota*: si encuentra en este capítulo términos que no entiende o que jamás ha visto, favor de remitirse al glosario en la página 636).

Ensalada de arroz *basmati* con coliflor asada al horno

1 taza de arroz *basmati* integral

2¼ tazas de agua

1 raja (rama) de canela

½ cucharadita de cúrcuma (azafrán de las Indias) molida

½ taza de chícharos (guisantes, arvejas) congelados

1 coliflor, picada en cabezuelas del tamaño de un bocado

2 cucharadas de aceite de oliva extra virgen

1 cucharadita de cominos en grano

1 cucharadita de sal

1 cucharada de *chutney* preparado (de sabor a mango)

1 cucharada de vinagre de manzana (*cider vinegar*)

1 cucharada de jugo de limón verde (lima) fresco

Una pizca de mostaza seca

¼ de taza de nueces de la India (anacardos, semillas de cajuil, castañas de cajú) picadas

¼ de taza de pasas

2 cucharadas de cilantro fresco picado

Precaliente el horno a 450°F. Combine el arroz con el agua, la raja de canela y la cúrcuma en una cacerola con una tapa que se ajuste bien. Deje que rompa a hervir, sin tapar, a fuego alto. Cubra, reduzca el fuego y deje que hierva lentamente durante 35 ó 40 minutos, hasta que el arroz esté blando y se haya absorbido el líquido. Esponje el arroz, agregue los chícharos y deje reposar, cubierto, durante 5 minutos.

Mientras se cuece el arroz, cubra la coliflor con 1 cucharada del aceite, el comino y la sal y disponga en una bandeja de hornear en una sola capa. Ase en el horno, revolviendo de vez en cuando, durante 15 ó 20 minutos, hasta que la coliflor esté tierna y dorada en los bordes. Deje aparte para que se enfríe.

Bata a mano en un tazón (recipiente) pequeño la cucharada restante de aceite, el *chutney*, el vinagre, el jugo de limón verde y la mostaza.

Mezcle en un tazón grande el arroz y los chícharos con la coliflor, las nueces de la India, las pasas y el cilantro. Vierta la salsa del *chutney* sobre la mezcla del arroz y mezcle bien.

Rinde 4 porciones

POR PORCIÓN

Calorías: 348	Colesterol: 0 mg
Grasa total: 13 g	Sodio: 678 mg
Grasa saturada: 2 g	Fibra dietética: 7 g

Curación de las heridas

UN SURTIDO DE SABROSAS SELECCIONES SANADORAS

Nadie logra pasar por la vida sin cortarse ni rasparse nunca. De hecho, los médicos calculan que en los Estados Unidos se sufren más de 12 millones de cortadas y otras heridas al año.

Afortunadamente nuestra piel por lo general tiene la capacidad de curarse sola. No obstante, para que este proceso se lleve a cabo hay que comer los alimentos correctos. Ciertos nutrientes, como las proteínas, la vitamina C y el zinc, son esenciales para que se forme piel nueva. Si no se incluyen en la dieta en cantidades suficientes, las heridas tardan más en curarse, según adviene la Dra. Judith Petry, directora médica del Proyecto Vermont de Instrumentos de Curación, en Brattleboro.

Cimientos sólidos

Las proteínas son de importancia fundamental para curar las cortadas y las heridas, pero no siempre están disponibles cuando más se necesitan. Sólo el 10 por ciento de las proteínas del cuerpo, más o menos, se encuentran en la piel. Las demás se utilizan en otras partes del cuerpo.

"Las proteínas se aprovechan como fuente de energía antes de dedicarse a la curación", explica Michele Gottschlich, Ph.D., R.D., directora de servicios de nutrición para el Instituto Shriners Burns de Cincinnati.

Cuando el cuerpo se entrega a la tarea de curar una herida sus necesidades de proteínas llegan a duplicarse. Supongamos, por ejemplo, que normalmente se consumen 50 gramos de proteínas al día. Después de sufrir una quemadura tal vez haga falta incrementar esta cantidad a 100 gramos para curarse bien, indica la Dra. Gottschlich. Es decir, el consumo diario de alimentos ricos en proteínas tiene que aumentar a entre 8 y 10 raciones, en lugar de las 4 a 6 raciones que los nutriólogos recomiendan para asegurar el bienestar del cuerpo en general. La cantidad de proteínas requeridas por el cuerpo para curarse depende en gran medida de la gravedad de la herida. Si se está recuperando de quemaduras masivas, por ejemplo, necesitará aumentar su consumo de proteínas y una manera de hacerlo es agregando leche en polvo descremada a la leche, los cereales, las sopas y salsas, comiendo postres hechos con huevos, como pudín (budín) o flan y agregando queso rallado a los platos de verduras.

Las carnes son una de las mejores fuentes de proteínas. Una ración de 3 onzas (84 g) de *flank steak*, por ejemplo, ofrece 23 gramos de proteínas, alrededor del 46 por ciento de la Cantidad Diaria Recomendada (o *DV* por sus siglas en inglés). Si se prefiere evitar la carne, también es posible obtener proteínas del pescado, los frijoles (habichuelas), los frutos secos y los cereales.

"El *tofu* también es una impresionante fuente de proteínas", agrega la Dra. Gottschlich. Una ración de 4 onzas (112 g) cuenta con más de 9 gramos, aproximadamente la misma cantidad que se obtiene de 1¼ onzas (35 g) de carne molida de res.

Con "c" de "curativa"

El jugo de naranja (china) es un remedio casero recomendado para el resfriado (catarro), porque la vitamina C que contiene ayuda a reforzar el sistema inmunitario. Este efecto también sirve para tratar las heridas. Sin una cantidad adecuada de vitamina C en la dieta, la vulnerabilidad a las infecciones crece rápido.

Además, la vitamina C es muy importante para fortalecer el colágeno, el tejido que mantiene las células de la piel unidas. Cuando no se obtiene una cantidad suficiente de vitamina C a través de la dieta, el colágeno se debilita y las heridas tardan más en curarse. "La integridad de los tejidos, la verdadera fuerza de la piel, depende de la vitamina C", dice el Dr. Vincent Falanga, profesor de Dermatología en la Facultad de Medicina de la Universidad de Boston.

En un estudio llevado a cabo por el Centro para el Tratamiento de Quemaduras del Hospital Cook County en Chicago, los investigadores observaron que los animales de laboratorio que recibían más vitamina C a través de la dieta gozaban de una mejor circulación de la sangre y de menos hinchazón en las heridas que los que ingerían menos vitamina C.

Ya sea que se haya sufrido una cortada, una quemadura o alguna otra herida, es buena idea ingerir por lo menos 500 miligramos de vitamina C al día, alrededor de ocho veces más de los 60 miligramos estipulados por la DV, señala el Dr. Falanga. De hecho, no estaría mal consumir aún más, hasta 1.000 miligramos al día, comenta el dermatólogo, sobre todo las personas de mayor edad y los fumadores. Ambos grupos con frecuencia padecen bajos niveles de vitamina C.

Es fácil obtener mucha vitamina C de los alimentos. Entre las buenas fuentes están el jugo de naranja, las fresas, el brócoli, el cantaloup (melón chino), los tomates (jitomates), los pimientos (ajíes, pimientos morrones) y las papas. Una ración de media taza de pimiento rojo, por ejemplo, contiene 95 miligramos de vitamina C, el 158 por ciento de la DV, mientras que una naranja brinda casi 70 miligramos, el 116 por ciento de la DV. La guayaba es una magnífica fuente de vitamina C: una sola contiene 165 miligramos de este nutriente, el 275 por ciento de la DV.

Un mineral para sanar

Muchos estadounidenses no cubren sus necesidades de zinc, un mineral que ayuda a los tejidos a crecer y repararse. De hecho, cuando las heridas tardan en curarse con frecuencia significa que no se está obteniendo una cantidad suficiente de este importante mineral.

La DV del zinc son 15 miligramos. Al parecer no es mucho, pero de hecho puede resultar algo difícil obtener una cantidad suficiente de este mineral, ya que en el proceso de digestión sólo se absorbe alrededor del 20 por ciento del zinc que se encuentra en los alimentos, según advierte el Dr. Ananda Prasad, Ph.D., profesor de Medicina en la Facultad de Medicina de la Universidad Estatal Wayne, en Detroit. No obstante, cuando un alimento rico en zinc se acompaña con las proteínas de los alimentos de origen animal se favorece la absorción de zinc, agrega el experto.

Las ostras (ostiones) son una excelente fuente de zinc. Media taza proporciona 8 miligramos de este mineral, el 54 por ciento de la DV. El germen de trigo también es bueno: 1⅔ cucharadas contienen más o menos 2 miligramos, el 13 por ciento de la DV.

Sugerencias para que cierren

Remójese. El agua mantiene hidratada la piel, lo cual es importante cuando se están curando quemaduras, indica la Dra. Gottschlich. Beba 8 vasos de 8 onzas (240 ml) de agua al día.

Ingiera ácidos grasos omega-3. Las grasas ayudan al cuerpo a formar nuevas células y estas pasan a formar parte de todas las membranas celulares. Coma pescado graso, nueces (nueces de Castilla) y semilla de lino (linaza).

Tome un complejo. Si su dieta no es siempre todo lo buena que debería (¡y nadie es perfecto!), considere tomar un complejo multivitamínico para cuidarse contra un déficit de importantes vitaminas y minerales, recomienda la Dra. Gottschlich. Entre estos nutrientes importantes se incluyen las vitaminas del complejo B, las cuales ayudan al cuerpo a utilizar la energía procedente de los carbohidratos para reconstruir los tejidos; la vitamina K, la cual ayuda a la sangre a coagularse y la vitamina A, que ayuda al colágeno a formar redes de apoyo y ayuda a las células de la piel a reproducirse.

(*Nota*: si encuentra en este capítulo términos que no entiende o que jamás ha visto, favor de remitirse al glosario en la página 636).

Consejo clave

Para curarse más rápidamente, cómase un sofrito de brócoli y carne de res. "Las proteínas ayudan a acelerar la curación de las quemaduras porque reconstruyen el colágeno, un elemento esencial para que se forme tejido cutáneo", indica Michele Gottschlich, Ph.D., R.D., directora de servicios de nutrición para el Instituto Shriners de Cincinnati. La vitamina C (que se encuentra en grandes cantidades en el brócoli) también ayuda a reconstruir el colágeno, indica la experta.

Defectos de nacimiento

LA FUERZA DEL FOLATO

Desde hace mucho tiempo las mujeres que quieren tener un bebé han sabido lo importante que es una dieta saludable que incluya muchas frutas, verduras, legumbres y cereales integrales. Y ahora los investigadores están diciendo que es aún más imprescindible aumentar el consumo de alimentos ricos en folato, una vitamina del grupo B que según se ha demostrado reduce el riesgo de que se produzcan defectos de nacimiento.

Durante muchos años la opinión pública relegó el folato a un segundo plano. Los médicos sabían que nos hacía falta, pero no se consideraba tan urgente. No obstante, a comienzos de los años 90 diversos estudios comprobaron que en realidad tiene mucho valor. Un estudio que abarcó a más de 3.600 madres descubrió que las probabilidades de tener hijos con defectos del tubo neural se reducen en un 60 por ciento en las mujeres que obtienen la Cantidad Diaria Recomendada (o *DV* por sus siglas en inglés) de 400 microgramos diarios de ácido fólico (la forma que el folato toma en los suplementos), en comparación con las mujeres que consumen cantidades menores de este nutriente. Un defecto del tubo neural significa que el cráneo o la médula espinal no se unen correctamente.

En la actualidad el gobierno federal y otras organizaciones que se ocupan de la prevención de los defectos de nacimiento recomiendan encarecidamente a las mujeres que consuman suficiente ácido fólico. Si se ingiere el suficiente todos los días antes y durante el embarazo se puede reducir el riesgo de defectos cerebrales y espinales de nacimiento de un 50 a un 70 por ciento.

Aun así, según los Centros para el Control y la Prevención de Enfermedades (o *CDC* por sus siglas en inglés), la mayoría de mujeres que radican en los Estados Unidos no obtienen la cantidad suficiente de ácido fólico para prevenir los defectos de nacimiento. Las mujeres embarazadas necesitan 600 microgramos de folato al día.

Pero no sólo las mujeres que *piensan* tener un bebé pronto deben consumir más folato, opina J. David Erickson, D.D.S., Ph.D., epidemiólogo con el Centro Nacional de Defectos de Nacimiento y Discapacidades del Desarrollo, en los CDC. Muchos defectos de nacimiento se dan en una etapa muy temprana del embarazo, con frecuencia antes de que una mujer se entere de que está embarazada. Por eso es fundamental que *todas* las mujeres en edad fértil obtengan una cantidad suficiente de este nutriente, según afirma el experto. Según los expertos de los CDC, los defectos cerebrales y espinales en los bebés se producen en las primeras semanas de embarazo, por ello es muy importante que las mujeres se aseguren de obtener suficiente folato en su organismo en esos momentos.

Algunas de las verduras de hoja verde oscuro son una buena opción para aumentar el consumo de folato, señala la Dra. Patricia A. Baird, profesora emérita en la Universidad de la Columbia Británica en Vancouver. Una taza de espinacas de lata, por ejemplo, contiene 210 microgramos de folato, más de la mitad de la DV para las mujeres que no están embarazadas. Las habas blancas también son una buena fuente de folato; una taza proporciona 120 microgramos, el 30 por ciento de la DV. Además, algunos alimentos envasados, como la harina, las pastas y el arroz, vienen enriquecidos con este nutriente esencial.

Por cierto, para obtener la mayor cantidad posible de folato de los alimentos que se consumen es importante no cocinarlos demasiado. Al hervir o cocer mucho los alimentos se destruye hasta el 90 por ciento del folato que contienen. Para aprovechar este nutriente al máximo se recomienda comerse los alimentos crudos o cocinarlos muy levemente en el horno de microondas o al vapor.

"Acompléjese"

Es posible que tomar un complejo multivitamínico prevenga otros tipos de defectos de nacimiento. Un equipo de investigadores de los CDC, entre los que se incluía el Dr. Erickson, revisaron la literatura previa sobre los complejos multivitamínicos y los defectos de nacimiento para un informe en 2004. Señalaron que un estudio húngaro previo observó que al tomar un complejo multivitamínico más o menos durante el momento de la concepción (desde un breve período anterior hasta la primera parte del embarazo) se producían aproximadamente la *mitad* de defectos de nacimiento. Un amplio estudio estadounidense relacionó la toma de multivitamínicos con un 20 por ciento menos de riesgo de defectos de nacimiento.

Los autores calculan que las mujeres de todo el mundo podrían prevenir hasta 5.200 defectos de nacimiento *cada día* si tomaran un complejo multivitamínico. Entre estos defectos se incluyen defectos cerebrales y espinales, cardíacos, de las vías urinarias y malformaciones de las extremidades. Determinaron que "por el momento, las mujeres deberían considerar tomar diariamente un suplemento multivitamínico que contenga ácido fólico".

Por supuesto, si está usted embarazada o piensa tener un bebé pronto, consulte con su médico si debería tomar un complejo multivitamínico.

Adiós al alcohol

Los griegos de la Antigüedad no contaban con microscopios ni con unidades de cuidados maternales, pero sabían que el embarazo y el alcohol no eran una combinación conveniente. De hecho, tenían leyes que les prohibían el alcohol a las parejas recién casadas.

Estaban adelantados a su época. Diversos estudios han demostrado que puede haber problemas si una mujer toma alcohol —no sólo bebidas fuertes sino también cerveza y vino— durante el embarazo. Según la Dirección General de Salud Pública de los Estados Unidos, los niños con una afección conocida como síndrome alcohólico fetal son de tamaño pequeño, tienen rasgos faciales anormales y anomalías cerebrales. Los defectos de nacimiento relacionados con el alcohol son totalmente evitables, por ello, la Dirección General de Salud Pública recomienda a las mujeres que eviten completamente el alcohol durante el embarazo, y que incluso se abstengan de tomar si están *pensando* en ser mamás.

El control de la diabetes

Si una mujer embarazada padece diabetes —ya sea del tipo I o del tipo II— y no se mantiene bien controlada, esta afección puede provocar diversos problemas en el feto en desarrollo. Según los CDC, tener un nivel alto de azúcar en la sangre (glucosa) durante los 2 primeros meses de embarazo (cuando las mujeres quizás ni siquiera sepan que están embarazadas) puede causar graves defectos en la espina, el corazón, el cerebro y otros órganos del bebé.

Además, un elevado nivel de azúcar en la sangre más tarde durante el embarazo puede hacer que el bebé se haga excesivamente grande en el útero, lo cual puede suponer un mayor riesgo de que el niño sufra daños nerviosos durante el nacimiento. También es posible que el niño enfrente un mayor riesgo de sufrir obesidad y diabetes del tipo II durante su vida.

Finalmente, según los expertos de los CDC, los problemas relacionados con la diabetes que culminan en un nacimiento prematuro pueden ocasionar muchísimas complicaciones en el niño debido a su prematuridad.

Las mujeres en edad de concebir que padezcan diabetes deberían mantener sus niveles de azúcar en la sangre bajo control antes y durante el embarazo. Es necesario hablar sobre la afección con su médico y un dietista antes de embarazarse, así como seguir sus recomendaciones para controlar la enfermedad, ya sean ejercicio, dieta, revisar los niveles de azúcar en la sangre y posiblemente, tomar medicamentos.

(*Nota*: si encuentra en este capítulo términos que no entiende o que jamás ha visto, favor de remitirse al glosario en la página 636).

Depresión

MEJORÍA EN LA MESA

Muchas personas han sentido el impulso de buscar consuelo emocional en la comida cuando están deprimidas, sobre todo en alimentos como chocolate, arroz con leche o flan. Sin embargo, en la mayoría de los casos este consuelo resulta engañoso. Precisamente los alimentos que comemos para sentirnos mejor a veces pueden hacernos sentir peor: apáticos, de mal humor y fatigados.

Hace décadas que los investigadores han estudiado la relación que existe entre los alimentos y los estados de ánimo, pero aún no logran encontrar la conexión exacta. Varios estudios han demostrado que la dieta puede provocar una depresión en algunos individuos. Así lo explica Larry Christensen, Ph.D., coordinador del departamento de Psicología en la Universidad de Alabama del Sur, en Mobile, y experto sobre los efectos del azúcar y la cafeína en el estado de ánimo. De hecho, lo que comemos puede mejorar nuestro estado de ánimo o —si elegimos los alimentos equivocados— hacer que este decaiga. Además, el impacto de lo que no come puede ser tan grande como la influencia de lo que sí colocamos en el plato.

El ánimo y los alimentos

Todo lo que uno hace, desde pensar y sentir emociones hasta salir a caminar, se encuentra expuesto a la influencia de unas células nerviosas del cerebro llamadas neuronas. Cada uno de nosotros tiene miles de millones de neuronas, cien mil millones, para ser exactos. Para comunicarse, las neuronas utilizan los neurotransmisores, unas sustancias químicas cerebrales con nombres exóticos como serotonina, dopamina y noradrenalina.

Además de servir de medios de comunicación, estas sustancias químicas también llegan a influir mucho en los estados de ánimo. Una carencia de serotonina, por ejemplo, puede dar por resultado depresiones, insomnio y antojos muy fuertes de ciertos alimentos. Por el contrario, de acuerdo con la dietista Elizabeth Somer, R.D., un alto nivel de serotonina puede producir una sensación de tranquilidad y bienestar. Cualquier cambio en el nivel de dopamina y noradrenalina en el cerebro puede tener efectos semejantes.

Ácidos animadores

El atún y los otros pescados grasos de agua fría son las mejores fuentes de ácidos grasos omega-3, los cuales están relacionados con índices más bajos de depresión, según demuestran los estudios.

"Es posible que los ácidos grasos poliinsaturados omega-3 sean beneficiosos para la salud mental", afirma Jennifer Ramos Galluzzi, Ph.D., profesora adjunta del departamento de Ciencias del Colegio Comunitario Housatonic, ubicado en Bridgeport, Connecticut.

Los expertos recomiendan consumir 2 raciones semanales de pescado rico de omega-3, como atún, salmón, arenque y caballa (macarela, escombro) española. Otras buenas fuentes son el aceite de *canola* y el aceite de semilla de lino (linaza).

Curiosamente, investigaciones recientes han descubierto que los omega-3 levantan el ánimo incluso de los que no están deprimidos. Cuando unos científicos de la Universidad de Pittsburgh midieron los niveles sanguíneos de omega-3 en 106 adultos saludables y les hicieron unas pruebas psicológicas, descubrieron que las personas con los niveles más elevados de omega-3 obtuvieron unas puntuaciones de un 49 a un 58 por ciento mejores en las pruebas que las personas con los niveles sanguíneos más bajos. (Los científicos están de acuerdo en que los niveles sanguíneos de omega-3 son un indicador confiable de cuántos ácidos grasos omega-3 consume una persona).

Los carbohidratos calmantes

Para muchos latinos, una comida no está completa si no se acompaña con tortillas. Para otros, el arroz es lo que no puede faltar en la cena. Resulta que estas costumbres culturales tienen un beneficio inesperado: levantan el ánimo.

Las investigaciones iniciadas por el matrimonio de investigadores formado por Richard Wurtman, Ph.D., y Judith Wurtman, Ph.D., ambos del Instituto Tecnológico de Massachusetts, en Cambridge, indican que una dieta rica en alimentos altos en carbohidratos —como las tortillas y el arroz— aumenta la concentración del aminoácido triptófano en el cerebro. A continuación, el triptófano se conviene en serotonina, que como ya vimos mejora el estado de ánimo.

Estos resultados ayudan a explicar por qué muchas personas se consuelan con alimentos altos en carbohidratos para aliviar sus estados de depresión, ansiedad o cansancio. No ingerir carbohidratos hace que otros se pongan gruñones y se sientan deprimidos.

Algunas personas comen montones de pasta, papas y pan sin observar ninguna diferencia. A otras, por el contrario, los científicos les han puesto el nombre de "anto-jadizos de los carbohidratos", porque llegan a experimentar efectos muy marcados al consumir carbohidratos. Tal vez su cuerpo trate de compensar un nivel bajo de sero-tonina a través del antojo de carbohidratos.

"A muchas personas les da sueño cuando comen espaguetis con salsa marinara y pan francés (*baguette*) a mediodía, porque esta comida llena de carbohidratos aumenta su nivel de serotonina", dice Somer. "Sin embargo, los antojadizos de carbohidratos sienten que la misma comida les da energía".

Cómo cambiar los cambios anímicos a su favor

Todos sabemos que algunas personas experimentan cambios anímicos en ciertos momentos específicos, como los días oscuros de invierno, por ejemplo, o justo antes de la menstruación en el caso de algunas mujeres. Lo que tal vez sí sea novedad es que al parecer algunas personas pueden mejorar su estado de ánimo durante estos momentos de depresión de manera muy simple: sólo tienen que consumir más carbohidratos.

Dentro del marco de un estudio efectuado por investigadores tanto de la Univer-sidad Harvard como del Instituto Tecnológico de Massachusetts, se pidió a un grupo de mujeres afectadas por cambios anímicos premenstruales que bebieran aproxima-damente 7 ½ onzas (225 ml) de una bebida alta en carbohidratos preparada de acuerdo con una fórmula especial una vez al mes, justo antes de la menstruación. Los investi-gadores observaron que experimentaban una reducción significativa en sus estados de depresión, ira y confusión a las pocas horas de haber tomado la bebida.

Las mujeres del estudio tomaron una bebida especial, pero es posible obtener una cantidad semejante de carbohidratos con una pequeña porción de cualquier alimento rico en carbohidratos, como una taza de pasta de trigo integral, una papa al horno o media taza de pasas.

Deleites "deprimentes"

¿Alguna vez se ha sentido decaído y desalentado después de tomar una taza enorme de capuchino o de devorar, sin control alguno, una bolsa de sus galletitas favoritas? No fue idea suya que se haya sentido así. "El consumo de un exceso de azúcar o cafeína definitivamente contribuye a sensaciones de depresión en los individuos sensibles", dice el Dr. Christensen. Los expertos no saben a ciencia cierta por qué el azúcar deprime a algunas personas, pero tal vez tenga que ver con la cantidad consu-mida, opina el Dr. Christensen. Mientras que una barra de confitura o un *donut* de vez en cuando puede levantar el ánimo de manera pasajera, el consumo constante de azúcar al parecer se vincula con la depresión.

Para un estudio dirigido por el Dr. Christensen y un colega suyo, se pidió a 20 personas afectadas por depresiones serias que eliminaran por completo el azúcar y la cafeína de su dieta. Después de 3 semanas, todos se sentían mucho menos deprimidos.

Si bien todavía no se han estudiado a fondo los efectos de la cafeína sobre los estados anímicos, hay indicios de que reducir la cantidad de café (o de otras bebidas con mucha cafeína) puede levantarle el ánimo, sobre todo si normalmente toma jarras enteras.

(*Nota*: si encuentra en este capítulo términos que no entiende o que jamás ha visto, favor de remitirse al glosario en la página 636).

Derrame cerebral

DEFENSORES DIETÉTICOS

La característica del derrame cerebral que más miedo da es su carácter repentino. La gente que ha sufrido uno dice que no se da ningún aviso ni señal. Sólo perciben, por una fracción de segundo, que algo anda muy mal.

Tal vez el derrame en sí ocurra de repente, pero los problemas que lo causan tardan años en desarrollarse. Un derrame cerebral se produce cuando la sangre, y por lo tanto el oxígeno y los nutrientes que esta contiene, deja de llegar a ciertas partes del cerebro... normalmente por culpa de un coágulo sanguíneo que obstruye una diminuta arteria en el cerebro o, menos a menudo, cuando una arteria se rompe y se pierde sangre.

Entre los factores que elevan el riesgo se encuentran sufrir de la presión arterial alta (hipertensión), niveles elevados de colesterol, diabetes y una peligrosa afección prediabética conocida como el síndrome metabólico. No obstante, todos estos factores se pueden reducir considerablemente escogiendo los alimentos adecuados. "La dieta desempeña un papel fundamental para prevenir los derrames cerebrales", dice el Dr. Thomas A. Pearson, Ph.D., profesor de Epidemiología y presidente del departamento de Medicina Comunitaria y Preventiva en la Universidad de Rochester, en Nueva York.

En un estudio que abarcó a más de 87.000 enfermeras, por ejemplo, unos investigadores de la Escuela de Salud Pública de la Universidad Harvard observaron que las mujeres que comían la mayor cantidad de frutas y verduras tenían un 40 por ciento menos de probabilidades de sufrir un derrame cerebral que las que comían menores cantidades de estos alimentos. Los investigadores a cargo de otro estudio, realizado en este caso por la Universidad de California en San Diego, descubrieron que las personas que comían una sola ración al día de frutas o verduras ricas en potasio también reducían en un 40 por ciento su riesgo de sufrir un derrame cerebral.

Las siguientes seis estrategias alimenticias le ofrecen una poderosa protección.

Reduzca la presión arterial alta con lácteos y potasio. La presión arterial alta (135/85 o superior) dobla el riesgo de sufrir un derrame cerebral. ¿Por qué? Porque la sangre circula por las arterias a demasiada velocidad y estas arterias que se encuentran en el cerebro se hacen más gruesas y a la larga pueden llegar a obstruirse de tanta presión. Asimismo, las pequeñas arterias también se pueden romper por la presión. Tener la presión arterial alta también aumenta el riesgo de que se forme placa aretomatosa en las paredes de las arterias, la cual produce coágulos. Si todas las personas de los Estados Unidos que tienen la tensión arterial alta la controlaran, se podrían evitar más de 300.000 derrames cerebrales al año.

¿Qué debe comer, entonces? Incluya en su dieta lácteos bajos en grasa y muchos alimentos ricos en potasio. El potasio no solamente combate la presión arterial alta (un mal que padecemos 50 millones de personas), sino que al parecer también reduce la tendencia de la sangre a coagularse, lo cual hace que disminuya aún más el peligro de sufrir un derrame cerebral. ¿No está seguro de cuáles son los alimentos ricos en potasio? La leche descremada y semidescremada al 1 por ciento, el yogur bajo en grasa, el cóctel de jugos vegetales, las habas blancas pequeñas, los frijoles colorados y las lentejas son todos ricos en potasio. También lo son las papas al horno, el jugo de ciruela seca, los melocotones (chabacanos, damascos) secos y las acelgas.

La leche es otra bebida que al parecer ayuda a reducir el riesgo de sufrir un derrame cerebral. En un estudio amplio realizado por investigadores participantes en el Programa de Honolulú para el Corazón, se observó que los hombres que no toman leche tienen el doble de probabilidades de sufrir un derrame cerebral que quienes toman por lo menos 16 onzas (480 ml) al día. No obstante, no olvide servirse leche semidescremada o descremada, ya que la grasa saturada de la leche entera puede contrarrestar sus cualidades protectoras.

Revierta el síndrome metabólico con combinaciones inteligentes de alimentos. El síndrome metabólico es una combinación de afecciones prediabéticas entre las que se incluye una resistencia a la insulina —la cual se produce cuando las células dejan de responder con rapidez a la orden de la insulina para absorber el azúcar en la sangre (glucosa)— más una presión arterial, azúcar en la sangre y triglicéridos ligeramente altos, además de bajos niveles del beneficioso colesterol lipoproteínico de alta densidad (LAD). Casi todas las personas que padecen esta afección —y al menos 40 millones de estadounidenses enfrentan el riesgo de sufrir el síndrome metabólico— tienen sobrepeso. Tener el síndrome metabólico dobla el riesgo de sufrir derrames cerebrales.

¿Y qué cosas lo combaten? Comer alimentos altos en fibra y bajos en azúcar, los que contienen proteínas magras, así como los que aportan grasas saludables, como frutos secos, los pescados grasos de aguas frías (o cápsulas de aceite de pescado) y las semillas de lino (linaza). Asimismo, comer frutas, verduras y cereales con valores bajos en el índice glucémico (un sistema de clasificación basado en cómo afectan los alimentos a los niveles de azúcar en la sangre) también mantiene los niveles de azúcar en la sangre e insulina más bajos. Esto puede reducir los antojos y ayudar a bajar de peso y casi instantáneamente puede hacer que las células de todo el cuerpo sean más sensibles a las señales de la insulina. Alimentos que hay que evitar: los *donuts*, las gaseosas azucaradas y el pan blanco, los cuales elevan muchísimo y rápidamente los niveles de azúcar en la sangre. Alimentos que hay que tomar: la mayoría de los cereales integrales, los frijoles, las frutas y las verduras, los cuales se digieren más lentamente y por ello liberan el azúcar al torrente sanguíneo de manera lenta. Otro modo de ralentizar la elevación del azúcar en la sangre después de comer es combinar un alimento alto en fibra o alto en proteínas con un carbohidrato refinado; por ejemplo, frijoles blancos pequeños con arroz instantáneo.

Adelgace. Lo que se come es muy importante cuando se trata de evitar un derrame cerebral, pero de igual manera lo es la cantidad. El sobrepeso eleva el riesgo de una mujer de sufrir un derrame cerebral en un 75 por ciento. La obesidad lo eleva en un 100 por ciento. La relación entre la obesidad y los derrames cerebrales: cuando unos investigadores de la Universidad Harvard compararon el peso corporal y el riesgo de sufrir un derrame cerebral de 116.759 enfermeras, observaron que las mujeres pasadas de peso tenían de 2 a 4 veces más probabilidades de sufrir presión arterial alta, diabetes y niveles altos de colesterol.

Además, es posible que el sobrepeso sea la principal causa de la presión arterial alta, la cual eleva enormemente el riesgo de sufrir derrames cerebrales. De hecho, las personas con la presión arterial alta tienen 5 veces más probabilidades de sufrir un derrame cerebral que aquellas cuya presión arterial se mantiene dentro de los límites normales. Y por si todo esto fuera poco, estar excedido de peso aumenta las probabilidades de enfermarse de diabetes, la cual también aumenta el riesgo de sufrir derrames cerebrales.

Defiéndase de la diabetes con ciertos carbohidratos. Una mujer con diabetes tiene un riesgo de sufrir un derrame cerebral de 2 a 4 veces más alto de lo normal. La diabetes es una amenaza aún más potente para las mujeres que para los hombres; al parecer aumenta las probabilidades de sufrir derrames en las mujeres al elevar su presión arterial y con ello, las probabilidades de sufrir perniciosos coágulos sanguíneos en el cerebro.

¿Cuál es la mejor estrategia dietética? Mantener controlada la diabetes al escoger carbohidratos complejos "beneficiosos" y "lentos" como las frutas, las verduras y los cereales integrales. Estos alimentos mantienen los niveles de azúcar en la sangre más bajos y regulares, además de ayudar a controlar los niveles de insulina en el cuerpo. Los expertos sospechan que las elevaciones de insulina después de una comida rica en carbohidratos refinados puede contribuir a que se produzcan los cambios bioquímicos en el cuerpo que provocan la presión arterial alta y la formación de coágulos sanguíneos... dos grandes factores de riesgo para sufrir los derrames cerebrales.

Reequilibre su perfil de colesterol con grasas más saludables. Tener niveles elevados del perjudicial colesterol lipoproteínico de baja densidad (LBD) y niveles bajos del beneficioso colesterol LAD eleva el riesgo de sufrir un derrame cerebral. Cuando no hay suficiente LAD beneficioso, el cuerpo no puede combatir al perjudicial LBD y este tranquilamente puede acumularse en el interior de las paredes de las arterias y comenzar el proceso que culmina con las arterias obstruidas.

Para tener niveles inferiores de LBD y superiores de LAD, es necesario ingerir menos grasa saturada y más de los tipos saludables de grasa. Para mantener niveles saludables de LAD, es buena idea cocinar con aceite de oliva y de *canola* en lugar de otros aceites y tomar una puñadito de nueces (nueces de Castilla) como merienda (refrigerio, tentempié). Además, haga ejercicio, ya que así le dará un buen impulso a este colesterol beneficioso.

Al mismo tiempo, evite la leche entera, el queso, la crema agria y los helados hechos con leche entera… y renuncie a ese bistec de costilla con vetas de grasa. Lo que no se come llega a ser tan importante como los alimentos que sí se consumen, agrega el Dr. Pearson. Diversas investigaciones han demostrado, por ejemplo, que las personas que más grasa consumen —sobre todo la grasa saturada de la carne y otros alimentos de origen animal— corren mucho más peligro de sufrir un derrame cerebral que quienes comen alimentos más sanos. Esto se debe al hecho de que una dieta alta en grasa saturada aumenta los niveles de colesterol. El colesterol se conoce por tapar las arterias del corazón, y de igual manera puede tapar los vasos sanguíneos que van al cerebro y hasta los que se encuentran dentro de este órgano.

"Reducir el consumo de grasa saturada es la táctica alimenticia más poderosa que uno puede adoptar para bajar su nivel de colesterol", opina el Dr. John R. Crouse, profesor de Medicina y Ciencias de la Salud Pública y actualmente director adjunto del Centro General de Investigaciones Clínicas de la Facultad de Medicina de la Universidad Wake Forest.

En la mayoría de los casos, lo único que hace falta para mantener un nivel sano de colesterol es limitar las raciones de carne a 3 ó 4 onzas (84-112 g) al día, consumir menos mantequilla (o eliminarla por completo), cambiar a lácteos bajos en grasa y evitar las meriendas (refrigerios, tentempiés) altas en grasa.

Coma también muchas frutas y verduras. Cuando los investigadores del famoso Estudio Framingham del Corazón estudiaron la dieta habitual de más de 830 hombres, observaron que por cada 3 raciones de frutas y verduras que estos comían diariamente, su riesgo de sufrir un derrame cerebral disminuía en un 22 por ciento.

Hay varias razones por las que las frutas y las verduras son tan buenas para prevenir los derrames cerebrales. En primer lugar contienen mucha fibra y esta, según se ha demostrado, baja el colesterol. Además, según el epidemiólogo Michael Hertog, Ph.D., del Instituto Nacional de Salud Pública y Protección Ambiental de los Países

Bajos, estos alimentos también contienen unos poderosos antioxidantes, los cuales ayudan a impedir que el colesterol LBD "malo" se pegue a las paredes arteriales y bloquee el flujo de sangre hacia el cerebro. Algunos alimentos particularmente ricos en antioxidantes son el ajo, la cebolla, la col rizada, las zanahorias, las coles (repollitos) de Bruselas, el brócoli, los arándanos, las ciruelas, las cerezas, las naranjas (chinas) y las uvas rojas.

No hacen falta muchos alimentos ricos en antioxidantes para cosechar estos beneficios. El Estudio de la Salud de las Enfermeras, por ejemplo, mostró a los investigadores de la Universidad Harvard que el riesgo de sufrir un derrame cerebral se reducía incluso en las mujeres que sólo comían 15 miligramos de betacaroteno al día, lo cual corresponde más o menos a la cantidad contenida en una zanahoria grande.

Además de las frutas y las verduras, el té (tanto el verde como el negro) es una fuente muy buena de flavonoides. En un estudio realizado por el Dr. Hertog con más de 550 hombres entre los 50 y los 69 años de edad, el investigador descubrió que el riesgo de sufrir un derrame cerebral disminuía en un 73 por ciento entre los que obtenían la mayor parte de sus flavonoides del té, en comparación con los que consumían la menor cantidad de estos compuestos saludables. El Dr. Hertog observó que cuando se toman por lo menos 5 tazas de té al día, el riesgo de tener un derrame cerebral se reduce en más de dos tercios en comparación con las personas que toman menos de 3 tazas al día.

(*Nota*: si encuentra en este capítulo términos que no entiende o que jamás ha visto, favor de remitirse al glosario en la página 636).

Diabetes

NUEVAS ALTERNATIVAS PARA ESTE MAL QUE AGRADARÁN A SU PALADAR

La dieta de la mayoría de los diabéticos debería incluir más carbohidratos, sobre todo complejos, de lo que antes se creía. Su médico, dietista o nutriólogo determinará cuántos carbohidratos necesita usted personalmente. Sin embargo, la mayoría de las personas deberían obtener más o menos el 50 por ciento de sus calorías totales de los carbohidratos. Así lo indica el Dr. Stanley Mirsky, profesor clínico adjunto de Enfermedades Metabólicas en la Escuela de Medicina Mount Sinai de la ciudad de Nueva York.

Es posible que esto suene extraño, pero es la verdad: nunca ha habido un mejor momento para enfermarse de diabetes que ahora. Ya se quedaron atrás los tiempos en que el médico entregaba a todos sus pacientes la misma lista de lo que podían comer y de lo que estaba prohibido. Los resultados de las nuevas investigaciones han modificado considerablemente el antiguo enfoque médico de esta enfermedad, y ya no se le receta la misma dieta a todo el mundo.

Veamos un ejemplo. Si bien lo mejor es limitar el azúcar a cantidades moderadas, para la mayoría de las personas con diabetes dejó de ser una sustancia prohibida. A algunos tal vez se les aconseje reducir la grasa en su dieta e ingerir más carbohidratos, mientras que a otros se les indicará lo contrario. De hecho, actualmente no es raro que dos diabéticos, aunque tengan la misma edad, el mismo peso y la misma forma física en general, sigan dietas totalmente distintas para controlar la enfermedad.

Sin embargo, en cierto sentido el tratamiento de la diabetes sigue siendo el mismo. La dieta —lo que se come y, en algunos casos, lo que se evita comer— es la parte más importante de cualquier tratamiento. Además de mantener un peso saludable y de hacer ejercicio con regularidad, la alimentación correcta ayuda a estabilizar la concentración de azúcar en la sangre (glucosa), así como el índice de grasa, dos factores clave para controlar el problema.

Las causas y los tratamientos convencionales

Antes de explorar cómo es posible utilizar la comida para tratar o prevenir la diabetes, demos un breve repaso a lo que implica esta enfermedad. El azúcar es el combustible que asegura el buen funcionamiento de nuestro cuerpo. Los médicos le llaman "glucosa". Al poco tiempo después de uno comer, la glucosa entra al torrente sanguíneo, el cual la transporta a las células de todo el cuerpo. No obstante, para penetrar en las células requiere la presencia de una hormona llamada insulina. Y ahí es donde está el problema.

Los diabéticos no producen una cantidad suficiente de insulina, o bien la insulina que producen no funciona eficazmente. En ambos casos, la glucosa del torrente sanguíneo no tiene manera de entrar a las células. En cambio, permanece en la sangre, donde adquiere una concentración cada vez más alta con el paso del tiempo. De esta manera, las células se quedan con hambre, lo cual se manifiesta en forma de fatiga, mareos y otros muchos síntomas. Pero esto no es todo. El azúcar concentrada se vuelve tóxica y termina por dañar los ojos, los riñones, los nervios, el sistema inmunitario, el corazón y los vasos sanguíneos.

La forma más grave de diabetes —por fortuna es también la menos común— es la diabetes del tipo I, o dependiente de la insulina. Esta se da cuando el cuerpo no produce insulina por sí solo, o solamente muy poca. Las personas afectadas por la diabetes del tipo I tienen que tomar insulina a fin de sustituir la que les falta.

La diabetes del tipo II (no dependiente de la insulina) es mucho más común. Suele darse en personas mayores de 40 años cuyos cuerpos producen algo de insulina, pero generalmente en cantidades insuficientes. Llegan a tomar medicamentos orales, pero por lo general no requieren inyecciones de insulina, al menos no en las etapas tempranas de la enfermedad.

En muchos casos, es cuestión de comer bien

Hace mucho tiempo que los expertos se dieron cuenta de que la dieta es de importancia fundamental tanto para prevenir como para controlar la diabetes del tipo II. Para entender mejor el efecto que la alimentación tiene en la diabetes, vamos a ver qué sucede con dos grupos parecidos de personas que se diferencian principalmente por lo que comen.

Un buen ejemplo son los indios pimas. Los investigadores han descubierto que los pimas radicados en México, que comen mucho maíz (elote, choclo), frijoles (habichuelas) y frutas, rara vez tienen sobrepeso ni diabetes. Por el contrario, los pimas que viven en Arizona tienen una dieta al estilo estadounidense, es decir, alta en azúcar y grasa. Por lo común se enferman de diabetes antes de los 50 años de edad.

Controle su consumo de carbohidratos

Los carbohidratos se encuentran en la mayoría de los alimentos excepto el pescado y todo tipo de carne, lo cual incluye la de ave. Se trata de la principal fuente de energía del cuerpo y existe en dos presentaciones. Los carbohidratos complejos o almidones se encuentran en alimentos como el arroz, el frijol, la papa y la pasta. Entre los carbohidratos simples o azúcares hay que incluir el azúcar natural de la leche, las frutas y las verduras, al igual que el azúcar blanca y la miel. El cuerpo transforma ambos tipos de carbohidratos, los complejos y los simples, en glucosa, a la que convierte en energía de inmediato, o bien la guarda hasta que la necesite.

Una manera útil de planificar las comidas para los diabéticos es un sistema llamado índice glucémico (IG). Unos científicos de la Universidad de Sidney, en Australia, desarrollaron el índice glucémico, el cual clasifica a los carbohidratos de acuerdo con sus efectos en el sistema que regula la insulina. Sin embargo, todos los carbohidratos no son iguales. Algunos se descomponen en azúcares lentamente y lentamente también liberan estos azúcares al torrente sanguíneo. Otros carbohidratos se descomponen rapidísimo y se introducen volando al torrente sanguíneo.

El índice se basa en la medida estándar del azúcar de mesa, la cual se introduce al torrente sanguíneo casi instantáneamente y produce un repunte rápido en los niveles de azúcar en la sangre, lo que requiere una gran cantidad de insulina para estabilizarse. El índice compara la rapidez con la que se descomponen otros carbohidratos en azúcares con esta medida estándar del azúcar de mesa. Los alimentos con valores altos en el IG, como las galletitas y los pasteles (bizcochos, tortas, *cakes*), afectan al cuerpo al igual que lo hace el azúcar de mesa: aumentar rápidamente los niveles de azúcar en la sangre. Los alimentos con valores bajos en el IG, como las verduras y algunas frutas, liberan sus azúcares al torrente sanguíneo más lentamente y extraen la insulina más lentamente.

Busque los valores del índice glucémico de los alimentos en las etiquetas de los productos. No obstante, si decide tener en cuenta el IG a la hora de planificar sus comidas, tenga en cuenta que no es un sistema perfecto. El índice glucémico solamente tiene en cuenta los carbohidratos, por ello puede hacer que algunos alimentos saludables (como las zanahorias) se vean malos y que otros alimentos no tan saludables (como los *M&Ms* de cacahuate/maní) se vean buenos. Por eso los investigadores han desarrollado un sistema mejorado llamado carga glucémica. La carga glucémica (CG) también tiene en cuenta la fibra y la grasa, las cuales afectan la digestión de los carbohidratos. Al igual que el índice glucémico, puede encontrar la CG de los alimentos en libros y en línea.

¡Chin chin!

La cerveza es probablemente lo último que le vendría a la cabeza al pensar en una dieta adecuada para los diabéticos. Sin embargo, unos investigadores del Centro Médico de Boston observaron que un consumo de bajo a moderado de alcohol —de cerveza y vino concretamente— estaba relacionado con un riesgo inferior de hiper-insulinemia (tener demasiada insulina en la sangre, que se relaciona a menudo con la diabetes). Las personas que participaron en el estudio y tomaron 20 bebidas al mes tenían un 66 por ciento menos de probabilidades de que les diagnosticaran una afección relacionada con la obesidad, como la diabetes, que los que eran abstemios.

¡Pero no interprete esto como un permiso para beber sin control y consulte con su médico antes de agregar el alcohol a su dieta para la diabetes! Los límites máximos seguros son una bebida al día para las mujeres y dos para los hombres. Una bebida se define como 12 onzas (360 ml) de cerveza, 5 onzas (150 ml) de vino o 1½ onzas (45 ml) de bebidas fuertes.

La fibra puede ser fabulosa para los diabéticos

Se ha demostrado que una dieta alta en fibra lo alivia todo, desde el estreñimiento hasta las enfermedades cardíacas. De acuerdo con el Dr. James W. Anderson, profesor de Medicina Interna en el departamento de Endocrinología y Medicina Molecular de la Universidad de Kentucky, en Lexington, las investigaciones indican que la fibra también puede ser muy importante para controlar el azúcar en la sangre.

Existen dos tipos de fibra, la soluble y la indisoluble. Ambas ayudan a estabilizar el azúcar en la sangre.

La fibra soluble ayuda de este modo: al formar una jalea pegajosa en el intestino, impide que la sangre absorba la glucosa demasiado rápido. Esto a su vez evita que la concentración de azúcar en la sangre suba o baje exageradamente.

Además, al parecer la fibra soluble aumenta la sensibilidad de las células a la insulina. De esta manera, una mayor cantidad de azúcar pasa de la sangre a las células. De acuerdo con algunos estudios dirigidos por el Dr. Anderson, las personas afectadas por diabetes del tipo II que adoptaron una dieta alta en fibra (y en carbohidratos) lograron mejorar el control sobre el azúcar en su sangre en un 95 por ciento en promedio. Las personas enfermas de diabetes del tipo I que siguieron la misma dieta, por su parte, experimentaron una mejoría del 30 por ciento.

Las investigaciones actuales muestran que es posible que la fibra indisoluble también contribuya a prevenir la diabetes. La fibra indisoluble se encuentra en los cereales integrales, las verduras como las habichuelas verdes (ejotes) y las verduras de hojas verdes oscuras, en las cáscaras de las frutas y en las cáscaras de los tubérculos comestibles, las semillas y los frutos secos. En un estudio realizado por la Universidad Harvard se observó que consumir un promedio de 10 gramos de fibra de un cereal todos los días (procedente de alimentos como panes, arroz y pasta integrales) reducía el riesgo de desarrollar diabetes del tipo II en un 36 por ciento.

No es nada difícil aumentar el consumo de fibra. Intente comer al menos 5 raciones de frutas y verduras al día. Coma más pan de cereales integrales. (El primer ingrediente en un pan debería ser *"whole wheat flour"* (100 por ciento harina de trigo integral) o *stone ground whole wheat flour* (harina de trigo integral molida en piedra). Otro dato clave es que el pan proporcione de 1½ a 2 gramos de fibra por rebanada. ¡No se deje engañar por el color marrón/café, el cual podría proceder simplemente del melado/melaza!) Coma cereales integrales y pasta de trigo integral en lugar de pasta blanca. Y sustituya la carne por frijoles (habichuelas) en algunas comidas. No tiene que volverse loco contando los gramos de fibra, puede conseguir la suficiente con facilidad si come de 3 a 5 raciones de verduras, de 2 a 4 raciones de frutas y de 6 a 11 raciones de panes, cereales, pasta y arroz todos los días.

Dos fuentes excelentes de fibra son las coles (repollitos) de Bruselas y los frijoles. Media taza de coles de Bruselas contiene 2 gramos de fibra soluble de un total de 4 gramos de fibra (más de la que se encuentra en una taza de pasta). Media taza de frijoles colorados proporciona casi 3 gramos de fibra soluble de un total de casi 7 gramos de fibra.

Hay que aumentar el consumo de fibra lentamente para evitar problemas digestivos desagradables y beber más agua para ayudar a la fibra a desplazarse por el organismo.

Vitaminas vitales

Quizás sea adecuado decir que la vitamina D es útil para tratar la diabetes. Unos investigadores de la Universidad de Tufts, en Boston, descubrieron que ingerir suficiente "vitamina solar" (se llama así porque el cuerpo fabrica vitamina D al recibir los rayos solares) posiblemente reduzca el riesgo de desarrollar diabetes del tipo II. Los científicos estudiaron a 81.700 mujeres durante 20 años y descubrieron que en las mujeres que habían tenido las mayores ingestas de vitamina D (la cual se obtiene no solamente del sol sino también de los alimentos) el riesgo de enfermarse de diabetes del tipo II se reducía en un 28 por ciento en comparación con las mujeres que habían tenido las menores ingestas de dicha vitamina.

Quizás la manera más fácil de obtener vitamina D en la dieta es bebiendo leche enriquecida. Un vaso de leche enriquecida brinda unas 100 unidades internacionales (UI), es decir, el 25 por ciento de la Cantidad Diaria Recomendada (o *DV* por sus siglas en inglés). Además hay otra excelente razón para hacerlo: así obtendrá también el calcio de la leche. Una taza de leche descremada contiene más de 300 miligramos de calcio, casi un tercio de la DV de este mineral.

¿Por qué es importante el calcio para las personas con diabetes del tipo II? Resulta que el calcio es clave en la lucha contra esta afección. Cuando unos científicos de la Universidad Harvard estudiaron las dietas de más de 41.000 hombres durante 12 años, observaron que por cada porción diaria de lácteos bajos en grasa que los hombres comían cada día, el riesgo de desarrollar diabetes del tipo II descendía en un 9 por ciento. Los investigadores creen que el calcio de los lácteos bajos en grasa tiene algo que ver.

Sin embargo, es probable que la mejor estrategia sea tomar juntos la vitamina D y el calcio, y la manera más cómoda de hacerlo es con un cartón de leche. Unos investigadores del Centro Médico de Tufts–Nueva Inglaterra, en Boston, observaron que entre las 83.779 mujeres estudiadas, aquellas que tenían los niveles más elevados tanto de vitamina D como de calcio enfrentaban un riesgo un 33 por ciento inferior de enfermarse de diabetes del tipo II que las mujeres con los niveles más bajos. ¿Qué tan altos eran los niveles más elevados? Más de 1.200 miligramos de calcio al día y más de 800 UI de vitamina D.

Otras dos vitaminas importantes para la diabetes son la C y la E. De hecho, si usted padece diabetes, las frutas y las verduras ricas en vitaminas C y E pueden venir a rescatar la salud de sus ojos, nervios y vasos sanguíneos. Estas vitaminas son antioxidantes, lo cual significa que ayudan a proteger a las células de su cuerpo contra los radicales libres, unas moléculas que se producen de forma natural, pero que se dedican a dañar las células y que implican un riesgo especial para los diabéticos.

Es posible que los beneficios que brinda la vitamina C sean aún más directos. Unos investigadores italianos realizaron un estudio en el que dieron 1 gramo de vitamina C al día a 40 diabéticos. Al cabo de 4 meses, la capacidad de estos pacientes para aprovechar la insulina había mejorado considerablemente, tal vez porque la vitamina C ayuda a la insulina a penetrar en las células.

La DV para la vitamina C es 60 miligramos. La naranja (china) y la toronja (pomelo) son fuentes excelentes de vitamina C, pero no las únicas. Una taza de brócoli al vapor picado, por ejemplo, contiene más de 116 miligramos de este nutriente, o sea, casi el doble de la DV. Medio cantaloup (melón chino) tiene más o menos 113 miligramos de vitamina C y un pimiento (ají, pimiento morrón) rojo proporciona 140 miligramos.

La vitamina C es imprescindible para los diabéticos, quienes deben saber que este nutriente se destruye fácilmente durante el proceso de cocción. El brócoli cocido, por ejemplo, posiblemente no retenga más del 45 por ciento de su vitamina C. Una mejor forma de preparación es al vapor, ya que así se conserva hasta el 70 por ciento de este nutriente. La mejor opción es el horno de microondas, ya que este modo de cocción conserva hasta un 85 por ciento del nutriente.

Otra forma de aumentar su consumo de vitamina C es escoger la fruta más madura. Un tomate color rojo escarlata, una fresa granate y un kiwi de un intenso tono gris verdoso contienen muchos más nutrientes que las frutas que aún no alcanzan su mejor momento.

La vitamina E beneficia al corazón y es posible que sea particularmente importante para los diabéticos, quienes tienen dos o tres veces más posibilidades de enfermarse del corazón que las personas no afectadas por este mal. Además, las investigaciones indican que la vitamina E, al igual que la C, tal vez ayude a la insulina a funcionar mejor. Un grupo de científicos finlandeses estudió a 944 hombres y descubrió que quienes poseían el nivel más bajo de vitamina E en su sangre tenían 4 veces más probabilidades de desarrollar diabetes que quienes mostraban los índices más altos. Al parecer, la vitamina E ayuda de alguna manera a la insulina a transportar el azúcar de la sangre a las células de los músculos y los tejidos. Por lo menos esto es lo que sospechan los investigadores.

Por si todo esto fuera poco, la vitamina E contribuye a evitar que las plaquetas sanguíneas, los elementos de la sangre que propician la coagulación, se vuelvan demasiado pegajosas. Esto es muy importante para los diabéticos, porque sus plaquetas tienden a pegarse con mayor facilidad, lo cual puede provocar enfermedades cardíacas.

Para obtener la mayor cantidad posible de vitamina E es necesario utilizar aceites ricos en grasas poliinsaturadas de vez en cuando, como los de soya, maíz o girasol. Por supuesto no ofrecen los mismos beneficios que las grasas monoinsaturadas, como el aceite de oliva y el de *canola*. Sin embargo, utilizados con moderación ayudarán a subir su índice de vitamina E a un nivel saludable.

El germen de trigo es una fuente excelente de vitamina E; ¼ de taza contiene 6 UI, es decir, el 20 por ciento de la DV. Otras buenas fuentes son la col rizada, las batatas dulces (camotes), las almendras, los aguacates (paltas) y los arándanos.

Protección cromada

Se ha demostrado que el oligoelemento cromo, un mineral que se encuentra en el brócoli, la toronja y los cereales de caja enriquecidos, mejora la capacidad del cuerpo para regular el azúcar de la sangre. Así nos lo indica Richard A. Anderson, Ph.D., un investigador químico del Centro de Investigaciones sobre Nutrición Humana del Departamento de Agricultura de los Estados Unidos, ubicado en Beltsville, Maryland.

Los análisis demuestran que la cantidad de cromo que circula por la sangre de los

---

Consejo clave

La dieta de la mayoría de los diabéticos debería incluir más carbohidratos, sobre todo complejos, de lo que antes se creía. Su médico, dietista o nutriólogo determinará cuántos carbohidratos necesita usted personalmente. Sin embargo, la mayoría de las personas deberían obtener más o menos el 50 por ciento de sus calorías totales de los carbohidratos. Así lo indica el Dr. Stanley Mirsky, de la Escuela de Medicina Mount Sinai.

diabéticos es menor que en el caso de quienes no tienen esta enfermedad. Para un estudio se dieron 20 microgramos diarios de cromo a 8 personas que tenían problemas para regular el azúcar en su sangre. Al cabo de 5 semanas, la concentración de azúcar en su sangre disminuyó hasta en un 50 por ciento. Las personas sin problemas de azúcar a quienes también se dio el cromo no experimentaron ningún cambio de este tipo.

En dos estudios más recientes, los científicos observaron que tal vez el cromo ayude a controlar los riesgos para la salud de la diabetes. En uno de los estudios, los investigadores estudiaron a 27 personas con diabetes durante 10 meses y observaron que la sensibilidad a la insulina era el doble de buena en las personas que tomaron cromo que en las que tomaron un suplemento falso. En el otro estudio, este realizado en Eslovenia, se descubrió que en las personas con diabetes, tomar suplementos de cromo durante 3 meses acortaba los intervalos QTc, un ritmo cardíaco que puede resultar mortal si el intervalo se alarga.

Es cierto que las personas que participaron en estos estudios tomaron suplementos de cromo. No obstante, puesto que los expertos no están seguros de que tomar dichos suplementos sea seguro, lo mejor es aumentar sus reservas de cromo mediante alimentos que lo contengan. Una taza de brócoli, por ejemplo, contiene 22 microgramos, el 18 por ciento de la DV. Un *waffle* de 2 onzas (70 g) proporciona casi 7 microgramos, o sea, el 6 por ciento de la DV. Y una taza de jugo de toronja brinda 8 microgramos, el 6 por ciento de la DV.

Si usted está tratando de consumir más cromo, la cebada es una buena elección. Un estudio realizado con animales en Inglaterra descubrió que este cereal ayuda a controlar la concentración de azúcar en la sangre. La cebada sirve para preparar unas sopas o panes muy ricos y queda muy bien con cualquier cacerola (guiso).

Para que su cuerpo retenga la mayor cantidad posible de cromo, el Dr. Richard Anderson recomienda que consuma grandes cantidades de carbohidratos complejos, como los de la pasta o los *bagels*. Cuando se comen muchos alimentos con azúcar, por el contrario, el cuerpo empieza a expulsar el cromo. Por lo tanto, indica el experto, aunque no tiene nada de malo disfrutar una merienda (refrigerio, tentempié) dulce de vez en cuando, hay que concentrarse más bien en los alimentos integrales más saludables.

El Departamento de Agricultura de los Estados Unidos recomienda comer cereales integrales —como harina de trigo integral, pan de trigo integral y arroz integral— en vez de cereales refinados —como harina blanca, pan blanco y arroz blanco— siempre que sea posible. Los cereales integrales brindan muchos beneficios a la salud, además de ayudar al cuerpo a retener el cromo.

Magnesio magnífico

Los expertos calculan que el 25 por ciento de los diabéticos tienen una insuficiencia del mineral magnesio. La situación es aún más grave en el caso de quienes tienen una enfermedad cardíaca relacionada con la diabetes o un problema de la vista conocido como retinopatía. Se ha establecido una conexión entre un índice bajo de magnesio y las lesiones de la retina, por lo cual es probable que un aumento en el consumo de este mineral ayude a proteger los ojos.

Una buena fuente de magnesio es el hipogloso (*halibut*) al horno, que contiene 91 miligramos de magnesio por ración de 3 onzas, o sea que cubre el 23 por ciento de la DV. Las espinacas cocidas también son buenas: 1 taza contiene 157 miligramos de magnesio, casi el 40 por ciento de la DV. Y una ración de media taza de arroz integral de grano largo proporciona 42 miligramos, el 11 por ciento de la DV.

Se necesita un programa integral para este mal

Para tratar y prevenir la diabetes por medio de la dieta no basta simplemente con agregar unos cuantos alimentos curativos a su menú. Hay que diseñar una dieta completa que reúna todos los elementos individuales —la fibra, las vitaminas, los minerales y todo lo demás— en un solo programa bien armado. Si usted padece diabetes, tal vez le convendría consultar a un dietista para desarrollar un menú que mejore el control del azúcar en la sangre, se combine bien con los medicamentos y se adapte a sus preferencias y estilo de vida personales.

(*Nota*: si encuentra en este capítulo términos que no entiende o que jamás ha visto, favor de remitirse al glosario en la página 636).

Diarrea

ALIMENTOS QUE ALIVIAN

En el cine y en la tele, la diarrea puede provocarnos risa mientras veamos a un infeliz corriendo para el baño más cercano. Pero en la vida real no resulta tan gracioso, en particular si uno mismo es el infeliz que está corriendo y sufriendo además los retortijones (cólicos) y la sensación de abotagamiento que con frecuencia acompañan este mal tan desagradable.

La diarrea suele producirse cuando alguna bacteria o un virus inflama el intestino. Además, ciertos alimentos, entre ellos la miel, los sustitutos del azúcar y los lácteos, no se digieren completamente y se fermentan en el intestino. El cuerpo responde enviando más agua al intestino para diluir las heces.

Afortunadamente la diarrea por lo general sólo dura uno o dos días y luego desaparece. No obstante, cuando se alarga más puede extraer grandes cantidades de líquidos del cuerpo, además de los minerales esenciales encargados de controlar la presión sanguínea, el ritmo cardíaco y el movimiento muscular. Por eso los médicos, generalmente, recomiendan que cuando se tiene diarrea es bueno tomar jugo de frutas, gaseosa de cola sin gas o alguna bebida para deportistas diluida. Estas bebidas reponen los azúcares y minerales que la diarrea extrae del cuerpo.

Hasta que la diarrea desaparezca es buena idea limitarse a comer alimentos muy blandos y fáciles de digerir, como pastas, pan blanco, plátano amarillo (guineo, banana) y compota de manzana. De tal modo se evita que el colon se irrite aún más, señala el Dr. Marvin M. Schuster, fundador del Centro Marvin M. Schuster para Trastornos Digestivos y de la Motilidad Digestiva en el Centro Médico Johns Hopkins Bayview, en Baltimore. Estos alimentos tienen la ventaja adicional de la fibra, la cual funciona como una esponja para absorber el agua en el intestino y ayudar a secar el asunto un poco. "La piel de la manzana, por ejemplo, contiene la fibra pectina, uno de los componentes del *Kaopectate* en forma de pastilla", indica el Dr. Schuster.

No se puede hacer casi nada para evitar por completo el contacto con los virus o las bacterias que producen la diarrea. No obstante, los millones de personas sensibles a ciertos alimentos sí pueden prevenir algunos problemas cuidando simplemente lo que comen.

La latosa lactosa

A muchas personas un trozo de queso, un vaso de leche o un batido (licuado) verdaderamente les revuelve el estómago. Muchos adultos no cuentan con una cantidad suficiente de la enzima (lactasa) necesaria para digerir completamente el azúcar (lactosa) de los lácteos. De hecho, más o menos la mitad de la población del mundo enfrenta este problema en alguna medida. "La intolerancia a la lactosa es una causa común de la diarrea", explica el Dr. Schuster. "Representa un problema importante porque existen muchos productos que contienen ingredientes lácteos y la gente no se da cuenta del vínculo".

Si una persona ha tenido diarrea y sospecha que los lácteos tal vez tengan la culpa, se le recomienda hacer la siguiente prueba. Durante una semana hay que evitar todos los lácteos para que el cuerpo se ajuste. Luego hay que tomar un par de vasos de leche, indica el Dr. Schuster. Pocas horas después, el sistema digestivo de la persona con intolerancia a la lactosa le avisará de que está molesto.

No obstante, aunque se padezca intolerancia a la lactosa probablemente no haga falta renunciar a los lácteos por completo. Un grupo de investigadores de la Universidad de Minnesota en St. Paul observaron que las personas generalmente pueden tomar hasta 8 onzas (240 ml) de leche al día sin ningún problema. También es posible que el queso u otros lácteos sean inofensivos en pequeñas cantidades, sobre todo si se consumen como parte de una comida y no solos.

Además, muchas personas con intolerancia a la lactosa pueden comer yogur sin ningún problema, porque el yogur contiene menos lactosa que otros lácteos.

El problema de la miel

Una taza de té caliente con miel puede ser justo lo que se necesite para calentarse en un frío día de invierno. No obstante, si algunas personas exageran el consumo de la miel es posible que terminen refugiándose en el baño. Lo que pasa es que la miel y los jugos de frutas contienen un azúcar natural llamada fructosa. Cuando se consume mucha fructosa, parte de este azúcar puede introducirse en el intestino grueso sin haber sido digerida. Con el tiempo se empieza a fermentar y muchas veces provoca gases y diarrea.

Incluso una pequeña cantidad de fructosa puede causar problemas. A algunos de los participantes en un estudio les dio diarrea después de haber comido 3 cucharadas de miel (la fuente más concentrada de fructosa que nos brinda la Naturaleza). Otros tuvieron problemas por comer sólo la mitad de esa cantidad. Lo mismo pasa con los jugos de frutas. A algunas personas no les pasa nada aunque tomen varios vasos de jugo al día. En otros casos, la misma cantidad o incluso menos puede producirles diarrea, según advierte el Dr. William Ruderman, un gastroenterólogo con consulta privada en Orlando, en la Florida.

Las personas que padecen diarrea frecuentemente harían bien en reducir la cantidad de miel y jugos de frutas que consumen, o quizá incluso en abandonarlos por completo, sugiere el Dr. Ruderman. Luego pueden empezar a agregarlos nuevamente a su dieta, pero gradualmente. En algún momento lograrán precisar la cantidad que pueden disfrutar sin sufrir ninguna molestia.

> ## Consejo clave
>
> Tal vez parezca contrario a toda lógica, pero al primer signo de diarrea, hay que empezar a beber líquidos, afirma la Dra. Rallie McAllister, M.PH., médico de medicina familiar que cuenta con certificación profesional y ejerce en la Clínica Misión Nathaniel, ubicada en Lexington, Kentucky. "Está bien tomar el agua y el consomé claro, pero las bebidas para deportistas son incluso mejores porque reponen los minerales que se pierden con el excremento, y de ese modo lo ayudan a mantenerse fuerte. No obstante, puesto que normalmente están cargadas de azúcar, un ingrediente que puede causar diarrea en sí mismo, es una buena idea diluirlas a partes iguales con agua".

Amenazas artificiales

A veces la diarrea no es producto de lo que se come sino de lo que se mastica. De acuerdo con el Dr. Ruderman, algunos chicles y caramelos sin azúcar contienen sorbitol, un edulcorante que le causa problemas al sistema digestivo. Al igual que en el caso de la fructosa, el sorbitol tiende a fermentarse en el intestino y de esta forma produce diarrea.

Tan sólo 5 gramos de sorbitol —más o menos la cantidad que se obtiene al masticar 2½ trozos de chicle sin azúcar— bastan para que les dé diarrea a algunas personas. Cualquiera que sospeche que sus problemas se deben al chicle sin azúcar tal vez haría bien en cambiarlo por un chicle normal. Otra posibilidad que recomienda el Dr. Ruderman es que reduzca el tamaño de los trozos que mastica.

Hay otros edulcorantes artificiales, como el manitol, el xilitol, el eritritol y la

D-tagatosa, que también pueden causar problemas. Búsquelos en las listas de ingredientes de los productos. Estos edulcorantes se llaman alcoholes de azúcar. El intestino absorbe lenta e incompletamente todos los alcoholes de azúcar, por eso tienen poco efecto calórico. Sin embargo, esta propiedad también puede provocar gases y diarrea si se toman demasiados. A muchas personas más de 50 gramos diarios de sorbitol o 20 gramos diarios de manitol les pueden causar estos problemas.

(*Nota*: si encuentra en este capítulo términos que no entiende o que jamás ha visto, favor de remitirse al glosario en la página 636).

Dieta baja en carbohidratos

UTILICE LA INSULINA PARA ADELGAZAR

Algunos dicen que las dietas bajas en carbohidratos son una moda pasajera que ya pasó… un simple furor al que se le acabó el cuarto de hora. Otras personas dicen que son una alternativa saludable a las dietas bajas en grasa y altas en carbohidratos que los estadounidenses se han esforzado por seguir durante años.

Lo que sí se sabe es lo siguiente: las dietas bajas en carbohidratos pueden ayudar a perder peso, pero no hay que olvidar que los carbohidratos son un macronutriente que el cuerpo necesita, por eso no es buena idea reducir demasiado los carbohidratos de la dieta.

Confusión acerca de los carbohidratos

Durante 12 años los estadounidenses no podían servirse un plato de cereales ni abrir una caja de galletas sin ver impreso en la caja el icono de lo que se consideraba comida saludable: La Pirámide de Alimentos del Departamento de Agricultura de los Estados Unidos (o *USDA* por sus siglas en inglés). En la base de la pirámide y como fundamento de una dieta saludable se encuentran de 6 a 11 raciones de pan, cereales, arroz y pasta. No obstante, no distingue entre los carbohidratos más saludables y por eso los estadounidenses se sentían justificados al comer mucho pan, pasta, galletas y galletitas bajas en grasa. Como consecuencia, subimos —muchísimo— de peso.

En la actualidad el 66 por ciento de la población de los Estados Unidos está compuesto por adultos con sobrepeso, o aquellos con un índice de masa corporal (IMC) de 25 a 29,9, y obesos, o aquellos que tienen un índice de masa corporal de 30 o más. El índice de obesidad está creciendo tan rápidamente que en los últimos 20 años ha llegado a ser más del doble.

Hace poco el USDA retiró la antigua pirámide y la sustituyó por una nueva que enfatiza los cereales integrales por encima de los carbohidratos refinados. Mientras tanto, los estadounidenses están intentando perder esas libras de más. En cualquier momento en los Estados Unidos, cerca del 45 por ciento de las mujeres y el 30 por ciento de los hombres están tratando de perder peso.

Una dieta baja en grasa es un modo de bajar de peso, pero en la actualidad, muchos estadounidenses —un tercio de los que intentan perder peso— están reduciendo el número de carbohidratos que comen a fin de adelgazar. Y a muchos les resulta más fácil comenzar a perder peso mediante una dieta baja en carbohidratos.

En un estudio, 63 hombres y mujeres obesos fueron asignados a un grupo que seguía una dieta baja en carbohidratos o bien a un grupo con una dieta tradicional baja en grasa. Después de 6 meses, el grupo de la dieta baja en carbohidratos perdió un 4 por ciento más de peso y obtuvo más mejorías en algunos de sus factores de riesgo relacionados con las cardiopatías. No obstante, la pérdida de peso superior sólo duró durante los primeros 6 meses. Después de 1 año, ambos grupos habían adelgazado más o menos lo mismo.

Cómo actúan los carbohidratos

El problema de nuestro modo de comer en la actualidad está en que va contra la Naturaleza. En la Edad de Piedra, las comidas diarias del hombre de las cavernas consistían principalmente en frutas, verduras y grasas saludables, como frutos secos y aguacates (paltas), con alguna proteína procedente de un conejo u otro animal magro de vez en cuando, afirma Carol Forman Helerstein, Ph.D., una nutrióloga clínica con licencia y consulta privada en Long Island y asesora para la Dieta de La Zona. Hoy, demasiados alimentos están hechos de carbohidratos refinados y eso puede causar estragos en nuestro cuerpo y hacer que subamos de peso.

Todos los alimentos ricos en carbohidratos, entre ellos las frutas, las verduras, la pasta, los cereales y el pan, contienen azúcar. Cuando se consumen carbohidratos refinados o procesados, como el pan blanco, la harina blanca, el arroz blanco y muchas meriendas (refrigerios, tentempiés), el cuerpo convierte rápidamente el azúcar en glucosa. Al ingerir una gran cantidad de una vez, el cuerpo produce más glucosa de la que necesita y el exceso se almacena como grasa.

Los carbohidratos no refinados, como los cereales integrales, los frijoles (habichuelas) y las frutas y las verduras enteras, contienen fibra que ayuda al cuerpo a absorber la comida más lentamente y por ello termina menos almacenada como grasa.

La insulina es la hormona que transporta la glucosa al interior de las células. Cuando el cuerpo deja de ser capaz de manejar adecuadamente la glucosa en la sangre, aparece la diabetes del tipo II.

La mayoría de nosotros, concretamente el 75 por ciento de la población, tiene una respuesta de la insulina a los carbohidratos que nos hace subir de peso fácilmente cuando consumimos demasiados o los tipos incorrectos de carbohidratos, explica la Dra. Helerstein. El resto de la población tiene la suerte, gracias a sus genes, de poder comer lo que quiera sin engordar.

Muchos estadounidenses crean un círculo vicioso al comer demasiados alimentos con carbohidratos refinados —como refrescos, dulces, *pretzels*, galletas y otras meriendas— que nunca satisfacen su hambre, por lo que continúan subiendo de peso.

Una dieta baja en carbohidratos acaba con este círculo vicioso. Diversos estudios han demostrado que existe una conexión entre un menor consumo de carbohidratos y los niveles de insulina en la sangre.

En un estudio, unos investigadores de la Facultad de Medicina de la Universidad de Temple, en Filadelfia, analizaron a 10 personas que eran obesas y tenían diabetes del tipo II. Después de comer normalmente durante 7 días, los participantes pasaron 2 semanas ingiriendo solamente 21 gramos de carbohidratos al día mientras consumían tantas proteínas y grasas como querían. Al seguir la dieta baja en carbohidratos, escogieron comer un tercio menos de calorías al día que cuando comían de manera normal, lo que condujo a una pérdida de peso en promedio de 3½ libras (1,5 kg) y un descenso de los niveles de insulina en la sangre del 23 por ciento en promedio.

Uno de los motivos por los que al parecer funcionan las dietas bajas en carbohidratos es porque sacian el hambre mejor que las dietas bajas en grasa. Al ingerir más proteínas y controlar los niveles de azúcar en la sangre se siente uno más satisfecho.

Además de ejercer un efecto positivo en los niveles de azúcar en la sangre, se ha demostrado que las dietas bajas en carbohidratos reducen el riesgo de sufrir enfermedades cardíacas. En un estudio publicado en la revista médica *New England Journal of Medicine*, los investigadores examinaron a más de 80.000 mujeres que completaron un cuestionario de frecuencia alimentaria para el Estudio de la Salud de las Enfermeras y clasificaban los alimentos de acuerdo con sus ingestas de carbohidratos, grasas y proteínas.

Después de 20 años, los investigadores observaron que las mujeres que siguieron

Consejo clave

Las papas no tienen que eliminarse de una dieta baja en carbohidratos. La clave consiste en saber cómo cocinarlas. Una papa blanca al horno, la cual contiene una ½ taza de azúcar, puede ser una buena opción incluso para una comida baja en carbohidratos gracias a su fibra, afirma Carol Forman Helerstein, Ph.D., una nutrióloga clínica con licencia y consulta privada en Long Island y asesora de la Dieta de La Zona. La fibra frena la absorción del azúcar. Si se hace puré la papa, se descompone su fibra y sube su valor en el índice glucémico.

Las batatas dulces (camotes) o los *yams* son incluso mejores opciones porque tienen valores más bajos en el índice glucémico. "Si fuera a comer papas, optaría por un *yam* o media papa blanca al horno en lugar de un puré de papas", afirma.

dietas bajas en carbohidratos y más altas en proteínas y grasa tenían las menores probabilidades de sufrir enfermedades cardíacas. Mientras tanto, las que comieron alimentos con valores más altos en el índice glucémico (IG), una clasificación de cuánta azúcar contiene un alimento y con qué rapidez la absorbe el cuerpo, tenían más probabilidades de sufrir cardiopatías. Es importante tener en cuenta que las mujeres que estaban protegidas frente a las enfermedades cardíacas obtenían su grasa y proteínas de fuentes vegetales.

Y por si todo esto fuera poco, ingerir menos carbohidratos brinda un beneficio incluso mejor: un estómago más plano. La insulina hace que la grasa se almacene en la panza, y la grasa de la panza está relacionada con las enfermedades cardíacas y la diabetes. La Dra. Helerstein afirma que al seguir una dieta que controla los niveles de insulina, se tendrá una pancita más plana.

Es cuestión de elegir bien

Muchas personas creen erróneamente que seguir una dieta baja en carbohidratos significa no ingerir ningún carbohidrato en absoluto, explica la Dra. Helerstein. Pero la realidad es que no podríamos vivir sin los carbohidratos. Cuando dejamos de consumir este nutriente, matamos de hambre a nuestro cerebro, perdemos concentración, nos sentimos fatigados y experimentamos cambios de humor. El cerebro simplemente necesita los carbohidratos.

El Instituto de Medicina de Washington, D. C., el cual establece la cantidad diaria recomendada de nutrientes, aconseja consumir 130 gramos de carbohidratos al día. Si tenemos en cuenta que los estadounidenses ingieren el doble o el triple de esa cantidad, los 130 gramos parecen ser una buena meta.

No obstante, el tipo de carbohidratos que se consumen es igual de importante que la cantidad, dice la Dra. Helerstein. "Somos la nación más gorda del mundo porque consumimos el tipo equivocado de carbohidratos en las cantidades equivocadas", agrega la experta.

A continuación le decimos cómo escoger los carbohidratos correctos en las cantidades correctas para bajar de peso.

Limite sus comidas a 500 calorías o menos. Ingerir más de 500 calorías en una sentada creará una respuesta de la insulina en el cuerpo que provoca un aumento de peso, explica la Dra. Helerstein.

Coma alimentos con valores bajos en el IG. Para adelgazar y evitar la diabetes del tipo II, es mejor escoger alimentos con valores más bajos en el índice glucémico (IG) porque hacen que el azúcar en la sangre se eleve de forma gradual. Coma alcachofas, pimientos (ajíes), manzanas, copos de avena tradicionales y frijoles colorados. Entre los alimentos con valores intermedios en el IG se encuentran el maíz (elote, choclo) dulce, el arroz y la remolacha (betabel). Los alimentos con valores altos en el IG y que harán que su azúcar en la sangre suba por las nubes rápidamente son los *bagels*, las papas a la francesa y el puré de papas, entre otros.

Busque cortes magros de carne. Los bistecs *London broil*, *top round*, *sirloin* y *T-bone* son buenas opciones para una dieta baja en carbohidratos. Acompañe el bistec con guarniciones con valores bajos en el IG, como una batata dulce (camote) al horno y un brócoli *rabe*, y tendrá una perfecta cena baja en carbohidratos.

Coma como manda la Madre Naturaleza. La grasa lo tendría dificilísimo si evitáramos los alimentos procesados y comiéramos solamente los carbohidratos que la Madre Naturaleza nos dio, como las frutas, las verduras y los cereales integrales. "La Madre Naturaleza no hizo arroz ni pasta blanca", dice la Dra. Helerstein, por eso es mucho mejor escoger arroz integral, pasta y pan de trigo integral y otros cereales integrales, como la cebada y la avena.

Pase por el perímetro. Es probable que lo haya oído antes, pero vale la pena repetirlo. Los alimentos más saludables se encuentran en el perímetro del supermercado. Allí encontrará frutas y verduras frescas, carnes, pescados y lácteos bajos en grasa, explica la Dra. Helerstein. Los pasillos centrales es donde se encuentran la mayoría de alimentos con mucha azúcar y calorías.

Acompañe sus comidas con una copa de vino o cerveza. Una copa de vino tiene solamente de 2 a 3 gramos de carbohidratos. Algunos expertos pensaban que la cerveza contenía maltosa, un azúcar con el valor más alto en el índice glucémico, pero hace poco han descubierto que el proceso de fabricación elimina la maltosa. Doce onzas (358 ml) de cerveza *light* contienen sólo 6 gramos de carbohidratos, mientras que una lata de cerveza normal tiene unos 13 gramos de este nutriente.

(*Nota*: si encuentra en este capítulo términos que no entiende o que jamás ha visto, favor de remitirse al glosario en la página 636).

Salchicha de pollo con *summer squash*

1 *summer squash* amarillo mediano, cortado en diagonal en rodajas de ¼ de pulgada (6 mm)

1 calabacín mediano, cortado en diagonal en rodajas de ¼ de pulgada

1 cucharada de aceite de oliva

¼ de cucharadita de sal

1 paquete (de 12 onzas/340 g) de salchichas de pollo ahumadas y totalmente cocinadas

Precaliente una parrilla (*grill*) o un sartén tipo parrilla (*grill pan*) a fuego mediano-alto.

Combine el *squash*, el calabacín, el aceite y la sal en un tazón (recipiente) mediano. Mezcle bien.

Ponga las salchichas y la mezcla del *squash* sobre la parrilla y cocine durante unos 8 minutos, volteando una vez, o hasta que las salchichas estén bien hechas y las verduras tiernas.

Pique en rodajas cada salchicha en diagonal y sirva con el *squash* a la parrilla.

Rinde 4 porciones

POR PORCIÓN

Calorías: 156	Colesterol: 70 mg
Grasa total: 7 g	Sodio: 773 mg
Grasa saturada: 1,5 g	Fibra dietética: 1 g

Dieta baja en grasa
POTENCIA PREVENTIVA

Como acabamos de ver en el capítulo anterior, mediante una dieta baja en carbohidratos se pueden perder algunas libras de más. Otro modo más tradicional y de eficacia comprobada a lo largo del tiempo es una dieta baja en grasa.

Desde hace dos décadas se ha estado acumulando una cantidad impresionante de pruebas que indican que hay pocas cosas mejores para la salud que reducir la cantidad de grasa saturada de la dieta. Los alimentos grasosos aumentan de manera espectacular el riesgo de sufrir enfermedades cardíacas, diabetes, presión arterial alta (hipertensión) y ciertos tipos de cáncer, además de otras muchas afecciones. El consumo excesivo de grasa también tiene la desventaja de engordar. En la actualidad del 66 por ciento de los estadounidenses tienen sobrepeso o son obesos y el índice de obesidad ha llegado al 32 por ciento, más del doble, y la mayor parte de este aumento se ha producido durante los últimos 20 años.

El peso adicional no sólo corre por cuenta de los adultos, por cierto. Un elevado porcentaje de niños también están excedidos de peso. El Centro Nacional de Estadísticas de la Salud ha comunicado que hoy día hay tres veces más jóvenes con sobrepeso que en 1980. Además, la incidencia de la diabetes del tipo II (no dependiente de la insulina), una enfermedad muchas veces vinculada con el sobrepeso, entre los pequeños ha aumentado hasta el punto de que se considera una epidemia en los Estados Unidos.

Para mejorar la salud de nuestros hijos y también la nuestra, los investigadores dicen que debemos adoptar una dieta baja en grasa. Además de comer alimentos menos grasosos, eso significa aumentar nuestro consumo de frutas, verduras, legumbres y otros alimentos saludables.

Perfecta si le toca perder

La clave para bajar de peso está en reducir el número de calorías que consumimos. Y la forma más fácil de reducir las calorías es bajándole a la grasa, explica Judy Dodd, R.D., profesora adjunta en la Escuela de Ciencias de la Salud y Rehabilitación en la Universidad de Pittsburgh y antigua presidenta de la Asociación Dietética de los

(continúa en la página 218)

CAMBIOS CLAVE

No es posible abrir una revista o sintonizar la televisión a altas horas de la noche sin ser bombardeado con información acerca de nuevas dietas que garantizan la pérdida de peso. Sin embargo, en realidad la dieta baja en grasa no tiene nada de complicada. Al reducir la carne de res que se come, por ejemplo, automáticamente disminuye el consumo de grasa saturada. El mismo efecto se obtiene al cambiar el yogur de leche entera por yogur bajo en grasa y comer más frutas, verduras, legumbres y cereales integrales. Además, hay muchas maneras menos obvias de bajarle a la grasa. Tal vez quiera probar algunas de las siguientes opciones.

Pruebe algunos nuevos quesos. El queso suele ser uno de los primeros alimentos que se prohíben al cambiar a una dieta baja en grasa. Sin embargo, algunos tipos de queso son naturalmente más bajos en grasa que otros. El *feta*, el *camembert* y el *mozzarella* semidescremado, por ejemplo, contienen menos de 10 gramos de grasa por ración de 1½ onzas (42 g). Si bien no carecen totalmente de grasa, son una mejor opción que el queso tipo *Cheddar*, por ejemplo, que contiene casi 14 gramos de grasa por ración.

Sírvase de una servilleta. Esos *muffins* grandes y esponjosos de la panadería del supermercado tal vez se vean muy saludables, pero muchas veces contienen enormes cantidades de grasa. Antes de llevar una bolsa de *muffins* gigantes a su casa, póngalos a prueba. Compre un *muffin* y colóquelo sobre una servilleta de papel. Si deja una marca grasosa seguro que contiene más de 3 gramos de grasa y será mejor buscar alguno más bajo en grasa.

"Desgrase" la pizza. La pizza es uno de los alimentos más populares de Estados Unidos que no merece del todo que se le llame comida chatarra. De hecho, una rebanada bien caliente puede ser una buena opción alimenticia, siempre y cuando no esté nadando en aceite. Para que la pizza sea un poco más saludable, extienda una servilleta sobre cada rebanada y con cuidado recoja el exceso de aceite.

Ojo con los alimentos sin grasa. Actualmente los supermercados parecen estar llenos a reventar de versiones sin grasa de casi cualquier cosa. Sin embargo, aunque las versiones de grasa reducida de mayonesa, aliños (aderezos) para ensaladas y quesos pueden ser unas herramientas excelentes para ayudarle a respetar sus límites diarios de grasa, "*fat free*" (sin grasa) no es lo mismo que "*calorie-free*" (sin calorías). La moderación no deja de ser importante, advierte Judy Dodd, R.D., profesora adjunta de la Escuela de Ciencias de la Salud y Rehabilitación de la Universidad de Pittsburgh y antigua presidenta de la Asociación Dietética de los Estados Unidos.

Disfrute una sopa saludable. El consomé y las sopas de verduras son una buena elección para las personas que siguen una dieta baja en grasa, afirma Lalita Kaul, Ph.D., portavoz nacional para la Asociación Dietética de los Estados Unidos y profesora de Nutrición en la Escuela de Medicina de la Universidad Howard, en Washington, D. C. No obstante, la experta recomienda escoger las variedades bajas en sodio, especialmente si uno es sensible al sodio.

Disfrute sus favoritos. No hay motivo para renunciar a los postres sólo porque se quiere adoptar una dieta baja en grasa. De hecho, muchas delicias tradicionales como las galletitas de jengibre, las galletitas de barquillo de vainilla y las galletitas *Graham* también son muy bajas en grasa.

Cuidaíto con la carne. Un bistec *Porterhouse*, con sus abundantes vetas de grasa, puede consumir un gran porcentaje de su presupuesto de grasa (una ración de 3 onzas/84 g contiene 9 gramos de grasa), pero muchos cortes de carne son bajos en grasa. La carne que diga "*loin*" o "*round*", por ejemplo, llega a tener sólo 3 gramos de grasa por ración. El mejor método para cocinar la carne es asarla a la parrilla o en el horno, además, es mejor utilizar una charola que deje gotear la grasa, recomienda la Dra. Kaul.

Aligere la leche. La leche es una buena fuente de proteínas y una magnífica fuente de calcio. Desgraciadamente también puede ser una maravillosa fuente de grasa. Para obtener los beneficios de la leche sin tanta grasa simplemente tiene que renunciar a la versión con grasa entera, la cual contiene 8 gramos de grasa por ración de 8 onzas (240 ml). La leche semidescremada al 1 por ciento es una buena opción, con sus 3 gramos de grasa por ración. Mejor todavía, beba más leche descremada, la cual prácticamente no tiene grasa pero sí tiene la misma cantidad de calcio (o aún más) que la leche entera.

Aproveche los viejos recursos. Los estadounidenses aún necesitan aumentar su consumo de frutas, verduras y cereales integrales, afirma la Dra. Kaul. Estos alimentos son bajos en grasa de manera natural y por lo tanto, ayudan a lograr la meta de que el 30 por ciento o menos de las calorías consumidas provengan de la grasa. Experimente con frutas y ensaladas sabrosas para el almuerzo o la cena, y agregue cereales integrales, pan integral y arroz integral a su dieta.

Saboree las nuevas variedades de helado. Hace muy pocos años, el sabor de los postres congelados bajos en grasa o sin ella no era muy bueno en comparación con el helado tradicional. No obstante, en la actualidad los productores de helados han mejorado mucho cuando se trata de fabricar postres congelados bajos en grasa con el mismo rico sabor y cremosa textura que sus semejantes ricos en grasa.

(continuación de la página 215)

Estados Unidos. Cada gramo de grasa contiene más energía —la cual se mide en calorías— que cualquier otro nutriente. Un gramo de grasa proporciona 9 calorías, más del doble que la misma cantidad de proteínas o carbohidratos. Además, al cuerpo humano le encanta la grasa. Es mucho más probable que almacene las calorías de la grasa que las calorías provenientes de otras fuentes.

En un estudio, unos investigadores daneses observaron que quienes reducían la cantidad de grasa en su dieta del 39 al 28 por ciento del total de sus calorías consumidas a diario y aumentaban su consumo de carbohidratos lograban perder 9 libras (4 kg) en promedio en sólo 12 semanas. Además, las personas que de ahí en adelante siguieron con la dieta baja en grasa lograron no volver a engordar durante mucho tiempo después de concluir el estudio.

Si se piensa que adelgazar y no volver a recuperar el peso perdido es casi imposible, quizás una dieta baja en grasa sea la solución. El Registro Nacional de Adelgazamiento informa que sus miembros que han perdido peso y lo han mantenido durante más de 5 años lo han logrado gracias a una dieta baja en grasa y en calorías.

Reducir la grasa de la alimentación tiene otros beneficios aparte de adelgazar y mejorar la salud. Las investigaciones indican que una alimentación baja en grasa también puede aumentar la sensación general de bienestar. En un estudio científico que abarcó a más de 550 mujeres, un grupo de investigadores del Centro Fred Hutchinson para la Investigación del Cáncer en Seattle observó que cuando las mujeres reducían su consumo diario de grasa a la mitad —del 40 al 20 por ciento de su total de calorías consumidas a diario— se sentían con más energía y menos preocupadas y deprimidas que con su dieta anterior.

Cuida contra cardiopatías

Desde luego existen los suertudos que pueden comer lo que quieran sin subir de peso. No obstante, incluso en su caso la grasa que ingieren tiene que ir a parar a alguna parte, y ese sitio muy frecuentemente son las arterias.

Existe un vínculo directo entre la cantidad de grasa en la dieta y el riesgo de sufrir una enfermedad cardíaca, afirma Dodd. Esto se aplica sobre todo a la grasa saturada, esa grasa peligrosa que tapa las arterias y que se halla principalmente en la carne, los lácteos de grasa entera y los alimentos para merienda (refrigerio, tentempié). Las investigaciones han demostrado que la mejor forma para disminuir este riesgo tal vez sea seguir una dieta baja en grasa saturada.

En un estudio de 2006, unos investigadores canadienses estudiaron la pérdida de peso y los niveles de colesterol de 30 mujeres obesas después de haber pasado 6 meses con una dieta baja en grasa y haciendo ejercicio al menos 40 minutos tres veces por semana. En promedio, las mujeres perdieron el 15 por ciento de su peso corporal y su nivel de colesterol disminuyó en un 9 por ciento. El colesterol lipoproteínico de baja densidad (LBD) que tapa las arterias se redujo en un 8 por ciento en promedio.

En otro estudio, los investigadores sometieron a las personas a una dieta muy baja en grasa, en la que sólo el 5 por ciento del total de calorías consumidas a diario provenían de la grasa. Después de 11 días sus niveles de colesterol habían bajado en un 11 por ciento en promedio, mientras que su presión arterial descendió en un 6 por ciento en promedio. Es posible que esta disminución del 11 por ciento del colesterol haya reducido casi en un 33 por ciento sus probabilidades de morir de un ataque al corazón.

No es necesario adoptar una dieta extremadamente baja en grasa para cosechar algún beneficio. Incluso una pequeña reducción de la cantidad de grasa consumida puede disminuir el nivel del colesterol, indica Dodd.

Contrarresta el cáncer

Existe un motivo muy persuasivo para cambiar a una dieta baja en grasa. "Varios estudios indican que la dieta baja en grasa ofrece una protección excelente contra muchas enfermedades, entre ellas el cáncer", señala Leena Hilakivi-Clarke, Ph.D., profesora adjunta de Oncología en el Centro para el Tratamiento Integral del Cáncer Lombardi, en el Centro Médico de la Universidad de Georgetown, ubicado en Washington, D. C.

En un estudio realizado por la Universidad de Benin en Nigeria, los investigadores descubrieron que los animales del laboratorio empezaron a producir unas enzimas que les provocaron cambios cancerosos en el colon después de sólo 3 semanas de recibir una dieta alta en grasa.

Lo que funciona en el laboratorio también es eficaz en la vida real. En un estudio que abarcó a 450 mujeres, unos investigadores del departamento de Epidemiología y Salud Pública de la Facultad de Medicina de la Universidad Yale observaron que una reducción de sólo 10 gramos de grasa saturada al día —lo cual equivale a cambiar de 2 vasos de leche entera a la misma cantidad de leche descremada— redujo en un 20 por ciento su riesgo de contraer cáncer de ovarios.

En otro estudio, unos investigadores de la Universidad de Iowa en Iowa City compararon las dietas de unas mujeres con cáncer con las de un grupo de mujeres que no tenía esta enfermedad. Descubrieron que las mujeres que consumían más carne roja tenían un 50 por ciento más de probabilidades de desarrollar algún tipo de cáncer que las mujeres que comían la menor cantidad de carne roja. Se trata de un dato muy importante, ya que la carne roja es uno de los alimentos que más grasa saturada contiene.

Una dieta baja en grasa protege no sólo por lo que no contiene sino también por lo que sí incluye. Al reducir la grasa de la alimentación por lo general se comen más frutas, verduras, cereales integrales y legumbres. Se ha demostrado que todos estos alimentos nos mantienen más saludables, según indica la Dra. JoAnn Manson, profesora de Salud de la Mujer en el Hospital Brigham de Mujeres, ubicado en Boston.

Vigor para la vista

Por último existen ciertas pruebas de que una dieta baja en grasa tal vez proteja contra afecciones como la degeneración macular, la principal causa de pérdida de la vista en los adultos mayores.

En una encuesta que abarcó a más de 2.000 personas, unos investigadores de la Universidad de Wisconsin, en Madison, observaron que quienes afirmaban consumir la mayor cantidad de grasa saturada tenían un 80 por ciento más de probabilidades de padecer de degeneración macular que quienes consumían la menor cantidad.

Para empezar

Aunque uno esté decidido a reducir la cantidad de grasa de la dieta, no siempre es fácil saber por dónde empezar. En primer lugar es necesario calcular cuánta grasa está consumiendo diariamente. La cantidad ideal sería entre un 25 y un 30 por ciento del total de calorías que consume a diario, afirma Dodd.

Imaginémonos, por ejemplo, un consumo normal de 2.000 calorías al día. Al seguir una dieta baja en grasa, no más de 600 calorías de este total deben provenir de la grasa. Esto equivale más o menos a 67 gramos de grasa al día.

Si bien reducir el consumo de grasa a un 30 por ciento puede parecer desalentador, no lo es. En realidad esta es una cantidad razonable de grasa para incluir en la dieta, afirma Lalita Kaul, Ph.D., portavoz nacional para la Asociación Dietética de los Estados Unidos y profesora de Nutrición en la Escuela de Medicina de la Universidad Howard, en Washington, D. C. Para reducir su ingesta de grasa debería evitar los alimentos fritos, sustituir las comidas de restaurante altas en grasa y pesadas por comida casera y buscar recetas sabrosas y bajas en grasa con las que reemplazar algunos de sus platos favoritos más altos en grasa. Si desea optar por un plato precocinado, la Dra. Kaul recomienda optar por una comida de la marca *Lean Cuisine* o *Lean Pocket*.

La manera más fácil de cuidar el consumo diario de grasa tal vez sea leyendo las etiquetas de los alimentos, sugiere Dodd. Al comprar queso, por ejemplo, tal vez observe que una ración de 1 onza (28 g) de queso *Cheddar* contiene un poco más de 9 gramos de grasa. En vista de que eso puede representar un alto porcentaje de la cantidad de grasa que se tiene permitida diariamente, quizá prefiera elegir un queso más bajo en grasa. Ahora que las etiquetas de los alimentos incluyen el porcentaje de grasa basándose en una dieta de 2.000 calorías, es posible buscar alimentos cuya grasa sume un 30 por ciento o menos de las calorías consumidas en un día, indica la Dra. Kaul.

Al comer en restaurantes o comprar alimentos sin etiquetas se puede averiguar cuánta grasa se está consumiendo con la ayuda de una guía de nutrición que puede comprar en una librería o en el supermercado. Estas guías incluyen listas de la cantidad de grasa contenida en la mayoría de los alimentos comunes, entre ellos los que se sirven en los restaurantes. También es posible visitar la página *web* del restaurante antes de salir de casa. La mayoría de restaurantes de comida rápida, como Subway y Boston Market, ofrecen la información nutricional de su menú en línea. Los restaurantes donde se come sentado como Applebee's y Outback Steakhouse quizás ofrezcan sugerencias en línea sobre opciones más saludables en sus menús.

Tal como observamos anteriormente, lo más importante es mantener a raya la grasa saturada, la cual se encuentra en alimentos de origen animal como la carne, la mantequilla, el queso y el huevo y en algunas fuentes vegetales, como los aceites de coco, de palmiche, tropicales y la manteca de cacao. Además de que esta grasa perjudica la salud, los alimentos ricos en grasa saturada también tienden a contener mucho colesterol. De esta forma, al reducir una cosa automáticamente se reduce la otra también. La Asociación Estadounidense del Corazón recomienda que menos del 7 por ciento del total de calorías que consumimos a diario provenga de la grasa saturada, esto se consigue en parte escogiendo leche descremada o semidescremada al 1 por ciento y optando por los cortes más magros de carne, como el *sirloin* y el *top round*.

Unos científicos australianos observaron que cuando las personas comían un trozo de pastel de zanahoria alto en grasa saturada y bebían un batido (licuado), a sus cuerpos les resultaba más difícil protegerse de las enfermedades cardíacas. La grasa saturada redujo la capacidad del colesterol lipoproteínico de alta densidad (LAD) para evitar que se formaran depósitos de placa en las paredes internas arteriales y también redujo la capacidad de las arterias de expandirse y transportar la sangre a los órganos y los tejidos.

A pesar de que la margarina y la manteca vegetal se han anunciado como alternativas saludables a la grasa saturada, no siempre son una buena elección. Los estudios

Consejo clave

Cuando esté en un restaurante, busque un corazón pequeño junto a algunas de las opciones del menú. Esos platos son saludables para el corazón y bajos en grasa, afirma Lalita Kaul, Ph.D., portavoz nacional para la Asociación Dietética de los Estados Unidos y profesora de Nutrición en la Escuela de Medicina de la Universidad Howard en Washington, D. C. Los restaurantes y los médicos de todo el país están luchando conjuntamente para proporcionar opciones bajas en grasa y saludables cuando se sale a comer. Su esposo, que es cardiólogo, ha encabezado el programa en el área de Washington, D. C.

científicos indican que las grasas hidrogenadas usadas para producir la margarina y la manteca vegetal pueden tapar las arterias tanto como la grasa saturada. Para evitar los aceites parcialmente hidrogenados, busque pastas y mantequillas que digan "*zero transfats*" (cero transgrasas) en la etiqueta y evite las galletitas compradas y otros productos panificados y alimentos para merienda que contengan transgrasas. En la actualidad es obligatorio indicar las transgrasas en las etiquetas nutricionales junto con la grasa total y saturada.

Disfrute las grasas saludables… con moderación

Si bien en términos generales es buena idea reducir cualquier grasa de la dieta, algunas de ellas, como las grasas monoinsaturadas y poliinsaturadas, no son tan malas. Estas grasas se encuentran abundantemente en los aceites vegetales y de semillas, como los de oliva, sésamo (ajonjolí) y alazor (cártamo), así como en los frutos secos y semillas, y se ha demostrado que reducen el nivel de colesterol y tal vez ayuden a evitar que se pegue a las paredes de las arterias. Desde luego contienen el mismo número de calorías que otras grasas menos saludables, de modo que no es buena idea consumirlas en grandes cantidades, agrega Dodd.

Existe otro tipo más de grasa que desempeña un papel muy importante en una dieta saludable y baja en grasa. Se ha demostrado que la grasa del pescado, conocida como ácidos grasos omega-3, reduce la coagulación e inflamación en las arterias, lo cual puede reducir de manera considerable el riesgo de sufrir enfermedades cardíacas y derrames cerebrales. De hecho, la Asociación Estadounidense del Corazón afirma que algunos ensayos epidemiológicos y clínicos han demostrado que la incidencia de enfermedades cardíacas se reduce cuando las personas consumen ácidos grasos omega-3, sobre todo cuando dichos omega-3 proceden del pescado y los alimentos vegetales, en comparación con los suplementos. No es necesario comer mucho pescado para cosechar estos beneficios. Dentro del marco de una dieta baja en grasa, 2 porciones de pescado a la semana sirven muy bien para mantener despejadas las arterias, señala Dodd.

(*Nota*: si encuentra en este capítulo términos que no entiende o que jamás ha visto, favor de remitirse al glosario en la página 636).

Bacalao fresco con verduras mixtas

- **4** **filetes de bacalao fresco (de 6 onzas/168 g cada uno)**
- **1** **bulbo de hinojo**
- **2** **zanahorias picadas en palitos**
- **1** **calabacín pequeño picado en palitos**
- **2** **cebollines o 1 cebolla pequeña picados en rodajas finas**
- **1** **taza de jugo de manzana**
- **¼** **de cucharadita de sal**
- **Pimienta negra recién molida**
- **2** **tazas de agua**

Enjuague el bacalao con agua fría y seque con toallas de papel.

Separe el tallo del hinojo del bulbo; guarde los delgados tallos superiores y algunas de las hojas parecidas a plumas. Corte el bulbo a la mitad a lo largo. Extraiga y tire el corazón. Pique en palitos.

Rocíe un sartén grande con aceite antiadherente en aerosol y ponga a calentar a fuego mediano-alto. Agregue el hinojo, la zanahoria, el calabacín y los cebollines o cebollas. Sofríalos durante más o menos

1 minuto. Agregue ¼ de taza de jugo de manzana y ⅛ de cucharadita de sal.

Cocine de 2 a 3 minutos, revolviendo, hasta que las verduras empiecen a suavizarse pero aún estén crujientes. Sazone con pimienta al gusto. Pase las verduras a un platón extendido y tape para mantenerlas calientes.

En el mismo sartén ponga el agua, los tallos y las hojas de hinojo que guardó y la ¾ de taza restante de jugo de manzana. Ponga a calentar a fuego mediano hasta que hierva. Baje el fuego a lento y agregue el bacalao. Cocine de 4 a 5 minutos, volteándolo una sola vez, hasta que el bacalao esté opaco en el centro del filete. Para saber si está cocido, introduzca la punta de un cuchillo afilado en un filete.

Saque el bacalao con una pala calada y coloque encima de las verduras en el platón. Espolvoree con la ⅛ cucharadita restante de sal. Sazone con pimienta al gusto.

Rinde 4 porciones

POR PORCIÓN

Calorías: 202
Grasa total: 1,5 g
Grasa saturada: 0,3 g

Colesterol: 80 mg
Sodio: 269 mg
Fibra dietética: 3,8 g

Pastel tipo pudín de chocolate y menta

- 1 taza de harina multiusos
- ¾ de taza de azúcar granulada
- 1 cucharadita de bicarbonato de sodio
- ¾ de cucharadita de polvo de hornear
- ¼ de cucharadita de sal
- ½ taza de cocoa en polvo sin edulcorantes
- ½ taza de suero de leche descremada
- ½ taza de compota de manzana sin edulcorantes
- 1 cucharadita de extracto de vainilla
- ½ cucharadita de extracto de menta (*peppermint*)
- ¾ de taza de azúcar morena (mascabado) clara
- 1 taza + 2 cucharadas de agua hirviendo

Precaliente el horno a 350°F. Rocíe una fuente para hornear (refractario) de 12" x 8" con aceite antiadherente en aerosol. Ponga aparte.

En un tazón (recipiente) grande, ponga la harina, el azúcar granulada, el bicarbonato de sodio, el polvo de hornear, la sal y el ¼ de taza de cocoa. Bata a mano hasta mezclar bien.

Agregue el suero de leche, la compota de manzana, el extracto de vainilla y de menta. Mezcle justo hasta que los ingredientes secos estén bien incorporados. No lo bata demasiado; la masa se parecerá a la de los *brownies* y se verá un poco grumosa debido a la compota de manzana. Vierta en una fuente preparada.

Ponga el azúcar morena y el ¼ de taza restante de cocoa en un tazón pequeño. Mezcle bien. Espolvoree encima de la masa. Vierta el agua encima sin mezclar.

Meta cuidadosamente al horno. Hornee de 25 a 30 minutos, hasta que esté cuajada la superficie y el pastel (bizcocho, torta, *cake*) se desprenda de los lados de la fuente. Deje enfriar de 20 a 30 minutos sobre una rejilla (parrilla) de alambre.

Para servir, saque el pastel de la fuente con un volteador para panqueques. Coloque cada trozo cabeza abajo sobre un plato, para que el pudín (budín) quede arriba.

Rinde 8 porciones

Consejo de cocina: *este pastel sabe mejor tibio. Si ya se enfrió, caliente en alto cada trozo durante 30 segundos en el microondas hasta que esté tibio.*

POR PORCIÓN ────────────────

Calorías: 208	Colesterol: 1 mg
Grasa total: 1 g	Sodio: 293 mg
Grasa saturada: 0,5 g	Fibra dietética: 5 g

Dieta mediterránea
COMIDA QUE CUIDA EL CORAZÓN

A comienzos de los años 60 el índice de enfermedades cardíacas se disparó en los Estados Unidos. Mientras tanto, la población de Grecia disfrutaba uno de los más bajos índices de enfermedades cardíacas del mundo.

El detalle curioso era el siguiente: los griegos gozaban de una salud de hierro a pesar de que casi el 40 por ciento de las calorías que consumían a diario provenían de la grasa. Además, por lo general acompañaban sus comidas con una o dos copas de vino.

Los científicos quisieron averiguar más. Recorrieron las orillas del Mediterráneo y descubrieron que no sólo la población de Grecia tenía vidas más largas y sanas, sino que esto también podía decirse de la gente de naciones vecinas como Francia, Italia y España. Era obvio que compartían algún secreto.

¿Pero cuál?

"Por una parte, la dieta mediterránea tradicional incluye muchas verduras y legumbres, así como frutas, panes integrales frescos, dátiles y frutos secos", afirma Christopher Gardner, Ph.D., profesor adjunto de Medicina del Centro Stanford de Investigaciones para la Prevención de Enfermedades, ubicado en Stanford, California. "Carnes como las de cordero y pollo se consumen de manera poco frecuente y en pequeñas raciones, y la principal fuente de grasa de este tipo de dieta es la grasa monoinsaturada de las aceitunas y el aceite de oliva, en lugar de la grasa saturada de los alimentos de origen animal. Además, la actividad física representa una parte importante de la rutina diaria", agrega el experto.

Cosas del corazón

¿Qué tan saludable es la dieta mediterránea tradicional? Unos investigadores franceses llevaron a cabo un estudio con unos 600 hombres que habían sufrido un infarto recientemente. A la mitad de los hombres les recetaron una dieta mediterránea tradicional y a la otra mitad la dieta baja en grasa y en colesterol a la que normalmente deben someterse las personas que tienen una enfermedad cardíaca. Los que seguían la dieta mediterránea tradicional tuvieron un 70 por ciento menos de problemas cardíacos recurrentes que quienes observaban la prudente dieta baja en grasa.

Otros estudios arrojaron resultados semejantes. Cuando los investigadores examinaron las dietas y los índices de enfermedades de la población de siete países diferentes, por ejemplo, observaron que mientras que las enfermedades cardíacas causan el 46 por ciento de las muertes de los hombres de mediana edad en los Estados Unidos, sólo el 4 por ciento de los hombres radicados en Creta, una isla del Mediterráneo, tenían problemas semejantes. De hecho, el índice de mortalidad por cualquier causa fue más bajo en Creta que en los demás países durante los 15 años que duró el estudio.

En 2006, unos investigadores revisaron 35 estudios experimentales de la dieta mediterránea y observaron que este tipo de dieta tenía efectos positivos sobre el colesterol y la resistencia a la insulina. Los investigadores también descubrieron que esa dieta reduce el riesgo de padecer el síndrome metabólico, un ataque al corazón y enfermedades cardíacas, además del riesgo de sufrir cáncer en pacientes obesos y en pacientes que ya han sufrido un infarto.

Aparte de sus beneficios para la salud, la dieta mediterránea ha resultado más fácil de seguir que una dieta baja en grasa, según un estudio español. En tal estudio, se asignó a un grupo de 772 adultos mayores con diabetes o con tres o más factores de riesgo de sufrir enfermedad cardíaca a uno de tres grupos. Dos grupos siguieron una dieta mediterránea y el tercero, una dieta baja en grasa. Según los investigadores, la dieta mediterránea contribuyó a reducir la presión arterial, el colesterol y los niveles de azúcar en la sangre (glucosa) después de 3 meses, pero además hizo que a los participantes del estudio les resultara más fácil seguirla.

Eficacia gracias a la grasa

Hay muchas razones por las que la dieta mediterránea es buena para el corazón. Sin embargo, la más importante tal vez sea el origen de la grasa que contiene. El aceite de oliva es la principal grasa utilizada en la dieta mediterránea, en la que el consumo total de grasa oscila entre el 25 y el 35 por ciento de las calorías diarias totales.

A pesar de que la población de los países mediterráneos consume la misma cantidad de grasa que nosotros (o más), ingiere una cantidad relativamente reducida de carne. Comen carne roja solamente unas cuantas veces al mes, mientras que el pescado y la carne de ave se consumen todas las semanas. Eso significa que sólo ingieren cantidades minúsculas de la grasa saturada que tapa las arterias. "El mayor beneficio se obtiene de limitar la cantidad de grasa saturada y sustituirla por grasa monoinsaturada, como el [que se encuentra en el] aceite de oliva", explica el Dr. Gardner. Aparte de contener grasa monoinsaturada, el aceite de oliva contiene compuestos antioxidantes que ayudan a impedir que se lleven a cabo los cambios químicos en el cuerpo por los que el peligroso colesterol lipoproteínico de baja densidad (LBD) se adhiere a las paredes de las arterias.

La segunda fuente más común de grasa en la dieta mediterránea son los frutos secos y las semillas. Los frutos secos contienen ácido alfalinolénico, que el cuerpo convierte en el mismo tipo de grasa saludable para el corazón que se encuentra en el pescado (que los pueblos del Mediterráneo también consumen). Diversos estudios han demostrado que las personas que consumen la mayor cantidad de estos ácidos grasos son los que tienen las menores probabilidades de padecer una enfermedad cardíaca.

"Eso no significa que la gente debería salir corriendo y empezar a agregar toneladas de aceite de oliva y frutos secos a su dieta", advierte el Dr. John A. McDougall, director médico del Programa McDougall en Santa Rosa, California. La dieta no es la única razón por la que la gente de los países mediterráneos es tan sana. También caminan mucho, realizan arduos trabajos físicos y se mantienen activos en términos generales. Por lo tanto, aunque consuman muchas calorías provenientes de la grasa, por lo general pueden mantener su peso bajo control.

"Si los estadounidenses consumieran tanta grasa a través del aceite de oliva sólo engordarían, lo cual representa en sí un importante riesgo con respecto a las enfermedades cardíacas", afirma el Dr. McDougall. No obstante, un poco de aceite de oliva es bueno, sobre todo si lo utiliza para reemplazar a las grasas saturadas menos saludables.

Mientras tanto, el pescado que comen los pueblos del Mediterráneo proporciona ácidos grasos omega-3, que según se ha demostrado, reducen la coagulación y la inflamación en las arterias y por lo tanto, disminuyen considerablemente el riesgo de sufrir enfermedades cardíacas y derrames cerebrales. De hecho, la Asociación Estadounidense del Corazón afirma que diversos estudios epidemiológicos y clínicos han demostrado que la incidencia de enfermedades cardiovasculares disminuye cuando se consumen ácidos grasos omega-3, sobre todo cuando se obtienen a través del pescado y los alimentos vegetales, en comparación con los suplementos.

Las cinco son clave

Los expertos que trabajan para la Asociación Estadounidense del Corazón estarían encantados si pudieran lograr que comiéramos las 5 raciones (o más) de frutas y verduras que la población del Mediterráneo consume diariamente. La dieta mediterránea enfatiza las frutas y verduras frescas de temporada y cultivadas en la zona por encima de los alimentos altamente procesados que no contienen tantos micronutrientes ni antioxidantes. La mayoría de los días el postre consiste en fruta, mientras que los postres más dulces hechos con azúcar y grasa saturada sólo se consumen unas cuantas veces por semana.

Algunos estudios científicos han demostrado que las personas que comen la mayor cantidad de frutas y verduras tienen menos problemas con las enfermedades cardíacas. Es de suponer que esto se debe a las vitaminas antioxidantes y a otros compuestos curativos que estos alimentos contienen.

Además, las frutas, las verduras y los frijoles (habichuelas), otro alimento básico del Mediterráneo, se encuentran entre las mejores fuentes de folato, una vitamina que posiblemente sea clave en la lucha contra las enfermedades cardíacas, comenta el Dr. Gardner.

El folato contribuye a que disminuya el nivel de un aminoácido llamado homocisteína. Esto es importante porque existe un vínculo entre el exceso de homocisteína y las enfermedades cardíacas. Las investigaciones científicas han demostrado que las personas sanas con altos niveles de homocisteína tienen 14 veces más probabilidades de sufrir una enfermedad cardíaca que las personas con un bajo o moderado nivel de este aminoácido.

Además, la dieta mediterránea es sumamente rica en fibra. Los alimentos ricos en fibra no sólo ayudan a controlar el peso al dejar satisfecho el estómago sin mucha grasa ni calorías, sino que también ayudan a inhibir la absorción de ciertas grasas y de colesterol. Esto significa que algunas de estas sustancias dañinas abandonan el cuerpo antes de entrar al torrente sanguíneo.

El beneficio de la fibra es tan grande que un estudio de casi 44.000 hombres entre los 40 y los 75 años de edad observó que quienes agregaban sólo 10 gramos de fibra a su dieta diaria reducían en casi un 30 por ciento su riesgo de sufrir una enfermedad cardíaca.

Una copa de salud cardíaca

El aceite de oliva, las frutas y las verduras no son los únicos alimentos por los que la dieta mediterránea es tan buena para el corazón. Otro factor al parecer es el vino, particularmente el vino tinto que las personas de aquellos países toman casi con todas las comidas.

El vino contiene unos compuestos llamados fenoles que ayudan a que el colesterol

LA PIRÁMIDE MEDITERRÁNEA

Todas las personas que no se hayan alimentado exclusivamente de palomitas (rositas) de maíz (cotufo) y chocolate durante los últimos 10 años deben saber que el Departamento de Agricultura de los Estados Unidos (o *USDA* por sus siglas en inglés) utiliza una Pirámide Alimenticia para dar a los estadounidenses pautas dietéticas para comer de manera saludable. Durante 12 años la Pirámide del USDA se basaba en los panes y los cereales, pero recientemente, el USDA revisó la Pirámide para dar consejos más individuales basándose en las necesidades nutricionales de una persona, además de aconsejar a los estadounidenses que la mitad de los cereales que consumen sean integrales.

En los Estados Unidos se considera que este plan de alimentación es el mejor.

Sin embargo, la pirámide del USDA no es la única. También existe la Pirámide Mediterránea, la cual se basa en la alimentación tradicional del sur de Europa. A diferencia de la pirámide estadounidense, que incluye la carne como una forma de cubrir las necesidades diarias de proteínas, la Pirámide Mediterránea recurre a las legumbres, el pescado y los frutos secos para obtener las proteínas necesarias. La carne roja se restringe a unas pocas veces al mes.

La Pirámide Mediterránea también incluye grandes cantidades de aceite de oliva y raciones diarias de queso y yogur, acompañado todo de una saludable copita de vino tinto. La actividad física constante también es una parte importante de este plan.

A la derecha verá la Pirámide Mediterránea Tradicional. Hay que elegir la mayoría de los alimentos de la base de la pirámide y guardar los de la punta para ocasiones especiales.

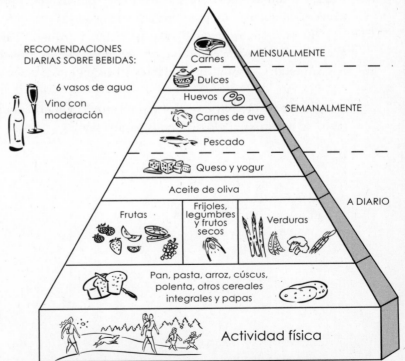

RECOMENDACIONES DIARIAS SOBRE BEBIDAS:

6 vasos de agua
Vino con moderación

Carnes — MENSUALMENTE
Dulces
Huevos
Carnes de ave — SEMANALMENTE
Pescado
Queso y yogur
Aceite de oliva
Frutas — Frijoles, legumbres y frutos secos — Verduras — A DIARIO
Pan, pasta, arroz, cúscus, polenta, otros cereales integrales y papas
Actividad física

LBD no se adhiera a las paredes de las arterias. También impide que las plaquetas de la sangre se peguen entre sí y formen coágulos. "En cantidades moderadas, el vino puede ser un buen complemento para una dieta saludable", opina el Dr. Robert M. Russell, director y científico jefe del Centro Jean Mayer de Investigaciones sobre Nutrición Humana Especializado en el Proceso del Envejecimiento del Departamento de Agricultura de los Estados Unidos en la Universidad de Tufts, en Boston.

Más allá del corazón

A pesar de que la fama de la dieta mediterránea se basa principalmente en su capacidad para mantener saludable el corazón, al parecer también reduce el riesgo de padecer otras amenazas para la salud, como el cáncer de mama y el de colon.

Diversos estudios científicos han demostrado que en comparación con las mujeres de otras partes del mundo, las de algunos países mediterráneos corren un riesgo dos veces menor (o menos aún) de desarrollar cáncer de mama. Es posible que se deba a que ingieren poca grasa saturada y a su alto consumo de grasa monoinsaturada, frutas y verduras.

De hecho, unos investigadores italianos han observado que las personas de la región del Mediterráneo que siguen la dieta tradicional —es decir, que comen muchas frutas y verduras y poca grasa y proteínas— tienen menos probabilidades de desarrollar cáncer que quienes adoptan una alimentación más moderna y menos saludable.

"El mensaje es sencillo", afirma el Dr. Gardner. "Para tener una salud óptima elija una dieta basada en productos vegetales, la cual es naturalmente rica en vitaminas, minerales, fibra y antioxidantes y baja en grasa, colesterol y sodio".

(*Nota*: si encuentra en este capítulo términos que no entiende o que jamás ha visto, favor de remitirse al glosario en la página 636).

Pollo con limón al estilo griego

- **4** piernas y muslos de pollo sin pellejo y sin grasa (de unas 1½ libras/680 g en total)
- **1** pimiento (ají, pimiento morrón) rojo mediano cortado en 8 pedazos
- **1** pimiento anaranjado mediano cortado en 8 pedazos
- **2** papas tipo *Yukon Gold* medianas cortadas cada una en 8 pedazos
- **1** cebolla morada mediana cortada en 8 pedazos
- **2** cucharadas de aceite de oliva extra virgen

  Peladura rallada y el jugo de 1 limón
- **1** cucharada de ajo picado en trocitos
- **1** cucharadita de orégano seco
- **¼** de cucharadita de sal
- **¾** de cucharadita de pimienta negra recién molida
- **¾** de cucharadita de pimentón (paprika)
- **8** aceitunas *kalamata* deshuesadas, picadas a lo largo en 4 trozos

  Menta o perejil fresco, peladura rallada de limón y pedazos de limón para adornar (opcional)

Precaliente el horno a 400°F. Arranque 2 pliegos de papel de aluminio antiadherente, de 24 pulgadas (60 cm) cada uno. Una las caras mates (las caras antiadherentes) y doble la orilla de 1 cara dos veces para hacer una costura. Abra y cubra los bordes de una bandeja de hornear con los bordes de 17 x 12 pulgadas (ponga la cara mate del papel de aluminio hacia arriba).

Ponga el pollo en un lado de la olla (charola) y los pimientos, las papas y la cebolla en el otro lado.

Mezcle en un tazón (recipiente) pequeño el aceite, la ralladura y el jugo de limón, el ajo, el orégano, la sal, la pimienta negra y el pimentón. Esparza sobre el pollo y las verduras y mezcle bien.

Ase durante 40 ó 45 minutos, volteando el pollo y revolviendo las verduras a mitad de la cocción, hasta que el pollo esté hecho por todas partes y las verduras estén ligeramente doradas y suaves. Esparza las aceitunas. Adorne, si así lo desea.

Rinde 4 porciones

POR PORCIÓN

Calorías: 290	Colesterol: 80 mg
Grasa total: 13 g	Sodio: 530 mg
Grasa saturada: 2 g	Fibra dietética: 3 g

Penne al estilo mediterráneo

- **8 onzas (224 g) de pasta tipo *penne***
- **½ taza de tomates (jitomates) secados al sol y envasados en seco, picados en 3 ó 4 tiras cada uno**
- **2 cucharadas de aceite de oliva**
- **2 dientes de ajo picados en trocitos**
- **1 lata de 15 onzas de frijoles (habichuelas) *cannellini* o *Great Northern*, enjuagados y escurridos**
- **2 cucharadas de salvia fresca picada**
- **¼ de cucharadita de sal**
- **Pimienta negra recién molida**

Cocine la pasta en una olla grande con agua hirviendo siguiendo las instrucciones del paquete. Más o menos 1 minuto antes de que esté hecha la pasta, agregue el tomate a la olla.

Con un cucharón saque ¼ de taza del agua en la que se cocinó la pasta y ponga aparte. Escurra la pasta y el tomate y ponga en un tazón (recipiente) grande. Agregue el agua que guardó y mezcle bien.

Ponga el aceite a calentar a fuego mediano en una cacerola mediana. Agregue el ajo y fría durante 30 segundos o hasta que empiece a soltar su aroma. Retire del fuego. Agregue los frijoles, la salvia y la sal. Cocine durante 1 minuto sin dejar de revolver, hasta que los frijoles estén calientes. Sazone con pimienta.

Vierta encima de la pasta y mezcle con cuidado.

Rinde 4 porciones

POR PORCIÓN

Calorías: 394	Colesterol: 0 mg
Grasa total: 11,8 g	Sodio: 413 mg
Grasa saturada: 1,5 g	Fibra dietética: 7,6 g

Diverticulosis

LAS FACILIDADES DE LA FIBRA

La Revolución Industrial creó un nueva forma de vivir. Cambiamos los barcos de vela por buques de vapor, los carros tirados por caballos por trenes de carga y el pan integral por pan blanco. Las primeras dos innovaciones nos facilitaron la vida, pero la última no. De hecho tiene la culpa, en parte, de una enfermedad intestinal "nueva" llamada diverticulosis.

A finales del siglo XIX, los fabricantes inventaron un proceso que permitió eliminar fácilmente la cáscara fibrosa y dura del trigo y otros cereales. El pan hecho de estos cereales refinados era más suave y de textura más homogénea, pero contaba con mucha menos fibra, lo cual ha producido un sinfín de problemas.

Cuando la dieta contiene mucha fibra, las heces son voluminosas, blandas y fáciles de expulsar del cuerpo. Al eliminar la fibra, las heces se vuelven pequeñas y duras, lo cual le dificulta al intestino hacer que avance. Cuando el colon tiene que esforzarse para hacer su trabajo corre peligro de estirarse demasiado y perder su forma, lo cual conduce a la formación de saquitos en la pared muscular. Los médicos le llaman diverticulosis a esta afección. La enfermedad era muy rara antes de 1900, pero actualmente la padece más o menos el 10 por ciento de los estadounidenses mayores de 40 años y la mitad de los mayores de 60.

Y lo sorprendente es que la mayoría ni siquiera saben que padecen diverticulosis porque no siempre causa molestias o síntomas. Aunque otras veces puede provocar retortijones (cólicos), infecciones y otros problemas.

Para empeorar las cosas, si los sacos se infectan o inflaman, causa una afección dolorosa y más peligrosa llamada diverticulitis. Eso le sucede del 10 al 25 por ciento de las personas con diverticulosis.

Curiosamente los libros de texto de Medicina describen la diverticulitis como una enfermedad de la vejez, de personas mayores de 50 años. Pero según han observado unos investigadores del Centro Médico de la Universidad de Maryland, en Baltimore, lamentablemente cada vez es más habitual entre adultos más jóvenes y obesos. De hecho, las personas obesas enfrentan el riesgo de enfermarse de diverticulitis a la temprana edad de 20 años.

¿Tienen los hombres más probabilidades de desarrollar diverticulitis que las mujeres? Es posible. Unos investigadores de Israel observaron que los hombres jóvenes son más propensos a sufrir diverticulitis que las mujeres. Descubrieron que la diverticulitis aguda era considerablemente más común entre los hombres más jóvenes de 45 años que entre los mayores: el 76 por ciento de las personas con diverticulitis en el grupo más joven eran hombres en comparación con sólo el 33 por ciento en el grupo de los mayores.

La buena noticia es que estas afecciones se pueden prevenir casi en un 100 por ciento, siempre y cuando se coman los alimentos correctos.

La mejor amiga del colon

Nuestros antepasados no lo sabían, pero las frutas, las verduras, las legumbres y los cereales integrales que comían diariamente los protegían contra la diverticulosis. Así de sencillo es. Los alimentos ricos en fibra son el único secreto que se debe conocer para asegurar la salud del colon, según indica el Dr. Marvin Schuster, fundador del Centro Marvin M. Schuster para Trastornos Digestivos y de la Motilidad Digestiva en el Centro Médico Johns Hopkins Bayview, en Baltimore. Las enfermedades diverticulares son habituales en países con dietas bajas en fibra, como los Estados Unidos, Inglaterra y Australia. No obstante, estas afecciones son raras en países donde la gente sigue dietas altas en fibra, como Asia y África. Los cirujanos misioneros radicados en África afirman que la diverticulosis es rara entre los africanos que siguen una dieta

---

LA PREGUNTA DE LAS PALOMITAS DE MAÍZ

Durante mucho tiempo, los médicos les aconsejaban a las personas que tenían diverticulosis que evitaran alimentos duros como las semillas o las palomitas (rositas) de maíz (cotufo). Se creía que las partículas duras de la comida sin digerir podrían alojarse en los sacos del intestino y tal vez producir una inflamación.

"Esa recomendación solía estar en todos los libros de texto de Medicina", afirma el Dr. Marvin Schuster, del Centro Médico Johns Hopkins Bayview de Baltimore. "Sin embargo, nunca se contó con pruebas de que estos alimentos les hubieran causado problemas a las personas con diverticulosis. Todo era mera especulación".

De acuerdo con los médicos, sin dudas es posible que un trozo de palomita de maíz o alguna otra partícula entre donde no debe, pero en realidad no hay por qué preocuparse. Lo importante, opina el Dr. Schuster, es consumir más fibra. Si las palomitas de maíz se sirven a alguien para obtener fibra, que se las coma. Si siente molestias después de haber ingerido cierto alimento ya sabrá qué evitar en el futuro, por supuesto, agrega el experto.

autóctona y alta en fibra. Sin embargo, los descendientes de los africanos negros que viven en los Estados Unidos tienen las mismas probabilidades de sufrir enfermedades diverticulares que los blancos.

En un estudio de 4 años de duración que abarcó a casi 48.000 hombres, un grupo de investigadores de la Universidad Harvard, así como del Hospital Brigham de Mujeres de Boston, observaron que las probabilidades de desarrollar diverticulosis disminuyen en un 42 por ciento en quienes obtienen la mayor cantidad de fibra a través de la dieta, en comparación con quienes consumen menos fibra. Además, a pesar de que cualquier tipo de fibra es bueno, en el estudio los hombres que obtenían la mayor parte de su fibra de las frutas y las verduras lograban los mejores resultados. La Cantidad Diaria Recomendada (o *DV* por sus siglas en inglés) de fibra es 25 gramos. Varias raciones diarias de frutas, frijoles (habichuelas) y verduras, así como de cereales y panes integrales, proporcionan toda la fibra que el cuerpo necesita para estar sano.

Sin embargo, el Dr. William Ruderman, un gastroenterólogo con consulta privada en Orlando, Florida, advierte la importancia de no aumentar el consumo de fibra de un día para otro, lo cual puede producir gases y abotagamiento. El experto aconseja ir agregándola a la dieta poco a poco. Es posible comer una fruta más un día, por ejemplo, y un plato de cereal rico en fibra al siguiente, hasta que el cuerpo se acostumbre al cambio.

De acuerdo con el Dr. Ruderman, también es importante beber por lo menos 8 vasos de agua al día, lo cual le ayuda a la fibra a recorrer el sistema digestivo fácilmente en lugar de ponerse seca y dura.

Cómo cuidarse el colon

Si uno se encuentra en medio de un ataque de diverticulitis (la afección más grave que se produce si los sacos de la diverticulosis se infectan o se inflaman), la cual causa dolor en el lado izquierdo del bajo abdomen y puede estar acompañada de náuseas, fiebre, vómitos, escalofríos, retortijones y estreñimiento, se debería probar una dieta a base de líquidos o baja en fibra durante unos cuantos días. Esto ayudará a sanar al adolorido colon. Después, se puede volver a aumentar poquito a poco el consumo de fibra al agregar de 5 a 15 gramos al día.

Consejo clave

"Para prevenir la diverticulosis, la fibra sintética, como las barritas o las bebidas con fibra, no son la solución. Estamos diseñados para digerir carnes, frutos secos, frutas y verduras", afirma DicQie Fuller, Ph.D., DSc, asesor científico de Z-Health Corporation, en Chicago, una empresa que comercializa enzimas digestivas. "Lo mejor es comer al menos 5 raciones diarias de frutas y verduras crudas para aprovechar su fibra natural".

Lo grave de la grasa

No hay duda de que la causa principal de la diverticulosis es la falta de fibra. Sin embargo, los investigadores han descubierto que el exceso de carne de res y de otros alimentos altos en grasa también puede representar un problema.

Los investigadores del estudio de la Universidad Harvard que mencionamos anteriormente observaron que las personas cuya alimentación contenía poca fibra y que además de eso comían alimentos altos en grasa o 4 onzas (112 g) de carne roja al día tenían muchas más probabilidades de sufrir diverticulosis que aquellas que sólo escatimaban la fibra.

No está del todo claro qué tienen las carnes rojas y los alimentos altos en grasa que nos hace propensos a desarrollar sacos intestinales. Lo evidente es que las carnes no contienen fibra ni agregan volumen a las heces, como lo hace la fibra, indica el Dr. Ruderman. "Y muchas veces las carnes reemplazan a alimentos con fibra más saludables en la dieta de las personas, lo cual incrementa el problema", opina el gastroenterólogo.

(*Nota*: si encuentra en este capítulo términos que no entiende o que jamás ha visto, favor de remitirse al glosario en la página 636).

Dolor de cabeza
COMIDAS PARA EL COCO

En cierto modo los dolores de cabeza son una consecuencia inevitable de la vida moderna. No hay nada como unas buenas desveladas, embotellamientos (tranques, tapones) o chismes de la oficina para "ponerle la cabeza mala".

Sin embargo, el estrés y el ruido no son las únicas causas de este tipo de molestias. Muchos de los alimentos que comemos, desde los perritos calientes y el queso hasta los *brownies* de chocolate, pueden producir dolores de cabeza. El no comer ciertos alimentos también puede ocasionar el mismo problema. Es posible que esto explique, en parte, por qué los habitantes de los Estados Unidos gastamos miles de millones de dólares al año en analgésicos que se venden con o sin receta. Esto equivale a muchísimas aspirinas extrafuertes, acetaminofén e ibuprofeno. Y si tomamos en cuenta los recientes avisos acerca de la conexión entre estos analgésicos que se venden sin receta y el daño hepático y las hemorragias estomacales, será mejor que nos lo pensemos dos veces antes de tomarnos estas pastillas para aliviar nuestro dolor de cabeza.

Ningún cambio alimenticio eliminará los dolores de cabeza por completo, pero puede reducir su frecuencia y controlar el dolor considerablemente. Lo mejor de todo es que el alivio no saldrá de un frasco con tapa a prueba de niños, sino del refrigerador.

Dos tipos de dolor

Antes de analizar los alimentos específicos sería buena idea conocer los principales tipos de dolor de cabeza. El más común se llama dolor de cabeza por contracción muscular o por tensión y con frecuencia su causa radica en que los músculos del cuello y del cuero cabelludo están muy tensos.

El segundo tipo, que incluye la migraña (jaqueca), es la cefalea vascular. Este tipo de dolor de cabeza se debe a la expansión y contracción de los vasos sanguíneos de la cara, la cabeza y el cuello. Los dolores de cabeza vasculares llegan a ser sumamente intensos e incluso pueden incapacitar, según lo confirmará cualquiera que sufre de migrañas.

Ambos tipos de dolor de cabeza se pueden deber a diversas causas, desde el estrés y la fluctuación en los niveles hormonales hasta los cambios climáticos. No obstante, con frecuencia se producen por culpa de alguna sustancia hallada en los alimentos, ya sea un compuesto natural o una sustancia química agregada durante el procesamiento. Así lo indica el Dr. Melvyn Werbach, profesor clínico adjunto de Psiquiatría en la Universidad de California en Los Ángeles.

Las causas comunes

Los expertos no están seguros de qué es lo que produce las migrañas. Sin embargo, han identificado varios alimentos y aditivos que pueden echar a andar el proceso.

Una de las causas más comunes de la migraña es la tiramina (vea el "Consejo clave" en la página 241). Otra causa común del dolor de cabeza son los nitritos. Estas sales se utilizan para conservar carnes curadas como la salchicha de Bolonia (*bologna*), los perritos calientes y las carnes enlatadas. Con frecuencia hacen que los vasos sanguíneos de la cabeza y el cuerpo se dilaten dolorosamente.

El glutamato monosódico (o *MSG* por sus siglas en inglés), un saborizante utilizado en diversos alimentos como las carnes frías de cerdo tipo fiambre, las sopas de lata y secas y las cenas congeladas, también puede causar problemas. Se utiliza mucho en la cocina china, por cierto. El término "síndrome del restaurante chino" se inventó para describir los dolores de cabeza relacionados con el MSG. Por fortuna, muchos restaurantes chinos se han dado cuenta de que algunas veces se producen dolores de cabeza después de tomar su comida y han eliminado todo el MSG de sus cocinas.

No existe una manera fácil de evitar todas estas sustancias, identificar con certeza la que está causando el problema o precisar si el dolor de cabeza se debe a más de una. Lo único que se puede hacer es registrar los dolores de cabeza en un diario, según opina el Dr. Alan M. Rapoport, cofundador y director del Centro del Dolor de Cabeza de Nueva Inglaterra en Stamford, Connecticut, y profesor clínico ajunto de Neurología en la Facultad de Medicina de la Universidad Yale. Cuando un dolor de cabeza empieza a hacerse presente hay que apuntar todo lo que se haya comido durante las 24 horas anteriores. Poco a poco empezará a identificar los alimentos que posiblemente tengan la culpa y cuáles sería mejor evitar en el futuro.

La contribución de los carbohidratos

En la relación entre los dolores de cabeza y los alimentos un papel fundamental corresponde a una sustancia química llamada serotonina. Se encuentra en el cerebro y trasmite los mensajes de una neurona a otra. Cuando bajan los niveles de serotonina en el cerebro muchas veces se sufren dolores de cabeza, afirma el Dr. Rapoport. Cuando los niveles de serotonina se elevan, por el contrario, los dolores de cabeza se alivian o incluso se evitan del todo.

Una forma de incrementar el nivel de serotonina en el cerebro es aumentar la cantidad de carbohidratos en la dieta. "No cabe duda de que una dieta alta en carbohidratos complejos y baja en grasa les puede ayudar mucho a algunas personas con migrañas, aunque no sabemos exactamente por qué", señala el Dr. Rapoport.

A las personas propensas a sufrir dolores de cabeza les puede convenir comer más alimentos altos en fibra y en carbohidratos complejos, como verduras frescas, cereales integrales y frijoles (habichuelas) cocidos y otras legumbres, aconseja el Dr. Rapoport.

No obstante, aunque una dieta alta en carbohidratos muchas veces surte buen efecto, en algunos casos puede empeorar la situación. A las personas que tienen niveles bajos de azúcar en la sangre (glucosa) o hipoglucemia, por ejemplo, tal vez les vaya mejor si consumen pocos carbohidratos. "Un bajo nivel de azúcar en el cerebro puede provocar un dolor de cabeza", explica el Dr. Werbach. "A estas personas les puede ir bien con la llamada dieta hipoglucémica, que suele ser una alimentación baja en carbohidratos". Y aparte de los dolores de cabeza, una dieta alta en carbohidratos puede ser perjudicial para personas con ciertos problemas de salud, como el síndrome metabólico o la diabetes.

Si los dolores de cabeza suelen ocurrir después de haber ingerido muchos carbohidratos, tal vez sea conveniente aumentar un poco el consumo de proteínas como carnes magras (bajas en grasa), huevos o quesos bajos en grasa, sugiere el Dr. Werbach.

Los beneficios de la B_6

Se ha demostrado que la vitamina B_6 mantiene saludable el sistema nervioso, alivia las molestias premenstruales y refuerza el sistema inmunitario. Y por si todo esto fuera poco, algunos estudios científicos indican que tal vez también ayude a aliviar las migrañas. El cerebro aprovecha esta vitamina para elevar el nivel de serotonina, explica el Dr. Rapoport, "así que un buen consumo de B_6 tal vez ayude a aliviar las migrañas, aunque no se padezca ninguna carencia de este nutriente".

La Cantidad Diaria Recomendada (o *DV* por sus siglas en inglés) de vitamina B_6 es 2 miligramos. Una papa mediana o un plátano amarillo (guineo, banana) contienen 0,7 miligramos de B_6, el 35 por ciento de la DV. Una ración de 3 onzas (84 g) de pez espada al horno o asado cuenta con 0,3 miligramos, el 15 por ciento de la DV.

El médico tal vez le recomiende que tome cantidades aún mayores (hasta 150 miligramos) de vitamina B_6 mediante un suplemento multivitamínico. Nunca debe tomar suplementos de vitamina B_6 sin receta médica, ya que un exceso de este nutriente puede dañar el sistema nervioso.

La magia de los minerales

Las causas subyacentes no están aún claras, pero ciertos minerales, especialmente el magnesio, el calcio y el hierro, parecen influir tanto en la prevención como en el alivio de las migrañas y los dolores de cabeza por tensión.

Muchas personas que padecen migrañas crónicas tienen un bajo nivel de magnesio en las neuronas. De acuerdo con el Dr. Rapoport, diversos estudios sugieren que al corregir la carencia de magnesio tal vez se contribuya a aliviar la migraña.

Los cereales de caja para el desayuno son buenas fuentes de magnesio. Algunos productos contienen más de 100 miligramos de este nutriente, el 25 por ciento de la DV, en una ración de 1 onza (28 g). Los frutos secos, las semillas y las verduras de hoja verde también son ricas en magnesio. No obstante, los frutos secos están llenos de grasa, por lo que es recomendable comerlos en cantidades moderadas (no más de un puñado al día) y obtener la mayor parte del magnesio de otras fuentes.

Otro mineral que se ha vinculado con el alivio de los dolores de cabeza es el calcio. Un estudio descubrió que las mujeres que consumen 200 miligramos de calcio al día (el 20 por ciento de la DV) sufren menos dolores de cabeza que las mujeres que consumen una cantidad menor.

Los lácteos son las mejores fuentes de calcio. La leche encabeza la lista, pues una taza de la versión descremada contiene 302 miligramos de calcio, o sea, el 30 por ciento de la DV. Otras buenas fuentes de calcio son el helado hecho de leche descremada, con 176 miligramos por taza, es decir, el 18 por ciento de la DV, y el yogur bajo en grasa con frutas, que contiene 312 miligramos por taza, el equivalente al 31 por ciento de la DV. También existen muchas fuentes de calcio aparte de los lácteos, como el brócoli, que contiene 72 miligramos por taza, y la acelga suiza, con 101 miligramos por taza.

El último en la lista de los minerales que previenen los dolores de cabeza es el hierro. Es un hecho muy conocido que una carencia de hierro en la dieta produce anemia, la cual hace que el cuerpo no reciba suficiente oxígeno. A fin de compensar esta escasez, los vasos sanguíneos se dilatan para admitir una mayor cantidad de sangre, según indica el Dr. Rapoport. "Esta dilatación comprime los nervios en las paredes de los vasos, causando dolor de cabeza", explica el experto. "El consumo de más hierro dietético tal vez alivie los dolores de cabeza indirectamente al tratar la anemia".

Por lo general es fácil cubrir la DV de 18 miligramos de hierro. Una papa grande al horno, por ejemplo, contiene 7 miligramos, mientras que 1 taza de acelgas suizas cuenta con casi 4 miligramos. Las carnes son una fuente aún mejor, puesto que el tipo de hierro que proporcionan (el compuesto que contiene hemo) es absorbido más fácilmente por el cuerpo que el compuesto de hierro que no contiene hemo que aportan las verduras. Una ración de 3 onzas de bistec *top round* asado al horno cuenta con 3 miligramos de hierro, y la misma cantidad de carne blanca de pavo (chompipe) asada ofrece 1 miligramo.

Un alivio aromático

Otra posibilidad para aliviar las migrañas sin la ayuda de medicamentos es tomar una cucharada de una popular especia, el jengibre. "El jengibre es bueno para los dolores de cabeza porque estimula la circulación", afirma Janet Maccaro, Ph.D., N.D., una nutrióloga holística que radica en Ormond Beach, Florida.

Un estudio realizado en el Centro para el Tratamiento del Dolor de Cabeza en Springfield, Missouri, demostró el poder del jengibre para prevenir los dolores de cabeza. Treinta personas con antecedentes de migraña recibieron un medicamento sin receta que combinaba matricaria (margaza) y jengibre (llamado *GelStat*) en la primera fase y de dolor leve de una migraña. Dos horas después del tratamiento, el 48 por ciento de los participantes no sentían dolor alguno y el 34 por ciento tenían un leve dolor. En general, el 59 por ciento de los participantes dijeron estar contentos con la eficacia del *GelStat* que contenía jengibre, lo cual indica que sus ingredientes tal vez sean el tratamiento de elección para las migrañas.

Por otra parte, un grupo de investigadores de la Universidad Odense, en Dinamarca, cree que el jengibre bloquea la acción de las prostaglandinas, unas sustancias que provocan dolor e inflamación en los vasos sanguíneos. Tal vez ayude a prevenir una inminente migraña sin los efectos secundarios de algunos medicamentos.

Si se anuncia una migraña quizás valga la pena probar ⅓ de cucharadita de jengibre en polvo, la cantidad sugerida por los investigadores daneses.

La raíz fresca de jengibre ofrece resultados aún mejores que la especia en polvo, porque las sustancias que contiene están más activas, según comenta el Dr. Charles Lo, quien ejerce la medicina china en su consulta privada en Chicago. El Dr. Lo

---

Consejo clave

La mejor manera de manejar un dolor de cabeza es no llegar a tenerlo en primer lugar. Y los alimentos que provocan dolores de cabeza la mayoría de las veces son los que contienen tiramina, un aminoácido que hace que el cuerpo segregue unas hormonas que estrechan los vasos sanguíneos, indica John Neustadt, N.D., director médico de Montana Integrative Medicine, un centro integral para la salud ubicado en Bozeman. En algún momento, los vasos sanguíneos reaccionan y se dilatan, produciendo el familiar y desagradable dolor de cabeza. Si uno es propenso a sufrir dolores de cabeza, es buena idea evitar este compuesto. Por lo tanto, conviene alejarse del chocolate, la cerveza, los lácteos añejos, los plátanos amarillos (guineos, bananas), los frutos secos, los frijoles (habichuelas) y otros alimentos que contengan tiramina, agrega el experto.

sugiere rallar el jengibre o aplastarlo con un triturador de ajo. Cualquiera de estos métodos libera una mayor cantidad de sus poderosos jugos que si lo pica en rodajas o en trocitos. Para preparar un té picante de jengibre se deja una cucharadita de la raíz rallada en infusión en una taza de agua hirviendo durante por lo menos 5 minutos, indica el Dr. Lo.

La cura del café

Hay una razón por la cual los analgésicos que se venden sin receta pueden ponerlo nervioso. "La cafeína es un componente de algunos analgésicos", señala el Dr. Fred Sheftell, cofundador y codirector del Centro de Nueva Inglaterra para los Dolores de Cabeza ubicado en Stamford, Connecticut. A algunas personas es posible que una aromática taza de su café preferido les sirva igual que un analgésico comprado sin receta. La cafeína combate el dolor de cabeza al estrechar temporalmente los vasos sanguíneos dilatados que tal vez estén causando el dolor, según el Dr. Sheftell.

Sin embargo, no hay que exagerar. Un exceso de café con el tiempo conducirá de nueva cuenta a una dolorosa dilatación de los vasos sanguíneos. A las personas propensas a sufrir dolores de cabeza el Dr. Sheftell les recomienda no beber más de 2 tazas (de 5 onzas/150 ml cada una) al día. En total esto suma unos 200 miligramos de cafeína, aunque la cantidad exacta depende de lo fuerte que esté la bebida.

(*Nota*: si encuentra en este capítulo términos que no entiende o que jamás ha visto, favor de remitirse al glosario en la página 636).

Edulcorantes artificiales
DULCES PLACERES SIN PECADO

Los seres humanos hemos estado durante mucho tiempo buscando maneras de satisfacer nuestras ganas de dulce. Las antiguas civilizaciones tomaban miel y después la humanidad aprendió a extraer azúcar de la caña de azúcar y otros cultivos. Antiguamente, cuando el trabajo diario de las personas era agotador y no siempre disponían de alimentos, las calorías del azúcar se valoraban muchísimo.

Hoy en día muchos de nosotros tenemos trabajos sedentarios y muchas actividades de tiempo libre. Por lo general podemos conseguir comida siempre que queramos tan sólo con abrir el refrigerador, en la máquina expendedora, en las tiendas abiertas las 24 horas del día, el supermercado o un restaurante. Por eso en la actualidad a menudo preferimos un edulcorante sin calorías para satisfacer nuestro antojo de dulces.

Durante décadas la gente ha consumido sacarina (que se encuentra en *Sweet'N Low*) y aspartamo (*NutraSweet* y *Equal*) en refrescos (sodas) y como edulcorantes para el té, el café y otras bebidas y alimentos. Más recientemente han aparecido otros edulcorantes artificiales: acesulfamo de potasio (*Sweet One* y *Sunette*), sucralosa (*Splenda*) y neotamo. Además de encontrarlos en alimentos procesados y bebidas, algunos de estos se venden como edulcorantes de mesa.

A pesar de su sabor dulce casi no aportan calorías (entre 0 y 4, según la marca). Son mucho más dulces que el azúcar: el aspartamo y el acesulfamo de potasio son 200 veces más dulces, la sucralosa es 600 veces más dulce, la sacarina es de 200 a 700 veces más dulce y el neotamo es hasta 13.000 veces más dulce, según la Dirección de Alimentación y Fármacos (o *FDA* por sus siglas en inglés). Así que no es necesario utilizar tanta cantidad de estos edulcorantes como de azúcar para conseguir el mismo dulzor en los alimentos y las bebidas.

Debido a que la composición química de los edulcorantes artificiales es distinta de la del azúcar, no causan los mismos problemas. Al comer alimentos con azúcar, por ejemplo, las bacterias de multiplican rápidamente en la boca y producen ácidos que pueden dañar el blando esmalte de los dientes. Los edulcorantes artificiales, por el contrario, no estimulan el crecimiento de estas bacterias. Por lo tanto, si los alimentos con azúcar "natural" se sustituyen por los preparados con edulcorantes artificiales se corre un riesgo mucho menor de tener caries.

Además, los edulcorantes artificiales son de gran ayuda para los diabéticos. A

Los edulcorantes artificiales y la fenilquetonuria

Los niños y los adultos con una rara enfermedad llamada fenilquetonuria —la cual les impide descomponer un aminoácido llamado fenilalanina— deben evitar el *NutraSweet*, porque contiene fenilalanina.

Al comer alimentos que contengan este aminoácido, se puede acumular en el cuerpo y provocar daños cerebrales y retraso.

Según los expertos, hay un nuevo edulcorante, el neotamo, que es seguro para las personas que padecen esta afección, aunque es similar al aspartamo. No se descompone en fenilalanina en el cuerpo y los alimentos que lo contienen no necesitarán una etiqueta de advertencia para las personas con fenilquetonuria.

---

diferencia del azúcar, que puede ocasionar peligrosas fluctuaciones en el azúcar en la sangre (glucosa), los edulcorantes artificiales no la afectan para nada.

Muchas preocupaciones, pocas pruebas de peligro

Si se introduce el nombre de cualquiera de estos edulcorantes en un motor de búsqueda de la internet, rápidamente aparecerán numerosas páginas *web* explicando sus supuestos peligros. Y a pesar de que se llenaría todo un libro con un estudio riguroso de estas polémicas aseveraciones, hay algunos precedentes que indican por qué a algunas personas les preocupan los posibles efectos de los sustitutos del azúcar.

En 1969, la FDA prohibió el consumo de un edulcorante llamado cyclamato porque podía elevar el riesgo de sufrir cáncer de vejiga. Investigaciones posteriores descubrieron que esas preocupaciones eran infundadas, y a partir de 2007, la FDA estaba revisando una petición para volver a autorizar la sustancia. En los años 70, la FDA contempló la idea de prohibir la sacarina ante su vinculación con el cáncer de vejiga en ratas de laboratorio. Los alimentos con sacarina tuvieron que llevar una etiqueta de advertencia durante muchos años, aunque ya no tienen que hacerlo. No obstante, según los expertos del Instituto Nacional del Cáncer, los efectos vistos en ratas no pueden aplicarse a los seres humanos y diversos estudios en grupos de personas "no han aportado pruebas sólidas de que la sacarina esté relacionada con la incidencia de cáncer de vejiga".

Según la FDA, estos edulcorantes "deben aprobarse como seguros antes de salir al mercado" y "la cantidad normal de edulcorantes autorizados que los consumidores estadounidenses ingieren se encuentra dentro de los 'niveles aceptables de consumo diario' designados o de los niveles que pueden consumirse diariamente de manera segura durante toda la vida".

Los inconvenientes

No obstante, a pesar de los beneficios que los edulcorantes artificiales ofrecen a los diabéticos, han fracasado en lo que era su tarea principal: ayudar a las personas a disfrutar los dulces sin subir de peso. Es más, de acuerdo con Christina M. Stark, M.S., R.D., una investigadora en la Universidad Cornell de Ithaca, Nueva York, hay más personas con sobrepeso actualmente que cuando los edulcorantes artificiales se introdujeron al mercado.

En un estudio histórico que abarcó a más de 80.000 enfermeras, un grupo de investigadores de la Universidad Harvard observó que el factor dietético que mejor les sirvió para predecir la cantidad de peso que las mujeres estudiadas subirían era la cantidad de sacarina que consumían. Otro estudio realizado posteriormente reveló que las personas que consumen edulcorantes artificiales pesan 2 libras (casi un kilogramo) más, en promedio, que las personas que no los consumen.

A pesar de que los edulcorantes artificiales agregan pocas calorías o incluso ninguna a la dieta diaria, sólo ayudan a bajar de peso si se utilizan *en lugar del azúcar*. "Desde que salieron a la venta los edulcorantes artificiales se ha incrementado el consumo tanto del azúcar normal como de los edulcorantes artificiales", explica Stark. "Simplemente los agregamos a nuestro consumo de azúcar, por lo que estamos consumiendo un mayor número de calorías en total".

No obstante, los edulcorantes artificiales sí ayudan a bajar de peso siempre y cuando se utilicen con inteligencia. No se debe suponer, por ejemplo, que *"sugar-free"* (sin azúcar) sea lo mismo que *"calorie-free"* (sin calorías). Un pastel (bizcocho, torta, *cake*) preparado con edulcorantes artificiales tal vez no contenga las calorías del azúcar, pero posiblemente cuente con muchas calorías debido a su contenido de grasa o de otros carbohidratos aparte del azúcar.

(*Nota*: si encuentra en este capítulo términos que no entiende o que jamás ha visto, favor de remitirse al glosario en la página 636).

Consejo clave

Según los expertos de la Asociación Dietética de los Estados Unidos, los edulcorantes artificiales sólo afectarán su equilibrio global de energía —o la cantidad de calorías que entran a su cuerpo frente a las que se queman con la actividad física— si se sustituyen alimentos y bebidas más altos en calorías por alimentos y bebidas que contengan estos edulcorantes. Es decir, si se consumen alimentos y bebidas con edulcorantes sin calorías *además de* los normales, será más difícil que pueda bajar de peso o mantenerlo.

Un error que las personas a veces cometen es premiarse por haber "ahorrado" calorías, agrega el Dr. Segall. Si usted se toma un refresco de cola de dieta, por ejemplo, se ahorrará más de 100 calorías y aproximadamente unos 30 gramos de azúcar en comparación con el refresco normal. Pero no le servirá de nada si más tarde consume otra bebida que sea alta en calorías, como por ejemplo una malteada de chocolate o una cerveza, o si acompaña al refresco de dieta con una barra de confitura.

Enfermedad cardíaca

CÓMO ALIMENTAR EL MÚSCULO MÁS IMPORTANTE

Los médicos no siempre han sabido lo que les conviene a nuestros corazones. Hace sólo unas cuantas décadas no nos decían que cuidáramos nuestra dieta, e incluso fumar se consideraba como aceptable.

Todo ha cambiado

Después de dedicar casi 50 años a investigar el motivo que convierte a las enfermedades cardíacas en el enemigo número uno de la salud pública en los Estados Unidos, los científicos están proponiendo soluciones bastante sencillas. Es importante hacer ejercicio con regularidad, por supuesto, además de mantenerse alejado de los cigarrillos o dejar de fumar si tiene el hábito. Sin embargo, es posible que lo más importante de todo sea una dieta sana. La mejor manera de reducir el colesterol y la presión arterial alta (hipertensión), dos de los factores más importantes de riesgo cardíaco, es mediante los alimentos correctos.

No obstante, con demasiada frecuencia optamos por los alimentos equivocados. Para acabar con la confusión, echemos una mirada a los mejores alimentos —y los peores— en lo que se refiere a la prevención de las enfermedades cardíacas, empezando por la grasa. Si bien nos conviene evitar algunos tipos de grasa, resulta que otros no son tan malos y algunos tal vez hasta sean saludables.

Las grasas malas

Todos sabemos que la grasa saturada, que se encuentra sobre todo en las carnes rojas, la mantequilla y otros alimentos de origen animal, es sumamente mala para el corazón. Un sinfín de estudios han demostrado que el riesgo de sufrir una enfermedad cardíaca aumenta entre más grasa saturada se consume.

De acuerdo con el Dr. Michael Gaziano, jefe de la división de Envejecimiento en el Hospital Brigham y de Mujeres de Boston y profesor adjunto de Medicina en la Escuela de Medicina de la Universidad Harvard, ambos ubicados en Boston, los alimentos altos en grasa saturada aumentan el nivel del colesterol lipoproteínico de baja densidad (LBD), el cual se encarga de tapar las arterias. Es más, los alimentos altos en grasa saturada con frecuencia también contienen mucho colesterol.

El peligro es tan grande que no más del 7 por ciento de nuestras calorías diarias debe provenir de la grasa saturada, según lo recomienda la Asociación Estadounidense del Corazón. Supongamos, por ejemplo, que usted normalmente consume 2.000 calorías al día. Esto significa que su límite diario de grasa saturada son 14 gramos. Por lo tanto, además de comer frutas, verduras y otros alimentos bajos en grasa, podría comer 3 onzas (84 g) de carne de res molida muy magra (la cual contiene 5 gramos de grasa saturada), una ración de macarrones con queso (6 gramos) y media taza de yogur congelado bajo en grasa (3 gramos).

De acuerdo con el Dr. Gaziano, otra grasa problemática, los ácidos transgrasos, hacen que aumente enormemente la cantidad de colesterol en el torrente sanguíneo.

De hecho es irónico, porque los ácidos transgrasos (que se producen cuando los fabricantes agregan hidrógeno a aceites vegetales para convertir los aceites líquidos en grasas sólidas como la margarina y la manteca vegetal) se diseñaron como alternativa saludable a la grasa saturada de la mantequilla. Pero al parecer los ácidos transgrasos quizás sean incluso más nocivos que las grasas saturadas. Las transgrasas elevan el colesterol perjudicial LBD y bajan el beneficioso colesterol LAD (lipoproteínas de alta densidad), por lo que aumenta el riesgo de sufrir enfermedades cardiovasculares, ataques al corazón y derrames cerebrales.

Al parecer las transgrasas son tan peligrosas, de hecho, que algunas ciudades de los Estados Unidos, como la ciudad de Nueva York, han comenzado a prohibir que se utilicen como ingredientes en las papas a la francesa, los *donuts* y otros alimentos que se fríen en mantecas vegetales. Y no es la mantequilla y los alimentos fritos el único problema. Muchas galletitas, pasteles (bizcochos, tortas, *cakes*) y otras meriendas (refrigerios, tentempiés) contienen "*partially hydrogenated oil*" (aceite parcialmente hidrogenado), el cual también tiene muchos ácidos transgrasos. La Asociación Estadounidense del Corazón recomienda que se limite la ingesta diaria a menos del 1 por ciento de las calorías totales porque los ácidos transgrasos representan un peligro para la salud.

Las mejores grasas

A diferencia de la grasa saturada y de los ácidos transgrasos, algunas grasas son relativamente saludables. Y son fáciles de reconocer. Busque el prefijo "in" o en inglés "*un*", como en grasa "poliinsaturada" ("*polyunsaturated*") o "monoinsaturada" ("*monounsaturated*"). Si bien no dejan de ser altas en calorías, en pequeñas cantidades estas grasas aportan varios beneficios a su salud.

Las grasas poliinsaturadas (que se encuentran en los aceites de soya, maíz, alazor/cártamo, sésamo/ajonjolí y girasol, así como en los frutos secos y las semillas) ayudan al cuerpo a librarse del colesterol que se acaba de formar; por lo tanto, mantienen bajos los niveles de colesterol y reducen los depósitos de colesterol en las paredes arteriales. Al parecer las grasas monoinsaturadas también ayudan a bajar los niveles de colesterol siempre y cuando el resto de la dieta sea muy baja en grasas saturadas. Si bien las dos son una buena alternativa a la grasa saturada, tanto la grasa poliinsaturada como la monoinsaturada deberían consumirse con moderación porque son altas en calorías y pueden hacer subir de peso. No más del 30 por ciento de las calorías diarias deben provenir de la grasa.

"Elegir cualquiera de estas grasas por encima de la grasa saturada o de los ácidos transgrasos es una elección excelente", dice el Dr. Christopher Gardner, Ph.D., profesor adjunto de Medicina en el Centro Stanford de Investigaciones y Prevención, ubicado en California.

Los frutos secos son una fuente muy buena de estas grasas saludables. En un estudio realizado con un grupo de adventistas del Séptimo Día, unos investigadores llegaron a la conclusión de que el riesgo de sufrir un ataque cardíaco mortal se reducía a casi la mitad en quienes consumían frutos secos por lo menos cuatro veces por semana, en comparación con las personas que casi nunca los comían.

Y en el famoso Estudio de la Salud de las Enfermeras, el cual estudió durante 14 años los factores del estilo de vida de más de 86.000 mujeres con edades comprendidas entre los 34 y los 59 años, se descubrió que un consumo frecuente de frutos secos estaba relacionado con un menor índice de sufrir ataques cardíacos tanto mortales como no mortales. Al parecer comer frutos secos reduce el riesgo de sufrir enfermedades cardiovasculares.

Si bien la Asociación Estadounidense del Corazón recomienda que menos del 30 por ciento de las calorías diarias sean procedentes de la grasa, muchos profesionales de la salud, incluido el Dr. Gaziano, recomiendan incluso menos. "Les digo a las personas que traten de obtener entre el 20 y el 25 por ciento de su total de calorías diarias a través de la grasa, que en su mayor parte debe ser grasa monoinsaturada y poliinsaturada", indica el Dr. Gaziano.

Todavía falta mencionar otro tipo de grasa saludable, quizás la reina de las grasas saludables, los ácidos grasos omega-3. Estos ácidos se encuentran en la mayoría de los pescados (pero especialmente en los pescados grasos de agua fría) y también en la semilla de lino (linaza) y en ciertas verduras de color verde oscuro. Los omega-3 ayudan a evitar que se formen coágulos en el torrente sanguíneo. Además, hacen que disminuya el índice de triglicéridos, un tipo de grasa sanguínea que en grandes cantidades tal vez aumente el riesgo de sufrir enfermedades cardíacas.

Diversos estudios demuestran que consumir pescado dos veces por semana (el salmón es una buena opción, porque contiene grandes cantidades de ácidos grasos omega-3) puede ayudar a mantener despejadas las arterias y contribuye al buen funcionamiento del corazón. En un estudio realizado en la Escuela de Salud Pública de la Universidad Harvard, los científicos observaron que el índice de mortalidad por enfermedades cardíacas era un 36 por ciento inferior entre las personas que comían pescado dos veces por semana en comparación con las personas que comían poco o nada de pescado. El estudio, publicado en la revista médica *Journal of the American Medical Association*, también demostró que entre las personas que comían pescado de forma regular la mortalidad general era un 17 por ciento inferior.

Un corazón feliz gracias al folato

Hace casi 30 años, un patólogo de la Universidad Harvard planteó la posibilidad de que la principal causa de las enfermedades cardíacas podía ser una carencia vitamínica. La idea sonaba tan descabellada que nadie le hizo caso. Ahora, en lugar de reírse, los científicos están investigando la cuestión, porque todo parece indicar que el folato, una vitamina del complejo B que existe en abundancia en los frijoles (habichuelas) y las verduras de hojas color verde oscuro, quizá sea muy importante para prevenir los ataques cardíacos.

Un estudio italiano publicado en la revista médica *European Journal of Clinical Nutrition* examinó la relación entre el consumo de folato y el riesgo de sufrir un ataque al corazón en casi 1.000 individuos. La mitad de los que participaron en el estudio había sufrido un ataque cardíaco no mortal en el pasado y la otra mitad no. Los investigadores observaron que los individuos que más folato consumían tenían menos probabilidades de sufrir un ataque al corazón que los que consumían poca de esta vitamina del complejo B.

El folato se encarga de reducir los niveles de un aminoácido llamado homocisteína. Si bien el cuerpo necesita la homocisteína para producir tejidos musculares y óseos, en grandes cantidades este aminoácido llega a lastimar los vasos sanguíneos y a hacer que se endurezcan las arterias.

"Los índices altos de homocisteína contribuyen en gran medida a las enfermedades cardíacas", explica el Dr. Gardner. "Y al parecer es posible bajar los índices de homocisteína fácilmente si se incluyen cantidades moderadas de folato en la dieta".

No se necesita mucho folato para cosechar estos beneficios. La Cantidad Diaria Recomendada (o *DV* por sus siglas en inglés) de 400 microgramos probablemente sea más que suficiente, opina el Dr. Gardner. La espinaca es una buena fuente de folato, ya que una taza de la verdura cocida contiene 263 microgramos de este nutriente, casi el 66 por ciento de la DV. Las lentejas son mejores aún; media taza de esta legumbre brinda 179 microgramos de folato, es decir, el 45 por ciento de la DV. Hasta un vaso de 6 onzas (180 ml) de jugo de naranja (china) proporciona 36 microgramos de folato, el 9 por ciento de la DV.

Arriba los antioxidantes

Hace años que los médicos saben que el colesterol LBD del cuerpo hace daño, pero hasta hace poco no conocían el motivo.

Todos los días, su cuerpo produce unas moléculas perjudiciales de oxígeno conocidas como radicales libres, las cuales dañan el colesterol. Este proceso pernicioso, que se llama "oxidación", hace que el colesterol se pegue al revestimiento de las paredes de las arterias.

Las frutas, las verduras y otros alimentos que contienen antioxidantes, como el betacaroteno y las vitaminas C y E, son sus mejores defensas contra la oxidación y las enfermedades cardíacas. De hecho, se supone que un grupo de antioxidantes, los flavonoides, son responsables de que los holandeses y los franceses tengan corazones tan sanos, a pesar de que tienen ciertos hábitos alimenticios perjudiciales para la salud.

Un estudio llevado a cabo en los Países Bajos, por ejemplo, demostró que los hombres que comían la mayor cantidad de alimentos ricos en flavonoides, concretamente manzanas, té y cebolla, tenían sólo la mitad de las probabilidades de enfermarse del corazón que quienes comían menos de estos alimentos. Es posible que el consumo de flavonoides de los franceses también explique por qué ellos, que consumen más grasa y colesterol que los habitantes de los Estados Unidos, tienen un índice de mortalidad por enfermedades cardíacas 2½ veces menor que el de este país.

"Al parecer los alimentos que contienen flavonoides, como el té verde, el chocolate negro y el vino tinto, protegen frente a las cardiopatías al mejorar la función endotelial, es decir, hacen que las arterias sean más flexibles y capaces de soportar las tensiones de la grasa dietética, el ejercicio y los incrementos de la presión arterial", explica Joe A. Vinson, Ph.D., profesor de Química Analítica en la Universidad de Scranton, en Pensilvania, quien se especializa en el estudio de los flavonoides.

Los médicos todavía no están seguros de cuáles son los alimentos —o compuestos que se encuentran en los alimentos— que actúan de la manera más eficaz. Un estudio italiano examinó el consumo de ciertos flavonoides y el riesgo de sufrir un ataque al corazón en 760 pacientes menores de 79 años y que habían sufrido un ataque cardíaco no mortal en el pasado y 682 pacientes que no habían padecido un ataque cardíaco. Los investigadores descubrieron que los pacientes que consumían más flavonoides llamados antocianidinas y que se encuentran en las cerezas, los arándanos y otras frutas de colores vivos tenían el riesgo más bajo de sufrir un ataque cardíaco.

La Asociación Estadounidense del Corazón sugiere comer al menos 5 raciones diarias de una gran variedad de frutas y verduras. Una ración equivale a ½ ó 1 taza de verduras cocidas o crudas, ½ taza de jugo de fruta o 1 pieza mediana de fruta.

"No puede fallar si come muchas frutas y verduras", explica el Dr. Gardner. "Un estudio tras otro ha demostrado que las personas que comen la mayor cantidad de estos alimentos saludables tienen los índices más bajos de enfermedades cardíacas".

Fibra para fortalecer el corazón

Además de todos los nutrientes mencionados, hay que hacerle mucho caso a la fibra. Ningún programa para proteger el corazón estaría completo sin ella.

La fibra, sobre todo la soluble que se encuentra en los frijoles, las frutas y los cereales, se enlaza con el colesterol del cuerpo y ayuda a expulsar esta sustancia junto con los desechos físicos. Así lo explica Diane Grabowski-Nepa, R.D., dietista y asesora en nutrición del Centro Pritikin para la Longevidad, ubicado en Santa Mónica, California.

Según los resultados del Estudio de la Salud de las Enfermeras, el cual examinó los factores del estilo de vida de 68.782 mujeres durante 10 años, las mujeres que consumían un promedio de 22,9 gramos de fibra al día tenían un riesgo un 23 por ciento inferior de sufrir enfermedades cardíacas que las mujeres que consumían menos de 12 gramos al día.

La DV de la fibra son 25 gramos, pero la mayoría de los estadounidenses no obtienen la suficiente. "El consumo promedio de fibra por persona es de 15 gramos al día, pero es necesario ingerir de 25 a 30 gramos para lograr una salud óptima", afirma la Dra. Jana Klauer, una médico que radica en la ciudad de Nueva York y se especializa en la biología de la reducción de la grasa. Entre las mejores fuentes de fibra están los cereales integrales y la semilla de lino, los frijoles como los garbanzos, los frijoles colorados y las habas blancas, las bayas como los arándanos, las fresas y las frambuesas, y las frutas secas como los higos, las manzanas y los melocotones (chabacanos, damascos). En términos generales, la Dra. Klauer recomienda las frutas y las verduras como las mejores fuentes de fibra. "Por 100 calorías, las frutas y verduras no feculentas contienen normalmente unas ocho veces más fibra que los cereales integrales, además de brindar vitaminas y minerales adicionales", afirma la experta.

Brindemos por su salud

En muchos países es costumbre brindar por la salud de los amigos con una copa de vino. Ahora resulta que el contenido de esa copa tiene el poder de hacer realidad esos deseos.

Diversos estudios han demostrado que el consumo de cantidades moderadas de alcohol hace que suban los índices del colesterol LAD "bueno". Además, el alcohol es para la sangre como el aceite para el motor de su auto. Hace un poco más resbaladizas las plaquetas, unos discos pequeñitos que ayudan a la sangre a coagularse; por lo tanto, hay menos probabilidades de que se peguen y provoquen coágulos en el torrente sanguíneo, los cuales pueden dañar su corazón.

Un estudio realizado en el Institut Municipal d'Investigacio Medica de Barcelona, España, examinó la relación entre los ataques al corazón no mortales y la cantidad y los tipos de bebidas alcohólicas consumidas en 244 hombres que habían sufrido un ataque cardíaco no mortal en el pasado y 1.270 hombres saludables de control. Los investigadores observaron que el consumo total de alcohol (cerveza, vino o una bebida fuerte) de hasta 30 gramos al día (tras adaptarlo a los factores de riesgo de enfermedades cardiovasculares y estilo de vida) estaba relacionado con una menor incidencia de ataques cardíacos no mortales. Un consumo de alcohol de 20 gramos o menos al día reducía el riesgo aún más. Y un consumo de alcohol por encima de los 30 gramos no reducía el riesgo de tales ataques cardíacos no mortales. Estos resultados sugieren que un consumo moderado de alcohol protege frente a los ataques cardíacos, sin tener en cuenta el tipo de alcohol que se consume, pero cantidades superiores no ofrecen dicha protección.

Dicho esto, el vino tinto resulta ser especialmente bueno porque también contiene flavonoides cardiosaludables. Un estudio noruego examinó la relación entre beber vino tinto y la viscosidad plasmática (el plasma sanguíneo que es más viscoso tiene más probabilidades de formar coágulos y provocar un ataque al corazón o un derrame cerebral). Se pidió a voluntarios saludables y no fumadores que bebieran una copa de vino tinto todos los días durante 3 semanas y luego que se abstuvieran de tomar alcohol durante 3 semanas. Los investigadores midieron su viscosidad plasmática al comienzo del estudio, después de las 3 semanas de beber vino y después de las segundas 3 semanas de abstenerse de beber vino. Observaron que los niveles de viscosidad bajaron después de las 3 semanas de beber vino y permanecieron más bajos a lo largo de las segundas 3 semanas, lo que sugiere que una copa diaria de vino tinto ayuda a reducir la viscosidad plasmática y, por lo tanto, el riesgo de sufrir un ataque al corazón y derrames cerebrales.

Para aprovechar los beneficios del alcohol sin los problemas que pudiera causar, los médicos aconsejan tomar con moderación. Para los hombres, esto significa no rebasar el límite de dos bebidas al día. Las mujeres, por su parte, son más susceptibles a los efectos del alcohol y deben limitarse a una bebida al día. (Una bebida se define como 12 onzas/360 ml de cerveza, 5 onzas/150 ml de vino o 1½ onzas/45 ml de bebidas con un 40 por ciento de alcohol o 1 onza/30 ml de bebidas con un 50 por ciento de alcohol). Beber más de una bebida al día si se es mujer o más de dos si se es hombre resulta contraproducente para la salud y representa riesgos como presión arterial alta, obesidad, derrames cerebrales, suicidio y accidentes. Por lo tanto, la Asociación Estadounidense del Corazón advierte a la gente que no empiece a beber si no toman ya alcohol.

(*Nota*: si encuentra en este capítulo términos que no entiende o que jamás ha visto, favor de remitirse al glosario en la página 636).

Enfermedad de Alzheimer

ALIMENTOS QUE PUEDEN AGILIZAR LA MENTE

En la actualidad aproximadamente 4,5 millones de estadounidenses padecen la enfermedad de Alzheimer, la forma más común de demencia que causa un deterioro en la capacidad mental. Según la Asociación contra el Alzheimer, desde 1980 esa cifra ha llegado a ser más del doble. Y para el 2050, ese número se podría disparar hasta los 16 millones.

Los médicos no están seguros de lo que causa la enfermedad de Alzheimer. Lo que sí se sabe es que algunas partes del cerebro de las personas afectadas por este mal reducen su tamaño y se arrugan, se forman marañas retorcidas de proteínas dentro de las neuronas, y también se forman otros depósitos proteínicos entre las neuronas.

Puesto que aún no se ha encontrado una cura para el Alzheimer, algunos investigadores están buscando la respuesta en la nutrición. "Creo que vale la pena tomar en cuenta la dieta como un posible factor con respecto a la enfermedad de Alzheimer", opina James G. Penland, Ph.D., psicólogo investigador del Centro de Investigaciones sobre Nutrición Humana del Departamento de Agricultura de los Estados Unidos, ubicado en Grand Forks, Dakota del Norte.

La acción de los antioxidantes

Las investigaciones han revelado indicios de que los radicales libres, unas moléculas perjudiciales de oxígeno que dañan los tejidos de todo el cuerpo, entre ellos el cerebro, tal vez contribuyan a provocar la enfermedad de Alzheimer.

El cuerpo mismo produce unas sustancias llamadas antioxidantes para protegerse, las cuales ayudan a controlar los radicales libres. Sin embargo, no siempre dispone de ellas en cantidades adecuadas para defenderse de los ataques. Pero es posible obtener más antioxidantes simplemente comiendo alimentos, como frutas y verduras, que contengan sustancias antioxidantes.

Unos investigadores de la Universidad Vanderbilt en Nashville, y la Universidad del Sur de Florida, en Tampa, llevaron a cabo un estudio en el que participaron más de 1.800 hombres y mujeres y observaron que en aquellos que bebían jugos de frutas y de verduras al menos tres veces por semana las probabilidades de desarrollar una posible enfermedad de Alzheimer disminuían un 76 por ciento en comparación con las personas que bebían jugos menos de una vez por semana. Los investigadores llegaron a la conclusión de que "es posible que los jugos de frutas y verduras contribuyan considerablemente a retardar la aparición de la enfermedad de Alzheimer".

Una vitamina para la vitalidad

Los investigadores también están estudiando las vitaminas del complejo B como un posible tratamiento para la enfermedad de Alzheimer. El cuerpo las utiliza para ayudar a conservar la cubierta que protege los nervios, así como para fabricar algunas sustancias químicas que estos usan para comunicarse entre sí. Según el Dr. Penland, es posible que un bajo nivel de vitaminas del grupo B afecte el rendimiento mental. Además, es posible que un nivel elevado de homocisteína —un aminoácido— aumente el riesgo de sufrir esta enfermedad. Las vitaminas del complejo B ayudan a reducir el nivel de homocisteína porque la descomponen.

En un estudio australiano se les dio a 299 hombres mayores un placebo (una pastilla falsa) o un suplemento de folato (una vitamina del complejo B), B_6 y B_{12} durante 2 años. A los hombres que tomaron las vitaminas del complejo B les aumentó menos una sustancia que se encuentra dentro de los perjudiciales depósitos de los cerebros de las personas con Alzheimer. Por lo tanto, según los investigadores, es posible que las vitaminas del complejo B contribuyan a prevenir esta terrible enfermedad.

Algunas buenas fuentes de tiamina, otra vitamina del complejo B, son la carne de cerdo, las semillas de girasol y los cereales enriquecidos. Para abastecerse de vitamina B_{12}, se puede recurrir a carnes como las de pavo (chompipe), hígado de pollo y cordero, así como a pescado y marisco como almejas al vapor, el atún de aleta azul y las sardinas. Algunas buenas fuentes de folato son los cereales enriquecidos y la harina enriquecida. En cuanto a la B_6, ponga algunos garbanzos, papas, pollo y plátanos amarillos (guineos, bananas) en el carrito de la compra.

Atención con este acetílico

Algunos de los investigadores de la enfermedad de Alzheimer se están interesando cada vez más en una sustancia natural llamada acetil-L-carnitina, la cual se parece a los aminoácidos presentes en los lácteos, los frijoles (habichuelas) colorados, el huevo y la carne roja. Las investigaciones indican que la carnitina, la cual ayuda a llevar las grasas a las células cerebrales, posiblemente contribuya a retardar el avance de la enfermedad.

Unos investigadores británicos recopilaron los resultados de múltiples estudios sobre la acetil-L-carnitina que examinaban el efecto de dicha sustancia sobre el deterioro cognitivo moderado y las primeras etapas de la enfermedad de Alzheimer. Observaron que la sustancia tenía un "efecto beneficioso" después de sólo 3 meses y con el tiempo la mejoría era incluso mayor.

Las bondades de la dieta mediterránea

Es posible que la llamada dieta mediterránea, la cual es rica en frutas y verduras, pescado, cereales integrales y grasas insaturadas como el aceite de oliva y de *canola*, nos ayude a protegernos contra el Alzheimer, así como las enfermedades cardíacas y el cáncer. Unos investigadores de la Universidad Columbia, en la ciudad de Nueva York, siguieron los hábitos alimenticios y la salud cognitiva de 2.258 neoyorquinos durante 4 años y descubrieron que aquellos que comían de manera más parecida al estilo mediterráneo tenían un 40 por ciento menos de probabilidades de desarrollar la enfermedad de Alzheimer que las personas cuyos hábitos alimenticios diferían más de la dieta mediterránea.

Un metal perjudicial

Según la Asociación contra el Alzheimer, los investigadores en los años 60 sospechaban que el aluminio podía contribuir a la enfermedad. No obstante, desde entonces las investigaciones han revelado tal cantidad de información contradictoria sobre si este metal está relacionado o no con la afección que resulta difícil afirmar con certeza que lo está. Según la asociación, en la actualidad la mayoría de científicos afirman que si el aluminio desempeña un papel en la enfermedad, este es pequeño.

Según los expertos de los Institutos Nacionales de Salud, es difícil evitar el aluminio, ya que es uno de los elementos más abundantes que se encuentran en el ambiente. Pero si desea reducir su exposición, para mayor seguridad, le serán útiles las siguientes recomendaciones:

- Evite guardar o cocinar alimentos en papel de aluminio.
- Evite el queso procesado, el cual contiene una considerable cantidad de aluminio.

- Evite cocinar alimentos muy ácidos, como los productos de tomate (jitomate), en sartenes u ollas de aluminio.
- Las latas de aluminio de bebidas normalmente tienen un recubrimiento para reducir al mínimo que se filtre el metal a la bebida, no obstante, si compra bebidas en botellas eliminará esta exposición.

(*Nota*: si encuentra en este capítulo términos que no entiende o que jamás ha visto, favor de remitirse al glosario en la página 636).

Chuletas de cerdo con mostaza *Dijon* y repollo

4 **chuletas de cerdo de corte central (de 4 onzas/113 g cada una), a las que se les ha quitado la grasa**

4 **cucharaditas de mostaza *Dijon***

½ **repollo (col) colorado (de 1 libra/0,5 kg), con el centro quitado y picado en rodajas finas**

2 **manzanas *Granny Smith*, sin piel y ralladas**

¼ **de cucharadita de sal**

1 **cucharadita más 1 cucharada de aceite de *canola***

1 **cucharada de jengibre fresco rallado**

½ **cucharadita de canela molida**

¼ **de cucharadita de clavo molido**

1 **cucharada de almíbar de arce puro**

2 **cucharaditas de vinagre de manzana (*cider vinegar*)**

Unte ambos lados de las chuletas de cerdo con la mostaza y deje aparte. Combine el repollo, las manzanas y la sal en un tazón (recipiente) grande y mezcle bien.

Caliente 1 cucharadita del aceite en un sartén grande con tapa a fuego mediano-alto. Agregue el jengibre, la canela y los clavos. Cocine, revolviendo, de 10 a 15 segundos hasta que suelten su fragancia. Agregue la mezcla del repollo y el almíbar de arce. Reduzca el fuego a bajo, cubra y cocine unos 30 minutos, hasta que los ingredientes estén suaves y bien cocidos.

Mientras tanto, caliente la restante cucharada de aceite en un sartén grande y pesado a fuego mediano. Agregue el cerdo en una sola capa. Cocine unos 9 minutos, volteándolo a mitad de la cocción, hasta que el cerdo no esté rosado en el centro.

Destape el repollo, agregue el vinagre y suba el fuego a mediano. Cocine unos 5 minutos, hasta que el líquido casi se haya evaporado. Sirva cada chuleta con un montón de repollo.

Rinde 4 porciones

POR PORCIÓN

Calorías: 280	Colesterol: 70 mg
Grasa total: 11 g	Sodio: 316 mg
Grasa saturada: 2,5 g	Fibra dietética: 4 g

Enfermedad de la tiroides

OJO CON LAS HORMONAS

Bocio. Ojos saltones. Sobrepeso. La palabra "tiroides" despierta todas estas imágenes. Sin embargo, es poca la gente enterada de lo que esta glándula hace hasta que empieza a fallar.

La tiroides es una glándula con forma de mariposa que abraza la tráquea justo debajo de la nuez de Adán. Produce unas hormonas que ayudan a controlar el metabolismo del cuerpo, o sea, la forma en que quemamos las calorías y aprovechamos la energía. Por eso la glándula tiroides afecta de manera directa nuestro peso, nivel de energía y capacidad para absorber los nutrientes de los alimentos. Cuando produce la cantidad indicada de hormonas todo marcha sobre ruedas. Por el contrario, cuando la cantidad de hormonas que le proporciona al cuerpo es demasiado grande o muy pequeña, puede obstaculizar estos procesos físicos.

Las enfermedades de la tiroides o tiroidismo casi siempre se tratan con medicamentos que regulan la producción hormonal de la glándula. No obstante, estos remedios a veces tardan varios meses en surtir efecto. Es posible que mientras tanto el cuerpo no sea capaz de metabolizar de forma adecuada ciertos nutrientes, como el yodo, el calcio, la grasa y las proteínas. Por lo tanto, el médico tal vez recomiende ajustar la dieta temporalmente. Una vez que el medicamento haya corregido el problema es posible seguir una dieta saludable normal.

Un equilibrio frágil

Según lo que hemos visto, la principal tarea de la tiroides es regular el metabolismo. Cuando una cantidad suficiente de la hormona de la tiroides está presente en la sangre, la glándula "se apaga", por decirlo de alguna manera, de la misma forma en que un sistema de aire acondicionado se apaga cuando una habitación ha alcanzado la temperatura correcta. Cuando el cuerpo requiere más hormona de la tiroides, la glándula se echa a andar nuevamente.

Este mecanismo interno no funciona como debe en las personas enfermas de la tiroides. Cuando se sufre una afección llamada hipotiroidismo, la glándula no produce una cantidad adecuada de hormonas. El cuerpo baja de revoluciones y experimenta una sensación de frío o de cansancio. El pelo y la piel se resecan y es posible que se suba de peso. Por razones desconocidas es 10 veces más probable que las mujeres desarrollen esta enfermedad que los hombres.

Por el contrario, las personas enfermas de lo que se llama *hiper*tiroidismo producen cantidades excesivas de la hormona de la tiroides, lo cual acelera el metabolismo. Algunos síntomas comunes son pérdida de peso, palpitaciones cardíacas y piel acalorada y sudorosa. De nueva cuenta las mujeres tienen más probabilidades de desarrollar este mal que los hombres.

Evidentemente los diferentes tipos de tiroidismo exigen estrategias alimenticias distintas mientras el medicamento surte efecto.

La delicada ecuación del yodo

La tiroides necesita el yodo de los alimentos para fabricar su hormona. No hace falta mucho. El yodo presente en el cuerpo equivale a menos del 0,00001 por ciento del peso del cuerpo. Pero no por eso deja de ser importante. La glándula no puede cumplir con su trabajo si no cuenta con esta cantidad mínima de este oligoelemento.

La tiroides está tan ávida de yodo que cuando no logra satisfacer sus necesidades se va agrandando gradualmente conforme trata de acaparar todo el yodo posible. Con el tiempo se hace tan grande que se puede ver por fuera del cuerpo. Esta hinchazón es el bocio.

En los países en vías de desarrollo, donde es más fácil que el yodo escasee en la dieta, el bocio es bastante común. En los Estados Unidos, por el contrario, los alimentos —no sólo la sal yodada sino también el pan y la leche— contienen mucho yodo. Por lo tanto, este tipo de bocio es raro.

Sin embargo, el yodo no deja de causar problemas en este país. De hecho, el estadounidense común lo consume en exceso. No hay problema si la tiroides está funcionando con normalidad. Pero cuando ya existe alguna enfermedad de la tiroides puede suceder que la glándula produzca una cantidad insuficiente de su hormona esencial.

Cuando apenas se empieza a tomar medicamentos para la tiroides es posible que el médico recomiende evitar los alimentos ricos en yodo, como los mariscos y las espinacas. Una vez que el medicamento comience a surtir efecto plenamente es posible volver a la dieta normal.

Otro alimento que tal va se prefiera evitar es la *kelp*. Si bien algunos practicantes de medicina alternativa la sugieren como tratamiento para el tiroidismo, los médicos tradicionales por lo general aconsejan lo contrario. La *kelp* es una especie de alga marina que contiene grandes cantidades de yodo, el cual podría empeorar la cosa.

Afínese con fibra

Cuando la tiroides no es lo bastante activa el funcionamiento del cuerpo se vuelve más lento, lo cual incluye el proceso de la digestión. Esto a su vez puede provocar estreñimiento, un síntoma común para las personas con esta afección.

Para que la digestión se lleve a cabo de manera regular es importante comer muchos alimentos ricos en fibra. La fibra de las frutas, las verduras y los cereales ayuda a que los alimentos sigan avanzando a través del organismo. Sin embargo, algunos expertos recomiendan a las personas con hipotiroidismo que eviten ciertas verduras antes y en las primeras fases del tratamiento porque pueden reducir la función de la tiroides. Según los expertos de la Universidad de Maryland, hay que evitar el brócoli, el repollo (col), las coles (repollitos) de Bruselas, la coliflor, la col rizada, las espinacas, los nabos, los frijoles (habichuelas) y las hojas de mostaza.

Los expertos en las enfermedades de la tiroides recomiendan consumir entre 20 y 35 gramos de fibra al día. Tal vez suene complicado, pero en realidad no lo es. Basta con comer diariamente entre 3 y 5 raciones de verduras (de preferencia crudas), entre 2 y 4 raciones de frutas frescas y entre 6 y 11 raciones de cereales integrales, es decir, pan, cereal de caja, cereales cocidos como el arroz o legumbres, para obtener una cantidad adecuada de fibra.

Cuente con el calcio

Hemos hablado del caso de una actividad insuficiente de la tiroides. Las personas cuya tiroides se mantiene demasiado activa tienen otras preocupaciones. Una de las más importantes es el riesgo de que la osteoporosis les debilite los huesos, según indica Deah Baird, ND, una naturópata con consulta privada en Portland, Oregón.

Cuando la tiroides desarrolla una actividad excesiva, el calcio es extraído de la sangre y expulsado a través de la orina, explica la Dra. Baird. Se trata de un problema grave porque el cuerpo, para compensar, extrae calcio de los huesos.

La Dra. Baird recomienda una dieta rica en calcio para evitar los problemas óseos. Los lácteos bajos en grasa o descremados, entre ellos la leche, el queso y el yogur, son buenas fuentes de calcio, al igual que las verduras de hoja verde oscuro como las berzas (bretones, posarnos) y las espinacas. Una taza de yogur sin grasa y una taza de verduras verdes cocidas acompañadas por un vaso de leche descremada suman la Cantidad Diaria Recomendada (o *DV* por sus siglas en inglés) de 1.000 miligramos de calcio. Puesto que las personas con esta enfermedad suelen bajar de peso es importante que su dieta sea bien equilibrada y cuente con las calorías suficientes para mantener un peso sano. Si además se sufre una alergia a los lácteos, comenta la experta, se haría bien en tomar un suplemento de calcio o en agregar fuentes de calcio no lácteas a la dieta.

La pérdida de densidad ósea también puede ser un problema para las personas que toman hormonas de la tiroides sintéticas para tratar el hipotiroidismo. Incluso un pequeño exceso de esta hormona puede provocar pérdida de densidad ósea si se deja varios años sin tratar. Por ello es fundamental realizar los chequeos (revisiones) y pruebas necesarios que el médico recomiende para asegurarse de que la dosis sea la correcta.

Un hipotiroidismo sin tratar puede conducir a una afección llamada carotenemia, en la cual el betacaroteno de las frutas y verduras que se comen no se metaboliza en vitamina A y en vez de eso, se acumula, lo cual decolora la piel (sobre todo las palmas de las manos y las plantas de los pies). Según los expertos de la Fundación de la Tiroides, esto realmente no supone un riesgo para la salud. Cuando se corrige el hipotiroidismo con la hormona de la tiroides, la carotenemia cesa.

Cómo tratar la tiroides

Si la actividad excesiva de la tiroides no fuera tan peligrosa tal vez la consideraríamos un excelente instrumento para bajar de peso. La mayoría de las personas con una tiroides demasiado activa tienen que aumentar su consumo de calorías entre un 15 y un 20 por ciento en comparación con alguien cuya glándula está sana, por lo menos hasta que el medicamento surta efecto. Las personas con problemas graves tal vez tengan que comer el doble que antes —más de 3.000 calorías al día— sólo para conservar la energía y el peso que tenían antes.

Algunos médicos especializados en las enfermedades de la tiroides recomiendan a sus pacientes que apenas han comenzado el tratamiento del hipertiroidismo que consuman alimentos altos en grasa y proteínas para evitar que sus metabolismos demasiado activos quemen la grasa y los músculos que necesitan. Entre las buenas fuentes de grasa y proteínas están la carne de todo tipo, lo cual incluye el pescado y las aves, la leche de grasa entera, el queso, la mantequilla, los frutos secos y las semillas.

Desde luego esta dieta abundante sólo es a corto plazo. Una vez que el medicamento haya surtido efecto plenamente y los niveles de la hormona de la tiroides hayan vuelto a la normalidad, habrá que consumir menos calorías o se subirá de peso. Pero algunas veces esto puede ser difícil. Después de comenzar el tratamiento el apetito quizás sea una de las últimas cosas que vuelvan a la normalidad. Por ello es posible que se continúe comiendo calorías de más sin quemarlas... y se suba de peso. Es necesario hablar con el médico sobre las necesidades calóricas personales y cómo seguir un plan alimenticio sensato. Una buena idea puede ser ir reduciendo gradualmente la grasa y los carbohidratos refinados conforme se normaliza la función tiroidea, y continuar comiendo frutas, verduras y porciones moderadas de cereales integrales para sentirse lleno y satisfecho después de las comidas.

Las personas cuya glándula muestra una actividad insuficiente, por el contrario, tal vez sólo necesiten la mitad de las calorías requeridas por otros adultos. También querrán reducir su consumo de alimentos ricos en grasa. Las personas con una actividad insuficiente de la tiroides tienden a mostrar niveles más altos de colesterol y triglicéridos, lo cual puede incrementar su riesgo de sufrir una enfermedad cardiovascular. En tal caso se debe consumir muchos carbohidratos complejos, los cuales se encuentran en el pan integral, los cereales integrales, las frutas y las verduras. Además, se debe tomar leche descremada y comer queso y yogur bajos en grasa o sin grasa.

De nuevo esta dieta especial sólo debe ser a corto plazo. Con el medicamento apropiado los niveles tiroideos volverán a la normalidad y se podrá ingerir el mismo número de calorías que se acostumbraba antes de enfermar de la tiroides.

Las ventajas de las frutas y las verduras

Ya vimos que la fibra de las frutas y las verduras ayuda a aliviar los síntomas causados por una actividad insuficiente de la glándula tiroidea. Sin embargo, las verduras, particularmente el repollo, también contienen sustancias que ayudan a una glándula demasiado activa. Las investigaciones sugieren que estos compuestos tal vez contribuyan a que la glándula se desacelere de forma natural, indica la Dra. Baird.

Todos los miembros de la familia botánica *Brassica* contienen bociogenéticos, unas sustancias químicas que bloquean la capacidad de la tiroides para utilizar el yodo. Al disponer de menos yodo la producción de hormonas por parte de la glándula se reduce de manera natural, explica la Dra. Baird. Algunas de las verduras de esta familia son el brócoli, el repollo, las coles de Bruselas, la coliflor, la col rizada, las hojas de la mostaza y el nabo, pero también ofrecen el mismo beneficio los frijoles de soya, el cacahuate (maní), el millo (mijo) y las espinacas.

El proceso de cocción desactiva los bociogenéticos de las verduras. Por lo tanto, cuando se está enfermo de la tiroides es buena idea comérselas crudas. Una alternativa a las verduras crudas es el jugo de verduras, el cual contiene grandes cantidades de compuestos curativos. No está claro cuánto se necesita para afectar la tiroides de manera positiva. Un buen punto de partida sería un vaso de 8 onzas (240 ml) de jugo al día.

Los jugos son muy fáciles de preparar. Las verduras se lavan bien, se cortan en pedazos para que entren al exprimidor de jugos (juguera) y se exprimen. Se puede hacer jugo de un solo ingrediente o combinar las verduras para crear sabores diversos. Muchas personas incluyen zanahorias y apio en sus jugos, porque se suele considerar que el sabor de estas verduras va con todo.

(*Nota*: si encuentra en este capítulo términos que no entiende o que jamás ha visto, favor de remitirse al glosario en la página 636).

Enfermedad de Parkinson

SALUD CEREBRAL QUE SALE DE LA COCINA

Una sustancia química, la dopamina, controla todos los movimientos del cuerpo, desde el de pasar las hojas de este libro hasta el de tomar un poco de agua. La dopamina es una sustancia química del cerebro que envía señales a los músculos de todo el cuerpo. No obstante, en los enfermos de Parkinson las células que normalmente producen la dopamina han sido dañadas o destruidas. Conforme baja el nivel de dopamina hasta los movimientos más simples se vuelven cada vez más difíciles.

La enfermedad de Parkinson es incurable, pero las investigaciones indican que la dieta puede ayudar a que los medicamentos actúen de manera más eficaz (e incluso puede que mejore sus efectos). Una dieta adecuada también puede aliviar algunos "efectos secundarios" molestos e incluso peligrosos de esta enfermedad, como el estreñimiento, la pérdida de peso no deseada y el riesgo de fracturas óseas.

El equilibrio de las proteínas y la levodopa

El principio activo farmacológico levodopa es el tratamiento de elección para la enfermedad de Parkinson; en las primeras fases, este medicamento precursor de la dopamina funciona tan bien que tal vez uno hasta se olvide de que padece una enfermedad. No obstante, a menudo las personas con Parkinson notan rápidamente un doble contratiempo relacionado con la comida cuando lo toman: con el estómago vacío puede provocar náuseas e incluso vómitos; pero con el estómago lleno, la absorción de este importante medicamento puede retardarse tanto que regresan los síntomas del Parkinson. Además, si se toma con una comida que contenga proteínas también puede afectar su eficacia porque la levodopa se introduce en el cerebro encima de las mismas moléculas portadoras que transportan las moléculas de proteínas (aminoácidos) a través de la barrera de la sangre/cerebro. Estas moléculas agarran los aminoácidos primero y no le dejan sitio a la levodopa para que se meta adentro.

Parece ser una situación sin salida. Sin embargo, los expertos de la Fundación contra la Enfermedad de Parkinson tienen la solución: hay que tomar la levodopa con el estómago vacío de media hora a una hora antes de una comida. Si se sienten náuseas, se debe tomar el medicamento con una rebanada de pan o algunas galletas.

Beber de 4 a 5 onzas (de 120 a 150 ml) de agua con el medicamento también puede acelerar la absorción. Luego se pueden ingerir cantidades moderadas de proteínas a la hora de comer.

Estrategias alimenticias sensatas

Hasta el momento, los investigadores no han encontrado ningún alimento ni suplemento que nos proteja frente a la progresiva destrucción neuronal que se produce con la enfermedad de Parkinson. No obstante, las siguientes estrategias alimenticias pueden ayudar a aliviar los efectos secundarios.

Calcio para prevenir fracturas. Hasta un 68 por ciento de las personas con Parkinson sufren caídas debido a la rigidez muscular, los movimientos paralizados, el andar arrastrando los pies, los problemas de equilibrio o la postura detenida. Las caídas aumentan el riesgo de fracturas óseas. Para mantener la densidad ósea, es importante incluir 3 raciones diarias de leche, queso o yogur en la dieta. Hay que agregar un suplemento de 500 miligramos de calcio con vitamina D por cada ración que se salte.

Fibra y líquidos para evitar el estreñimiento. El retardo digestivo propio de la enfermedad de Parkinson puede provocar estreñimiento. Para combatirlo hay que beber muchos líquidos (aspire a tomar 8 vasos de 8 onzas/240 ml de agua o de té herbario al día) y tomar frutas, verduras y cereales integrales en cada comida.

Comidas pequeñas para los que comen despacio. Los problemas de movimiento pueden volver sorprendentemente lento el hecho de meterse a la boca la comida y luego masticar y tragar. El resultado es que la comida está fría antes de comérsela toda y tal vez se acabe no comiendo lo suficiente para mantener un peso saludable. Tomar comidas más pequeñas y más frecuentes puede ayudar.

Ajustes alimenticios para las náuseas provocadas por la levodopa. Cuando el medicamento lo hace sentirse a uno enfermo, los siguientes consejos pueden ser útiles: es una buena idea escoger bebidas frías con un poco de azúcar para calmar la pancita; hay que evitar el jugo de naranja (china) y de toronja (pomelo), así como los alimentos fritos o grasosos. Si el olor de la comida caliente provoca náuseas, se debe comer los alimentos fríos o a temperatura ambiente. Descansar, con la cabeza elevada, después de comer es también una buena opción. Si las náuseas aparecen al levantarse por la mañana, se pueden guardar unas galletas en la mesita de noche y comer algunas antes de levantarse.

¿Con las habas habrá alivio?

Desde hace años muchos enfermos de Parkinson han afirmado que las habas (*fava beans*) les ayudan un poco. Las investigaciones actuales sugieren que tal vez tengan razón. De acuerdo con Christine Tangney, Ph.D., profesora adjunta de Nutrición Clínica en el Centro Médico Rush-Presbyterian–St. Luke, in Chicago, un estudio incluso observó que las personas que comían cantidades enormes de habas —aproximadamente 10 onzas (280 g) al día— obtenían los mismos beneficios que cuando tomaban el medicamento.

Tiene sentido, pero hay que leer esto antes de ponerse a comer habas como un loco. Las habas (que en inglés también se conocen como *broad beans*) contienen levodopa, el mismo ingrediente activo que contienen los medicamentos para la enfermedad de Parkinson como *Sinemet*, *Madopar*, *Dopar*, *Larodopa*. (Un dato interesante: toda la planta de las habas, lo cual incluye las hojas, los tallos y las vainas, contiene levodopa). Según la Dra. Tangney, el cuerpo convierte la levodopa de las habas en dopamina, la sustancia química que el cerebro necesita para comunicarse con los músculos. Tres onzas (unos 84 gramos o ½ taza) de habas verdes frescas, o 3 onzas de habas verdes de lata escurridas, pueden contener aproximadamente de 50 a 100 miligramos de levodopa.

Algunos pequeños estudios de investigación sugieren que las habas pueden ayudar a controlar los síntomas del Parkinson... pero no a todo el mundo. Algunas personas reportan que no obtienen beneficios, otras sufren efectos secundarios como estómago descompuesto y aun otras sufren los mismos efectos secundarios graves que provoca el consumo prolongado de fármacos a base de levodopa como disquinesia, o dificultad para controlar los movimientos del cuerpo.

Las habas no están exentas de riesgos. Es posible que cada lote tenga una concentración diferente de levodopa, dependiendo de la especie de habas utilizadas y de las condiciones de cultivo, como la ubicación y los niveles de lluvias. Además, las habas también pueden causar reacciones alérgicas a algunas personas. Si se padece una rara enfermedad hereditaria llamada favismo —que se produce cuando falta una enzima llamada glucosa-

6-fosfato deshidrogenasa (G6PD)— comer habas puede provocar insuficiencia renal. Por otra parte, las personas que toman fármacos inhibidores de la monoamina oxidasa (IMAO) deberían consultar con su médico antes de tomar habas porque estos medicamentos reaccionan ante alimentos altos en dopamina y elevan la presión arterial a niveles peligrosos.

Ahora que ya está enterado de los riesgos, si todavía quiere agregar habas a su tratamiento, hable con su médico. Es probable que le pida que comience con una onza (28 g) —unas 2 cucharadas— al día. Si las habas alivian los síntomas, el médico ajustará los fármacos que ya esté tomando. Si no se produce ningún efecto, tal vez pueda aumentar el consumo un poquito.

(*Nota*: si encuentra en este capítulo términos que no entiende o que jamás ha visto, favor de remitirse al glosario en la página 636).

Enfermedad fibroquística del seno

CONSEJOS PARA CUIDARSE CONTRA LOS QUISTES

No puede haber mayor alivio para la mujer que cuando se entera de que la bolita que de repente apareció en su seno es inofensiva. No obstante, ese alivio puede convertirse en frustración cuando la bolita crece y empieza a doler más o cuando aparecen otras bolitas. A pesar de que estas molestias se reducen después de la menstruación, se repiten cada mes.

Se calcula que el 60 por ciento de mujeres sufren esta afección, llamada enfermedad fibroquística del seno, la cual ocurre cuando unos saquitos diminutos llenos de líquido se forman en las glándulas productoras de leche. En muchos casos, unos cuantos cambios sencillos en la dieta bastan para mantener este problema bajo control, según indica la Dra. Sharon Rosenbaum Smith, cirujana mastóloga en el Hospital St. Luke's–Roosevelt, en la ciudad de Nueva York.

La conexión cafeínica

Algunos estudios han demostrado que eliminar los alimentos y las bebidas que contienen cafeína, como las gaseosas de cola, el café, el chocolate y el té, ayuda a mejorar la enfermedad fibroquística del seno. "A algunas mujeres, evitar la cafeína les alivia el dolor de los senos fibroquísticos", afirma la Dra. Rosenbaum Smith.

En un estudio realizado por la Universidad Estatal de Ohio, en Columbus, 45 mujeres que en promedio tomaban 4 tazas diarias de café renunciaron a la bebida de un día para otro. Después de 2 meses, 37 de ellas —el 82 por ciento— indicó que los quistes y el dolor habían desaparecido por completo.

Y al parecer, en las mujeres que toman poco o nada de café, las probabilidades de desarrollar esta afección es mucho menor. Un grupo de investigadores de la Facultad de Medicina de la Universidad Yale descubrió que las probabilidades de desarrollar la enfermedad fibroquística del seno aumentan en un 150 por ciento en las mujeres que toman más o menos 2 tazas de café al día y en un 230 por ciento en las mujeres que tomaban entre 4 y 5 tazas al día.

Lo bueno de reducir la grasa

El dolor de los senos no se ve influido sólo por lo que se bebe sino también por lo que se come. Según han demostrado diversas investigaciones científicas, las mujeres que ingieren mucha grasa a través de su dieta —especialmente grasa saturada, la cual se encuentra en las carnes y los productos lácteos— tienen más probabilidades de desarrollar esta afección que aquellas cuya dieta contiene menos grasa. En un estudio pequeño se les pidió a 10 mujeres con la enfermedad fibroquística del seno que redujeran su consumo de grasa dietética al 20 por ciento del total de las calorías que consumían a diario. Tres meses después, las 10 afirmaron que sus senos ya no estaban adoloridos.

"Hay que seguir una dieta baja en grasa durante unos 3 meses para ver si ayuda", indica el Dr. David P. Rose, Ph.D., jefe jubilado del departamento de Nutrición y Endocrinología del Instituto Naylor Dana de la Fundación Estadounidense para la Salud, en Valhalla, Nueva York, y el encargado del estudio. "Eso es lo que el estrógeno que está circulando en la sangre tarda en disminuir".

Para aumentar la protección al máximo debe restringir la cantidad de grasa de la dieta al 20 o el 25 por ciento del total de calorías. Existen muchas formas de reducir la cantidad de grasa de la dieta. Por ejemplo, hay que evitar las carnes rojas, cambiar la leche entera por leche semidescremada al 1 por ciento o leche descremada y comer más frutas, verduras, legumbres y cereales integrales.

El factor de la fibra

Reducir el consumo de grasa no es la única manera de bajar el nivel de estrógeno en el cuerpo. Al comer más frutas y verduras no sólo se reduce el consumo de grasa sino que también se obtiene más fibra. "La fibra puede ayudar a reducir la hinchazón y el dolor en los senos al absorber el exceso de estrógeno y sacarlo del cuerpo", explica el Dr. Rose.

La Cantidad Diaria Recomendada (o *DV* por sus siglas en inglés) de fibra es de 25 gramos. Debería alcanzar para reducir el estrógeno y ayudar a disminuir el dolor de unos senos con quistes, según el Dr. Rose, quien afirma que una de las formas más fáciles de obtener más fibra es desayunando cereales de caja que contengan salvado. Las verduras no feculentas, las frutas, las legumbres y los cereales también agregan fibra a la dieta.

Soluciónelo con soya

Existen algunas pruebas de que la proteína de soya puede combatir la enfermedad fibroquística del seno. Un estudio publicado en la revista médica *Integrative Cancer*

Consejo clave

"El factor más importante que contribuye a mejorar la enfermedad fibroquística en los senos es dejar la cafeína", afirma la cirujana mastóloga, la Dra. Sharon Rosenbaum Smith, del Hospital St. Luke's–Roosevelt, ubicado en la ciudad de Nueva York. **"A algunas mujeres les funciona evitar la cafeína, pero tienen que evitarla *completamente*"**, afirma. **De manera que para ver si el dolor de los senos mejora, hay que eliminar totalmente la cafeína de la dieta durante 2 ó 3 meses, esto incluye el té, el café, las gaseosas con cafeína y el chocolate.**

Therapies examinó el efecto del consumo diario de soya en mujeres con esta afección. Se pidió a 64 mujeres que consumieran proteína de soya diariamente sin cambiar nada más en sus dietas. Después de 1 año, se había reducido considerablemente el dolor de sus senos y también la enfermedad.

El efecto de la E

No se cuenta con pruebas científicas sólidas para demostrar que funcione, pero algunas mujeres —y sus médicos— afirman que un aumento en el consumo de vitamina E ayuda a reducir el dolor de senos que provoca esta enfermedad. "Les recomiendo a las mujeres que prueben la vitamina E durante 2 ó 3 meses para ver si funciona", dice la Dra. Rosenbaum Smith.

Una forma de consumir más vitamina E es tomar suplementos. Los expertos de la Clínica Mayo recomiendan tomar de 200 a 400 unidades internacionales (UI) de vitamina E al día para tratar esta afección. Pero aumentar la vitamina E en su dieta también puede ayudar. A pesar de que las mejores fuentes de vitamina E son aceites vegetales como los de girasol y alazor (cártamo), los cuales tienen muchas calorías, este nutriente también se encuentra en otros alimentos. Un cuarto de taza de germen de trigo tostado, por ejemplo, contiene 8 unidades internacionales de vitamina E, el 27 por ciento de la DV. Las almendras también son una magnífica fuente: 1 onza (28 g) de almendras tostadas sin mondar cuenta con 7 unidades internacionales, el 23 por ciento de la DV.

Pierda cuidado para prevenirlo

"Una de las cosas más importantes que les puedo decir a las mujeres con la enfermedad fibroquística del seno es que no deben preocuparse, que no hay problema. Estas mujeres no tienen más probabilidades de desarrollar cáncer de mama que las mujeres sin esta afección", afirma la Dra. Rosenbaum Smith.

(*Nota*: si encuentra en este capítulo términos que no entiende o que jamás ha visto, favor de remitirse al glosario en la página 636).

Enfermedades causadas por deficiencias nutricionales

COMIDAS QUE CORRIGEN

"Fantasma, dime si el Pequeño Tim vivirá", suplica un desconsolado Ebenezer Scrooge al mirar las visiones de las Navidades futuras. "Veo un lugar vacío", contesta el Fantasma, "en el pobre rincón de la chimenea, y una muleta sin dueño cuidadosamente conservada. Si el Futuro no modifica estas sombras, el niño morirá".

Sabemos que el queridísimo Pequeño Tim de *Villancico de Navidad* de Dickens no muere sino que termina corriendo alegremente por las calles de Londres. Por desgracia muchos niños del siglo XIX no fueron tan afortunados como el personaje de este cuento, sobre todo si al igual que él sufrían raquitismo. Esta enfermedad, que ablanda los huesos, se produce cuando al cuerpo le falta vitamina D. De todas las enfermedades que podían dejar lisiadas a las personas en aquella época se trató de la más común.

Lo más triste del raquitismo y de otras enfermedades causadas por deficiencias nutricionales es que se pueden evitar sin ningún problema. Se dan cuando las personas no reciben ni el mínimo absoluto de nutrientes que el cuerpo necesita para estar bien.

Actualmente es raro que se padezcan enfermedades graves por deficiencias nutricionales en los Estados Unidos. En parte esto se debe a los adelantos tecnológicos y la distribución de la comida, debido a los cuales la mayoría de los alimentos están disponibles durante todo el año. Además, los fabricantes enriquecen muchos comestibles con vitaminas y minerales.

"En el mundo actual no hay muchas verdaderas enfermedades causadas por deficiencias nutricionales", afirma Allan Magaziner, DO, director del Centro Magaziner para el Bienestar y la Medicina Antienvejecimiento, ubicado en Cherry Hill, Nueva Jersey. "No obstante, sí se producen enfermedades causadas por deficiencias nutricionales subclínicas o de bajo nivel. También se dan las llamadas deficiencias nutricionales localizadas en ciertos tejidos. Eso significa que aunque se tenga un nivel suficiente de un nutriente en la sangre, quizás no haya suficiente en tejidos específicos, como los pulmones o el cérvix. Esto hace que se enfrente un riesgo de sufrir determinadas enfermedades, como cáncer de pulmón y cervical respectivamente. Y esto nunca se sabría".

No obstante, si bien las enfermedades graves por deficiencias nutricionales son raras en este país, eso no significa que hayan desaparecido y de hecho, es posible que cada vez sean más comunes. Tal vez los trastornos digestivos y otros males sean un indicio de que no se reciben todos los nutrientes necesarios. Las personas que abusan del alcohol son especialmente propensas a padecer enfermedades causadas por deficiencias nutricionales, al igual que quienes viven en condiciones de pobreza. De hecho, en muchos países del mundo en vías de desarrollo las enfermedades causadas por deficiencias nutricionales son el pan de cada día.

El raquitismo: la solución solar

El Pequeño Tim vivió en Londres durante una época en la que el aire llegaba a estar tan contaminado que apenas se distinguía el sol. Por lo tanto no sorprende que posiblemente haya padecido raquitismo. La única forma práctica de cubrir las necesidades de vitamina D del cuerpo, además de tomar leche enriquecida, es mediante la exposición al sol. De hecho, los médicos a veces le dicen "la vitamina solar" a la vitamina D.

Cuando el sol toca la piel, el cuerpo utiliza los rayos ultravioleta para fabricar vitamina D, un nutriente esencial para transportar el calcio y el fósforo a los huesos. Si no se obtiene una cantidad suficiente de vitamina D los huesos se ablandan, se debilitan y a veces se deforman bajo el peso del cuerpo.

Desde que los fabricantes de alimentos empezaron a enriquecer la leche con vitamina D, el raquitismo se ha vuelto mucho menos común. Sin embargo, no ha dejado de existir. Hace relativamente poco tiempo, de hecho, se descubrió que siete niños padecían raquitismo en Minneápolis, Minnesota. Los funcionarios de Salud Pública están cada vez más preocupados ante las noticias de niños diagnosticados con raquitismo. En 2003, la Academia Estadounidense de Pediatría comenzó a recomendar que todos los bebés mayores de 2 meses, los niños y los adolescentes recibieran un suplemento de vitamina D para prevenir el raquitismo.

Resulta alarmante el hecho de que en la actualidad se reconozca la deficiencia de vitamina D como una epidemia en los Estados Unidos. La deficiencia de esta vitamina puede causar en los niños un retraso en el crecimiento, además de raquitismo. En los adultos, provoca una dolorosa enfermedad ósea llamada osteomalacia. La deficiencia de vitamina D también causa debilidad muscular, la cual aumenta el riesgo de caídas y fracturas óseas. Los científicos piensan que la deficiencia de vitamina D podría contribuir a enfermedades tan diversas como diabetes del tipo I, esclerosis múltiple, artritis reumatoidea, presión arterial alta (hipertensión), enfermedades cardíacas y muchos tipos comunes de cáncer.

No es necesario pasar horas asoleándose para satisfacer las necesidades de vitamina D del cuerpo. Unos 15 minutos de sol sobre el rostro y las manos les bastan a la mayoría de las personas para cubrir la Cantidad Diaria Recomendada o (*DV* por sus siglas en inglés) de 400 unidades internacionales de vitamina D. Sin embargo, no sirve asolearse dentro de la casa, porque el cristal de las ventanas absorbe los rayos que hacen falta.

Aunque se pase mucho tiempo bajo el sol no deja de ser buena idea agregar un poco de vitamina D a la dieta. Un vaso de leche enriquecida brinda unas 100 unidades internacionales, el 25 por ciento de la DV.

El beriberi: una carencia que causa cansancio

El término *beriberi* viene del pequeñísimo país de Sri Lanka y significa "no puedo, no puedo". Se supone que se le dio este nombre a la enfermedad porque un hombre afectado por ella se sentía tan débil que no pudo levantarse para recibir al médico que había acudido a ayudarlo.

El beriberi se debe a una carencia de tiamina, una vitamina del complejo B que resulta esencial para ayudar al cuerpo a utilizar la energía. Las personas que no reciben una cantidad suficiente de tiamina se debilitan en extremo; a veces también padecen síntomas como hinchazón en las piernas o una acumulación de líquidos en el corazón.

En su estado natural el arroz y los cereales integrales contienen mucha tiamina, pero al procesarse pierden gran parte de este nutriente. No obstante, los fabricantes les devuelven la mayor parte de la tiamina a los alimentos después le haberlos procesado, por lo que el beriberi es ahora muy raro, por lo menos en los Estados Unidos. (Las personas que abusan del alcohol pueden sufrir graves carencias de tiamina). El arroz, los diferentes tipos de harina, los cereales y los panes vienen enriquecidos con tiamina. Además, la carne de cerdo es rica en tiamina; 3 onzas (84 g) de filete de cerdo (*tenderloin*) cuentan con 0,8 miligramos, el 53 por ciento de la DV.

Si bien el beriberi es muy raro en los Estados Unidos, la cirugía bariátrica está provocando un resurgimiento del mismo, así como de otras deficiencias nutricionales, afirma Paul Ernsberger, PhD, profesor adjunto de Medicina, Farmacología y Neurociencia en la Facultad de Medicina Case Western Reserve, en Cleveland. El beriberi a menudo aparece un año después de la cirugía, cuando las reservas de tiamina del hígado del paciente se han agotado. Para agravar el problema, no sirve de nada tratar con vitaminas a los pacientes que se han sometido a una operación bariátrica y desarrollan beriberi porque con frecuencia la cirugía hace que los pacientes expulsen las pastillas en las heces, completamente intactas.

El peligro de la pelagra

En 1914, el año en que comenzó la Primera Guerra Mundial, los Estados Unidos tuvieron que hacer frente a una amenaza contra la salud de su población. Por un breve período una terrible epidemia se propagó por los estados del Sur. Sus síntomas eran diarrea e inflamación de la piel y en muchos casos resultó mortal. Más de 100.000 personas murieron. Lo peor fue que nadie conocía la causa.

Hasta 1937 los científicos no entendieron que la pelagra —el nombre de la enfermedad, que significa "piel rugosa o áspera"— se produce cuando las personas no consumen una cantidad suficiente de niacina, una vitamina del complejo B. Las zonas rurales del sur de los Estados Unidos fueron las que más sufrieron porque el cereal en el que se basaba su dieta era el maíz (elote, choclo), cuya niacina no la aprovecha el cuerpo.

En la actualidad se ha dejado atrás a la pelagra en los Estados Unidos gracias al enriquecimiento alimenticio de las harinas y los cereales. Resulta muy fácil cubrir la DV de 20 miligramos de niacina. Las carnes también la contienen. Una ración de pechuga de pollo asada sin pellejo, por ejemplo, cuenta con 12 miligramos de niacina, el 60 por ciento de la DV. No obstante, la pelagra aún es común en algunas partes del mundo donde se consume mucho maíz. Además, también puede desarrollarse después de sufrir una enfermedad gastrointestinal o incluso a causa del alcoholismo. También puede ser una complicación del trastorno alimenticio anorexia.

El escorbuto: el azote de los marineros

Mucho tiempo antes de que se comprendiera que ciertos alimentos son imprescindibles para prevenir las enfermedades, los marineros de todo el mundo frecuentemente padecían escorbuto, una carencia de vitamina C que hace que las heridas sanen más lentamente y provoca sangrado en las encías, neumonía y finalmente la muerte. A los marineros de agua dulce también les daba escorbuto, pero en su caso la enfermedad era mucho más rara puesto que tenían más probabilidades de obtener frutas y verduras frescas.

Lo asombroso del escorbuto es lo siguiente: sus efectos pueden revertirse casi al instante mediante el consumo de varias raciones de alimentos ricos en vitamina C. De hecho, aun los marineros que habían agotado por completo sus reservas de vitamina C con frecuencia llegaban a recuperarse en unos cuantos días en cuanto incluían naranjas (chinas) o limones en su dieta.

Si bien el escorbuto hace siglos que desapareció por completo, hoy día la deficiencia de vitamina C aparece en los lugares más inesperados. Cuando un investigador de la Universidad Estatal de Arizona comprobó el nivel de vitamina C en estudiantes universitarios, a muchos les faltaba poco para padecer escorbuto.

Basta con servirse un poco de jugo de naranja para cubrir las necesidades que el cuerpo tiene de este nutriente esencial. Un vaso de 6 onzas (180 ml) contiene 73 miligramos de vitamina C, el 121 por ciento de la DV. Otras fuentes muy buenas son los cítricos y las frutas tropicales, el brócoli y el pimiento (ají, pimiento morrón).

(*Nota*: si encuentra en este capítulo términos que no entiende o que jamás ha visto, favor de remitirse al glosario en la página 636).

Envejecimiento

COMIDAS QUE LES CORTAN EL PASO A LOS AÑOS

Cada año son más los estadounidenses que están pasando a formar parte de un grupo muy especial: el de los centenarios, es decir, las personas que han vivido hasta los 100 años. En el año 2000, solamente unos 72.000 estadounidenses tenía 100 años o más. ¡Sin embargo, a mediados de este siglo, esa cifra se podría disparar hasta los 834.000!

Si bien la mayoría de nosotros probablemente no se unirá a este grupo —podemos esperar vivir en promedio hasta los 75 u 80 años— lo cierto es que tenemos una esperanza de vida mucho mayor de la que tenía la gente a principios de 1900, cuando la persona común no llegaba a los 50.

Cada año las personas viven un poquito más. En parte se debe al éxito que se ha logrado en la lucha contra enfermedades infantiles como la polio, así como a los nuevos tratamientos y las estrategias de prevención contra afecciones adultas como las enfermedades cardíacas. Por otra parte, también se debe al hecho de que los científicos están descubriendo los secretos del envejecimiento mismo. Estamos averiguando por qué nuestro cuerpo se descompone y cómo frenar su deterioro. Esto nos ha permitido alargar no sólo nuestras vidas sino también lo que los científicos llaman nuestro período de salud: nuestra expectativa de disfrutar de la vida con buena salud.

El poder de los antioxidantes

Los investigadores por fin han identificado que uno de los principales causantes de las enfermedades cardíacas, las arrugas, el cáncer, la artritis y muchos otros problemas del envejecimiento es el mismo proceso que hace que diversos objetos que hay a nuestro alrededor se deterioren. Se llama *oxidación*. El mismo aire que nos da vida hace que el hierro se oxide, la fruta se torne café y las células de nuestro cuerpo se descompongan y envejezcan. Debido a una serie de cambios químicos las moléculas de oxígeno de nuestro cuerpo pierde electrones, volviéndose inestables. Estas moléculas inestables se llaman radicales libres.

A los radicales libres les entra la desesperación por estabilizarse y empiezan a robar electrones de las células sanas de todo el cuerpo. Cada vez que roban un electrón suceden dos cosas: se daña una molécula sana y se producen más radicales libres.

Los radicales libres pueden dañar información genética de vital importancia dentro de las células, las proteínas en los tejidos de todo el cuerpo y otros componentes que hacen que funcionemos adecuadamente. A menos que este proceso se detenga, un número cada vez mayor de células se van perjudicando diariamente. Pagamos el precio con nuestra salud.

A fin de controlar este proceso de destrucción la Naturaleza creó un enorme arsenal de antioxidantes, unos compuestos alimenticios que pueden evitar los daños de los radicales libres. Los antioxidantes se interponen entre los radicales libres y las células sanas del cuerpo. Entregan sus propios electrones a los radicales libres y así evitan que roben los nuestros.

A pesar de que el cuerpo produce sus propios antioxidantes de forma natural, los antioxidantes que contienen los alimentos ofrecen mejor protección. Tres de los más potentes son el betacaroteno y las vitaminas C y E. Se ha comprobado que estos tres nutrientes son muy eficaces para proteger el cuerpo contra las enfermedades vinculadas con el envejecimiento, como el cáncer y las cardiopatías. Los suplementos antioxidantes ofrecen algunos beneficios, pero la mayoría de los médicos están de acuerdo en que los antioxidantes presentes en los alimentos son una mejor opción y deben ser la primera línea de defensa. El motivo es que las frutas, las verduras y otros alimentos vegetales están llenos de antioxidantes y otros compuestos que trabajan en equipo para protegernos de las enfermedades. Algunos estudios han descubierto que la vitamina E posiblemente proteja frente a las enfermedades cardíacas y el betacaroteno y el selenio (un mineral que se encuentra en algunas de las enzimas antioxidantes del cuerpo) tal vez ayuden a reducir el riesgo de sufrir algunos tipos de cáncer, no obstante aún hay muchas dudas sobre las mejores maneras de obtener estos nutrientes. Tal como se indicó en el capítulo de los antioxidantes (en la página 45), es una buena idea tomar suplementos de vitamina C y E, pero no deberían sustituir a una dieta rica en frutas y verduras. En lo que se refiere al betacaroteno, solamente hay que obtenerlo a través de los alimentos vegetales y evitar los suplementos.

La manera más fácil de obtener vitamina C es con un vaso de jugo de toronja (pomelo), una naranja (china) o media taza de pimiento (ají, pimiento morrón) rojo. Cada uno de estos alimentos cubre más del 100 por ciento de la Cantidad Diaria Recomendada (o *DV* por sus siglas en inglés). En lo que se refiere al betacaroteno, las frutas y verduras de un intenso color verde o anaranjado son la mejor opción. Una batata dulce (camote) o una zanahoria grande ofrecen entre 12 y 15 miligramos, un poco más de los entre 6 y 10 miligramos que algunos expertos recomiendan que consumamos.

A diferencia de la vitamina C y del betacaroteno, resulta un poco difícil obtener vitamina E a través de la comida porque este nutriente se halla principalmente en ciertos alimentos con un alto contenido de grasa que es preferible evitar, como los aceites vegetales. No obstante, es posible obtener mucha vitamina E a través de las almendras tostadas secas, 1 onza (28 g) proporciona 7 miligramos, es decir, el 40 por ciento de la DV. Otros frutos secos y las semillas también son buenas fuentes de vitamina E. Y algunos cereales de caja para el desayuno brindan casi el 100 por ciento de la vitamina E que se necesita cada día en cada porción.

Las vitaminas C y E y el betacaroteno son importantes antioxidantes, pero no son los únicos ni mucho menos. Las frutas y las verduras cuentan con un montón de compuestos vegetales llamados fitonutrientes, los cuales también tienen capacidades antioxidantes.

Hasta el momento se han identificado más de 9.000 fitoquímicos, y aún se desconocen muchos más, según los expertos. Las investigaciones han descubierto que los extractos de fitoquímicos extraídos de las frutas tienen poder anticancerígeno, y la combinación de estas sustancias químicas en las frutas y las verduras aumenta aún más su capacidad antioxidante y anticancerígena.

Hay que cambiar la forma de comer al envejecer

Es importante comer para impedir el envejecimiento, pero de igual manera hay que ajustar los hábitos alimenticios *al envejecer*. Conforme transcurren los años las necesidades alimenticias del cuerpo cambian radicalmente.

"Producimos menos saliva al envejecer, de modo que la comida no es tan fácil de digerir ni de tragar", explica Susan A. Nitzke, Ph.D., R.D., profesora del departamento de Ciencias de la Nutrición en la Universidad de Wisconsin, en Madison. "Experimentamos cambios de gusto y de apetito, de modo que comemos menos. También disponemos de menos ácido estomacal, lo cual significa que no digerimos los alimentos ni absorbemos algunos nutrientes tan bien como antes".

Un estudio israelí que examinó a 414 pacientes ancianos en hospitales observó que menos del 20 por ciento estaba bien alimentado. El estudio también observó que las personas con hábitos dietéticos inadecuados tenían peores resultados en sus ingresos al hospital. No obstante, a pesar de disponer de información de este y otros estudios, a los médicos no siempre se les ocurre examinar a los adultos mayores para ver si tienen alguna deficiencia nutricional. Es una lástima porque una simple carencia de nutrientes puede confundirse fácilmente con una enfermedad más grave. Las deficiencias nutricionales en las personas mayores pueden incluso diagnosticarse erróneamente como demencia.

La vitamina B_{12} es esencial para mantener saludable el funcionamiento de la sangre y los nervios. También es uno de los nutrientes que precisan cantidades adecuadas de secreciones estomacales para absorberse. Cuando disminuyen los niveles de ácido, puede ser difícil obtener suficiente vitamina B_{12}, afirma la Dra. Nitzke. Esto les ocurre especialmente a las personas que toman antiácidos, agrega la Dra. Se puede obtener mucha vitamina B_{12} de las carnes y otros alimentos de origen animal. Las almejas son una fuente impresionante: una almeja pequeña preparada al vapor ofrece la increíble cantidad de 9 microgramos de vitamina B_{12}, más del 100 por ciento de la DV.

Además de la deficiencia de B_{12}, muchas personas que han llegado al final de los 50 y mayores puede que sufran una carencia de vitamina B_6. Los garbanzos y las papas son excelentes fuentes de B_6. Una taza de garbanzos contiene 1,1 miligramos, es decir, un poco más de la mitad de la DV. Una papa al horno ofrece 0,6 miligramos, alrededor de un tercio de la DV.

Otra vitamina del complejo B que es importante para proteger el sistema cardio-vascular y nervioso es el folato, el cual se encuentra en las verduras de hoja verde, los frijoles (habichuelas) y los cereales integrales. Una taza de frijoles pintos de lata, por ejemplo, brinda 144 microgramos de folato, más del 33 por ciento de la DV. Los espárragos son otra buena fuente de folato, 1 taza de espárragos frescos cocinados contiene 263 microgramos de folato.

Conforme los huesos envejecen es esencial obtener más calcio y vitamina D para evitar que se tornen frágiles, indica la Dra. Nitzke. "Muchas personas mayores creen que no pueden comer lácteos porque son 'intolerantes a la lactosa', pero de hecho la mayoría de la gente puede comer cantidades moderadas de lácteos sin problemas", afirma. La leche semidescremada y descremada, y el queso y el yogur hechos con leche descremada son las mejores fuentes de este nutriente. Una taza de yogur sin grasa contiene 415 miligramos de este nutriente formador de huesos, el 41 por ciento de la DV. Un vaso de leche descremada proporciona 302 miligramos, el 30 por ciento de la DV.

El hierro es otro mineral que puede ser muy difícil de conseguir en las cantidades adecuadas. Algunas personas no reciben lo suficiente y otras se exceden, indica la Dra. Nitzke. De hecho, las necesidades de hierro de las mujeres se reducen conforme envejecen cuando dejan de menstruar.

La Dra. Nitzke recomienda hablar con el médico para averiguar si se necesita o no tomar suplementos de ciertos nutrientes, como hierro, calcio, vitamina D y vitamina B_{12}, a fin de obtener las cantidades adecuadas de nutrientes para nuestras necesidades personales.

Comer menos para vivir más

A pesar de que tal vez necesitemos consumir ciertos alimentos en mayores cantidades para alargar nuestras vidas, los investigadores han descubierto que a veces lo opuesto también es cierto: las personas que comen menos en ocasiones viven más años.

Hace tiempo que los investigadores saben que un concepto conocido como "restricción calórica" —fundamentalmente, consumir menos calorías— alarga las vidas y ayuda a retardar las enfermedades relacionadas con la edad en diversas criaturas, entre las que se incluyen los gusanos, las moscas y los ratones. También se ha demostrado que mejora algunos marcadores de envejecimiento en monos, como su porcentaje de grasa corporal y los niveles de daño causado por los radicales libres.

En la actualidad los científicos están trabajando para aprender más acerca de cómo puede la restricción calórica ayudar a los seres humanos a envejecer mejor, afirma George Roth, Ph.D., un investigador especializado en Gerontología y presidente de la compañía GeroScience, ubicada en Maryland.

El experto explica que las investigaciones en humanos están tomando dos enfoques: observaciones de personas que de forma voluntaria han restringido sus calorías durante muchos años para ver los posibles resultados de extensión de la vida, y experimentos controlados en los cuales a los sujetos se les pide que restrinjan sus calorías durante un período más corto de tiempo.

Un estudio realizado por la Universidad Estatal de Louisiana realizó un seguimiento a 48 personas durante 6 meses mientras estas seguían una dieta normal o bien diferentes tipos de dietas de calorías restringidas. Se observó que una restricción calórica prolongada puede reducir los niveles de insulina en ayunas y la temperatura corporal de las personas, ambos marcadores de longevidad.

Los expertos piensan que la restricción calórica "reajusta" el metabolismo y así funciona más eficazmente. Además, el cuerpo cambia de la modalidad de crecimiento y reproducción a la de supervivencia a largo plazo, afirma el Dr. Roth. Y cuando se ingieren menos calorías, el cuerpo de forma natural produce menos radicales libres al convertir los alimentos en energía. Por lo tanto, se produce menos daño oxidativo.

No obstante, para los seres humanos es difícil cosechar los beneficios de la restricción calórica que han mostrado los animales de laboratorio. El Dr. Roth explica que los experimentos en roedores han recortado sus calorías en más de un 30 por

LOS ALIMENTOS Y EL AGE

Un estudio del año 2004 publicado en la revista médica *Journal of the American Dietetic Association* enumeraba alimentos comunes y la cantidad de productos finales de glicosilación avanzada (o *AGE* por sus siglas en inglés) que contenían. A continuación encontrará una breve lista de algunos alimentos altos y bajos en AGE para que pueda reducir la cantidad que consume. Se miden en kilounidades de AGE por porción.

Alimentos altos en AGE	AGE por porción
Perrito caliente, asado durante 5 minutos	10.143
Pechuga de pollo con pellejo, empanada (empanizada) y frita al horno durante 25 minutos	8.965
Pescadilla, empanada y frita al horno durante 25 minutos	7.897
Pizza, de pan delgado	6.825
Salchicha de cerdo, cocinada en el horno de microondas por 1 minuto	5.349

Alimentos bajos en AGE	AGE por porción
Frijoles colorados enlatados	191
Cebolla cruda	36
Maíz de lata	20
Copos de salvado	10
Plátano amarillo	9

ciento y los ensayos en los monos han reducido su ingesta de calorías en un 30 por ciento aproximadamente. "Para los que nos gusta comer, probablemente no va a ser una estrategia viable". Además, reducir drásticamente las calorías sin supervisión médica puede provocar desnutrición.

Por ahora, una buena manera de poder obtener algunos beneficios de la reducción calórica es mediante una dieta "prudente" que ofrezca los nutrientes que se necesitan sin excesivas calorías, afirma el Dr. Si se decide restringir las calorías, es necesario hablar con el médico para asegurarse de que la dieta satisfaga las necesidades nutricionales.

Ojo con estos productos problemáticos

Los investigadores están descubriendo que unas sustancias llamadas productos finales de glicosilación avanzada (o *AGE* por sus siglas en inglés) tal vez estén vinculadas con diversos problemas relacionados con la edad como las arrugas, las cataratas y la arteroslerosis (depósitos grasos que obstruyen las arterias). Los AGE se producen cuando el azúcar se une a las proteínas, lo que hace que las proteínas de los tejidos desarrollen vínculos no deseados entre ellas, lo cual altera su capacidad para funcionar con normalidad. También contribuyen a que se produzca más inflamación y daño oxidativo en el cuerpo.

Los AGE se pueden desarrollar dentro del cuerpo, especialmente cuando se tienen niveles elevados de azúcar en la sangre (glucosa), pero también se pueden obtener a través de los alimentos. Las investigaciones han demostrado que entre los alimentos que son especialmente altos en AGE se encuentran las carnes cocinadas a elevadas temperaturas fritas o asadas al horno.

Para reducir el daño que los AGE provocan en el cuerpo es una buena idea mantener el azúcar en la sangre a un nivel adecuado. Es muy importante para los diabéticos mantener el azúcar en la sangre bien controlada. Si se padece prediabetes, hay que hablar con el médico para reducir el riesgo de desarrollar una verdadera diabetes mediante la dieta y el ejercicio.

Además, es fundamental que la dieta esté compuesta principalmente por alimentos bajos en AGE, como frutas, verduras, cereales integrales, pescado y lácteos bajos en grasa. Cuide su consumo con alimentos altos en AGE, como las carnes cocinadas a temperaturas elevadas, los alimentos procesados y los quesos de grasa entera; debe comerlos con moderación.

(*Nota*: si encuentra en este capítulo términos que no entiende o que jamás ha visto, favor de remitirse al glosario en la página 636).

Espárrago

BROTES BONDADOSOS PARA LOS BEBÉS EN CAMINO

Probablemente no haya sido su intención, pero si alguna vez usted mandó a alguien a freír espárragos, lo estaba haciendo por su bien. Resulta que estas delgadas varillas verdes con las puntas "trenzadas" son excelentes para la salud porque contienen compuestos que pueden ayudar a combatir los defectos de nacimiento, las enfermedades cardíacas y el cáncer, además de fortalecer el sistema inmunitario y ayudar a la piel y otros tejidos.

Folato favorecedor

Uno de los avances médicos más importantes del siglo XX fue el descubrimiento de que el índice de defectos de nacimiento en el cerebro y la médula espinal (conocidos como defectos del tubo neural) se reducirían a la mitad si las mujeres en edad fértil consumieran 400 microgramos de folato al día.

El espárrago cuenta con grandes cantidades de folato, una vitamina del complejo B de importancia fundamental para la regeneración de las células. Cinco espárragos contienen 110 microgramos de folato, más o menos el 28 por ciento de la Cantidad Diaria Recomendada (o *DV* por sus siglas en inglés).

Las mujeres embarazadas tal vez quieran servirse una doble ración. Si bien las pautas dietéticas gubernamentales recomiendan que los adultos consuman 400 microgramos de folato al día, las mujeres embarazadas necesitan 600 microgramos diarios y las mujeres que están amamantando precisan 500, según los Institutos Nacionales de Salud.

El folato no sólo les conviene a las mujeres en edad fértil. De hecho, a todo el mundo lo defiende contra las enfermedades cardíacas. Al parecer funciona como una compuerta para controlar la cantidad de homocisteína (un aminoácido que al parecer daña las paredes de las arterias) que se encuentra en el torrente sanguíneo. Cuando el nivel de folato desciende se eleva el de homocisteína, lo cual daña las arterias que llevan la sangre al corazón y al cerebro.

En la cocina

El espárrago es una de las verduras más fáciles de preparar y cocinar. Es más, su frescura natural no requiere mantequilla ni una salsa especial para subrayar su gran sabor. Los cocineros ofrecen los siguientes consejos para disfrutarlo con muy poco esfuerzo.

Percátese de las puntas. Al comprar espárragos hay que examinar las puntas con atención. Las puntas del espárrago fresco son compactas y están muy apretadas. Si se ven abiertas y se están desmenuzando, el espárrago se está haciendo viejo y más vale dejarlo en la tienda.

Tire el tallo. Si bien es posible comer espárragos de una punta a la otra, por lo general se tira el tallo duro y leñoso. La manera más fácil de hacerlo es doblando el tallo. El espárrago se quiebra solito en el punto donde termina el tallo duro y comienza la punta tierna.

No obstante, cuando el espárrago está grueso es posible que con este método se desperdicien partes muy buenas. Para conservar una mayor parte del tallo utilice un pelador de papas para pelar la parte inferior de cada espárrago. Con un cuchillo busque el punto donde el tallo se torna leñoso (será difícil de rebanar) y córtelo ahí.

La Asociación Estadounidense del Corazón aún no ha calificado como importante riesgo cardíaco tener niveles altos de homocisteína, como lo son el colesterol alto y la presión arterial alta, pero recomienda incluir mucho folato en la dieta.

Además, las investigaciones están comenzando a mostrar posibles conexiones entre la ingesta de folato, la homocisteína y el riesgo de sufrir problemas cognitivos, sobre todo la enfermedad de Alzheimer. Una revisión de datos sobre un gran grupo de personas descubrió que su riesgo de Alzheimer era el doble si tenían niveles elevados de homocisteína.

Obtener suficiente folato en la dieta también se ha relacionado con un menor riesgo de padecer cáncer, sobre todo cáncer colorrectal, cervical y de mama. Los estudios han demostrado que las personas con los niveles más altos de folato en sangre son las que menos probabilidades tienen de sufrir cáncer de colon.

Contiene un compuesto que combate el cáncer

Al igual que las demás verduras verdes, el espárrago es muy bueno para proteger el cuerpo contra el cáncer. Contiene varios compuestos que en esencia acaban con las sustancias carcinógenas antes de que puedan hacer daño.

El segundo compuesto con el que el espárrago protege el cuerpo es el glutation.

Esta proteína funciona como un poderoso antioxidante, es decir, ayuda a recoger los radicales libres, unas moléculas de oxígeno alteradas, que al dejarse sin control andan rebotando por todo el cuerpo, donde les causan cicatrices y les abren agujeros a las células y provocan daños que pueden producir cáncer, arterosclerosis y muchas otras enfermedades. En un análisis de 38 verduras con respecto a su contenido de glutatión, el espárrago recién cocido ocupó el primer lugar.

Aporta valiosa vitamina C

Una taza de espárragos crudos (sólo las puntas tiernas, no los extremos más duros) contiene 7,5 miligramos de vitamina C, es decir, aproximadamente el 13 por ciento de la DV de esta vitamina. Esto es más vitamina C de la que se encuentra en una taza de melocotones (duraznos) de lata, una taza de ciruelas, una taza de zanahorias o una pera.

La vitamina C es un valioso antioxidante que neutraliza a los radicales libres en todo el cuerpo. También contribuye considerablemente a mantener la integridad del colágeno, el cual se encuentra en los huesos, las paredes arteriales y en otros lugares del cuerpo.

Con "A" de ayuda

Una taza de espárragos crudos también contiene 1.013 unidades internacionales (UI) de vitamina A, lo cual es un considerable 21 por ciento de la DV. La vitamina A no solamente mantiene la salud de los ojos, en realidad contribuye a transmitir las imágenes desde los ojos hasta el cerebro.

Asimismo la vitamina A ayuda a mantener la integridad de los tejidos epiteliales que recubren las superficies internas y externas del cuerpo, como la piel, las paredes del sistema digestivo y de los pulmones. Esto le ayuda a mantener su estado como barrera contra los gérmenes que siempre están intentando entrar al cuerpo.

La vitamina A también hace que el sistema inmunitario funcione adecuadamente, quizás porque ayuda a los linfocitos —un tipo de glóbulo blanco— a hacer un mejor trabajo de combatir las infecciones, según los Institutos Nacionales de Salud.

Consejo clave

La mayor parte de los nutrientes del espárrago se encuentran en su punta, por lo que es mejor cocinarlo en posición vertical en un recipiente alto en lugar de apilado en el fondo de una fuente para hornear (refractario), dice Gertrude Armbruster, Ph.D., R.D., de la Universidad Cornell. Se agregan varias pulgadas de agua a la olla, se le pone su tapa y se deja que hierva suavemente. Al mantener las puntas fuera del agua no sólo se conservan los nutrientes sino que también se ayuda a que los tallos se cocinen de manera uniforme y más rápido.

Extrañas emanaciones

Seguramente nadie saldrá corriendo a la sala de urgencias por esto, pero el espárrago tiene una curiosa característica. Cuando algunas personas comen tan sólo una pequeña cantidad de esta verdura, su orina parece despedir un desagradable olor.

Y no están alucinando, porque es cierto. El espárrago contiene un aminoácido llamado ácido aspártico y a muchas personas les falta la enzima necesaria para descomponerlo. Por lo tanto permanece en el cuerpo y termina convirtiéndose en un compuesto afín con un claro olor a azufre.

No existe ninguna "cura" para evitar este aroma revelador, pero tampoco hay motivo para preocuparse. Ni vale la pena hacerle caso. Así que ¡a servirse más espárragos!

CÓMO MAXIMIZAR SUS PODERES CURATIVOS

Guárdelo con cuidado. La exposición al aire, al calor o a la luz destruye el folato, así que hay que guardar el espárrago con cuidado, según afirma Gertrude Armbruster, Ph.D., R.D., profesora emérita de Ciencias de la Nutrición de la Universidad Cornell, en Ithaca, Nueva York. Ella recomienda ponerlo lejos de la luz al fondo del refrigerador o en un cajón para frutas y verduras.

Cocínelo suavemente. El espárrago es una verdura tierna y no hace falta sumergirlo en agua hirviendo a borbotones. "Al preparar el espárrago en el horno de microondas definitivamente se destruyen menos nutrientes que al hervido o incluso cocinarlo al vapor", indica la Dra. Armbruster. Un estudio del Departamento de Agricultura de los Estados Unidos (o *USDA* por sus siglas en inglés) que medía los antioxidantes en alimentos que se comen habitualmente descubrió que los espárragos hervidos tenían "bastante menos" antioxidantes solubles en agua que los espárragos crudos. Su capacidad antioxidante total descendió de 2.021 unidades por ración en estado crudo a 1.480 cuando se hirvieron.

(*Nota*: si encuentra en este capítulo términos que no entiende o que jamás ha visto, favor de remitirse al glosario en la página 636).

Pasta con espárragos, cebollines y hongos

1 libra (448 g) de espárragos delgados

¾ de libra (340 g) de hongos (morel, *cremini*, cazuelita, o una mezcla)

2 cucharadas de aceite de oliva extra virgen

¼ de libra (113 g) de cebollines (cebolla de cambray) o puerros pequeños, limpios y picados en rodajas

¼ de taza de vino blanco seco

½ taza de consomé de verduras

4 cucharadas de mantequilla sin sal

Sal marina y pimienta negra recién molida

8 onzas (228 g) de *pappardelle* secas o *fettuccine*

1 cucharada de perejil de hoja plana picado

Corte los extremos duros de los espárragos y píquelos transversalmente en pedazos de 2 pulgadas (5 cm). Corte los tallos duros de los hongos. Si los hongos están sucios, enjuague rápidamente con agua fría y seque antes de picarlos en pedazos del tamaño de un bocado.

Caliente el aceite en un sartén grande a fuego mediano-alto. Agregue los hongos y cocine, revolviendo, durante unos 5 minutos hasta que se doren levemente.

Agregue los cebollines y cocine de 1 a 2 minutos hasta que estén suaves. Agregue los espárragos y cocine, revolviendo, durante 2 minutos. Agregue el vino y deje que hierva suavemente de 1 a 2 minutos hasta que el líquido se haya evaporado. Agregue el consomé de verduras y deje que rompa a hervir. Agregue la mantequilla y mezcle hasta que se derrita con las verduras. Sazone al gusto con la sal y la pimienta.

Mientras tanto, cocine la pasta en una olla grande con agua hirviendo y con sal de acuerdo con las instrucciones del paquete hasta que esté *al dente*. Escurra y pase a un tazón (recipiente) grande. Agregue la salsa y el perejil y mezcle. Sazone al gusto con más sal y pimienta.

Rinde 4 porciones

POR PORCIÓN

Calorías: 436
Grasa total: 20 g
Grasa saturada: 8 g

Colesterol: 30 mg
Sodio: 104 mg
Fibra dietética: 4,5 g

Especias

SALUDABLES SABORIZANTES

En los tiempos bíblicos se pensaba que la semilla de la mostaza lo curaba todo, desde el dolor de muelas hasta la epilepsia. (Algunas personas incluso inhalaban la semilla de mostaza molida por la nariz porque se creía que al estornudar se purgaba el cerebro). También se valoraban los poderes curativos del azafrán, la pimienta negra, el fenogreco (alholva, rica) y otras muchas especias.

Quizá parezca increíble, pero se ha demostrado que en la Antigüedad se tenía una idea muy buena de qué especias eran las más eficaces para cuidar la salud. "Los investigadores han identificado muchas sustancias en las especias que brindan beneficios a la salud", afirma Melanie Polk, R.D., directora del programa de Educación sobre la Nutrición del Instituto Estadounidense de Investigaciones sobre el Cáncer. De hecho, los investigadores están estudiando el potencial curativo de muchas de las especias que utilizamos para cocinar, como la pimienta negra, el comino, el clavo, la canela, la nuez moscada, el fenogreco y la cúrcuma (azafrán de las Indias).

El Instituto Nacional de Nutrición de la India, por ejemplo, ha descubierto que la cúrcuma contiene unos compuestos que tal vez ayuden a prevenir el cáncer. De hecho, las investigaciones han resultado tan prometedoras que el Instituto Nacional del Cáncer de aquel país ha propuesto llevar a cabo una campaña de educación pública para promover el uso de esta especia aromática. (Le damos más información sobre la cúrcuma más adelante).

A diferencia de las hierbas, que provienen de las hojas de las plantas, las especias se hacen con los capullos, la corteza, la fruta, la raíz o la semilla. El proceso de secado al parecer no afecta sus poderes curativos. Cuando se guardan adecuadamente pueden conservar sus principios activos durante muchos meses e incluso hasta años.

Hace muy poco que se empezó a estudiar el mundo de las especias, señala Polk, de modo que los científicos apenas están comenzando a vislumbrar su potencial curativo. Pero lo que se ha descubierto hasta la fecha es impresionante.

Compuestos que cuidan contra el cáncer

Las especias contienen un montón de compuestos llamados fitoquímicos o fitonutrientes. Es posible que muchos de ellos impidan que las células normales y sanas se vuelvan cancerosas. Las formas en que funcionan estos compuestos son tan distintas entre sí como las especias mismas.

Muchas especias contienen antioxidantes, por ejemplo, unas sustancias que bloquean los efectos de los radicales libres en el cuerpo. Los radicales libres son unas moléculas nocivas de oxígeno que les hacen agujeros a las células saludables. A veces los daños genéticos que ocasionan llegan a producir cáncer.

La cúrcuma, por ejemplo, es una fuente muy rica de antioxidantes. Entre estos se halla un compuesto llamado curcumina. Algunos estudios llevados a cabo con animales han demostrado que la curcumina reduce en un 58 por ciento el riesgo de sufrir cáncer de colon. De acuerdo con otras investigaciones es posible que también funcione contra el cáncer de piel.

Es más, algunas especias tienen la capacidad de ayudar a neutralizar las sustancias perjudiciales del cuerpo al quitarles su potencial carcinogénico. Se ha observado, por ejemplo, que la nuez moscada, el jengibre, el comino, la pimienta negra y la semilla de cilantro (coriandro) ayudan a bloquear los efectos de la aflatoxina, un hongo que puede causar cáncer de hígado.

Por último, algunas especias al parecer matan las células cancerosas directamente. Por ejemplo, ciertos estudios de laboratorio colocaron unos compuestos de azafrán sobre unas células de cáncer humanas, entre ellas las que causan la leucemia. Además de que las células peligrosas se dejaron de multiplicar, los compuestos al parecer no afectaron a las células normales y sanas.

Las investigaciones apenas están comenzando y los científicos aún no saben qué especias se necesitan para reducir el riesgo de desarrollar cáncer, ni tampoco en qué cantidad. "Por ahora el mejor consejo es que se utilice una variedad de especias", indica Polk, "sobre todo para reemplazar la sal y la grasa de la comida".

Su acción "abrearterias"

Hay pruebas bastante convincentes de que las especias ayudan a mantener despejadas las arterias. Una vez más la razón son los antioxidantes. Las especias contienen compuestos que evitan los daños causados por los radicales libres a las células sanas, y algunos de esos compuestos también impiden los daños al colesterol. Se trata de un detalle importante, porque cuando el colesterol sufre daños aumentan las probabilidades de que se adhiera a las paredes de las arterias.

En la cocina

A pesar de su apariencia robusta las especias no duran para siempre. E incluso cuando están frescas muchas veces se resisten a soltar toda su gama de sabores. Las siguientes indicaciones le servirán para obtener el mejor sabor siempre.

Sustitúyalas más seguido. Si no ha comprado especias desde la última vez que se cambió de casa, probablemente sea hora de tirarlas y empezar de cero. Las especias molidas pierden su sabor rápidamente, generalmente en unos 6 meses. Cuando están enteras lo conservan durante uno o dos años. Está claro que entre más frescas, mejor, pero las especias conservan sus propiedades saludables durante varios meses o incluso más.

Guárdelas con cuidado. La exposición a la luz, la humedad y el aire rápidamente les roba sus deliciosos sabores a las especias. Para mantenerlas frescas guárdelas en recipientes herméticos en un lugar fresco y seco, de preferencia donde no les dé la luz directamente.

Intensifique el sabor. Para lograr que el sabor natural de una especia destaque aún más, tuéstela brevemente en un sartén seca hasta que esté aromática y se oscurezca un poco.

El clavo, por ejemplo, contiene un compuesto llamado eugenol, el cual es un poderoso antioxidante. La curcumina de la cúrcuma también protege las arterias. Por cierto, es posible que la cúrcuma nos ofrezca una doble protección. Se ha demostrado que además de bloquear los radicales libres baja el nivel de triglicéridos. Cuando están presentes en grandes cantidades, estas peligrosas grasas sanguíneas parecen incrementar el riesgo de sufrir enfermedades cardíacas.

Las especias también contribuyen a mantener bajo el nivel de colesterol al agrupar las sustancias que contienen colesterol en el intestino. El fenogreco, por ejemplo, contiene unos compuestos llamados saponinas, las cuales se unen al colesterol y hacen que se expulse del cuerpo junto con las heces. Los científicos a cargo de un estudio observaron, por ejemplo, que el nivel de colesterol de los animales a los que les daban fenogreco bajaba por lo menos en un 18 por ciento.

Un alto nivel de colesterol no es el único factor que aumenta el riesgo de padecer una enfermedad cardíaca. Otro problema potencial son las plaquetas, unos componentes pequeños de la sangre parecidos a células que ayudan en el proceso de coagulación. El papel de las plaquetas es esencial para detener el sangrado, pero a veces se vuelven demasiado activas al cumplir con su tarea y empiezan a formar un exceso de coágulos en el torrente sanguíneo. Cuando un coágulo alcanza el tamaño suficiente para bloquear una arteria, puede provocar un ataque cardíaco o incluso un derrame cerebral.

Se ha demostrado que por lo menos cinco especias —la cúrcuma, el fenogreco, el clavo, el chile (ají o pimiento picante) y el jengibre— evitan que las plaquetas se peguen entre sí. De hecho, la estructura química de un compuesto del jengibre llamado gingerol se parece a la de la aspirina, cuya capacidad de destruir los coágulos ha sido comprobada.

Reducen el riesgo de diabetes

La canela mejora la capacidad del cuerpo para obedecer a la insulina y absorber la glucosa (el azúcar en la sangre), según indican los investigadores del Centro de Investigaciones sobre Nutrición Humana Beltsville del Departamento de Agricultura de los Estados Unidos (o *USDA* por sus siglas en inglés), ubicado en Maryland. También reduce los triglicéridos perjudiciales para el corazón y el colesterol lipoproteínico de baja densidad (LBD) "malo". Esta especia contiene un compuesto llamado polímero hidroximetilo chalcon, el cual hace que las células absorban la glucosa más rápidamente y la conviertan más fácilmente en energía. Cuando 30 mujeres y 30 hombres con diabetes del tipo II recibieron bien canela o un placebo (una pastilla falsa) todos los días durante 40 días, los investigadores descubrieron que los niveles de azúcar en la sangre del grupo que había ingerido la canela habían disminuido de un 18 a un 29 por ciento, su colesterol LBD se había reducido de un 7 a un 17 por ciento, sus triglicéridos bajaron de un 23 a 30 por ciento y su colesterol lipoproteínico de alta densidad (LAD) aumentó ligeramente.

Un futuro prometedor

Las especias contienen muchos compuestos, por lo que los investigadores apenas han comenzado a esbozar sus poderes curativos. No obstante, los estudios realizados en todo el mundo indican que la lista de los beneficios ofrecidos por las especias seguirá creciendo.

Un grupo de investigadores del Instituto Nacional del Cáncer, por ejemplo, descubrió que la curcumina de la cúrcuma puede ayudar a impedir que se multiplique el VIH, el virus que causa el SIDA. Las investigaciones han demostrado, de hecho, que cuando a unos pacientes con SIDA se les da curcumina la enfermedad se desarrolla más lentamente.

También se ha observado que la curcumina protege los ojos contra los radicales libres, una de las principales causas de las cataratas. De hecho, un estudio de laboratorio halló que la curcumina reduce en un 52 por ciento los daños causados a los ojos por los radicales libres. Otros estudios han descubierto que los suplementos de curcumina podrían aliviar el dolor y la inflamación de la artritis reumatoidea.

Cada vez hay más pruebas de que el jengibre también podría acabar con la inflamación relacionada con algunas formas de artritis. En varios estudios, los hombres y las mujeres con osteoartritis y artritis reumatoidea que tomaron extractos de jengibre experimentaron una considerable reducción del dolor y por lo tanto, necesitaron menos medicamentos para el dolor y fármacos antiinflamatorios. (Ahora bien, cabe notar que siguieron considerando el ibuprofeno mejor analgésico que el jengibre). Estudios de laboratorio confirman que los compuestos presentes en el jengibre inhiben la inflamación, lo cual sugiere que podría reducir el riesgo de algunos problemas de salud como las enfermedades cardíacas, el cáncer y la enfermedad de Alzheimer, además de la artritis.

El gingerol del jengibre relaja los vasos sanguíneos. Esta especia se ha empleado durante mucho tiempo para aliviar el estómago descompuesto. En la actualidad, los investigadores de la Universidad de Michigan están estudiando si el jengibre puede aliviar las náuseas de los pacientes de cáncer que se someten a quimioterapia. "En muchos ensayos clínicos se ha demostrado que el jengibre es eficaz contra las náuseas y los vómitos relacionados con los mareos por movimiento, el embarazo y la recuperación postoperatoria", explica la investigadora principal Suzanna Zick, N.D., M.PH. "Con este ensayo, esperamos determinar su eficacia y seguridad para las náuseas y los vómitos provocados por la quimioterapia. "Esperamos que el jengibre sea eficaz para los pacientes que continúan experimentando náuseas y vómitos retardados a pesar del tratamiento con otros fármacos antináuseas", agrega la Dra. Zick.

Por otra parte, el pimentón (paprika) rojo y picante promete reducir el riesgo de cáncer, debido a las propiedades antiinflamatorias y antioxidantes del compuesto capsaicina.

Y un potente compuesto antiinflamatorio y anestesiante que se encuentra en el clavo llamado eugenol se ha convertido en la primera elección de los dentistas para la cirugía de empastes de raíz. Tal vez incluso reduzca el riesgo de sufrir cánceres del sistema digestivo.

Por último, unos investigadores de la Facultad de Medicina de la Universidad de Gales, en el Reino Unido, descubrieron que una variedad de pimienta negra, la del África Occidental, parece producir cambios cerebrales propicios para reducir la intensidad de las convulsiones en los ratones.

"Hasta ahora sólo disponemos de información sobre unas cuantas especias", indica Polk. "No obstante, en el futuro sin duda sacaremos a la luz más información igual de emocionante acerca de muchas más".

(*Nota*: si encuentra en este capítulo términos que no entiende o que jamás ha visto, favor de remitirse al glosario en la página 636).

Mezcla de especias al estilo de la India

8 **cucharaditas de mostaza en polvo**

4 **cucharaditas de fenogreco (alholva, rica, *fenugreek*) molido**

4 **cucharaditas de comino molido**

2 **cucharaditas de clavo molido**

2 **cucharaditas de semilla de cilantro molida**

2 **cucharaditas de jengibre en polvo**

2 **cucharaditas de cúrcuma (azafrán de las Indias) molida**

½ **cucharadita de canela en polvo**

Ponga la mostaza, el fenogreco, el comino, la cúrcuma, el jengibre, el cilantro, el clavo y la canela en un tazón (recipiente) pequeño. Revuélvalos hasta que estén bien mezclados. Guarde la mezcla de especias en un pequeño frasco hermético en una alacena fresca y oscura o en el refrigerador.

Rinde ½ taza

Consejo de cocina: el fenogreco molido se consigue en las tiendas de comestibles indios, algunas tiendas de alimentos selectos y las tiendas de productos naturales.

Es muy fácil hacer el doble de esta receta. Esta mezcla de especias es tan deliciosa —y se ofrece para tantos usos— que vale la pena tenerla a mano en la cocina. Queda excelente con las carnes, el pescado y la carne de ave asada al horno o frita en el sartén (frote el alimento con una generosa cantidad de la mezcla de especias antes de cocinarlo). También puede usarse para condimentar verduras cocidas al vapor, como la coliflor y la zanahoria, entre otras. Para intensificar el sabor de las especias, caliéntelas durante unos segundos en un sartén seca justo antes de usarlas.

Tortitas de papa con especias

3 **papas blancas grandes**

2 **cucharaditas de aceite de** *canola*

1 **taza de cebolla picada**

4 **cucharaditas de la Mezcla de especias al estilo de la India (página 293)**

¾ **de taza de yogur natural sin grasa**

¼ **de taza de sustituto de huevo sin grasa**

2 **cucharaditas de mantequilla sin sal**

¼ **de cucharadita de sal**

Lave las papas muy bien y séquelas con toallas de papel. Pique cada una tres o cuatro veces con un tenedor. Acomódelas en forma de los rayos de una rueda sobre una toalla de papel en el microondas. Cocínelas durante 10 minutos en alto. Voltéelas y ponga atrás las que estaban adelante y adelante las que estaban atrás. Hornéelas durante 8 ó 10 minutos más, hasta que estén bien cocidas. Para saber si lo están, introduzca la punta de un cuchillo pequeño en una papa. Déjelas reposar durante 5 minutos.

Parta las papas a la mitad a lo largo. Con una cuchara grande sáqueles toda la pulpa y póngala en un tazón (recipiente) mediano; tire las cáscaras. Aplaste la pulpa de papa con un tenedor.

Ponga el aceite a calentar a fuego mediano-alto en un sartén antiadherente grande. Agregue la cebolla y sofríala durante 5 minutos hasta que empiece a dorarse. Agregue la Mezcla de las especias y fríalas durante 30 segundos o hasta que desprendan su fragancia.

Retire el sartén del fuego y pase su contenido a un tazón grande. Agregue el yogur, el sustituto de huevo, la mantequilla y la sal y revuelva todo. Agregue las papas aplastadas y revuelva todo muy bien.

Limpie el sartén con una toalla de papel, rocíela con aceite antiadherente en aerosol y póngalo a calentar a fuego mediano-alto. Coloque 4 montones de la mezcla de papa en el sartén y aplástelos un poco con una pala para obtener gruesas tortas. Fría las tortas durante 5 minutos primero, volteándolas varias veces, y durante 3 minutos más, hasta que estén doradas.

Rinde 4 porciones

POR PORCIÓN

Calorías: 243
Grasa total: 4,9 g
Grasa saturada: 1,4 g

Colesterol: 5 mg
Sodio: 171 mg
Fibra dietética: 3,9 g

Estómago descompuesto
CÓMO APACIGUAR LA PANCITA

Una de las ironías de la vida es que muchos de los alimentos que más nos gustan, como el chocolate o el lechón o el pozole, son los que menos le agradan al estómago, por lo menos cuando nos pasamos de la raya. Y la mayoría lo hacemos muchas veces al año en compañía de nuestra familia, amigos y compañeros de trabajo. Por eso nuestros festines a veces no terminan con una copa de vino sino con una cucharada de *Pepto-Bismol* o un vaso de burbujeante *Alka-Seltzer* (¡en vez de champán!).

Una causa común del estómago descompuesto es el exceso de comida, porque el cuerpo no se da abasto con el repentino incremento en el volumen, según indica el Dr. William Ruderman, un gastroenterólogo con consulta privada en Orlando, Florida. El exceso de grasa también es un problema porque a veces activa el sensor de las náuseas en el cerebro, el cual produce esa desagradable sensación en el estómago.

Los alimentos altos en grasa son malos también por otra razón. Temporalmente debilitan un pequeño músculo en la base del esófago, el tubo que conecta la boca con el estómago. Esto permite que los jugos digestivos, que normalmente se quedan en el estómago, suban de repente y provoquen acidez (acedía, agruras) o náuseas, de acuerdo con la explicación de la Dra. Marie Borum, profesora de Medicina y directora de la división de Gastroenterología en el Centro Médico de la Universidad George Washington, en Washington, D. C. La combinación de la acidez con esa sensación de haber comido demasiado le quita el encanto a cualquier reunión social.

Dos de las mejores formas de mantener calmado el estómago es comiendo un poco menos y reduciendo el consumo de alimentos que contienen mucha grasa, sobre todo de carnes fritas, sugiere la Dra. Borum. No obstante, si ya siente malestar lo que realmente se necesita es algo que remedie el asunto rápido. Los alimentos, sobre todo si son simples y fáciles de digerir, también pueden encargarse de eso.

"Recomiendo empezar con agua y luego seguir con pan tostado, consomé, una sopa sin condimentos o unos huevos pasados por agua (huevos tibios)", dice la Dra. Borum. "Naturalmente también hay que evitar los alimentos difíciles de digerir, como el helado o el pollo frito".

Cuando cuesta trabajo comer incluso este tipo de alimentos no hay que forzarse, agrega la doctora. No tiene nada de malo dejar de comer durante unas 4 a 6 horas. A muchas personas no les gusta saltarse las comidas, pero en realidad un breve ayuno puede ser muy útil. De hecho es posible que sea justo lo que el estómago necesite para restablecerse.

Uno de los remedios más populares para el estómago descompuesto también es uno de los más antiguos. Los estudios demuestran que el jengibre a veces alivia el estómago mejor que los medicamentos vendidos sin receta. "El jengibre es el único tratamiento herbario cuya eficacia se acepta ampliamente", opina el Dr. Marvin Schuster, fundador del Centro Marvin M. Schuster para Trastornos Digestivos y de la Motilidad Digestiva en el Centro Médico Johns Hopkins Bayview de Baltimore.

El jengibre fresco es eficaz, pero es demasiado picante como para ingerirlo en las cantidades necesarias para curar el estómago. Resulta más fácil prepararse una taza de té. Se rallan 2 cucharaditas de jengibre fresco y se dejan en infusión con agua caliente durante 10 minutos. El té se cuela y luego se bebe hasta sentir una mejoría. Para muchas personas, sólo 1 taza es suficiente para notar la mejoría.

Otra bebida que tal vez ayude a componer el estómago es la *Coca-Cola*. Sus ingredientes son secretos, así que en realidad nadie sabe por qué funciona, dice la

Dra. Borum. Al parecer beber *Coca-Cola* ayuda, opina la Dra. Borum. "Esta bebida también contiene mucha azúcar, lo cual es importante si ya ha vomitado y necesita hidratarse", agrega la experta.

Un problema de tener el estómago descompuesto es que a menudo resulta difícil incluso beber agua sin sentirse peor. Para evitar deshidratarse, intente mantener un pequeño pedazo de hielo en la boca, recomienda la Dra. Borum. De esta manera entrará un poco de agua a su organismo, pero no tanta que le descomponga el estómago aún más. Algunas veces beber sorbos de líquidos extremadamente fríos funciona. Otra alternativa es tomar pequeños y frecuentes sorbos cada 15 ó 30 minutos (este método es más amable con un estómago descompuesto y favorece la absorción).

¿Y si está a dieta y tiene el estómago descompuesto? No calme su estómago con alimentos "sin azúcar". Estos dulces y bebidas a menudo está hechos con alcoholes de azúcar como sorbitol, xilitol, manitol y maltitol, los cuales pueden provocar gases y abotagamiento... e incluso actuar como laxantes.

Y si se siente malestar estomacal, hay que evitar los fármacos antiinflamatorios no esteroideos (AINE). El ibuprofeno (como *Advil* y *Motrin*) y la aspirina pueden hacer que el estómago se descomponga aún más. Si se necesita una analgésico, lo mejor es tomar acetaminofeno.

(*Nota*: si encuentra en este capítulo términos que no entiende o que jamás ha visto, favor de remitirse al glosario en la página 636).

Consejo clave

Si además de sentir náuseas, también está vomitando, hay que esforzarse por permanecer hidratado. Los Institutos Nacionales de Salud recomiendan beber pequeñas cantidades regulares de líquidos transparentes. Si lleva enfermo varias horas, opte por un jugo de fruta diluido, una bebida para deportistas como *Gatorade* o bien un consomé. Tal vez su cuerpo no tenga suficientes líquidos y también sufra escasez de electrolitos como potasio y sodio, los cuales ayudan a las células a funcionar y a comunicarse. Puede crear su propia bebida rehidratante si mezcla ¾ de cucharadita de sal de mesa, 1 cucharadita de bicarbonato de sodio, 4 cucharadas de azúcar blanca, 1 taza de jugo de naranja (china) y 1 litro de agua. Tome sorbos pequeños con frecuencia.

Estreñimiento

ADELANTE LOS ALIMENTOS LAXANTES

Hoy en día la gente está dispuesta a hablar acerca de prácticamente todo. Unos cuantos minutos alrededor de la cafetería en el trabajo bastan para escuchar hablar de sexo, de algún divorcio o de los detalles de la operación de próstata de un compañero de trabajo.

Lo único de lo que la gente no habla, ni siquiera con sus médicos, es del estreñimiento. Si lo hicieran probablemente dejaría de ser la molestia digestiva más común que padecemos —que afecta a más de 4 millones de estadounidenses de forma crónica— porque averiguarían que su tratamiento es muy fácil. A la mayoría de las personas les basta con aumentar la cantidad de fibra y líquidos en su dieta para acabar con el estreñimiento para siempre.

La fibra facilita el paso

A diferencia de lo que sucede con las vitaminas y los minerales, el tracto digestivo no absorbe la fibra. Permanece en el intestino durante mucho tiempo y absorbe grandes cantidades de líquidos. En eso radica precisamente su arma secreta en la lucha contra el estreñimiento.

Conforme la fibra absorbe el agua el tamaño de las heces va aumentando poco a poco y también se vuelven más húmedas. A diferencia de los trozos pequeños de excremento, que llegan a acumularse durante varios días antes de seguir el camino, las heces grandes salen del intestino mucho antes, según indica la Dra. Marie Borum, MPH, profesora de Medicina en el Centro Médico de la Universidad George Washington, en Washington, D. C. Además, un pedazo grande de excremento es mucho más blando que uno pequeño, por lo cual no hay que hacer tanto esfuerzo para que avance, agrega la experta.

Todas las frutas, verduras, legumbres y alimentos derivados de los cereales integrales contienen cantidades abundantes de fibra. Antaño los médicos creían que la fibra indisoluble, que se encuentra principalmente en el trigo integral, era el único remedio contra el estreñimiento. No obstante, mientras tanto se ha descubierto que tanto la fibra indisoluble como la soluble, (la cual está presente sobre todo en las legumbres, la avena y muchas frutas), contribuyen al buen funcionamiento del intestino. "Ambos tipos de fibra agregan volumen, ablandan las heces y aceleran el tiempo

CUENTE CON EL CAFÉ

Los amantes del café han sabido desde siempre que una taza de su bebida favorita por la mañana hace algo más que despegarles los párpados. Al parecer también despierta el tracto digestivo.

Este efecto no es producto de su imaginación. La cafeína estimula el intestino grueso y hace que se contraiga, señala Pat Harper, R.D., una dietista de la región de Pittsburgh. "Una o dos tazas de café por la mañana pueden ayudar a tener una digestión regular", afirma la experta. De hecho, algunos médicos les recomiendan a las personas estreñidas que prueben una taza de café en lugar de un laxante que compren sin receta. Y esa recomendación está apoyada por las investigaciones. Unos científicos de Japón descubrieron que las mujeres que bebían más café tenían menos probabilidades de sufrir estreñimiento que las mujeres que bebían menos.

El problema del café es, por supuesto, que cuando se toma en grandes cantidades extrae más líquidos del cuerpo de los que le aporta. Está bien utilizar el café para despertar por la mañana, indica Harper. No obstante, es buena idea limitarse a menos de 5 tazas diarias.

de tránsito", comenta la Dra. Borum. La razón por la que el estreñimiento es un mal tan común es que la mayoría de las personas que radican en los Estados Unidos simplemente no consumen suficiente fibra. En promedio obtenemos sólo unos 11 gramos diarios, una cantidad mucho menor a la Cantidad Diaria Recomendada (o *DV* por sus siglas en inglés) de 25 gramos, según señala Pat Harper, R.D, una dietista de la región de Pittsburgh. Casi todos los alimentos de origen vegetal contienen bastante fibra, por lo que no hay que esforzarse mucho para cubrir las necesidades del cuerpo. Una ración de una taza del cereal de la marca *Wheaties* cuenta con 3 gramos de fibra, el 12 por ciento de la DV, y el cereal de la marca *Kellogg's Raisin Bran* ofrece 8 gramos en una ración del mismo tamaño, o sea, el 32 por ciento de la DV. Media taza de frijoles (habichuelas) colorados contiene 3 gramos de fibra, el 12 por ciento de la DV y una manzana también proporciona aproximadamente 3 gramos.

Según advierte la Dra. Borum, el único problema de agregar más fibra a la dieta es que el cuerpo puede sufrir retortijones (cólicos) y gases cuando no está acostumbrado a consumirla. Para cosechar todos los beneficios de la fibra sin ninguna molestia, la experta recomienda ir agregando fibra a la dieta gradualmente a lo largo de un período de varios meses. "Toda una vida de no recibir suficiente fibra no se arregla en una semana", afirma. No obstante, si la cantidad de fibra consumida diariamente se va incrementando poco a poco, agrega la experta, probablemente no se sentirá molestia alguna.

¿Quiere agregar fibra para aliviar el estreñimiento sin los efectos adversos? Una combinación de pan de centeno, el cual es alto en fibra, y yogur que contenga la bacteria *Lactobacillus GG* puede ser justo lo que necesita. En un estudio realizado por unos investigadores de Finlandia, se reunieron a 59 mujeres saludables que padecían estreñimiento. Los investigadores dividieron a las mujeres en cuatro grupos: algunas mujeres comieron tanto centeno como yogur, otras mujeres sólo comieron pan de centeno, otras sólo comieron yogur, y el resto no comió ninguna de las dos cosas. Durante las 3 semanas que duró el estudio, los investigadores descubrieron que la combinación de pan de centeno y yogur aliviaba el estreñimiento de la manera más agradable. Los investigadores piensan que el pan de centeno trató el estreñimiento y el yogur alivió los efectos gastrointestinales adversos de la fibra adicional. Si bien en el estudio se utilizó un yogur que contenía *Lactobacillus GG*, actualmente en los Estados Unidos no se vende este tipo de yogur. No obstante, sí se puede comprar suplementos de *Lactobacillus GG* en este país.

Probablemente el pan de centeno alivie el estreñimiento gracias a su contenido de fibra. Una rebanada de pan tiene 2 gramos de fibra, o sea, el 8 por ciento de la DV de este nutriente.

El agua ayuda

Muchas veces pensamos en el agua como en una especie de complemento para una dieta saludable, no como un elemento esencial por derecho propio. No obstante, según la Dra. Borum, la falta de agua es una causa muy común de estreñimiento. Después de todo, las heces pueden absorber grandes cantidades de agua. Cuando no se le proporciona en cantidades suficientes, se vuelven duras, avanzan más despacio y cuesta más trabajo expulsarlas. Y con mayor razón si ha aumentado el consumo de fibra, la cual debe acompañarse con líquidos para que el asunto marche sobre ruedas.

De acuerdo con la Dra. Borum, no se puede confiar en la sed para avisarnos de que es hora de tomar algo. El mecanismo de la sed no es muy sensible, para empezar, y muchas veces guarda silencio aunque el cuerpo necesite más líquidos. Además, el deseo de beber se debilita de forma natural con la edad. Esta es una de las razones por las que el estreñimiento es más común entre las personas mayores.

Para no deshidratarse la Dra. Borum recomienda tomar por lo menos entre 6 y 8 vasos completos de agua al día. Si no se desea tomar tanta agua, la diferencia puede compensarse con sopas o jugos.

No obstante, según la Dra. Borum, las bebidas que contienen alcohol o cafeína no ayudan a cubrir las necesidades diarias de líquidos porque son diuréticas, lo cual significa que sacan más líquidos del cuerpo de los que le aportan.

Varios estudios han demostrado la relación entre no beber suficiente agua y el estreñimiento. Unos científicos de Alemania les dieron a 8 hombres 2.500 mililitros (85 onzas) de agua todos los días durante 1 semana y luego 500 mililitros (16 onzas) de agua cada día durante otra semana. Los investigadores observaron que incluso este breve período de privación de líquidos redujo la frecuencia y el peso de las heces.

Como hemos visto la fibra es buena y el agua también, ¡pero las dos juntas son todavía mejores! Unos investigadores de Italia dividieron a 117 personas con estreñimiento crónico en dos grupos. Durante 2 meses ambos grupos siguieron una dieta estándar con unos 25 gramos de fibra al día. Al primer grupo se le permitió beber tanta agua como quisieran (lo cual no resultó ser demasiada), pero el segundo grupo bebió 2 litros (unos 2 cuartos de galón) de agua mineral al día. Los investigadores observaron que los 25 gramos de fibra diarios aliviaron el estreñimiento de las personas, pero su estreñimiento mejoró aún más cuando bebieron de 1,5 a 2 litros de agua al día.

La ciruela seca también sirve

La ciruela seca (ciruela pasa) probablemente sea el remedio casero más antiguo contra el estreñimiento y recientemente los investigadores han descubierto que también es uno de los más eficaces.

La ciruela seca contiene tres componentes que ayudan a mantener la digestión al día. Para empezar proporciona mucha fibra; sólo 3 ciruelas secas ofrecen 3 gramos, más o menos el 12 por ciento de la DV. Asimismo cuenta con un compuesto llamado dihidroxifenil isatin, el cual estimula las contracciones intestinales necesarias para hacer de vientre regularmente. Por último, la ciruela seca tiene un azúcar natural llamado sorbitol, que absorbe enormes cantidades de agua en el tracto digestivo y ayuda a mantenerlo activo.

A las personas que no les guste la ciruela seca pueden obtener beneficios semejantes de las pasas. En un estudio, por ejemplo, se les dio 4½ onzas (126 g) de pasas diariamente a un grupo de personas. Al finalizar la investigación, el tiempo medio requerido por las heces para recorrer el tracto digestivo se había reducido a la mitad, de dos días a uno.

Al igual que la ciruela seca, la pasa tiene un contenido muy alto de fibra. Una cajita para merienda (refrigerio, tentempié) ofrece unos 2 gramos, el 8 por ciento de la DV. Además contiene un compuesto llamado ácido tartárico, el cual según la Dra. Borum, funciona como un laxante natural.

Evite el queso

Según los investigadores del Centro Nacional de Información sobre las Enfermedades Digestivas, las personas propensas a sufrir estreñimiento deberían limitar los alimentos que tienen poca o nada de fibra, como el queso, el helado, la carne y los alimentos procesados.

El queso y los otros lácteos provocan un doble contratiempo, ya que contienen una proteína indisoluble llamada caseína, la cual ralentiza la digestión y empeora el estreñimiento.

(*Nota*: si encuentra en este capítulo términos que no entiende o que jamás ha visto, favor de remitirse al glosario en la página 636).

Estrés

NUTRICIÓN PARA NERVIOS QUE ESTÁN DE PUNTA

Se nos hace tarde para el trabajo y agarramos un *donut* al salir corriendo de la casa. Hay que entregar un informe y nos servimos otra tacita de café. Los niños están haciendo un escándalo insoportable y recurrimos a un platito de helado. El estrés nos rodea por todas partes y la comida muchas veces nos ofrece una pausa grata, aunque pasajera, en medio de tanta actividad. Desgraciadamente los alimentos a los que muchas veces recurrimos en esos momentos, como el café y los dulces, nos desquician los nervios aún más.

No tiene que ser así. Las investigaciones han demostrado que la cantidad de hormonas de estrés en el cuerpo disminuye si ciertos alimentos se comen más y otros menos. Unos cambios pequeñitos en la dieta bastan para producir modificaciones físicas en el cerebro que harán que los problemas del mundo sean un poco más fáciles de sobrellevar.

Cálmese con carbohidratos

Un puré de papas, el pan recién horneado, un humeante plato de pasta: estos son sólo unos cuantos de los alimentos que por instinto buscamos para reconfortarnos cuando nos ataca el estrés. Pues nuestros instintos andan muy atinados. Los investigadores han llegado a la conclusión de que los alimentos ricos en carbohidratos producen cambios cerebrales que pueden aliviar el estrés.

Durante los momentos en los que se les exige mucho a nuestras emociones el cerebro se acaba rapidísimo su provisión de serotonina, una sustancia química que infunde una sensación de bienestar. Cuando el nivel de serotonina disminuye las emociones negativas tienden a multiplicarse, según señala Joe Tecce, Ph.D., un neuropsicólogo y profesor adjunto de Psicología en el Colegio Boston de Chestnut Hill, Massachusetts.

Los alimentos altos en carbohidratos, como la pasta, el arroz o las papas al horno, se encargan de que un nivel bajo de serotonina se eleve en muy poco tiempo; por lo tanto, de acuerdo con el Dr. Tecce, uno se siente menos estresado y más relajado. Además, consumir carbohidratos tiene otra ventaja: cuando los niveles de serotonina aumentan, el apetito suele disminuir, por lo que hay menos probabilidades de pasársela comiendo mientras pasan los tiempos difíciles.

Un acierto animal

La próxima vez que pase por la jaula de los monos (changos, micos) en el zoológico vale la pena que se detenga un momento para admirar a nuestros primos trepadores. Hacen acrobacias, se cuelgan de los árboles y en términos generales parecen pasársela increíblemente. No tienen que preocuparse por cuentas, ni suegras, ni jefes insoportables. Tal vez eso explique su falta de estrés. Pero también puede ser que su buen humor se deba a los plátanos amarillos (guineos, bananas) que comen.

Las investigaciones sugieren que los alimentos ricos en vitamina B_6, como el plátano amarillo, la papa y la ciruela seca (ciruela pasa), alivian la irritabilidad y el estrés y ayudan a que las personas (y tal vez también los monos) se sientan un poquito mejor. En un estudio llevado a cabo por el Dr. Tecce y sus colegas en el Centro Jean Mayer de Investigaciones sobre Nutrición Humana Especializado en el Proceso del Envejecimiento del Departamento de Agricultura de los Estados Unidos, ubicado en la Universidad de Tufts, en Boston, les bajaron el nivel de vitamina B_6 a un grupo de voluntarios. La gente empezó a ponerse cada vez más irritable y tensa.

La vitamina B_6 mejora el estado de ánimo al elevar el nivel cerebral de dopamina, una sustancia química también relacionada con la sensación de bienestar. Cuando no se obtiene una cantidad suficiente de vitamina B_6 a través de la dieta, disminuye el nivel de dopamina y se pueden sentir emociones negativas. Además, es posible que la carencia de vitamina B_6 también reduzca la producción de serotonina, por lo cual uno se siente aún peor.

Según el Dr. Tecce, todavía no está claro cuánta vitamina B_6 se necesita para mantener un bajo nivel de estrés. No obstante, al parecer la Cantidad Diaria Recomendada (o *DV* por sus siglas en inglés) de 2 miligramos es suficiente. Es muy fácil obtener esta cantidad de vitamina B_6 a través de la dieta. Un plátano amarillo, por ejemplo, contiene 0,7 miligramos, el 35 por ciento de la DV; media taza de garbanzos cuenta con 0,6 miligramos, el 30 por ciento de la DV; y una papa al horno brinda 0,4 miligramos, el 20 por ciento de la DV.

La calamidad de la cafeína

Dondequiera que la gente trabaja mucho también se va a encontrar una cafetera. Y entre más estresada se sienta la gente más probabilidades hay de que recurran al café. En un estudio que abarcó a casi 300 personas, por ejemplo, un grupo de investigadores de la Universidad de Minnesota, en Morris, observó que la mitad bebía más café o gaseosas con cafeína cuando se encontraba bajo mucha tensión.

La cafeína produce una rápida inyección de energía, por lo que uno puede sentirse más relajado y con más confianza durante unos momentos. No obstante, al muy poco tiempo también estimula la producción de cortisol, una hormona del estrés que aumenta la presión sanguínea y el ritmo cardíaco. Por lo tanto se siente más estrés que nunca, según explica William Lovallo, Ph.D., profesor de Psiquiatría y Ciencias de la Conducta en el Centro de Ciencias de la Salud de la Universidad de Oklahoma, en Oklahoma City.

De acuerdo con el Dr. Lovallo, no hace falta tomar grandes cantidades de café para elevar el nivel de estrés. En un estudio que abarcó a 48 hombres, el Dr. Lovallo y sus colegas observaron que basta con tomar de 2 a 3 tazas para que se produzca un importante incremento de la presión arterial.

Sin embargo, no hay necesidad de abandonar las bebidas con cafeína, comenta el experto. En todo caso, en los momentos de mucha tensión es recomendable cambiarlas por bebidas sin cafeína para así sentirse más calmado y bajo control.

También es buena idea evitar el azúcar a la hora de llenar la taza. El nivel de azúcar en la sangre (glucosa) empieza a bajar a los pocos minutos de haber bebido o comido algo dulce. "Si el azúcar en la sangre está subiendo y bajando uno es más susceptible de padecer mal humor e irritabilidad", afirma Peter Miller, Ph. D., profesor de Psiquiatría y Ciencias de la Conducta en la Universidad de Medicina de Carolina del Sur, en Charleston, y antiguo director ejecutivo del Instituto Hilton Head para la Salud en Hilton Head Island, Carolina del Sur.

Los altibajos del azúcar y el estrés

Hay una buena razón para ir a por las galletitas, el chocolate o (cualquier alimento que nos reduzca el estrés) cuando estamos sometidos a tensión. Comer alimentos altos en azúcar y/o grasa ayuda a suavizar los efectos de nuestra respuesta psicológica al estrés crónico.

Durante el estrés crónico aumentan los niveles de las hormonas glucocorticoides.

Consejo clave

Puede poner fin a los altibajos de carbohidratos/estrés/carbohidratos al comer alimentos altos en fibra y bajos en azúcar en las comidas y meriendas (refrigerios, tentempiés). Cuando unos adultos que participaron en un estudio sobre la dieta realizado en el Hospital Infantil de Boston comieron alimentos con valores bajos en el índice glucémico (alimentos altos en fibra y bajos en azúcar que mantienen los niveles de azúcar en la sangre bajos y regulares), no solamente adelgazaron más rápidamente, sino que sus estados de ánimo y niveles de energía también se mantuvieron más elevados, según afirma el autor principal del estudio, el Dr. David. Si esta estrategia puede ayudarle a superar el estrés físico de perder peso, tal vez también le ayude a resistir las ganas que provoca el estrés diario de comer galletitas que engordan.

Unos investigadores de la Universidad de California, San Francisco, observaron que las ratas con niveles elevados de hormonas glucocorticoides participan en actividades para conseguir el placer, como ingerir grasa y azúcar. Cuando lo hacen, ganan grasa abdominal.

Comer alimentos que nos reconfortan pone freno a un elemento clave del estrés crónico. A corto plazo quizás valga la pena subir un par de libras para calmarnos. Pero a largo plazo es más saludable solucionar la causa del estrés o encontrar alternativas como el yoga o la meditación.

El otro problema de la relación estrés/carbohidratos son los antojos con altibajos. Primero aumenta el azúcar en la sangre (y uno se siente de maravilla). Luego el páncreas bombea una gran cantidad de insulina, la cual introduce todo ese azúcar en las células y el azúcar en la sangre cae en picada. Uno se siente de mal humor otra vez... y agarra más galletitas. ¿El resultado? Más mal humor... y al final la dificultad para meterse en sus pantalones de mezclilla (mahones, pitusa) favoritos.

(*Nota*: si encuentra en este capítulo términos que no entiende o que jamás ha visto, favor de remitirse al glosario en la página 636).

Fatiga

COMIDA PARA CONQUISTAR EL CANSANCIO

Todos los días empiezan de la misma forma para mucha gente. El despertador suena, oprimen el botón de repetición cinco o seis veces y finalmente abandonan la cama. Ya no hay tiempo para desayunar. La mañana transcurre a duras penas gracias a una generosa cantidad de café fuerte. Con trabajo se llega al almuerzo, para luego regresar a la oficina y pasar la tarde de alguna manera. Finalmente se vuelve a la casa, donde no se quiere saber de nada excepto de comida para llevar, la tele, una frazada (cobija, manta, frisa) y el sillón de la sala.

De plano se cansa uno nada más de pensarlo.

En los Estados Unidos, la fatiga se ha convertido prácticamente en una epidemia. La mitad de los adultos que recurren a tratamiento médico se quejan de estar fatigados. Sin embargo, no tiene que ser así. Según los expertos, basta con hacer unos pequeños cambios en la dieta para mejorar los niveles de energía de forma considerable.

Comida para el cerebro

Algunos alimentos nos dan sueño y nos aletargan, mientras que otros nos aportan la energía que quemamos. No obstante, apenas en años recientes los científicos han empezado a comprender por qué esto funciona así. La respuesta, como en muchos otros casos, se origina en el cerebro.

El control de nuestros sentimientos, estados de ánimo y niveles de energía corresponde, en gran parte, a las neuronas, unas células nerviosas del cerebro que se comunican con la ayuda de unos mensajeros químicos llamados neurotransmisores. Algunos estudios han demostrado que cualquier cambio en el nivel de neurotransmisores como la dopamina y la noradrenalina puede afectar nuestros niveles de energía radicalmente, por lo que a veces se les llama "sustancias químicas despertadoras". Se ha comprobado que las personas tienden a pensar mas ágilmente y a sentirse más motivadas y llenas de energía cuando sus cerebros están produciendo estas sustancias en grandes cantidades.

Nuestra dieta proporciona la materia prima necesaria para producir estos neurotransmisores. Lo que comemos o dejamos de comer influye mucho en cómo nos sentimos. "Estamos hablando de toda una sinfonía de sustancias químicas cerebrales que fluyen y refluyen a lo largo del día", comenta la dietista Elizabeth Somer, R.D.

Por ejemplo, el componente básico de la dopamina y la noradrenalina es el aminoácido llamado tirosina. Los niveles de tirosina se elevan cuando comemos alimentos ricos en proteínas como el pescado, el pollo o el yogur bajo en grasa.

"Es muy importante ingerir proteínas junto con carbohidratos en cada comida o merienda (refrigerio, tentempié)", recomienda Molly Kimball, R.D., una nutrióloga especializada en deportes y estilo de vida del Gimnasio Elmwood de la Red de Servicios Sanitarios Ochner, ubicado en Nueva Orleáns. "Por ejemplo, en vez de comer una tostada de trigo integral con mermelada o fruta con jugo para desayunar, coma una tostada de trigo integral con crema de cacahuate (maní) o fruta con requesón. Los carbohidratos solos provocan una rápida liberación de azúcar en la sangre y un rápido descenso de la energía, pero la proteína ayuda a compensarlo".

No es necesario consumir enormes cantidades de proteínas para obtener más energía. Tan sólo 3 ó 4 onzas (84 ó 112 g) de algún alimento rico en proteínas, como una pechuga de pollo asada al horno o un huevo duro, "alimentan" al cerebro con suficiente tirosina para que la dopamina y la noradrenalina empiecen a fluir.

A pesar de que los alimentos ricos en proteínas ayudan a aumentar la energía, en muchos casos la grasa que contienen produce el efecto contrario. Para digerirla se tiene que desviar sangre del cerebro, lo cual aletarga. Por lo tanto no es buena idea agregar queso alto en grasa y mayonesa a un sándwich (emparedado) de pavo (chompipe); sería mejor aderezarlo (aliñarlo) con mostaza, lechuga y tomate, según recomienda Somer.

Una solución sencilla

Muchas investigaciones se han centrado en complicados aspectos de la química cerebral. No obstante, obtener más energía a veces es muy sencillo: sólo hay que comer más frutas, verduras y minerales esenciales como el hierro.

Uno estudio de 411 dentistas y sus esposas observó que quienes consumían por lo menos 400 miligramos de vitamina C al día afirmaban sentirse menos fatigados que quienes ingerían menos de 100 miligramos. En ambos casos, desde luego, el consumo de vitamina C rebasaba en mucho la Cantidad Diaria Recomendada (o *DV* por sus siglas en inglés) de 60 miligramos.

Es fácil aumentar la cantidad de vitamina C en la dieta. Un vaso de 8 onzas (240 ml) de jugo de naranja (china), por ejemplo, contiene 82 miligramos de vitamina C, aproximadamente el 132 por ciento de la DV. Media taza de fresas cuenta con 42 miligramos, el 70 por ciento de la DV, y media taza de brócoli picado cocido proporciona 58 miligramos, el 97 por ciento de la DV.

UNA POSIBILIDAD QUE DEBE PENSARSE

Desde la escuela primaria nos han inculcado la importancia de iniciar el día con un buen desayuno. No obstante, si bien el desayuno en efecto parece aumentar el rendimiento en los niños, no está muy claro si tiene la misma importancia para los adultos.

Varios estudios han sugerido que al saltarse el desayuno uno se siente confuso y fatigado, pero algunos expertos afirman que las pruebas no son convincentes. "En términos de la evolución humana la noción de comidas organizadas es muy reciente", señala el Dr. Arthur Frank, director médico del Programa de Control de la Obesidad del Hospital Universitario George Washington, en Washington, D. C. De hecho, algunos estudios sobre el rendimiento humano indican que las personas que se saltan el desayuno con regularidad tal vez hasta sientan una repentina caída en su nivel de energía en las ocasiones en que sí desayunan.

Si bien el Dr. Frank no se opone a la idea de iniciar el día comiendo algo, "no hay que sentirse obligado a desayunar", declara. "Siga las indicaciones de su cuerpo".

Si con frecuencia siente cansancio conforme transcurre el día, saltarse el desayuno podría agravar el problema, en opinión de Wahida Karmally, R.D., directora de Nutrición del Centro Irvin de Investigaciones Clínicas del Centro Médico de la Universidad Columbia. La nutrióloga recomienda comenzar el día con un desayuno rico en carbohidratos complejos mezclados con proteínas, como un cereal integral con leche semidescremada o descremada y fruta fresca, por ejemplo, o bien pan integral tostado con queso bajo en grasa.

El hierro también es fundamental para tener energía, particularmente en el caso de las mujeres, que llegan a perder grandes cantidades de este mineral a través de la menstruación. De hecho, es posible que el 39 por ciento de las mujeres premenopáusicas padezcan una carencia de hierro. E incluso una pequeña carencia de hierro basta para causar fatiga.

Afortunadamente el hierro es muy fácil de obtener a través de la dieta. Media taza de la marca de cereal *Cream of Wheat*, por ejemplo, brinda 5 miligramos de hierro, el 33 por ciento de la Asignación Dietética Recomendada (o *RDA* por sus siglas en inglés) para las mujeres y el 50 por ciento de la RDA para los hombres. La carne de res es otra buena fuente de hierro. No hace falta mucho. Por ejemplo, una ración de 3 onzas de *flank steak* (un corte de bistec estadounidense), asado al horno, cuenta con 2 miligramos de hierro, el 13 por ciento de la RDA para las mujeres y el 20 por ciento de la RDA para los hombres.

Los altibajos de los carbohidratos

El consumo de alimentos ricos en proteínas muchas veces nos llena de energía, pero cuando nuestra comida se compone de féculas, como la pasta y las papas, con frecuencia nos da sueño, sobre todo a la hora del almuerzo. Una vez más la explicación se puede encontrar en la química cerebral.

Cuando se ingieren alimentos ricos en carbohidratos como la papa o el arroz, un aminoácido llamado triptófano es enviado al cerebro. El triptófano a su vez sirve de estímulo a la producción de serotonina, una sustancia química calmante que regula los estados de ánimo. El sistema es sumamente sensible. Tan sólo 1 onza (28 g) de arroz, por ejemplo, basta para que la serotonina empiece a fluir.

En un estudio llevado a cabo en Inglaterra, los investigadores les dieron diversos almuerzos a un grupo de personas para ver qué pasaba con su nivel de energía. Uno de ellos era bajo en grasa y rico en carbohidratos; otro tenía una cantidad media de grasa y carbohidratos; el tercero era rico en grasa y bajo en carbohidratos. Como era de esperarse, las personas que comían los almuerzos ricos en carbohidratos y también los ricos en grasa afirmaban sentirse con más sueño y más lentas de pensamiento que quienes comían los alimentos más bajos en carbohidratos.

"Lo que se debería hacer es equilibrar la mezcla de carbohidratos y proteínas de modo que la mayor parte de la dieta provenga de carbohidratos complejos con un poco de proteína", afirma Somer. "Así es cómo la mayoría de las personas mejorarán sus niveles de energía".

Resulta paradójico, pero con las personas conocidas como "antojadizas de los carbohidratos" sucede lo contrario. Los expertos no saben exactamente por qué, pero estas personas tienden a sentirse con más energía después de haber consumido una comida o una merienda (refrigerio, tentempié) rica en carbohidratos. Unos investigadores del Instituto Tecnológico de Massachusetts, en Cambridge, especulan que los antojos de carbohidratos representan el intento del cuerpo de aumentar el nivel de serotonina.

De acuerdo con Somer, las personas que tienen más energía después de haber comido alimentos compuestos por féculas no deben resistirse a estos antojos. Que saboreen su papa al horno, algo de pan, pasta u otro alimento feculento a la hora del almuerzo. También pueden combatir la fatiga del mediodía con una merienda feculenta, como unas galletas integrales o un plátano amarillo (guineo, banana).

Por cierto, generalmente resulta mejor ingerir varias pequeñas comidas al día en lugar de dos o tres grandes. Las comidas más pequeñas estabilizan el nivel de azúcar en la sangre (glucosa), lo cual ayuda a evitar la fatiga, según indica Wahida Karmally, DrPH, RD, CDE, dietista registrada del Comité Asesor sobre Nutrición en el Centro

Médico de la Universidad de Columbia/Hospital Presbiteriano de Nueva York y directora de Nutrición del Centro Irving de Investigaciones Clínicas en el Centro Médico de la Universidad Columbia.

La comida que cansa

Son las 3:00 P.M. Es la hora a la que a muchos de nosotros nos entra cierto cansancio. Pensamos en tomarnos un cafecito para espabilarnos. Sin embargo, sería un error acudir al café.

Aunque se ha demostrado que una o dos tazas de café a temprana hora despiertan y estimulan la actividad mental, cuando se toma en grandes cantidades día tras día nuestro nivel de energía tiende a disminuir. Lo mismo sucede con los alimentos dulces como los *donuts*. Después del repentino aumento de energía, algunas personas sufren un bajón igualmente repentino, pero de mayor duración.

"El azúcar puede contribuir a la sensación de fatiga, particularmente si uno es sensible a ella", afirma Larry Christensen. Ph.D., coordinador del departamento de Psicología en la Universidad de Alabama del Sur en Mobile y un experto en los efectos que el azúcar y la cafeína tienen sobre los estados anímicos.

A diferencia de las féculas, que liberan su energía al torrente sanguíneo gradualmente, los azúcares (glucosa) se sueltan de golpe, por lo cual el nivel de azúcar en la sangre se dispara. A fin de hacer frente a esta súbita inyección de azúcar el cuerpo libera insulina, la cual rápidamente se encarga de extraer los azúcares de la sangre para llevarlos a las células. El resultado es, por supuesto, que el nivel de azúcar en la sangre baja. Y entre más bajo sea el nivel de azúcar en la sangre, más fatiga se siente.

El azúcar también puede causar fatiga al estimular indirectamente la producción de serotonina, la cual, según hemos visto, es una sustancia química del cerebro que nos calma. Esto es justamente lo que no se necesita cuando se trata de combatir la fatiga.

Según el Dr. Christensen, los expertos no están seguros de la razón por la que la cafeína tiende a minar nuestra energía. Lo que sí saben es que el estímulo cafeínico provocado por una taza tras otra de café —o bien de una gaseosa de cola, té o de alguna otra bebida que contenga cafeína— muchas veces es seguido por un fuerte bajón de energía.

A fin de recuperar su energía muchas personas simplemente beben más café. Esta costumbre crea un ciclo en el que se alterna entre el nerviosismo y el sueño.

En un estudio se puso a un grupo de personas con antecedentes de fatiga, depresiones y mal humor a una dieta sin azúcar ni cafeína durante 2 semanas. Muchos mejoraron rápidamente con este cambio, lo cual no sorprende en absoluto. Resulta más interesante lo que sucedió después. Cuando volvieron a incluir cafeína y azúcar en su dieta, el 44 por ciento de estas personas padecieron fatiga de nuevo.

(*Nota*: si encuentra en este capítulo términos que no entiende o que jamás ha visto, favor de remitirse al glosario en la página 636).

Fibra

LA REINA DE LOS REMEDIOS

Hace más de un siglo los fabricantes de alimentos empezaron a retirar las duras cáscaras de los cereales para producir harina blanca. El pan hecho de harina blanca tenía una textura más ligera y un sabor más delicado que el integral y le gustó más a la gente. Hubo otros avances tecnológicos y al cabo de unos cuantos años aparecieron alimentos procesados en los estantes de todas las cocinas. Para hacerles sitio a estos alimentos procesados en las cocinas y en los estómagos, la gente comenzó a comer cada vez menos frutas, verduras, legumbres y cereales integrales. Como consecuencia, por primera vez en la historia de la humanidad la fibra dietética prácticamente desapareció de la dieta y nadie parecía extrañarla mucho. Al fin y al cabo no tiene nutrientes. El cuerpo no la absorbe y abandona el tracto digestivo casi tan rápido como llega.

Adelantémonos hasta los años 60. Al parecer de repente comienzan a aumentar enfermedades graves como las cardiopatías, el cáncer y la diabetes en los Estados Unidos, Inglaterra y otros países industrializados. Sin embargo, en otras regiones del mundo donde la gente aún obtenía mucha fibra a través de su dieta, este tipo de problemas eran mucho menos frecuentes. Los investigadores llegaron a la conclusión de que la causa se hallaba en la fibra. Resultó que la fibra *sí* servía para algo y en las naciones desarrolladas simplemente ya no se comía en cantidades suficientes. De un día para otro los "avances" que les habían extraído la fibra a los alimentos ya no parecieron tan maravillosos. "El consumo de fibra de la persona común en la actualidad es de unos 15 gramos, pero necesitamos de 20 a 35 gramos para disfrutar una salud óptima, de manera que realmente nos hace falta agregar más a nuestra dieta", afirma la Dra. Jana Klauer, una doctora que radica en la ciudad de Nueva York y se especializa en la biología de la reducción de la grasa.

Doble protección

¿Si la fibra dietética simplemente es la parte dura que les da su forma a las frutas, las verduras, las legumbres y los cereales, qué la hace tan buena para la salud? Lo más importante es el hecho de que no se descompone durante el proceso digestivo. Se desplaza más o menos intacta del estómago a los intestinos y de los intestinos a las heces, lo cual no es un problema. De hecho la fibra ofrece tantos beneficios precisamente porque el cuerpo *no* la absorbe.

Muchas veces hablamos de la fibra como si se tratara de una sola sustancia. No obstante, en realidad existen dos tipos de fibra, la soluble y la indisoluble, según explica Barbara Harland, Ph.D., R.D., profesora de Nutrición en la Universidad Howard de Washington, D. C. La mayoría de los alimentos derivados de las plantas contienen ambos tipos de fibra, aunque por lo general uno de ellos predomina. Las manzanas, por ejemplo, cuentan principalmente con fibra soluble, mientras que los cereales son ricos en fibra indisoluble.

Ambos tipos de fibra pasan por el intestino sin ser absorbidos, pero es lo único en lo que se parecen. Su funcionamiento dentro del cuerpo es totalmente distinto. Por lo tanto, de acuerdo con la Dra. Harland, nos protegen de males diferentes. A una persona con un alto nivel de colesterol, por ejemplo, el médico tal vez le recomiende aumentar un poco la cantidad de fibra soluble de su dieta, lo cual sirve para bajar la cantidad de esta peligrosa sustancia en el torrente sanguíneo. Las personas con antecedentes familiares de cáncer de colon, por su parte, tal vez prefieran consumir más fibra indisoluble. Un reciente estudio japonés publicado en la revista médica *Journal of Epidemiology* descubrió que el riesgo de sufrir cáncer de colon disminuía cuando se aumentaba el consumo de fibra indisoluble.

No tiene caso preocuparse demasiado por el tipo de fibra que se consume, según la Dra. Harland. Las personas que comen muchas frutas, verduras, cereales integrales y legumbres automáticamente obtienen cantidades curativas de ambos tipos.

Un estudio de 2006 publicado en la revista médica *Journal of the American Dietetic Association* comparó los efectos de la fibra soluble en forma de cebada y de la fibra indisoluble en forma de trigo integral y arroz integral en los niveles de la presión arterial de 25 participantes. Después de 5 semanas, la presión arterial de todos los participantes descendió, sin importar que ingirieran la fibra soluble o la indisoluble. Esto sugiere que aumentar todos los tipos cereales integrales en la dieta puede reducir la presión arterial.

La fibra soluble: una buena barrera

Muchos de los factores que causan las enfermedades —desde las sustancias químicas del medio ambiente hasta el exceso de colesterol en la dieta— lanzan su primer ataque desde el tracto digestivo. Cuando se come un bistec, por ejemplo, las moléculas de grasa y colesterol atraviesan la pared intestinal y entran al torrente sanguíneo. O supongamos que el excremento contiene una sustancia nociva. Al rozar la pared del colon puede dañar las sensibles células y posiblemente aumentar el riesgo de que se desarrolle cáncer.

La fibra soluble ofrece más protección precisamente ahí, en el tracto digestivo. Al disolverse forma un pegajoso gel que funciona como una cubierta protectora e impide que las sustancias nocivas nos hagan daño, según indica la Dra. Harland.

Para volver al ejemplo del bistec, si la carne se acompaña con un plato de frijoles (habichuelas), la fibra soluble de las legumbres se convierte en un gel que atrapa las moléculas de colesterol y les impide penetrar al cuerpo, explica Beth Kunkel, Ph.D., R.D., profesora de Alimentos y Nutrición en la Universidad Clemson de Carolina del Sur. En vista de que el cuerpo no absorbe la fibra, esta lo abandona junto con el excremento, llevándose también el colesterol.

Diversas investigaciones han demostrado que las personas que más fibra soluble incluyen en su dieta son las que menos riesgo corren de sufrir enfermedades cardíacas. Por ejemplo, los investigadores de la Universidad Tulane de Nueva Orleáns estudiaron la relación entre la ingesta total de fibra dietética y la ingesta de fibra soluble en relación con el riesgo de sufrir una enfermedad cardiovascular en 9.776 adultos. Después de 19 años, las personas que ingirieron un promedio de 20,7 gramos de fibra al día tuvieron considerablemente menos enfermedades cardiovasculares que las personas que consumieron un promedio de 5,9 gramos al día. El riesgo era incluso menor en los hombres cuyo consumo de fibra soluble era más alto, lo cual indica que una ingesta más alta de fibra dietética, sobre todo fibra soluble, reduce el riesgo de sufrir enfermedades cardiovasculares.

La fibra soluble también ofrece otros beneficios. Hace que los nutrientes se absorban más despacio. Por lo tanto, uno se siente más satisfecho después de comer y así se consumen menos meriendas (refrigerios, tentempiés).

La fibra indisoluble: una esponja intestinal

Lo más notable de la fibra indisoluble es que abandona el sistema digestivo prácticamente en las mismas condiciones en que llegó. Por eso los médicos pensaban que su contribución alimenticia no era muy importante.

(continúa en la página 318)

Consejo clave

"Aumente su consumo de fibra con bayas", recomienda la Dra. Jana Klauer, una doctora que radica en la ciudad de Nueva York y que se especializa en la biología de la reducción de la grasa. "Los cereales son una buena fuente de fibra, pero al comer bayas, se obtiene la fibra más las vitaminas y minerales adicionales", comenta.

Las bayas también son muy ricas en las vitaminas antioxidantes C y E que mejoran la inmunidad. De hecho, las fresas tienen más vitamina C que las naranjas (chinas), afirma la experta. Y los arándanos contienen mucho resveratrol, un potente antioxidante que protege el corazón y los vasos sanguíneos y tal vez aumente la longevidad.

Y por si todo esto fuera poco, agrega la Dra. Klauer, las bayas tienen muy pocas calorías... ¡una taza completa sólo le aportará unas 80 ó 100 calorías!

GUÍA DE LA FIBRA

Si un médico tuviera que señalar cuál es el producto alimenticio más necesario para la salud, probablemente mencionaría la fibra dietética. Es posible encontrarla en un gran número de alimentos, por lo que resulta fácil llegar a la Cantidad Diaria Recomendada de 25 gramos. Para empezar incluimos una lista de 40 alimentos que contienen mucha fibra, entre ellas varias marcas de cereales de caja, cuyos nombres están en cursivas.

Alimento	Ración	Fibra soluble (g)	Fibra indisoluble (g)	Fibra total (g)
CEREALES				
Kashi Go Lean	1 taza	1,0	9,0	10,0
Kashi Heart to Heart	¾ taza	1,0	4,0	5,0
Kashi Heart to Heart Instant Oatmeal	1 paquete	3,0	2,0	5,0
Kellogg's All-Bran, Original	½ taza	1,0	9,0	10,0
Kellogg's All-Bran Yogurt Bites	1¼ tazas	1,0	9,0	10,0
Kellogg's Bran Buds	30 gramos	3,0	10,0	13,0
Kellogg's Complete Wheat Bran Flakes	¾ taza	1,0	4,0	5,0
Quaker Oat Bran, cooked	1 taza	3,0	2,3	5,3
Quaker Oat Bran, ready-to-eat	¼ taza	3,0	1,8	4,8
FRUTAS				
Aguacate	1 mediano	1,3	3,9	5,2
Ciruela seca, deshuesada y cocida	¼ taza	1,5	1,5	3,0
Frambuesa roja	½ taza	0,4	3,8	4,2
Grosella	½ taza	0,7	1,2	1,9
Guayaba	1	0,8	3,8	4,6
Higos, secos	2	1,5	2,0	3,5
Kiwi	1 grande	0,7	1,0	1,7
Mango	½	1,7	1,2	2,9
Manzana	¼ mediana	0,5	2,5	3,0
Zarzamoras	½ taza	1,0	3,0	4,0

Alimento	Ración	Fibra soluble (g)	Fibra Indisoluble (g)	Fibra total (g)
DERIVADOS DE CEREALES				
Arroz integral de grano largo	½ taza	0,1	1,6	1,7
Cebada, cocida	½ taza	1,0	3,0	4,0
Centeno, harina de	2½ cucharadas	0,8	1,8	2,6
Germen de trigo	4½ cucharadas	1,0	4,2	5,2
Pan de trigo integral	1 rebanada mediana	0,3	1,6	1,9
Trigo *bulgur*	½ taza	0,5	2,4	2,9
LEGUMBRES				
Frijoles blancos pequeños	½ taza	2,0	4,0	6,0
Frijoles colorados	½ taza	3,0	3,0	6,0
Frijoles de caritas	½ taza	1,0	4,5	5,5
Frijoles negros	½ taza	2,0	3,5	5,5
Frijoles pintos	½ taza	2,0	5,0	7,0
Garbanzos	½ taza	1,0	5,0	6,0
Lentejas	½ taza	1,0	7,0	8,0
VERDURAS				
Alcachofa	1 mediana	2,2	4,3	6,5
Batata dulce, en puré	½ taza	1,4	2,4	3,8
Brócoli, picado y cocido	½ taza	1,0	0,5	1,5
Chícharos, cocidos	½ taza	1,2	3,1	4,3
Coles de Bruselas, frescos o congelados	½ taza	3,0	1,5	4,5
Espinacas, cocidas	½ taza	0,5	1,5	2,0
Maíz	½ taza	0,3	1,7	2,0
Zanahoria, en rodajas y cocida	½ taza	1,0	1,5	2,5

(continuación de la página 315)

No obstante, la fibra indisoluble tiene otras cualidades aparte de su resistencia. Es sumamente absorbente. Por lo tanto, puede multiplicar su peso muchas veces con el agua que recoge al pasar por el intestino. De esta forma las heces se vuelven más voluminosas, firmes y fáciles de expulsar. A las personas que padecen estreñimiento y otros trastornos digestivos los médicos les recomiendan que aumenten la cantidad de fibra indisoluble en su dieta.

La fibra indisoluble también ofrece otro beneficio. Cuando el volumen de las heces aumenta, el intestino puede hacer que avancen más rápido. De acuerdo con la Dra. Kunkel se trata de un factor importante, porque entre más tiempo permanezcan en el colon las heces y los compuestos nocivos que contienen, más probabilidades hay de que dañen las células y echen a andar el proceso que finalmente culmina en cáncer.

Las investigaciones han revelado una conexión entre una baja ingesta de fibra y un riesgo elevado de sufrir cáncer de colon. En un importante estudio realizado por la Sociedad Estadounidense contra el Cáncer, los investigadores examinaron la ingesta de cereales integrales, fruta y verdura de 62.609 hombres y 70.554 mujeres y descubrieron que los hombres cuyo consumo de verduras era elevado tenían un 30 por ciento menos de riesgo de sufrir cáncer de colon. Además, los hombres cuyo consumo de verduras y cereales integrales era muy bajo y las mujeres cuyo consumo de frutas era muy bajo tenían más probabilidades de haber desarrollado cáncer 4 ó 5 años después.

Antaño no se comprendían con claridad las razones exactas por las que un consumo bajo de fibra aumentaba el riesgo de sufrir cáncer de colon. Sin embargo, un estudio reciente llevado a cabo por el Departamento de Cirugía de la Sucursal Médica de la Universidad de Texas muestra que la razón tal vez se encuentre a nivel molecular. Los investigadores demostraron que una sustancia que se produce por la fermentación de la fibra dietética en los intestinos, llamada butirato de sodio, tal vez actúe como un supresor tumoral del cáncer de colon.

El colon no es el único órgano que se beneficia con la fibra indisoluble. Muchas pruebas científicas indican que quizás ayude también a reducir el riesgo de sufrir cáncer de mama.

Algunos estudios muestran una relación entre la fibra dietética y un menor riesgo de cáncer de mama, pero otros no. No obstante, hay pruebas de que la fibra dietética tal vez contribuya a reducir los estrógenos circulantes que pueden elevar el riesgo de cáncer de mama. Un estudio realizado por investigadores de la Facultad de Medicina Keck de la Universidad del Sur de California y presentado en la tercera Conferencia Anual Internacional sobre las Fronteras en la Investigación sobre la Prevención del Cáncer de la Asociación Estadounidense de Investigaciones sobre el Cáncer examinó las hormonas sanguíneas de 252 mujeres latinas en relación con sus ingestas de fibra

Acostumbre su intestino

Aunque cuesta trabajo encontrarle algo negativo a la fibra, efectivamente tiene una desventaja. Cuando se come en exceso y muy rápido tiende a hacerse notar ruidosamente.

Puesto que el cuerpo no absorbe la fibra, esta se fermenta en el intestino y con frecuencia produce gases, según Barbara Harland, Ph.D., R.D., de la Universidad Howard. "El intestino tiene que acostumbrarse", indica la nutrióloga.

Para cosechar todos los beneficios de la fibra sin sentirse abotagado, la Dra. Harland recomienda agregarla a la dieta poco a poco. Se puede empezar, por ejemplo, con unos 5 gramos adicionales de fibra al día (la cantidad que contiene media taza de frambuesas y unos poquitos garbanzos). Se come esta cantidad durante varios días sin agregar nada más. Una vez que el cuerpo se ha acostumbrado y se siente menos abotagado se pueden agregar 10 gramos de fibra al día, dándose tiempo para acostumbrarse. Si continúa el proceso de esta forma durante varias semanas, indica la Dra. Harland, finalmente será posible obtener toda la fibra que el cuerpo necesita sin haber sufrido ninguna molestia.

dietética. Los investigadores observaron una relación inversa entre la fibra dietética y las dos hormonas femeninas estradiol y estrona, conforme la ingesta de fibra aumentaba, los niveles hormonales se reducían bruscamente. Por lo tanto, esto sugiere que consumir fibra soluble puede ayudar a prevenir el cáncer de mama.

Fibra para ponerse flaco

A pesar de que las fibras soluble e indisoluble funcionan de distintas formas, unen sus fuerzas en el aspecto que las personas radicadas en los Estados Unidos más necesitamos: para bajar de peso. Cada año el número de personas que está tratando de perder unas cuantas libras aumenta, y cada año pesamos un poco más.

La fibra es una herramienta sumamente poderosa para controlar el peso, en opinión de la Dra. Harland. Los alimentos ricos en fibra son muy llenadores, por lo que se come un poco menos de forma natural. Además, al aumentar el consumo de alimentos ricos en fibra de manera automática se reduce el de otros alimentos que engordan más. "Ingerir más fibra es una forma muy importante de perder peso y no volver a subirlo", afirma la Dra. Harland.

Cómo conseguir el cambio

Muchas personas piensan que los alimentos ricos en fibra son secos, pesados o desabridos. No obstante, en realidad muchos de los comestibles que más nos gustan, como la fruta, el pan recién horneado o los frijoles en salsa de tomate, también tienen un alto contenido de fibra. Por lo tanto es fácil cubrir la Cantidad Diaria Recomendada (o *DV* por sus siglas en inglés) de 25 gramos de fibra. A continuación damos algunas sugerencias para empezar a cambiar la dieta.

Comience con cereal. Los cereales de caja tienen la reputación de no ofrecer grandes ventajas alimenticias, ya que algunos están llenos de azúcar. No obstante, algunos cereales, tanto los que se cocinan como los que se comen fríos, son muy ricos en fibra. Una ración de media taza del cereal de la marca *All-Bran*, por ejemplo, cuenta con 10 ó 13 gramos de fibra, dependiendo del tipo. Y una ración de 1 taza de la marca *Kashi Go Lean* aporta 10 gramos de fibra.

Súrtase de cereales integrales. El pan blanco, el arroz blanco y otros alimentos procesados contienen muy poca fibra. Por el contrario, los cereales integrales son los que más fibra ofrecen. No obstante, muchos panes con "trigo" ("*wheat*") en la etiqueta no contienen cereales integrales y ofrecen muy poca fibra. Para surtirse de alimentos ricos en fibra hay que buscar, por lo tanto, panes, harinas y pasta cuya etiqueta diga "*100 percent whole grain*" (100 por ciento integral).

Mézclelas. Para asegurarse una buena mezcla de fibra soluble e indisoluble conviene comer diversos cereales, sugiere la Dra. Harland. Los alimentos hechos de avena, por ejemplo, contienen principalmente fibra soluble, mientras que el trigo y el arroz cuentan con cantidades más elevadas de fibra indisoluble.

Disfrute las frutas y las verduras. Las frutas y verduras también contienen cantidades saludables de fibra. La fruta fresca normalmente contiene el doble de fibra que los cereales integrales y las verduras no feculentas contienen unas *ocho* veces más fibra que los cereales integrales, explica la Dra. Klauer. Una manzana sin pelar, por ejemplo, ofrece 6 gramos de fibra; media taza de coles (repollitos) de Bruselas tiene más de 3 gramos de fibra; y media taza de frambuesas aporta más de 4 gramos. De manera que comer varias raciones de frutas y verduras al día proporciona mucha de la fibra que se necesita.

Conserve la cáscara. Gran parte de la fibra de la papa, la fruta y las verduras se encuentra en la cáscara, que muchas personas tiran. Para maximizar los beneficios de la fibra, la Dra. Harland recomienda servir estos alimentos con todo y cáscara siempre que sea posible.

Termínese los tallos también. De acuerdo con la Dra. Harland, al preparar verduras como el brócoli o los espárragos muchas veces tiramos los tallos, que es la parte más rica en fibra. No obstante, aunque sean demasiado duros para comérselos tal cual es posible aprovechar gran parte de su fibra picándolos en trozos pequeños para agregarlos a las cacerolas (guisos) o a las sopas.

Fíjese en los frijoles. Ya sea enlatados o crudos, los frijoles son una de las mejores fuentes de fibra que existen. Media taza de chícharos (guisantes, arvejas) partidos, por ejemplo, contiene 8 gramos de fibra, mientras que la misma ración de habas blancas cuenta con 7 gramos.

(*Nota*: si encuentra en este capítulo términos que no entiende o que jamás ha visto, favor de remitirse al glosario en la página 636).

Garbanzos con cebollas y pasas

1 **cucharada de aceite de oliva extra virgen**

1 **taza de cebolla morada finamente picada**

2 **cucharadas de pasas**

2 **latas de 15 onzas cada una de garbanzos, enjuagados y escurridos**

1 **cucharada de cilantro fresco picado**

Ponga el aceite a calentar a fuego mediano en una cacerola mediana. Agregue la cebolla y las pasas y fríalas de 4 a 5 minutos o hasta que la cebolla empiece a suavizarse. Agregue los garbanzos y revuélvalos con los demás ingredientes. Fría todo de 2 a 3 minutos sin dejar de revolver, hasta que los garbanzos estén bien calientes. Retire del fuego y espolvoree con el cilantro.

Rinde 6 porciones

POR PORCIÓN

Calorías: 159
Grasa total: 4,8 g
Grasa saturada: 0,3 g

Colesterol: 0 mg
Sodio: 281 mg
Fibra dietética: 7,6 g

Fitonutrientes

COMPUESTOS QUE CURAN

Los científicos les llaman "fitoquímicos" o "fitonutrientes" a estos compuestos, lo cual simplemente significa que se trata de sustancias químicas o de nutrientes que se encuentran en las plantas. Su presencia no es ninguna casualidad. De hecho, le ayudan a la Madre Naturaleza a cuidar la belleza de su jardín. Los poderosos compuestos de azufre que contienen el ajo y la cebolla, por ejemplo, sirven para mantener alejados a los insectos y proteger a estas verduras. Por su parte, el vibrante colorido de los alimentos que comemos se debe a ciertos pigmentos como el betacaroteno, que se encuentra en ciertos tipos de calabaza y en el cantaloup (melón chino). En este caso, los pigmentos sirven de avisos naturales para atraer a los animales para que se los coman y así dispersar las semillas de las plantas. Otros compuestos más se encargan de proteger a las plantas contra las bacterias, los virus y otros enemigos naturales.

¿Y a nosotros qué nos importa todo esto? Al fin y al cabo no somos cebollas ni calabazas. Pero un montón de investigaciones convincentes afirman que sí nos debe importar. La razón es muy sencilla: nosotros también podemos aprovechar los recursos de la naturaleza. Cuando comemos los alimentos que contienen estas sustancias protectoras de las plantas, nos defienden contra nuestros propios enemigos, los cuales no se encuentran precisamente en el mundo de los insectos.

El estudio de los fitonutrientes es reciente y en realidad apenas ha comenzado. Constantemente los científicos están descubriendo fitoquímicos nuevos, además de explorar las formas en que estos compuestos combaten las enfermedades.

Neutralizan a los radicales libres

La familia de los fitonutrientes es muy grande y cada uno de sus miembros tiene su propia forma de trabajar. Sin embargo, una de las armas más comunes que al parecer utilizan para combatir las enfermedades son sus cualidades antioxidantes.

Todos los días, el cuerpo humano tiene que soportar el ataque de unas sustancias dañinas conocidas como radicales libres. Se trata de moléculas de oxígeno que han perdido un electrón a causa de la contaminación, la luz del Sol o el desgaste natural de cada día. Desesperadas por recuperar su electrón perdido, recorren el cuerpo y roban los electrones dondequiera que se les presente la oportunidad. Las víctimas moleculares de estos asaltos son las células... y algunas veces incluso el ADN. Si esta reacción en cadena no se detiene, el número de moléculas dañadas se multiplica cada vez más y con el tiempo origina perjuicios irreparables, así como enfermedades.

Veamos un ejemplo. El colesterol normal es una sustancia benigna y útil. No obstante, cuando los radicales libres dañan sus moléculas, estas empiezan a pegarse a las paredes de las arterias y provocan su endurecimiento, así como las enfermedades cardíacas. Otro ejemplo: cuando los radicales libres atacan las moléculas de ADN —el programa genético que les dice a las células cómo deben funcionar en el cuerpo— este se daña, lo cual puede provocar peligrosos cambios celulares que culminan en cáncer y otras enfermedades. Muchos científicos están convencidos de que incluso los efectos del envejecimiento son un producto de los daños provocados por los radicales libres.

El poder antioxidante de los fitonutrientes que contienen las plantas literalmente puede salvarle la vida. Básicamente, lo que estos compuestos hacen es interponerse entre los radicales libres y las células de su cuerpo para entregar sus propios electrones. Cuando los radicales libres se apoderan de estos electrones "sin dueño" se estabilizan nuevamente y ya no hacen daño. La mayoría de los fitonutrientes son unos poderosos antioxidantes.

Eliminan los desechos tóxicos

El poder antioxidante de los fitonutrientes no es la única manera en que trabajan para proteger nuestra salud. Además, neutralizan las sustancias químicas tóxicas y las eliminan de nuestro cuerpo antes de que tengan la oportunidad de causar enfermedades. Para ello manipulan unas enzimas conocidas como enzimas de Fase 1 y Fase 2, según lo explica Gary Stoner, Ph.D., profesor e investigador sobre el cáncer en la Universidad Estatal de Ohio, en Columbus.

Las enzimas de Fase 1 funcionan como agentes dobles. Nuestro cuerpo las fabrica y son necesarias para que nuestras células funcionen normalmente. Sin embargo, también pueden llegar a perjudicarnos. Cuando las toxinas causantes del cáncer penetran en nuestro cuerpo, las enzimas de Fase 1 ayudan a activarlas. Las enzimas de Fase 2, por el contrario, son los buenos de la película. Buscan a los carcinógenos y eliminan su toxicidad antes de que puedan hacernos daño.

Cuando usted come brócoli u otras verduras, ciertos fitonutrientes empiezan a matar a las malvadas enzimas de Fase 1, además de aumentar la producción de las enzimas buenas de Fase 2. Este proceso ayuda a neutralizar diferentes toxinas causantes del cáncer que se acumulan en el cuerpo de manera natural.

Regulan las hormonas

La lista de las virtudes de los fitonutrientes aún no se acaba. Otra forma en que algunos de ellos combaten las enfermedades es manteniendo un nivel saludable de ciertas hormonas en el cuerpo, sobre todo del estrógeno, la hormona sexual femenina.

El estrógeno combina efectos buenos y malos para la salud. Cuando su producción se mantiene a niveles normales, ayuda a controlar todo tipo de funciones, desde la menstruación hasta el parto. También sirve para controlar el colesterol, el cual puede tapar las arterias, y de esta manera previene las enfermedades cardíacas. No obstante, cuando el nivel de estrógeno aumenta en el cuerpo, puede favorecer la aparición de diversos tipos de cáncer, como los de mama y de ovarios, según dicen los investigadores.

Los fitonutrientes ayudan de varias formas a mantener un nivel adecuado de estrógeno. Las isoflavonas, por ejemplo, que componen una clase de fitonutrientes, se parecen mucho al estrógeno natural. Cuando comemos alimentos que contienen isoflavonas, estas hormonas falsas se enlazan con los receptores de estrógeno en el cuerpo. Por lo tanto, la hormona verdadera se ve obligada a abandonar el cuerpo.

Con frecuencia se habla del estrógeno como si se tratara de una sola hormona, pero en realidad adopta distintas formas. Un tipo de estrógeno, la 16-alfa-hidroxiestrona, se ha relacionado con el cáncer de mama. Otro tipo, la 2-hidroxiestrona, al parecer es inofensivo. Ciertos fitonutrientes aumentan el nivel del estrógeno inofensivo a la vez que disminuyen el del estrógeno peligroso.

Medicamentos de la mesa

Ya se ha enterado de varios de los poderosos mecanismos de defensa de los fitonutrientes. De hecho, su potencial es impresionante. Los científicos ya vislumbran el momento en que muchos de estos compuestos se usen en los hospitales para tratar enfermedades y en casa para prevenirlas, como ahora sucede con las vitaminas y los minerales.

Mientras tanto, los investigadores señalan que sólo existe una manera de obtener los fitonutrientes que su cuerpo necesita: hay que comérselos completos... y en el paquete proporcionado por la Madre Naturaleza, es decir, en forma de frutas, verduras y cereales. Necesitamos por lo menos 9 raciones al día de estos alimentos.

Cada día los investigadores están aprendiendo más cosas acerca de estos compuestos que se esconden en el vaso de jugo de naranja (china) que se toma para desayunar, en la guarnición de ensalada del almuerzo, en la salsa de la pizza y en la batata dulce (camote) al horno y las habichuelas verdes (ejotes) de la cena. Repasemos algunos de los más importantes.

CAROTENOIDES

Los carotenoides se encargan de pintar las ensaladas, la calabaza, los licuados (batidos) de bayas y muchos alimentos más de unos brillantes tonos rojos, anaranjados y rosados. Los fitonutrientes comprenden unos 600 pigmentos rojos y amarillos, entre ellos el betacaroteno, el cual da su tono de rojo subido al tomate y su vivo color anaranjado a la zanahoria y el cantaloup. Los carotenoides también están presentes en las verduras de hojas de color verde oscuro como las espinacas, aunque no se vea en estas plantas, ya que la clorofila verde domina los pigmentos más claros del caroteno.

Los carotenoides son unos poderosos antioxidantes, lo cual los convierte en grandes luchadores contra las enfermedades cardíacas y el cáncer. "El consumo de grandes cantidades de alimentos con mucho betacaroteno se ha relacionado de manera clara con bajos niveles de enfermedades cardíacas y cáncer", dice el experto en carotenoides el Dr. Dexter L. Morris, Ph.D., profesor adjunto del departamento de Medicina de Urgencia en la Facultad de Medicina de la Universidad de Carolina del Norte, en Chapel Hill. "Sin embargo, es posible que algunos de estos beneficios se deban a otros carotenoides presentes en las frutas y las verduras que todavía ni hemos comenzado a estudiar".

Las investigaciones muestran resultados prometedores en el caso de varios carotenoides, en particular el licopeno (que se encuentra en el tomate/jitomate), la luteína (presente en verduras como las espinacas y la col rizada) y la zeaxantina (que se encuentra en verduras de hoja verde oscuro). Los tres contribuyen enormemente a prevenir el cáncer. Los investigadores del Laboratorio de Salud a través de los Carotenoides de la Universidad de Tufts afirman que no comer frutas y verduras forma parte del "perfil" clásico de las personas que desarrollan cánceres de la cabeza y el cuello, pero que aumentar la ingesta de frutas y verduras tal vez reduzca el riesgo de que reaparezcan estos cánceres.

Los investigadores a cargo de un estudio llevado a cabo en el norte de Italia descubrieron que las personas que comían 7 o más raciones de tomates crudos a la semana tenían un 60 por ciento menos de probabilidades de sufrir cáncer de colon, de recto o de estómago que quienes sólo comían 2 raciones o menos. Además, unos investigadores alemanes han descubierto que los productos hechos con tomate cocinado que contienen algo de aceite —como la salsa de los espaguetis— aumentan la absorción del licopeno de manera espectacular. Sospechan que al machacar y calentar el tomate se libera más licopeno y que el cuerpo necesita las sustancias presentes en el aceite para absorberlo mejor.

Consejo clave

Coma verduras de hoja verde todos los días. Los investigadores de la Escuela de Salud Pública de la Universidad Harvard afirman que las personas que consumen al menos 6 miligramos diarios de luteína y zeaxantina —unos carotenoides que les dan a las verduras de hoja verde sus colores oscuros— reducen considerablemente sus probabilidades de someterse a cirugía para las cataratas. Una taza de col rizada cocida, berzas (bretones, posarnos), espinacas u hojas de nabo ofrecen la impresionante cantidad de 12 a 25 miligramos de estos dos nutrientes.

Por último, un estudio realizado con verduras de hoja verde, en concreto con la espinaca, realmente se encargó de abrirles los ojos a unos investigadores de la Universidad Harvard. Descubrieron que las personas que consumían la mayor cantidad de luteína y zeaxantina, dos carotenoides presentes en estas verduras, tenían un 43 por ciento menos de riesgo de sufrir una degeneración macular que quienes ingerían la menor cantidad de estos fitonutrientes. La degeneración macular es la principal causa de pérdida irreversible de la vista en las personas mayores de 50 años. La luteína y la zeaxantina se concentran en las retinas y las protegen al absorber la perjudicial luz de longitud de onda azul que se encuentra en la luz del Sol.

FLAVONOIDES

La "paradoja francesa" es un curioso hecho médico que definitivamente parece injusto. Al contrario de lo que sucede en los Estados Unidos, a los franceses les encanta la mantequilla, la crema y la manteca, y sin pensarlo dos veces comen muchos alimentos prohibidos por los nutriólogos. ¡Y a pesar de ello su índice de muertes por enfermedades cardíacas es 2½ veces menor que el de los Estados Unidos!

Los investigadores opinan que la causa oculta tal vez pueda encontrarse en los flavonoides, otro grupo de fitonutrientes. Al igual que los carotenoides, los flavonoides tiñen los alimentos de colores, específicamente de diversos tonos de rojo, amarillo, azul... y marrón. (A veces la clorofila de las plantas tapa estos colores, por lo cual no se notan, como también puede suceder en el caso de los carotenoides).

Las mayores cantidades de flavonoides se encuentran en las manzanas, el apio, el cacao (y el chocolate negro), los arándanos agrios, la uva, el brócoli, la endibia (lechuga escarola), las cebollas, el té verde y negro y el vino tinto. Se trata de poderosos antioxidantes y de grandes defensores, por lo tanto, contra las enfermedades cardíacas y el cáncer.

No obstante, los expertos están comenzando a sospechar que estos compuestos hacen más cosas. Algunos flavonoides hacen que las paredes de los vasos sanguíneos sean más suaves y flexibles, lo cual reduce la presión arterial y protege contra la acumulación de placa, que es perjudicial para el corazón. (En un estudio, los resultados indicaron que el jugo de uva y el chocolate tienen este efecto). También recubren los millones de diminutas partículas llamadas plaquetas que hay en la sangre. A su vez, este recubrimiento no permite a las plaquetas unirse dentro del torrente sanguíneo para formar coágulos, por lo que ayuda a prevenir los ataques cardíacos y los derrames cerebrales. Un reciente estudio de laboratorio llevado a cabo por la Escuela de Medicina de la Universidad Harvard ha descubierto que un flavonoide mágico presente en el vino y las uvas, el resveratrol, también reduce los niveles de azúcar en la sangre y mejora la función hepática. De hecho, en un grupo de afortunados ratones, aumentó la longevidad en un 31 por ciento. Además, en un reciente estudio de laboratorio de la Universidad de Virginia, el resveratrol —que se encuentra en las cáscaras de las uvas, las frambuesas, las bayas y los cacahuates (maníes)— prácticamente mató de hambre a las células cancerosas al obstaculizar a una proteína llamada factor nuclear-kappa B que ayuda a alimentarlas.

Un estudio realizado por científicos holandeses examinó los patrones de alimentación de 805 hombres entre los 65 y los 84 años de edad. Observaron que quienes obtenían la menor cantidad de flavonoides a través de su dieta tenían un 32 por ciento más de probabilidades de morir de ataques cardíacos que quienes ingerían la mayor cantidad de flavonoides. Ahora bien, no hizo falta atiborrarse de flavonoides para cosechar estos beneficios. El grupo de alto consumo de flavonoides comió el equivalente a 4 tazas de té negro, ½ taza de manzana y ⅛ taza de cebolla al día.

En lo referente a la prevención del cáncer, los flavonoides tal vez ayuden porque influyen sobre las vías de señalización celular: el modo en que las células activan y desactivan los genes a fin de llevar a cabo miles de actividades diarias de mantenimiento. Los flavonoides tal vez ayuden a activar genes que impiden que las células cancerosas se dividan o invadan tejidos sanos, o incluso ayuden a activar genes que hagan que las células cancerosas se destruyan a sí mismas, afirman los expertos del Instituto de Investigaciones Linus Pauling de la Universidad Estatal de Oregón, en Corvallis.

Una prueba fascinante: en un reciente estudio de la Universidad de California, Los Ángeles, aquellos supervivientes de cáncer de próstata que bebieron 8 onzas (240 ml) de jugo de granada al día aumentaron casi cuatro veces el período durante el cual permanecieron estables sus niveles de antígenos específicos de la próstata, un biomarcador del cáncer. El estudio sorprendió incluso a los investigadores, los cuales dicen que tal vez el responsable sea la combinación de flavonoides, compuestos antiinflamatorios y antioxidantes presentes en el jugo de granada. (El jugo no puede sustituir al tratamiento médico, pero los investigadores dicen que vale la pena tomarlo para obtener una mayor protección).

INDOLES

El brócoli, el repollo (col) y otras verduras crucíferas tienen un sabor amargo que no les gusta a los insectos. El fitonutriente que se encarga de proteger tan ingeniosamente a estas plantas se llama indol-3-carbinol, conocido por los investigadores como I3C. En el cuerpo humano, a su vez, esta sustancia interviene en la regulación de las hormonas, lo cual posiblemente sirva para prevenir el cáncer de mama.

Se ha demostrado que el indol-3-carbinol reduce radicalmente el nivel de los estrógenos dañinos, mientras que al mismo tiempo hace que aumente la cantidad de las formas más benignas de la hormona. Unos investigadores del Centro Strang para la Prevención del Cáncer, en la ciudad de Nueva York, observaron que cuando las mujeres tomaron 400 miligramos de I3C al día —la cantidad que se encuentra más o menos en medio repollo—, aumentó de manera espectacular su nivel del estrógeno inofensivo. De hecho, mostraron el mismo índice que las corredoras de maratón, lo cual es toda una hazaña, porque se ha observado que los ejercicios vigorosos tienen un fuerte efecto positivo sobre los niveles de estrógenos. ¿Por qué es importante y por qué debería usted comer brócoli y repollo? La forma de estrógeno que el I3C ayuda a desactivar favorece el crecimiento tumoral, concretamente en el cáncer de mama sensible al estrógeno. El I3C también impide que las células tumorales se extiendan a otras partes del cuerpo. Pero los indoles no solamente son buenos para las mujeres. Los estudios también muestran que el I3C tal vez retarde el crecimiento y la reproducción de las células de cáncer de próstata.

ISOFLAVONAS

¿Pueden los estrógenos vegetales —isoflavonas— que se ocultan en la leche de soya, el *tofu* y muchos quesos y perritos calientes hechos sin carne *realmente* reducir el colesterol, recortar drásticamente el riesgo de sufrir cáncer de mama y proteger contra la osteoporosis? Durante muchos años los expertos así lo han creído y las tiendas de productos naturales defendieron los alimentos de soya y los suplementos de soya como alternativas supersaludables a los alimentos occidentales llenos de grasa y deficientes en isoflavonas.

Pero ahora las cosas han cambiado. Una década de minucioso estudio está poniendo a las isoflavonas en su lugar. (¡La buena noticia es que si a usted nunca le gustó la soya, ya no tiene que sentirse culpable por no comerla!). Los expertos en nutrición del Instituto Linus Pauling que analizaron cientos de estudios sobre las isoflavonas dicen que aunque las isoflavonas llamadas genisteína, daidzeína y gliciteína tienen una débil actividad estrogénica en el cuerpo, su efecto es menos profundo de lo que en un principio se pensó.

Según han descubierto, las isoflavonas tal vez reduzcan el colesterol lipoproteínico de baja densidad (LBD, el colesterol "malo") en un modesto 3 por ciento (una reducción de 6 puntos si su LBD es ahora de 150 miligramos por decilitro) en lugar de la reducción del 13 por ciento que se mostraba en los primeros estudios. Tampoco hay pruebas de que las isoflavonas de la soya reduzcan el riesgo de sufrir cáncer de mama. (Es cierto que las mujeres de Asia tradicionalmente han tenido unos índices de cáncer de mama inferiores a las mujeres estadounidenses, pero los expertos piensan ahora que el estilo de vida y los genes explicarían la diferencia). Al parecer las isoflavonas tampoco reducen el riesgo de sufrir cáncer de próstata. Y aunque las isoflavonas de la soya tal vez protejan los huesos ligeramente, las pruebas tampoco son suficientes. Además, las investigaciones muestran que la soya ni siquiera alivia los retortijones (cólicos) menstruales.

En resumidas cuentas: los alimentos de soya son seguros para la mayoría de personas (vea el "Consejo clave" arriba para obtener algunas advertencias), pero los expertos dicen que aún no se ha llegado a un acuerdo acerca de la seguridad de los suplementos de altas dosis de isoflavonas.

ISOTIOCIANATOS

Los isotiocianatos, a veces conocidos como aceites de mostaza, protegen a las verduras crucíferas con un sabor amargo que repele a los insectos que se les acercan. Al igual que los indoles, existe la posibilidad de que los isotiocianatos ayuden a prevenir el cáncer. Estos compuestos se encuentran en el brócoli, las coles (repollitos) de Bruselas y el repollo.

Consejo clave

Coma soya porque le agrada, no porque las isoflavonas tendrán un efecto espectacular en su salud. Según la Asociación Estadounidense del Corazón, la mejor utilización de la soya tal vez sea simplemente la de reemplazar alimentos menos saludables en la dieta. Comer soya desmoronada en el *chili* en vez de carne de res molida llena de grasa saturada, por ejemplo, le proporciona fibra adicional y grasa insaturada saludable para el corazón. Si usted enfrenta un elevado riesgo de sufrir cáncer de mama o es una superviviente del cáncer de mama, tenga cuidado con la soya. Los expertos en soya del Instituto Nacional contra el Cáncer afirman que aún no hay suficientes pruebas para decir si los alimentos de soya o los suplementos de soya aumentan el riesgo de desarrollar cáncer de mama o de que este vuelva a aparecer.

Hasta ahora, el sulforafano, un compuesto que existe en abundancia en el brócoli, se ha destacado en las pruebas de laboratorio como el isotiocianato más poderoso en lo que se refiere a su capacidad para bloquear el crecimiento de las células cancerosas. En un estudio, algunos investigadores de la Universidad Johns Hopkins en Baltimore expusieron a los animales de laboratorio a un poderoso agente causante de cáncer. Del grupo de animales que había recibido grandes dosis de sulforafano, sólo el 26 por ciento tuvo tumores de mama, mientras que el 68 por ciento del grupo que no había recibido el compuesto desarrolló este problema.

Según Stephen Hecht, Ph.D., profesor de Prevención del Cáncer en el Centro para el Tratamiento del Cáncer de la Universidad de Minnesota, en Minneápolis, es posible que los isotiocianatos sean especialmente eficaces cuando se trata de contrarrestar los efectos dañinos del humo del cigarrillo.

En un estudio de laboratorio, un compuesto llamado isocianato de fenetilo, el cual se encuentra en los berros, se mostró capaz de reducir en un 50 por ciento el índice de cáncer de pulmón en las ratas expuestas a los carcinógenos presentes en el humo del tabaco. Las pruebas realizadas con seres humanos han dado resultados semejantes, dice el Dr. Hecht.

LIGNANOS

Al igual que las isoflavonas, los lignanos son un tipo de estrógeno vegetal que ayuda a controlar el nivel del estrógeno humano. La semilla de lino (linaza) es una fuente especialmente rica de lignanos, los cuales también se encuentran en las semillas se sésamo (ajonjolí), la col rizada, el brócoli, los albaricoques (chabacanos, damascos), el repollo (col) y las fresas. ¿Cómo actúan? Las bacterias beneficiosas del tracto intestinal convierten a los lignanos en unos compuestos llamados enterolactona y enterodiol, los cuales tal vez funcionen como estrógenos débiles en el cuerpo.

El efecto de los lignanos en el cuerpo es objeto de un animado debate. Algunos expertos dicen que estos compuestos nos protegen contra el cáncer de mama. No obstante, aunque algunos estudios han observado un mayor riesgo de cáncer en mujeres cuyos torrentes sanguíneos tenían los niveles más bajos de estos compuestos basados en los lignanos, otros estudios no lo han hecho. Diferentes investigadores discuten sobre si los lignanos contribuyen a proteger la salud cardíaca. Por ejemplo, un estudio de 12 años de duración de 1.889 hombres de Finlandia demostró que aquellos con los niveles más elevados de enterolactona (un signo de una elevada ingesta de lignanos) en sus torrentes sanguíneos reducían drásticamente su riesgo de sufrir un ataque cardíaco mortal. Sin embargo, otros estudios han descubierto que los lignanos no tienen ningún efecto en los niveles de colesterol.

Pero no hay que renunciar a este fitonutriente. Si bien los lignanos no son remedios mágicos que actúan en solitario, aún existe una importante razón para mantenerlos en nuestra dieta. Son cada vez más los investigadores que respetan a los lignanos como jugadores de un equipo que, al igual que un habilidoso jugador de segunda base o un fuerte fulbac, actúan junto con otros fitonutrientes presentes en los alimentos para protegernos de las enfermedades cardíacas, el cáncer, la diabetes y otros problemas de salud. Los expertos piensan que los lignanos son solamente parte de la historia. Los alimentos ricos en lignanos, como las semillas de lino, también están retacados de ácidos grasos omega-3 y fibra, ambas sustancias beneficiosas para el corazón.

MONOTERPENOS

Si alguna vez le ha tocado pulir un mueble con aceite de limón, es probable que ya conozca ese olorcito a limón del limoneno, un tipo de fitonutriente de la clase llamada monoterpenos que según los científicos puede convertirse en otra arma importante de la lucha contra el cáncer.

Ingerido en grandes dosis, el limoneno ha servido para encoger los tumores de mama en los animales de laboratorio. Este aromático fitonutriente, el cual se encuentra principalmente en la cáscara de la naranja (china) y los aceites cítricos, también impide el desarrollo de tumores cuando el tejido de la mama se expone a altas dosis de sustancias químicas causantes del cáncer. En algunos estudios de laboratorio, se ha demostrado que el limoneno reduce la producción de tumores en un 55 por ciento.

El limoneno funciona de distinta manera a otros fitonutrientes que también previenen el cáncer. Bloquea ciertas proteínas que promueven el crecimiento de las células de varios tipos de cáncer. Posiblemente sea gracias al limoneno que las personas que comen muchas naranjas y otros cítricos parecen tener un riesgo menor de contraer esta terrible enfermedad.

Se ha demostrado que un monoterpeno que se encuentra en la cereza, el alcohol perílico, previene el cáncer de mama, de pulmón, de estómago, de hígado y de piel en estudios preliminares hechos con animales en la Facultad de Medicina de la Universidad de Indiana, en Indianápolis. No obstante, hace falta profundizar en las investigaciones antes de que los científicos puedan precisar la eficacia de este compuesto en el cuerpo humano.

"El alcohol perílico ha resultado muy prometedor en pruebas clínicas", dice Charles Elson, Ph.D., profesor emérito de Ciencias de la Nutrición en la Universidad de Wisconsin, en Madison. "No sólo hemos demostrado que este compuesto combate el cáncer, es decir, que neutraliza las toxinas que causan el cáncer. También estamos demostrando su eficacia en los animales que ya tienen tumores".

COMPUESTOS ORGANOAZUFRADOS

Al partir una cebolla fresca o pelar un diente de ajo, lo que le sale al encuentro son los compuestos organoazufrados llamados sulfuros alílicos, que figuran entre los fitonutrientes más poderosos de la naturaleza. Estos compuestos tienen la capacidad de llenarle los ojos de lágrimas y hacer que le moquee la nariz. Otros miembros de la familia *Allium*, como los cebollinos (cebolletas) y los puerros (poros), pueden tener un olor menos acre, pero poseen poderes semejantes para reducir el riesgo de sufrir enfermedades cardíacas y posiblemente incluso el cáncer.

Los sulfuros alílicos forman una clase de fitonutrientes que estimulan a las enzimas encargadas de eliminar las toxinas. De acuerdo con el investigador experto en sulfuros, Michael J. Wargovich, Ph.D., profesor de Patología y Microbiología en la Facultad de Medicina de la Universidad de Carolina del Sur, en Columbia, estos compuestos resultan particularmente eficaces en la lucha contra los tipos de cáncer que afectan al tracto gastrointestinal.

Un estudio realizado con más de 120.000 hombres y mujeres en los Países Bajos, por ejemplo, se fijó en la cantidad de cebolla que comían y comparó dicha cantidad con el índice de cáncer de estómago entre estos holandeses. Los investigadores descubrieron que el riesgo de sufrir cáncer de estómago disminuía entre más cebolla, es decir, sulfuros, se servían.

Otra investigación demostró que el ajo, un miembro de la familia *Allium*, al igual que la cebolla, también promete acabar con los tumores. Los científicos dieron grandes cantidades de ajo diariamente a un grupo de ratones durante 2 semanas; otro grupo de roedores no recibió nada de ajo. Cuando todos los animales fueron expuestos a ciertas sustancias químicas causantes del cáncer, el grupo tratado con ajo desarrolló un 76 por ciento menos de tumores que los ratones que habían seguido su dieta normal. Los estudios incluso muestran que un compuesto del ajo llamado ajoeno puede encoger los tumores... probablemente favoreciendo los esfuerzos naturales y saludables del cuerpo para hacer que las células cancerosas se autodestruyan, una proceso conocido como apoptosis.

Los sulfuros alílicos también poseen la capacidad única de evitar que el colesterol y los triglicéridos, otro tipo de grasa sanguínea, amenacen la salud mediante la formación de coágulos en la sangre y el endurecimiento de las arterias.

En un estudio se agregó más mantequilla y manteca a la dieta de un grupo de voluntarios de las que se encuentran en cualquier establecimiento de comida rápida. Los investigadores observaron cómo subió su nivel de colesterol y se formaron coágulos en su sangre. Luego dieron un extracto de cebolla retacado de sulfuros al mismo grupo de voluntarios. Además de prevenir un aumento en el colesterol a causa de la grasa ingerida, incrementó su capacidad para disolver los coágulos.

En estudios de laboratorio, los compuestos alicina (que según se cree es el compuesto más potente del ajo) y disulfuro de dialilo también hicieron que se relajaran los vasos sanguíneos, reduciendo la presión arterial y mejorando la circulación sanguínea. Los compuestos organoazufrados del ajo tal vez también ayuden a bajar los niveles de colesterol al reducir la producción de colesterol por parte del hígado. En estudios de tubo de ensayo, estos compuestos evitan que las plaquetas sanguíneas se agrupen. Los investigadores sospechan que en el cuerpo humano pueden impedir la formación de coágulos sanguíneos que paran el corazón.

La alicina también tiene unos potentes poderes antimicrobianos. Los estudios muestran que puede matar los microbios que causan los resfriados (catarros), la gripe, los virus del estómago, las candidiasis vaginales y posiblemente hasta la tuberculosis. Unos investigadores del Centro Médico Irvine de la Universidad de California incluso descubrieron que el jugo de

(continuá en la página 336)

Consejo clave

Ase a la parrilla el bistec con mucho ajo. Unos estudios presentados en una reciente conferencia sobre Fronteras en la Prevención del Cáncer ofrecida por la Asociación Estadounidense de Investigaciones sobre el Cáncer sugieren que el sulfuro de dialilo presente en el ajo reduce el riesgo de sufrir cáncer al inhibir los efectos de unos carcinógenos llamados aminas heterocíclicas, los cuales se pueden producir cuando las carnes se carbonizan al asarlas a la parrilla.

TODOS LOS FITONUTRIENTES DE UN VISTAZO

Para facilitarle la vida, hemos reunido en este recuadro los fitonutrientes más potentes y los alimentos que contienen la mayor cantidad de cada uno, así como las mejores formas de preparación que le permitirán aprovechar al máximo el poder curativo de cada uno de ellos.

Fitonutriente	Dónde se encuentra	Poderes preventivos	Consejos de preparación
Carotenoides	Brócoli, cantaloup, zanahoria, verduras de hoja verde y tomates	Antioxidantes; previenen las enfermedades cardíacas y ciertos tipos de cáncer	Coma con carne o con alimentos que contienen aceite. El cuerpo humano absorbe los carotenoides mejor si estos se acompañan con un poco de grasa.
Flavonoides	Manzanas, brócoli, cítricos, arándano agrio, endibia, jugo de uva, col rizada, cebolla y vino tinto	Antioxidantes; impiden la formación de coágulos en la sangre y las enfermedades cardíacas	Para obtener la mayor cantidad de flavonoides, coma la pulpa de los cítricos y déjeles la cáscara a las manzanas.
Indoles e isofiocianatos	Brócoli, repollo, coliflor y hojas de mostaza	Estimulan las enzimas que previenen el cáncer; reducen los índices de los estrógenos perjudiciales	Cocine ligeramente en el microondas o al vapor para conservar los fitonutrientes.
Isoflavonas	Garbanzos, frijoles colorados, lentejas y frijoles de soya	Tal vez reduzcan ligeramente los niveles de colesterol	Las isoflavonas resisten los procesos industriales de elaboración, así que puede comprar frijoles de lata si necesita ahorrar un poco de tiempo.
Lignanos	Semilla de lino	Antioxidantes; reducen los niveles de estrógenos perjudiciales; tal vez prevengan ciertos tipos de cáncer	La cantidad recomendada para maximizar sus poderes curativos es de 1 a 2 cucharadas colmadas de semilla de lino.

Fitonutriente	Dónde se encuentra	Poderes preventivos	Consejos de preparación
Monoterpenos	Cerezas y cítricos	Tal vez actúen con otros nutrientes para reducir el riesgo de cáncer y de cardiopatías	Aunque la mayor parte de los monoterpenos se encuentran en las cáscaras de los cítricos, también se obtienen algunos en los jugos de estas frutas.
Compuestos organoazufrados	Ajo y cebolla	Aumentan el colesterol LAD; reducen los niveles de grasas sanguíneas; previenen las enfermedades cardíacas; estimulan las enzimas que inhiben los tumores	Pique o machaque para liberar estos fitonutrientes.
Compuestos fenólicos	Casi todos los cereales, frutas, tés verdes y negros y verduras	Antioxidantes; activan las enzimas que combaten el cáncer	Simplemente coma una gran variedad de frutas y verduras frescas.
Saponinas	Espárragos, garbanzos, frutos secos, avena, papas, frijoles de soya, espinacas y tomates	Se enlazan con el colesterol y lo expulsan del cuerpo; estimulan la inmunidad; reducen el riesgo de sufrir enfermedades cardíacas y ciertos tipos de cáncer	Las fuentes más ricas son los frijoles de soya y los garbanzos.

(continuación de la página 333)

ajo podía matar cepas altamente infecciosas y resistentes a los antibióticos de la bacteria estafilococo.

Otros estudios han demostrado que tan sólo dos o más raciones de ajo a la semana tal vez ayuden a proteger contra el cáncer de colon. Se ha observado que las sustancias que se encuentran en el ajo, como la alicina, no solamente protegen a las células del colon de los efectos tóxicos de las sustancias químicas que causan cáncer, sino que también detienen el crecimiento de las células cancerosas una vez que se desarrollan. Si bien es necesario llevar a cabo más investigaciones, estudios recientes con animales también han sugerido que el ajo tal vez ofrezca protección contra el cáncer de estómago gracias a su capacidad potencial para reducir la gastritis causada por la *H. pylori* (la inflamación aguda del revestimiento del estómago).

COMPUESTOS FENÓLICOS

Casi todas las frutas, las verduras, los cereales y los tés verdes y negros contienen grandes cantidades de unos fitonutrientes llamados compuestos fenólicos o polifenoles. Estos compuestos luchan contra el cáncer de varias maneras. Estimulan la presencia de enzimas protectoras, suprimen las perjudiciales y también funcionan como antioxidantes muy poderosos.

Algunos polifenoles particularmente activos son el ácido elágico de la fresa y los polifenoles del té verde y de la curcumina, el colorante amarillo de la cúrcuma (azafrán de las Indias), una especia, según explica el Dr. Stoner.

Un estudio realizado por investigadores de la Universidad de Scranton en Pensilvania observó que, de 39 antioxidantes encontrados en alimentos, los polifenoles del té demostraron tener la mayor capacidad para controlar a los radicales libres. Mientras tanto, diversos estudios de laboratorio sugieren que la curcumina tal vez contribuya a prevenir el cáncer porque actúa como un antioxidante y también, en tubos de ensayo, al parecer inhibe la propagación de las células cancerosas y ayuda a frustrar los esfuerzos que las células cancerosas hacen para formar vasos sanguíneos. Además, la curcumina también se está estudiando como un posible tratamiento para prevenir, o tratar, la enfermedad de Alzheimer y la artritis.

SAPONINAS

Es posible que los fitonutrientes más comunes sean las saponinas. Estas moléculas se encuentran en una gran variedad de verduras, hierbas y legumbres, como el frijol, la espinaca, el tomate, la papa, diferentes tipos de frutos secos y la avena. Tan sólo el frijol de soya contiene 12 saponinas distintas.

Según A. Venket Rao, Ph.D., profesor de Nutrición de la Universidad de Toronto, los estudios demuestran que las personas cuya dieta es rica en saponinas tienen un menor índice de cáncer de mama, de próstata y de colon.

Las saponinas se distinguen de otros fitonutrientes que también combaten el cáncer por disponer de un arsenal único para esta lucha. De acuerdo con el Dr. Rao, una de las formas en que ayudan a prevenir esta enfermedad es enlazándose con los ácidos de la bilis —que con el tiempo pueden convertirse en compuestos causantes del cáncer— y eliminándolos del cuerpo. También estimulan el sistema inmunitario, lo que aumenta su capacidad para detectar y destruir a las células precancerosas antes de que se transformen en un cáncer de verdad.

Tal vez lo más importante es que las saponinas poseen el talento especial de atacar al colesterol que se encuentra en las membranas de las células del cáncer. "Las células del cáncer tienen mucho colesterol en sus membranas", explica el Dr. Rao, "y las saponinas seleccionan estas células para enlazarse con ellas y destruirlas".

Resulta lógico que esta capacidad para enlazarse con el colesterol también ayude a bajar el nivel total de esta sustancia en el cuerpo. Ciertas saponinas se enlazan con los ácidos de la bilis, que se utilizan para la digestión, en el tracto intestinal. Luego la bilis se excreta, en lugar de reabsorberse. Puesto que los ácidos de la bilis están hechos de colesterol, al deshacerse de algunos de estos ácidos el cuerpo tendrá que utilizar colesterol para fabricar más y se reducirán los niveles del mismo en el proceso.

(*Nota*: si encuentra en este capítulo términos que no entiende o que jamás ha visto, favor de remitirse al glosario en la página 636).

Consejo clave

Obtenga curcumina a la manera tradicional; es decir, utilizando más cúrcuma (azafrán de las Indias), la antigua especia india retacada de curcumina. El experto en medicina integral, el Dr. Andrew Weil, sugiere agregar *curry* (el cual contiene cúrcuma) a la sopa de coliflor. También recomienda tomar un suplemento de curcumina como *Zyflamend*. Hable con su médico primero si usted toma fármacos anticoagulantes como aspirina, *Plavix* o heparina. Demasiada curcumina podría aumentar el riesgo de hemorragia.

Flatulencia
CÓMO EVITAR LAS EMANACIONES

"Es un hecho conocido en todo el mundo que al digerir nuestros alimentos comunes se crea o produce en las entrañas de los seres humanos una gran cantidad de gases".

—*Benjamin Franklin*

El Dr. Franklin quiso decir con esto que la mayoría de nosotros, nos guste o no, tendremos gases intestinales de vez en cuando. Los gases se crean siempre cuando los alimentos se descomponen en el tracto digestivo. Son una parte normal de la digestión. Algunos alimentos producen más gases que otros, por supuesto. Los frijoles (habichuelas) y otros alimentos vegetales con un alto contenido de carbohidratos tienen fama por la cantidad de gases que producen. Esto se debe a que el proceso de digestión no los descompone por completo. Cuando unas pequeñas partículas de carbohidratos pasan a la parte inferior del intestino las bacterias entran en acción y se ponen a comer, lo cual a su vez produce muchos gases. Estos gases tienen que irse a alguna parte y terminan saliendo de nuestro cuerpo un promedio de unas 14 veces al día.

Desde luego los alimentos vegetales no son los únicos que causan problemas. Casi todo lo que comemos potencialmente puede producir gases por lo menos en algunas ocasiones. A continuación hablaremos de algunas causas comunes de los gases intestinales y además incluiremos sugerencias para controlarlos.

Escasez de enzimas

La mayoría de los niños pueden tomar leche y comer queso durante todo el día sin que les pase nada, pero muchos adultos ya no producen una cantidad suficiente de la enzima que hace falta para digerir completamente el azúcar (lactosa) presente en los lácteos. Cuando la lactosa sin digerir entra a la parte inferior del intestino se empieza a fermentar y provoca gases, según el Dr. Marvin Schuster, fundador del Centro Marvin M. Schuster para Trastornos Digestivos y de la Motilidad Digestiva en el Centro Médico Johns Hopkins Bayview, en Baltimore.

Aunque ya no sea posible tomar 2 ó 3 vasos, la leche probablemente se pueda disfrutar en cantidades menores sin tener que evitar los sitios públicos. Algunas personas son capaces de beber hasta 8 onzas (240 ml) de leche al día sin sufrir gases intestinales. Además, si la leche se toma junto con las comidas es mucho menos probable que provoque gases que cuando se toma sola.

Otra forma de saborear la leche sin molestias es comprando leche de lactosa reducida, en la cual el contenido de lactosa se reduce en un 70 por ciento en comparación con la leche normal. También es posible tomar suplementos de lactasa, los cuales proporcionan la enzima de la que carecen las personas que sufren intolerancia a la lactosa y le facilita al cuerpo digerir la lactosa de los lácteos.

Incluso las personas que no toleran la leche muchas veces pueden disfrutar el yogur preparado con cultivos vivos. "El yogur contiene bacterias que pueden digerir la lactosa por usted y así no sufrirá ningún síntoma", explica el Dr. Jose Saavedra, director médico y científico de Nestlé Nutrition USA y profesor adjunto de Pediatría en la Facultad de Medicina de la Universidad Johns Hopkins y la Escuela Bloomberg de Higiene y Salud Pública, en Baltimore. Busque un yogur que diga en la etiqueta *live active cultures* ("cultivos vivos activos"), lo cual significa que contiene bacterias que ayudan a descomponer el azúcar problemática. Y entre más ayuda se obtenga con la digestión de la lactosa, menos probabilidades hay de que se produzcan gases intestinales.

> ## Consejo clave
>
> Consumir plantas que disipan la flatulencia, llamadas carminativas, puede evitar los gases, afirma John Neustadt, N.D., director médico de Montana Integrative Medicine, en Bozeman, Montana. Entre estas plantas se encuentra el jengibre, la menta, el tomillo, la canela, la nuez moscada, la alcaravea y el cardamomo. "Cocinar con estas especias o beber de manera regular tés que las contengan puede resultar bastante útil para reducir los gases", afirma el experto. Para obtener los mejores resultados, agregue algunas de estas especias a sus recetas y acabe sus comidas con un delicioso té de jengibre, menta, canela, alcaravea o cardamomo.

La fibra fomenta la flatulencia

Todos sabemos la importancia que tiene incluir más fibra en la dieta. Desgraciadamente la misma fibra que baja el colesterol y protege contra las enfermedades cardíacas también se encarga de producir grandes cantidades de gases intestinales. Así sucede sobre todo cuando apenas se empiezan a comer más alimentos ricos en fibra.

"Si la fibra se agrega demasiado rápido el cuerpo no es capaz de recibirla adecuadamente", dice el Dr. Schuster. "El estadounidense común sólo consume unos 12 gramos de fibra al día, menos de la mitad de la cantidad diaria recomendada. Si esta cantidad de repente se duplica habrá muchos gases".

Para cosechar los beneficios de la fibra sin los gases es buena idea ir agregándola a la dieta poco a poco, según sugiere la Dra. Marie Borum, MPH, profesora de Medicina en el Centro Médico de la Universidad George Washington, en Washington, D. C. Por ejemplo, es posible cambiar los espaguetis normales por espaguetis integrales, los cuales proporcionan 2 gramos adicionales de fibra por cada ración de media taza (un cambio considerable, pero no drástico). Luego, conforme el cuerpo se habitúe a la fibra adicional, se puede agregar más. Media taza de corazones de alcachofa cocidos ofrece más de 4 gramos de fibra, y la misma cantidad de habas blancas brinda casi 5 gramos. De acuerdo con la Dra. Borum, si los alimentos ricos en fibra se van introduciendo a la dieta diariamente y de manera gradual a lo largo de un período de entre 4 y 6 semanas es menos probable que haya un problema de gases.

Algunos datos sobre lo dulce

A veces simplemente no hay opciones. Muchas personas padecen gases intestinales cuando comen un alimento dulce, como galletitas o helado (por no hablar de la grasa y las calorías de más). Pero cuando recurren a dulces o chicles sin azúcar para controlar esos antojos de todas formas padecen gases. ¿Por qué?

Resulta que el chicle y los dulces sin azúcar producen gases, según afirma la Dra. Borum. Contienen edulcorantes artificiales como sorbitol, xilitol o manitol, que al cuerpo le cuesta trabajo digerir. Estas sustancias sirven para bajarle a las calorías, pero a veces también producen grandes cantidades de gases intestinales. Y en algunas personas, los edulcorantes artificiales también tienen un efecto laxante, duplicando los problemas intestinales.

Los edulcorantes naturales tampoco carecen de problemas. La fructosa, un azúcar que se halla en la miel, la fruta y los jugos, por ejemplo, frecuentemente produce gases. No hace falta mucha fructosa para causar problemas. En un estudio, un grupo de investigadores griegos observó que tan sólo 1½ cucharadas de miel bastan para producirles gases a algunas personas.

Desgraciadamente, incluso cuando se intenta eliminar los alimentos que provocan gases, algunas veces se siguen produciendo. Para combatir un ataque de gases, pruebe este remedio: "Agregue una pizca de bicarbonato de sodio a un vaso de agua y bébaselo", recomienda Janet Maccaro, Ph.D., N.D., una nutrióloga holística que radica en Ormond Beach, Florida.

Otra buena idea también puede ser no tomar fruta al final de la comida. "La fruta al final de una comida causa gases porque provoca una fermentación", explica la Dra. Maccaro. "Así que si come una ensalada, un primer plato y después acaba con fruta, se producirá una fermentación arriba de toda esa comida y eso provocará muchos gases". No queremos decir que la fruta no sea una maravillosa alternativa a otros postres llenos de azúcar. "Pero si usted sufre de flatulencia, coma la fruta a primera hora de la mañana o al menos una hora más o menos después de una comida", recomienda la Dra. Maccaro.

(*Nota*: si encuentra en este capítulo términos que no entiende o que jamás ha visto, favor de remitirse al glosario en la página 636).

Flavonoides

COLORES CURATIVOS PARA EL HÍGADO

Cuando el primer cargamento de té llegó a los puertos de Inglaterra los comerciantes lo vendían como un remedio milagroso: "Cure sus migrañas (jaquecas), sopor, letargo, parálisis, vértigo, epilepsia, cólicos, cálculos biliares y tisis, ¡garantizado!" Y la gente lo compró por toneladas.

El té no obró los milagros médicos que se esperaban, por supuesto. Sin embargo, es posible que le haya brindado algo mejor a esa gente. Al igual que el chocolate negro, el arándano agrio, las uvas, las fresas, los arándanos y otras frutas y verduras, el té contiene unos diminutos cristales llamados bioflavonoides o también flavonoides. Se trata de los compuestos que les dan algunos de sus colores a los alimentos y se ha demostrado que también ayudan a prevenir varias amenazas graves contra la salud, como las enfermedades cardíacas y hepáticas.

Los científicos han especulado que el poder de los flavonoides se debe a su capacidad antioxidante. Los antioxidantes ayudan a neutralizar los radicales libres, unas peligrosas moléculas de oxígeno que se hallan de forma natural en el cuerpo, y de esta manera impiden que dañen los tejidos y provoquen una enfermedad.

"No obstante, últimamente los investigadores se están alejando de la teoría de que los flavonoides actúan como antioxidantes en el cuerpo", afirma Joe A. Vinson, Ph.D., profesor de Química Analítica en la Universidad de Scranton, en Pensilvania, que se especializa en el estudio de estos compuestos. "Al parecer los antioxidantes no siempre atrapan directamente a los radicales libres. Se están encontrando nuevos mecanismos de actuación".

Sin embargo, el poder de los flavonoides para proteger al cuerpo de ciertas enfermedades y afecciones —sobre todo, las cardiopatías— no se cuestiona.

Hay un sinnúmero de cosas que estos compuestos hacen, entre ellas estimular la inmunidad, posiblemente inhibir el cáncer, prevenir el endurecimiento de las arterias y tal vez incluso frenar el proceso del envejecimiento y mejorar la agudeza mental.

Cuidados para el corazón

Durante años los investigadores se rompieron la cabeza tratando de entender cómo los franceses le hacían para beber vino tinto en el almuerzo y la cena, ingerir cantidades industriales de mantequilla y manteca y fumar al parejo de los estadounidenses o incluso más, mientras que al mismo tiempo su índice de enfermedades cardíacas era 2½ veces menor que el de los norteamericanos.

Es cierto que a los franceses les encantan los pastelitos de hojaldre y los cigarrillos, pero también comen muchas frutas y verduras. Este detalle es importante porque estos alimentos, al igual que el vino tinto, son buenas fuentes de flavonoides, los cuales parecen ayudar a detener el proceso que le permite al colesterol adherirse a las paredes de las arterias.

Un estudio italiano examinó durante 8 años a más de 700 personas que habían sufrido un ataque al corazón en el pasado y se fijó en su ingesta de antocianidinas, unos flavonoides que se encuentran en las frutas azules/moradas y rojas como los arándanos, las zarzamoras, los arándanos agrios, las frambuesas y las fresas. Descubrieron que los hombres con las ingestas más elevadas de antocianidinas tenían los índices de ataques cardíacos más bajos, lo cual indica que los flavonoides que contienen estas frutas al parecer protegen frente a este mal.

En otro estudio, unos investigadores finlandeses descubrieron que las personas con ingestas muy bajas de flavonoides durante un período de 25 años tenían un riesgo más elevado de sufrir enfermedades cardíacas.

Y una revisión publicada en la revista médica *Journal of Alternative and Complementary Medicine* mostró que el consumo de té verde y negro producía una reducción de la arterosclerosis y una mejora de la salud cardíaca general.

Según el Dr. Vinson, al parecer existe un mecanismo común mediante el cual diversos tipos de alimentos y bebidas que contienen flavonoides hacen que las arterias sean más flexibles y puedan manejar las tensiones de los alimentos altos en grasa y del ejercicio. "De manera que después de una comida o de hacer ejercicio, cuando la presión arterial se eleva de forma natural, las arterias permanecen flexibles y son capaces de adaptarse a los cambios en el flujo sanguíneo", explica el Dr Vinson.

Muchos de estos beneficios se deben a la quercetina, uno de los flavonoides más poderosos que se encuentra en grandes cantidades en las cebollas y las manzanas rojas. "La quercetina es un antioxidante más poderoso que la vitamina E, la cual es muy conocida por su papel para prevenir las enfermedades cardíacas", indica John D. Folts, Ph.D., profesor de Medicina y director del laboratorio de trombosis coronaria en la Facultad de Medicina y Salud Pública de la Universidad de Wisconsin, en Madison.

La acción antioxidante no es lo único por lo que los flavonoides ofrecen tanta protección, dice el Dr. Folts. Las pruebas indican que estos compuestos tal vez también funcionan como una cubierta antiadherente en el torrente sanguíneo para evitar que las plaquetas, esos pequeñísimos disquitos de la sangre que causan la coagulación, se adhieran a las paredes de las arterias y las tapen.

Un elíxir hepático

En los países europeos es muy común que se aprovechen las cualidades curativas de los compuestos naturales de las plantas, y los flavonoides desde hace mucho tiempo ocupan un lugar preferente entre ellos. Por ejemplo, las clínicas de aquel continente suelen utilizar la silimarina, un flavonoide que se encuentra en ciertos tipos de alcachofa, para tratar los trastornos hepáticos vinculados con el alcohol.

Además, un grupo de científicos de los Países Bajos descubrió que al dar grandes dosis de silimarina a los animales antes de someterlos a operaciones quirúrgicas es posible evitar los daños hepáticos que pueden producirse debido a la carencia de oxígeno durante la intervención.

Una esperanza en la lucha contra el cáncer

De la misma forma en que los radicales libres del cuerpo pueden dañar los vasos sanguíneos que conducen al corazón también pueden dañar el ADN, el programa genético en el interior de las células que les indica cómo deben funcionar. Estos daños pueden culminar en el cáncer. En vista de que los flavonoides ayudan a bloquear los radicales libres tiene sentido que también ayuden a prevenir el cáncer.

Hasta ahora varios estudios científicos amplios han fracasado en su intento de confirmar esta capacidad de protección frente al cáncer. "Desgraciadamente, la historia del cáncer y los flavonoides nunca ha sido realmente satisfactoria para nosotros, los científicos", opina el Dr. Vinson. Es posible que esto se deba, en parte, al hecho de que los investigadores se han concentrado en los flavonoides más conocidos, como la quercetina, en lugar de tomar en cuenta también a los de menos renombre.

Al parecer existe la posibilidad de que ciertos flavonoides —como la silimarina y la tangeretina, que se encuentra debajo de la cáscara de las naranjas (chinas), los limones y otros cítricos— intervengan en la prevención del cáncer. No obstante, es necesario llevar a cabo más investigaciones en este campo.

En estudios en ratas, por ejemplo, unos investigadores de la Universidad de Madras, en la India, observaron que la silimarina ayudaba a frenar el crecimiento de un cierto tipo de cáncer de hígado.

Cuida el cerebro

Al parecer los flavonoides también mejoran nuestra capacidad para pensar. Un estudio japonés examinó la relación entre el té verde y la función cognitiva en seres humanos. Los investigadores estudiaron el consumo de té verde de 1.003 personas de 70 años de edad y menores y observaron que los que consumían más cantidad de té verde sufrían un menor deterioro cognitivo. Al parecer el té verde ayuda a proteger el cerebro del deterioro relacionado con la edad.

Fuentes de flavonoides

A veces es un poco difícil cubrir las necesidades de flavonoides a través de la dieta. No es que escaseen, pero en ocasiones se esconden en lugares donde no se lo esperaría uno, como en la pulpa blanca debajo de la cáscara de la naranja, por ejemplo, o en la piel de la manzana.

Entre las fuentes más ricas de flavonoides se encuentran el té verde, las cebollas, la col rizada, las habichuelas verdes (ejotes), el brócoli, la endibia (lechuga escarola), el apio, el arándano agrio y los cítricos (en la cáscara y la pulpa blanca). También son buenas fuentes el vino tinto, la lechuga, los tomates (jitomates), el jugo de tomate, el pimiento (ají, pimiento morrón) rojo, el haba, la fresa, las manzanas (con cáscara), la uva, el jugo de uva y el chocolate negro.

(*Nota*: si encuentra en este capítulo términos que no entiende o que jamás ha visto, favor de remitirse al glosario en la página 636).

Frijoles

PEQUEÑAS POTENCIAS PARA CONTROLAR EL COLESTEROL Y CUIDARSE CONTRA EL CÁNCER

En los anales de la Federación Internacional de Comedores Competitivos —en la que hombres y mujeres se llenan la panza de sorprendentes cantidades de comida en una sentada— se han establecido varias marcas relativas a los frijoles (habichuelas). Un hombre comió 6 libras (casi 3 kg) de frijoles en salsa de tomate en menos de 2 minutos. Otra persona engulló más de 5 libras (2 kg) de cerdo y frijoles en menos de 2 minutos.

Si bien engullir tantos frijoles a la vez quizás no sea la actividad más sensata, al menos estos competidores hacían algo bien: los frijoles son un alimento excelente para agregar a una dieta saludable.

A pesar de su pequeño tamaño, los frijoles contienen una sorprendente y rica variedad de sustancias que son fundamentales para disfrutar una buena salud. Una de estas sustancias es la fibra. "Lo mejor de los frijoles en mi opinión es que contienen mucha fibra. Son una de las mejores fuentes de fibra dietética que existe", afirma Joe Hughes, Ph.D., profesor adjunto del programa de Nutrición y Ciencias de los Alimentos de la Universidad Estatal de California, en San Bernardino, cuyas investigaciones se centran en los frijoles.

Lo realmente bueno es que son ricos en fibra soluble e indisoluble, las cuales tienen diferentes efectos en el cuerpo. La avena es otro de los pocos alimentos que son altos en ambos tipos de fibra, pero los frijoles pueden utilizarse en muchos más platos que la avena, además es más fácil comer una abundante porción de frijoles, señala el experto.

Los frijoles son también una buena fuente de minerales, proteínas y, aunque tal vez resulte sorprendente para algunos, de antioxidantes.

Combatientes contra el colesterol

Los frijoles no son el único alimento que ayuda a reducir el colesterol, pero definitivamente se trata de uno de los mejores. Están llenos de fibra soluble, el mismo material pegajoso que se encuentra en las manzanas, la cebada y el salvado de avena. Cuando la fibra soluble entra al tracto digestivo, lo que hace es detener la bilis y el colesterol que esta contiene, sacándolo del cuerpo antes de que se absorba.

"Comer una taza de frijoles cocidos al día puede reducir el colesterol total en un 10 por ciento en 6 semanas", dice Patti Bazel Geil, M.S., R.D., una instructora en nutrición de Lexington, Kentucky. Tal vez una reducción del 10 por ciento no parezca mucho, pero hay que tener en cuenta que por cada un 1 por ciento que se reduce el índice total de colesterol, el riesgo de enfermarse del corazón disminuye en un 2 por ciento.

Los frijoles bajan el índice de colesterol prácticamente de cualquiera, pero funcionan mejor entre más alto sea el nivel inicial de esta sustancia. Un estudio realizado en la Universidad de Kentucky dio de comer más o menos ¾ de taza diaria de frijoles pintos y blancos pequeños a 20 hombres con un alto nivel de colesterol (más de 260 miligramos por decilitro de sangre). El nivel total de colesterol de estos hombres bajó en promedio un 19 por ciento en 3 semanas, lo cual posiblemente redujo su riesgo de sufrir un ataque cardíaco casi en un 40 por ciento. Y la mejor noticia fue que el peligroso colesterol lipoproteínico de baja densidad (LBD), el que tapa las arterias, disminuyó en un 24 por ciento.

Al parecer cualquier tipo de frijol, incluso los de lata, ayuda a bajar el colesterol. En otro estudio llevado a cabo por la Universidad de Kentucky, 24 hombres con un nivel alto de colesterol comieron una taza diaria de frijoles en salsa de tomate durante 3 semanas. Su nivel total de colesterol bajó en un 10,4 por ciento, y sus triglicéridos (otra grasa sanguínea culpable de provocar enfermedades cardíacas) disminuyó en un 10,8 por ciento.

En posteriores investigaciones acerca de los efectos reductores del colesterol de los frijoles y otras legumbres, los autores de un informe publicado en la revista médica *British Journal of Nutrition* recopilaron los hallazgos de 11 estudios que examinaban la relación entre el colesterol y diferentes tipos de legumbres, como los frijoles pintos, los garbanzos, las habas blancas y una mezcla de frijoles (pero no frijoles de soya). Descubrieron que los frijoles de estos estudios redujeron el colesterol total en un 7,2 por ciento, el colesterol LBD (perjudicial) en un 6,2 por ciento y los triglicéridos en un 16,6 por ciento. Al parecer la fibra soluble de estos alimentos era el factor más importante a la hora de reducir el colesterol.

Los frijoles contribuyen de otra manera menos directa a mantener bajos los niveles de colesterol. Son extremadamente llenadores, así que cuando uno come frijoles tiene menos apetito para otros alimentos con más grasa. Y consumir menos grasa es fundamental para mantener bajo el colesterol.

En la cocina

Si usted tiene la costumbre de pasar por alto los frijoles (habichuelas) crudos en el supermercado porque no tiene tiempo para esperar mientras se remojan y hierven, deténgase la próxima vez que pase por ahí. No es necesario que aparte un día de su agenda para preparar unos frijoles. Lo dice Patty Bazel Geil, M.S, R.D. Su técnica para un remojo rápido le resta horas al tiempo de preparación.

Enjuague los frijoles en un colador, póngalos en una olla grande y cubra con 2 pulgadas

(5 cm) de agua. Deje que rompa a hervir, baje el fuego a mediano y hierva los frijoles durante unos 10 minutos. Escurra los frijoles y cubra con 2 pulgadas de agua limpia. ("Al tirar el agua en el que se cocinaron los frijoles se elimina la mayor parte de sus azúcares, que son las que producen el gas", explica Geil). Remoje durante 30 minutos. Luego enjuague, escurra y vuelva a cubrir con agua limpia. Hierva a fuego lento durante 2 horas, o hasta que los frijoles estén suaves.

Control del azúcar en la sangre

Para controlar la diabetes, lo principal es que se estabilice la concentración de azúcar en la sangre (glucosa). "Muchas personas no se dan cuenta de cuánto benefician a los diabéticos los frijoles", dice Geil. De hecho se ha demostrado que comer entre ½ y ¾ de taza de frijoles al día controla el azúcar en la sangre de manera significativa. De acuerdo con Geil, los frijoles brindan otro beneficio más. "Los diabéticos tienen entre cuatro y seis veces más probabilidades de desarrollar una enfermedad cardíaca", dice la experta. "Aumentar su consumo de frijoles ayudará a mantener bajo su nivel de colesterol, lo cual reduce este riesgo".

Los frijoles son ricos en carbohidratos complejos. A diferencia de los alimentos que contienen azúcar, los cuales echan su azúcar (glucosa) al torrente sanguíneo de un solo golpe, los carbohidratos complejos se digieren más lentamente. Por lo tanto, la glucosa entra a la sangre poco a poco, lo cual ayuda a mantener estable la concentración de azúcar en la sangre, según nos explica Geil.

El efecto de los alimentos en el azúcar en la sangre se mide normalmente en una escala llamada el índice glucémico, o IG, y los frijoles tienen unos "valores muy bajos en el IG" gracias a su fibra soluble, explica el Dr. Hughes. Esto debería alegrar a los aproximadamente 21 millones de estadounidenses que sufren diabetes, y a los 54 millones con "prediabetes", una enfermedad que provoca un aumento del azúcar en la sangre y se produce normalmente antes de desarrollar diabetes.

Desgraciadamente, los estadounidenses sólo ingieren 17 gramos de fibra al día en promedio —y las personas con diabetes sólo consumen unos 16 gramos— según una encuesta del gobierno federal. La Asociación Dietética de los Estados Unidos recomienda ingerir 25 gramos diarios.

En un pequeño estudio de la Universidad de Texas, los investigadores hicieron que 13 personas con diabetes siguieran dos dietas durante 6 semanas cada una. Una dieta ofrecía 24 gramos diarios de fibra (8 gramos eran fibra soluble), y la otra dieta ofrecía la increíble cantidad de 50 gramos de fibra, la mitad de la cual era soluble. Cuando las personas siguieron la dieta alta en fibra tuvieron un mejor control sobre su azúcar en la sangre y menos insulina que cuando siguieron la dieta con la cantidad normal de fibra. Quizás lo mejor sea que los individuos comían alimentos normales, es decir, no tomaban suplementos de fibra ni comían alimentos enriquecidos especialmente con fibra. (Los expertos habían declarado previamente que es difícil consumir mucha fibra soluble a diario sin tomar suplementos o alimentos enriquecidos con fibra).

Una gran ventaja de los frijoles es que están disponibles en tantas variedades —y se pueden preparar de tantas maneras— que resulta fácil comer frijoles incluso varias veces al día en cantidades relativamente grandes para cosechar todos los beneficios de la fibra, afirma el Dr. Hughes.

Las legumbres: luchadoras contra el cáncer

Las frutas y las verduras acaparan toda la atención durante los debates sobre los alimentos ricos en antioxidantes. De hecho, cuando unos investigadores del Departamento de Agricultura de los Estados Unidos (o *USDA* por sus siglas en inglés) recopilaron la capacidad antioxidante de cientos de alimentos presentes en la dieta estadounidense, destacaron muchos de estos alimentos. La manzana tipo *Granny Smith*, por ejemplo, consiguió una puntuación de 5.381 en la medida de la capacidad antioxidante total por ración. La alcachofa logró 7.904 y un tipo poco común de arándano logró la sorprendente cantidad de 13.427.

Pero varios tipos de frijoles no quedaron muy atrás que digamos de los alimentos con puntuaciones altas. El frijol pinto logró 11.864. ¡Y el frijol colorado obtuvo 13.259!

Los frijoles son excelentes fuentes de fitoquímicos, los cuales son componentes vegetales que tienen propiedades antioxidantes y que combaten diversas enfermedades, según explica el Dr. Hughes. Los frijoles pueden contener cientos de tipos de sustancias químicas antioxidantes. Recuerde que los antioxidantes nos ayudan a protegernos frente al cáncer al limitar los ataques perjudiciales que los radicales libres realizan sobre nuestras células. Además, a diferencia de lo que sucede con algunos alimentos vegetales ricos en antioxidantes como los arándanos, se pueden poner muchos tipos diferentes de frijoles en el plato comida tras comida sin aburrirse ni sentirse abrumado por el sabor.

Se ha demostrado que otros compuestos de los frijoles —como los lignanos, las isoflavonas, las saponinas, el ácido fítico y los inhibidores de la proteasa— inhiben el crecimiento de las células cancerosas. Al parecer estos compuestos evitan que las células normales se vuelvan cancerosas e impiden que crezcan las células cancerosas.

Una alternativa saludable a la carne

Antiguamente, los frijoles se apodaban "la carne del pobre". Sin embargo, sería más preciso llamarlos "la carne de la persona saludable". Al igual que la carne roja, los frijoles están repletos de proteínas. La diferencia está en que contienen poca grasa, sobre todo de la peligrosa grasa saturada que se encarga de tapar las arterias.

Una taza de frijoles negros contiene menos de 1 gramo de grasa, por ejemplo, y menos del 1 por ciento de esta cantidad proviene de la grasa saturada. Tres onzas (84 g) de carne de res molida magra (baja en grasa) y asada, por el contrario, contienen 15 gramos de grasa; de estos, el 22 por ciento es grasa saturada.

Por si fuera poco, los frijoles también son una magnífica fuente de vitaminas y minerales esenciales. Media taza de frijoles negros contiene 128 microgramos, el 32 por ciento de la Cantidad Diaria Recomendada (o *DV* por sus siglas en inglés) de folato, una vitamina del complejo B que posiblemente reduzca el riesgo de sufrir enfermedades cardíacas y tal vez combata, además, los defectos de nacimiento. La misma media taza contiene 2 miligramos de hierro, el 11 por ciento de la DV, y 305 miligramos de potasio, es decir, el 9 por ciento de la DV. El potasio es un mineral que, según se ha demostrado, ayuda de manera natural a controlar la presión arterial.

CÓMO MAXIMIZAR SUS PODERES CURATIVOS

Fíjese en la fibra. Prácticamente todos los frijoles crudos son buenas fuentes de fibra, pero algunos se destacan entre el montón. Los frijoles negros, por ejemplo, contienen 6 gramos de fibra por cada ración de media taza. Los garbanzos, los frijoles colorados y las habas blancas proporcionan más o menos 7 gramos de fibra. Sin embargo, los que ganan este concurso de salud son los frijoles de caritas, con aproximadamente 8 gramos de fibra.

Disfrute los de lata. En general, los frijoles secos que uno se cocina tienen una ligera ventaja sobre los de lata en lo que a la retención de nutrientes se refiere, dice el Dr. Hughes. No obstante, el estadounidense común hoy día simplemente no tiene el tiempo que se necesita para cocinar frijoles secos (incluso con el método acelerado que aparece en el recuadro en la página 348). Si sólo se dispone de tiempo para comer frijoles de lata, por supuesto hay que comer frijoles de lata, afirma el experto. No obstante, este tipo contiene más sodio, por lo que los tendrá que enjuagar y escurrir antes de comérselos.

Combata el gas con especias. ¿Ha renunciado a los beneficios alimenticios de los frijoles por el miedo a la incomodidad y la pena de los gases? Trate de sazonarlos con una pizca de ajedrea (*savory*) o una cucharadita de jengibre molido. De acuerdo con algunas investigaciones universitarias, es posible que estas especias ayuden a contrarrestar la tendencia de los frijoles de producir gases.

Lea la etiqueta. Algunos frijoles de lata contienen mucha grasa, y otros contienen muy poca, dice el Dr. Hughes. Escoja un tipo que sea bajo en grasa... siguen sabiendo de maravilla.

Prefiera los prietos. Compre frijoles más oscuros para obtener más protección frente a las enfermedades. En general, entre más oscuros sean los frijoles, más potentes son los antioxidantes que contienen, comenta el Dr. Hughes.

(*Nota*: si encuentra en este capítulo términos que no entiende o que jamás ha visto, favor de remitirse al glosario en la página 636).

Bolsas de marisco y frijoles italianos *cannellini*

2 latas (de 15 onzas cada una) de frijoles (habichuelas) italianos *cannellini*, enjuagados y escurridos

12 onzas (340 g) de vieiras (cortados a la mitad si son muy grandes)

8 onzas (230 g) de camarón grande, pelado y sin vetas

1 taza tomates (jitomates) italianos pequeños picados en cubitos (de ¾ de pulgada/2 cm cada cubito)

1 frasco (de 6 onzas) de corazones de alcachofa adobados (remojados) y escurridos

1 cucharada de aceite de oliva extra virgen

2 cucharaditas de romero fresco picado

1 cucharadita de ajo finamente picado

½ cucharadita de sal (opcional)

¼ de cucharadita de pimienta roja molida machacada

Precaliente el horno a 425°F. Arranque 4 pedazos de papel de pergamino de unas 15 pulgadas (38 cm) de largo cada uno. Doble cada papel a la mitad a lo largo y luego ábralo de manera que pueda ver el pliegue.

Mezcle bien todos los ingredientes en un tazón (recipiente) grande.

Para hacer cada bolsa: ponga 1½ tazas de la mezcla de los frijoles en un montón sobre un lado del pliegue. Levante el otro lado del papel para cubrir el relleno y junte las orillas doblándolas alrededor del relleno para cerrarlo. Repita con los ingredientes restantes para hacer 3 bolsas más, luego póngalas en una bandeja de hornear.

Hornee de 10 a 12 minutos hasta que las vieiras y los camarones estén ligeramente opacos en el centro. Para servir, corte una "X" en cada bolsa y rompa el papel para ver el relleno.

Rinde 4 porciones

Consejo de cocina: *para esta receta se pueden utilizar cualquier tipo de frijoles blancos.*

POR PORCIÓN

Calorías: 430	Colesterol: 140 mg
Grasa total: 12 g	Sodio: 655 mg
Grasa saturada: 2 g	Fibra dietética: 9 g

Ensalada de *edamame* y *escarola*

1 taza de *edamame* congelado sin cáscara

1 cucharada de jugo de limón fresco

1 cucharada de chalotes picados en trocitos

2 cucharadas de aceite de oliva extra virgen

Sal marina y pimienta negra recién molida

1 *escarola* (de 5 libras/2 kg), picada en pedazos del tamaño de un bocado

2 cucharaditas de menta fresca picada

2 cucharaditas de perejil de hoja plana picado

¼ de libra (113 g) de queso *pecorino romano*

Deje que rompa a hervir una olla grande de agua con sal. Agregue el *edamame* y cocine durante 2 minutos. Escurra bien.

Bata a mano en un tazón (recipiente) pequeño el jugo de limón y los chalotes; lentamente agregue el aceite de oliva mientras sigue batiendo. Sazone al gusto con sal y pimienta.

Mezcle en una ensaladera grande el edamame, la *escarola*, la menta, el perejil y el aliño (aderezo); sazone al gusto con la sal y la pimienta. Ralle el queso sobre la ensalada.

Rinde 4 porciones

Consejo de cocina: *si lo prefiere, puede utilizar arugula o verduras de hoja verde mixtas en lugar de la escarola. Si tiene tiempo, también puede pelar y cocinar al vapor edamame fresco para esta receta.*

POR PORCIÓN

Calorías: 318	Colesterol: 28 mg
Grasa total: 18 g	Sodio: 583 mg
Grasa saturada: 7 g	Fibra dietética: 13 g

Lentejas con jengibre

1¼ **tazas de lentejas**

2 **cucharaditas de aceite de** *canola*

2 **cucharadas de jengibre fresco rallado**

2 **dientes de ajo, picados en trocitos**

1¼ **cucharaditas de** *curry* **en polvo**

¼ **de cucharadita de sal**

1 **limón partido a la mitad**

Ponga las lentejas en un colador, lave con agua fría y deje escurrir. Pase las lentejas a una cacerola grande y agregue 4 tazas de agua. Ponga a fuego alto y deje que rompa a hervir. Baje el fuego a lento. Tape parcialmente y cocine de 30 a 35 minutos, o hasta que las lentejas estén suaves pero no se deshagan.

Escurra las lentejas y póngalas aparte. Seque la cacerola. Agregue el aceite y ponga a calentar a fuego mediano. Agregue el jengibre, el ajo, el *curry* en polvo y la sal. Revuelva durante unos segundos, hasta que los ingredientes empiecen a soltar su aroma. Agregue las lentejas y mezcle bien para que se vuelvan a calentar. Quite del fuego.

Exprima el jugo de una mitad del limón, agregue a las lentejas y revuelva. Corte la otra mitad en 4 pedazos. Sirva las lentejas con los pedazos de limón.

Rinde 4 porciones

Consejo de cocina: *estas lentejas sirven muy bien como plato principal sin carne. Sírvalas acompañadas de pan o arroz y alguna verdura preparada al vapor.*

POR PORCIÓN

Calorías: 208
Grasa total: 3 g
Grasa saturada: 0,3 g

Colesterol: 0 mg
Sodio: 137 mg
Fibra dietética: 7,4 g

Frutas tropicales

DULZURA DIGESTIVA DEFENSORA DEL CORAZÓN

Qué sería de la repostería latina, especialmente la del Caribe, sin las frutas tropicales? Usadas en los pudines, dulces, helados, batidos (licuados), jaleas y pasteles (bizcochos, tortas, *cakes*), son ingredientes principales de una plétora de deleites, entre estos el helado de mango, el dulce de papaya (fruta bomba, lechosa) y los casquitos de guayaba en almíbar.

Probablemente no le sorprenderá descubrir que, igual que los otros alimentos que mostramos en este libro, las frutas tropicales son tanto saludables como sabrosas. Hay cuatro en particular que se destacan en las investigaciones científicas: el mango, la papaya, la guayaba y la granada. Por lo tanto, ya que tienen más peso de las pruebas, vamos a tratar solamente estas cuatro en este capítulo.

La magia del mango

Un mango en realidad no se mastica. Tiene tanto jugo que casi se deshace en la boca. Sin embargo, aunque por ello sea difícil comérselo sin embarrarse los dedos y la cara, el mango, que sabe como una dulce mezcla de melocotón (durazno) y piña (ananá), definitivamente vale la pena.

Al igual que otras frutas, el mango contiene grandes cantidades de vitamina C. Lo que lo hace especial es que también viene cargado de betacaroteno. Tanto la vitamina C como el betacaroteno son antioxidantes, lo cual significa que contrarrestan los efectos perjudiciales de unas moléculas de oxígeno dañinas conocidas como radicales libres. Este detalle es importante para la salud, porque los radicales libres pueden lesionar los tejidos sanos de todo el cuerpo. Es más, también estropean el colesterol lipoproteínico de baja densidad (LBD) del cuerpo, lo cual aumenta las probabilidades de que el colesterol LBD se adhiere a las paredes de las arterias, lo cual a su vez incrementa el riesgo de sufrir una enfermedad cardíaca.

Cada mango contiene casi 5 miligramos de betacaroteno, lo cual corresponde a entre el 50 y el 83 por ciento de la cantidad recomendada de 6 a 10 miligramos. También tiene 57 miligramos de vitamina C, que es el 95 por ciento de la Cantidad

Diaria Recomendada (o *DV* por sus siglas en inglés). Esta combinación es muy saludable. En un estudio australiano se dio de beber diariamente a un grupo de personas un jugo que contenía betacaroteno y vitamina C durante 3 semanas. Los investigadores descubrieron que el colesterol LBD de estas personas sufría menos daños que antes de empezar a tomar el jugo.

En un reciente estudio realizado por la Universidad de la Florida, los extractos de mango inhibían el crecimiento de células cancerosas en tubos de ensayo. "No podemos decir que estos compuestos de los mangos van a prevenir el cáncer en los seres humanos porque no se han realizado esos estudios", afirma Susan Percival, Ph. D., una especialista en Nutrición e Inmunidad de la Universidad de la Florida. "No obstante, lo que sí podemos decir del mango es que contiene unos potentes antioxidantes y debería formar parte de una dieta saludable".

Los mangos son buenos para el corazón, y no sólo por sus compuestos antioxidantes. También tienen un alto contenido de fibra. Un solo mango proporciona casi 6 gramos de fibra, una cantidad mayor de la que se encuentra en una taza de salvado de avena cocido. Es más, casi la mitad de la fibra del mango es del tipo soluble. Un sinfín de estudios han demostrado que al aumentar la cantidad de fibra soluble en la dieta disminuye el nivel de colesterol y el riesgo de sufrir una enfermedad cardíaca, presión arterial alta (hipertensión) y derrames cerebrales. Por su parte, la fibra indisoluble del mango también es importante porque ayuda a que las heces abandonen el cuerpo más rápidamente, junto con las sustancias peligrosas que pueda contener. Esto significa que el riesgo de sufrir cáncer de colon tal vez disminuya cuando se comen más mangos.

El poder de la papaya

Por fuera tienen el aspecto de unos aguacates (paltas) amarillos o anaranjados, por dentro se encuentra uno con su aromática pulpa anaranjada amarillenta tan rica que no cabe ninguna duda acerca de su poder curativo.

La papaya está retacada de carotenoides, unos pigmentos vegetales naturales que se encargan de pintar de bellos colores muchas frutas y verduras. No obstante, los carotenoides hacen otras cosas aparte de adornar su plato. Literalmente pueden salvarle la vida.

Los carotenoides que contiene la papaya son unos antioxidantes sumamente poderosos. Algunos estudios han demostrado que las personas que consumen la mayor cantidad de alimentos ricos en carotenoides, como la papaya, corren mucho menos peligro de morir de enfermedades cardíacas o cáncer.

Muchas frutas y verduras contienen carotenoides, pero la papaya les gana a todas. Unos investigadores alemanes clasificaron 39 alimentos de acuerdo con su contenido de carotenoides. La papaya ocupó el primer lugar en la lista; la mitad de una propor-

En la cocina

Por mucho que se les antojen las frutas tropicales, muchas personas las pasan por alto debido a un problema importante: no las saben seleccionar. Siga estos pasos y su paladar siempre estará encantado.

Pruébelas... con la nariz. Las frutas tropicales deben tener un aroma dulce y fragante desde antes de partirlas. Ponga su nariz a trabajar antes de colocarlas en su carrito del supermercado. Si el aroma es débil, su sabor también lo decepcionará.

Manténgalas frescas, no frías. A veces hay que dejar que las frutas tropicales todavía maduren un poco en casa. Póngalas en un sitio fresco y seco. Lo que nunca se debe hacer es guardarlas en el refrigerador, porque el frío acaba por completo con su sabor.

Encuentre la combinación correcta. Una ensalada de frutas tropicales es una delicia, pero no sirven para hacer gelatina. La papaya (fruta bomba, lechosa) o la piña (ananá) crudas contienen una enzima que descompone la proteína de la gelatina e impide que esta cuaje.

Pique las granadas en pedazos. Para evitar problemas a la hora de comer la granada, corte la corona de la fruta y luego pica en pedazos el resto de ella, según recomiendan los expertos del Consejo de las Granadas ubicado en California. Ponga los pedazos en un tazón (recipiente) de agua. Extraiga los granos llenos de jugo de los pedazos sumergidos con los dedos. Deseche las fibras y la piel, escurra el agua y disfrute esta antigua delicia.

---

ciona casi 3,8 miligramos de carotenoides. La toronja (pomelo), por su parte, obtuvo el segundo lugar con 3,6 miligramos, seguida por el albaricoque (chabacano, damasco) con 2,6 miligramos.

La papaya también contiene varias proteasas, unas enzimas que, como la papaína, se parecen mucho a las producidas de forma natural por el estómago. Cuando se come papaya cruda durante la comida o después de ella, al cuerpo le resulta más fácil digerir las proteínas, lo cual puede ayudar a calmar un estómago descompuesto. Es posible que la papaya también ayude a prevenir las úlceras. Un estudio de laboratorio descubrió que había menos probabilidades de que les salieran úlceras a los animales que recibían grandes dosis de medicamentos irritantes para el estómago si habían consumido papaya diariamente con varios días de anticipación. No se han realizado investigaciones semejantes con personas, pero parece probable que un poco de papaya al día pueda ayudar a contrarrestar los efectos irritantes de la aspirina y otros medicamentos antiinflamatorios.

En otro estudio nuevo, unos investigadores rusos han descubierto que los extractos de papaya aceleran la curación de las heridas. Especulan que la acción antioxidante de la papaya tal vez proteja a los tejidos de los daños continuos que se producen durante el proceso de curación.

La gran guayaba

A veces es difícil encontrar guayabas en el supermercado, pero definitivamente vale la pena buscar esta fruta rosada o amarilla del tamaño de un limón. Muchas veces se venden en tiendas *gourmet* o de comida latina o hindú.

El componente especial de la guayaba es un carotenoide llamado licopeno. Durante mucho tiempo se le hizo menos caso al licopeno que a un compuesto afín, el betacaroteno. Sin embargo, estudios recientes indican que el licopeno tal vez sea aún más potente que su pariente más famoso. De hecho, el licopeno es uno de los antioxidantes más poderosos que existen, según afirma Paul Lachance, Ph.D., profesor de Nutrición y director ejecutivo del Instituto Nutraceuticals en la Universidad de Rutgers en New Brunswick, Nueva Jersey.

Unos científicos israelíes descubrieron, en estudios de laboratorio, la capacidad del licopeno para impedir rápidamente el crecimiento de las células de cáncer de pulmón y de mama. Por otra parte, una extensa investigación realizada por la Universidad Harvard, que abarcó a casi 48.000 hombres, descubrió que quienes incluían la mayor cantidad de licopeno en su dieta tenían un 45 por ciento menos de riesgo de sufrir cáncer de próstata que quienes comían menos de este carotenoide. Hace mucho que se admira al tomate (jitomate) por su alto contenido en licopeno y los estudios sobre sus efectos a menudo arrojan resultados contradictorios, sin embargo, la guayaba se lo lleva de calle: contiene por lo menos un 50 por ciento más licopeno que el tomate. Cuando los investigadores del Laboratorio de Productos Subtropicales y Cítricos del Departamento de Agricultura de los Estados Unidos, ubicado en Winter Haven, Florida, compararon el contenido de antioxidantes de 14 frutas tropicales del sur de la Florida, la guayaba roja obtuvo el primer puesto.

Por último, en lo que se refiere a la fibra dietética, la guayaba es una auténtica estrella. Sus más o menos 9 gramos por taza rebasan la cantidad total proporcionada en conjunto por una manzana, un albaricoque, un plátano amarillo (guineo, banana) y una nectarina. Esto ha llamado la atención de los investigadores cardíacos, porque una de las mejores maneras de bajar el colesterol es aumentar la cantidad de fibra dietética.

Consejo clave

Los supervivientes de cáncer de próstata y los hombres que enfrentan riesgo de sufrir este tipo de cáncer deberían beber 8 onzas (240 ml) diarias de jugo de granada puro. "No se trata de una cura, pero tal vez seamos capaces de cambiar el modo en que se desarrolla el cáncer de próstata", afirma el Dr. Allan Pantuck, profesor adjunto de Urología en el Centro para el Tratamiento del Cáncer Jonsson de la Universidad de California-Los Ángeles (UCLA), y autor principal de un estudio que descubrió que el jugo de granada reducía la elevación de los biomarcadores del cáncer de próstata.

En un estudio realizado con 120 hombres, unos investigadores hindúes descubrieron que su nivel total de colesterol bajaba casi en un 10 por ciento si comían entre 5 y 9 guayabas al día durante 3 meses. Y por si eso fuera poco, su nivel del saludable colesterol lipoproteínico de alta densidad aumentó en un 8 por ciento.

La fama de las granadas

Las granadas provienen de Asia tropical y se han cultivado durante miles de años por todo el Mediterráneo y Oriente Medio. Las granadas frescas, que son populares en el Día de Acción de Gracias y Navidad, tienen un exterior áspero y en el interior se encuentran cientos de "arils" de color magenta: se trata de saquitos llenos del inconfundible jugo agridulce y terroso de esta fruta. El jugo embotellado se consigue durante todo el año.

Las granadas contienen muchos antioxidantes. Además, sus fitoquímicos tal vez protejan contra la arterosclerosis, que es perjudicial para el corazón. Cuando unos investigadores del Centro Médico Rambam, ubicado en Haifa, Israel, probaron compuestos de la granada en estudios de laboratorio, observaron que estos flavonoides protegían a las partículas del perjudicial colesterol LBD frente a la oxidación: el primer paso en el desarrollo de la dañina placa que se acumula en las paredes de las arterias.

Además, en un estudio de la Universidad de California, Los Ángeles, de 3 años de duración que abarcó a 50 hombres que habían sido sometidos a cirugía o radioterapia para el cáncer de próstata, un vaso diario de jugo de granada retardó el incremento de unos marcadores del cáncer llamados antígenos específicos de la próstata (o *PSA* por sus siglas en inglés) a un cuarto de su índice normal. Cuando el cáncer de próstata está presente, los niveles de PSA normalmente se duplican cada 15 meses, pero los niveles de los hombres que bebieron el jugo tardaron 54 meses en duplicarse. Los investigadores anunciaron que también habían observado una ralentización en las velocidades de duplicación de los PSA para los hombres con cáncer de próstata en las primeras fases que habían escogido una estrategia de "espera vigilante" en lugar de cirugía, radioterapia o tratamiento hormonal. Los expertos sospechan que los antioxidantes presentes en el jugo tal vez protejan a las células sanas mientras que las isoflavonas provoquen la muerte de las células cancerosas.

CÓMO MAXIMIZAR SUS PODERES CURATIVOS

Agregue un poco de grasa. El licopeno de la guayaba se absorbe mejor si se come junto con un poco de grasa. Si la sirve en rebanadas y con yogur, por ejemplo, obtendrá la mayor cantidad posible de licopeno, además de complementar muy bien el sabor un poco ácido de esta fruta.

Cómalas sin calor. Las frutas tropicales con frecuencia sirven para acompañar platos de carne en forma de salsa, por ejemplo. Desgraciadamente, el calor destruye parte de la vitamina C, dice Donald V. Schlimme, Ph.D., profesor emérito de Nutrición y Ciencias de los Alimentos en la Universidad de Maryland, en College Park. A fin de obtener la mayor cantidad posible de vitaminas, el experto recomienda comérselas crudas, como la Madre Naturaleza lo dispuso originalmente.

Guárdelas con cuidado. Al entrar en contacto con el aire y la luz del Sol, las frutas tropicales no tardan en perder su vitamina C. Guárdelas en un lugar fresco y oscuro para mantenerlas frescas y conservar este nutriente de importancia fundamental.

(*Nota*: si encuentra en este capítulo términos que no entiende o que jamás ha visto, favor de remitirse al glosario en la página 636).

Frutos secos

CRUJIENTES COMBATIENTES CONTRA EL CÁNCER

En la antigua Persia se creía que comer cinco almendras antes de tomar bebidas alcohólicas evitaba la embriaguez o por lo menos la resaca (cruda). También se tenía la idea de que las almendras ofrecían protección contra las brujas y estimulaban la producción de leche en las mujeres que estaban amamantando.

Es posible que tales teorías suenen muy descabelladas, pero realmente no sorprende que las civilizaciones antiguas hayan apreciado tanto los frutos secos. Además de ser una fuente compacta de energía, se pueden almacenar fácilmente tanto en el frío del invierno como en el calor del verano, por lo que están disponibles durante todo el año. Por si fuera poco contienen varios compuestos que al parecer previenen las enfermedades cardíacas y el cáncer.

Ajustes para no aumentar

Antes de hablar de los beneficios que los frutos secos brindan a la salud hay que mencionar una de sus desventajas. Si bien son ricos en nutrientes, también tienen un alto contenido de grasa. Un tercio de taza de frutos secos por lo general suma entre 240 y 300 calorías y entre 20 y 25 gramos de grasa.

No todos los frutos secos están llenos de grasa, pero la mayoría sí. El coco, por ejemplo, cuenta con mucha grasa, y en su mayor parte se trata de la peligrosa grasa saturada. "En el otro extremo del espectro está la castaña, que tiene un contenido sumamente bajo de grasa y casi toda es insaturada", según señala la Dra. Joan Sabaté, DrPH., presidenta del departamento de Nutrición y profesora adjunta de Nutrición y Epidemiología en la Escuela de Salud Pública de la Universidad Loma Linda, en California.

"Es muy lamentable que la gente evite los frutos secos sólo porque tienen muchas calorías", agrega la Dra. Sabaté. "El truco al comer frutos secos está en no exagerar e incorporarlos de forma prudente a una dieta saludable," dice.

Si le preocupa ganar peso por comer frutos secos, tenga esto en cuenta. Una revisión de estudios muy importantes realizada por unos investigadores de la Universidad

Loma Linda descubrió que comer frutos secos no está relacionado con la obesidad. Las personas que viven en la región del Mediterráneo, por ejemplo, comen el doble de frutos secos que los estadounidenses, pero sus índices de obesidad son mucho más bajos. En un estudio, a 81 personas se les dio almendras crudas y tostadas para agregarlas a sus dietas. Después de 6 meses, las mujeres del estudio no tuvieron un aumento de peso apreciable y los hombres engordaron menos de 2 libras (1 kg). Los autores del estudio sugieren que las proteínas y la fibra que contienen los frutos secos tal vez nos ayuden a sentirnos llenos y por ello comemos menos de otros alimentos.

Conforme agregue frutos secos a la dieta, reduzca otras grasas menos saludables, como la mantequilla, las margarinas hidrogenadas y alimentos para merienda (refrigerio, tentempié) sin nutrientes como las papitas fritas y las galletitas, dice la Dra. Sabaté.

Puede realizar sustituciones saludables de maneras sencillas, por ejemplo, escoja 2 cucharadas de almendras cortadas en láminas en lugar de ⅔ de taza de un cereal bajo en fibra, o coma 4 cucharadas de pistachos en vez de 1 taza de pasta cocida, o agregue 1 cucharada de nueces picadas a su ensalada en lugar de ¼ de taza de crutones condimentados.

Buenos para el corazón y la vesícula

Una de las maravillosas cualidades de los frutos secos es que contienen varios compuestos que ayudan a mantener despejadas las arterias y aseguran que la sangre fluya sin problema alguno.

Un grupo de investigadores de la Universidad de Loma Linda descubrió que el consumo de frutos secos al parecer protege contra las enfermedades cardíacas. De hecho, su descubrimiento se dio por casualidad cuando les pidieron a 26.000 miembros de la Iglesia de los Adventistas del Séptimo Día —gente muy consciente de su salud— que indicaran la frecuencia con la que ingerirían 65 alimentos.

Resulta que a los adventistas les encantan los frutos secos. El 24 por ciento de los participantes los comían por lo menos cinco veces a la semana. En la población en general, por el contrario, sólo el 5 por ciento de las personas los consumen con la misma frecuencia. Los investigadores descubrieron que esta diferencia en el consumo de frutos secos se traduce en una enorme diferencia en cuanto al riesgo de sufrir enfermedades cardíacas. Con tan sólo comer frutos secos entre una y cuatro veces a la semana, el riesgo de morir de una enfermedad cardíaca relacionada con la obstrucción arterial disminuye un 25 por ciento. El peligro se reduce a la mitad en las personas que los comen cinco veces a la semana o más.

Los investigadores no están seguros del tipo concreto de fruto seco que más influye en este resultado. Algunos de los más populares del estudio eran el cacahuate (maní), la almendra y la nuez. (A pesar de que, hablando estrictamente, el cacahuate pertenece a la familia de las legumbres, desde el punto de vista alimenticio se parece a los frutos secos. De hecho en inglés a veces se le llama *groundnut* o "nuez de la tierra").

Pero los frutos secos contienen un montón de grasa. ¿Cómo es que se la quitan a las arterias? "Con pocas excepciones, la mayoría de los frutos secos son ricos en grasas monoinsaturadas y poliinsaturadas", afirma la Dra. Sabaté. "Cuando estos tipos de grasa reemplazan a las grasas saturadas de la dieta pueden ayudar a bajar el colesterol total así como el colesterol lipoproteínico de baja densidad (LBD), que es malo para la salud". Al mismo tiempo, los frutos secos no afectan al nivel del colesterol lipoproteínico de alta densidad (LAD), tan saludable para el corazón.

Un estudio publicado en la revista médica *Circulación* observó que en las personas que comían 25 almendras al día los niveles del perjudicial colesterol lipoproteínico de baja densidad (LBD) disminuyeron en un 4 por ciento y los niveles del beneficioso colesterol LAD se elevaron en un 5 por ciento.

Otro componente de los frutos secos gracias al cual estos son tan buenos para el corazón es un aminoácido llamado arginina. El cuerpo convierte una parte de la arginina en óxido nítrico, un compuesto que ayuda a dilatar los vasos sanguíneos. De

En la cocina

Es muy divertido preparar crema de cacahuate (maní) en casa. Además de que sabe rica tiene un poco menos de grasa que la comercial, dependiendo de la cantidad de aceite que se le agregue. Además, es muy fácil de hacer. Ahora le diremos cómo.

- Compre cacahuate tostado, del que viene en lata o en un frasco sellado al vacío. El cacahuate tostado con cáscara también sirve, pero implica más trabajo porque hay que pelarlo.
- Por cada taza de cacahuate agregue entre 1½ y 2 cucharadas de aceite de

canola o algún otro aceite de sabor ligero. Algunas personas también agregan ½ cucharadita de sal por cada taza de cacahuate, pero este paso es opcional.

- Ponga los cacahuates y el aceite en una licuadora (batidora) y muélalos hasta obtener la textura deseada: con muchos o pocos trocitos o cremosa.
- Pase la crema de cacahuate a un frasco y guárdela en el refrigerador. Conservará su frescura durante 3 ó 4 meses. No obstante, los aceites de la crema de cacahuate "natural" se separan y hay que revolverla bien antes de comérsela.

hecho, actúa de forma muy parecida al fármaco nitroglicerina, el cual se utiliza para dilatar las arterias rápidamente y permitir que llegue al corazón una mayor cantidad de sangre. Al parecer el óxido nítrico evita que las plaquetas de la sangre se peguen entre sí, lo cual también reduce el riesgo de sufrir enfermedades cardíacas.

"Los frutos secos también son ricos en vitamina E, la cual tal vez evite que el colesterol LBD se oxide", afirma la Dra. Sabaté. El proceso de oxidación hace que el colesterol se adhiera más fácilmente a las paredes de las arterias y termine por cerrarle el paso a la sangre. Los frutos secos contienen más vitamina E que cualquier otro alimento, a excepción de los aceites. Las almendras y las nueces son especialmente valiosas en este sentido. Un tercio de taza de cualquiera de estos frutos secos cuenta con unas 12 unidades internacionales (UI) de vitamina E, es decir, el 40 por ciento de la Cantidad Diaria Recomendada (o *DV* por sus siglas en inglés).

Además, los frutos secos proporcionan generosas cantidades de cobre y magnesio, dos minerales que también son muy buenos para el corazón. Al parecer el magnesio regula el colesterol y la presión arterial al igual que los ritmos cardíacos, mientras que el cobre tal vez reduzca el colesterol.

Curiosamente, de la misma manera en que los frutos secos mantienen despejadas y libres de coágulos a las arterias, también ayudan a evitar los cálculos biliares, que bloquean la secreción de bilis desde la vesícula. Unos investigadores de la Escuela de Medicina de la Universidad Harvard realizaron un seguimiento a 81.000 mujeres a lo largo de 20 años y observaron que las mujeres que comían 5 onzas (142 g) o más a la semana de cacahuates, crema de cacahuate u otro fruto seco tenían un 25 por ciento menos de probabilidades de necesitar cirugía para la vesícula.

Cualidades que combaten el cáncer

De la misma forma en que los frutos secos contienen unos compuestos que ayudan a prevenir las enfermedades cardíacas, también proporcionan otros que tal vez prevengan el cáncer.

Las nueces, por ejemplo, cuentan con un compuesto llamado ácido elágico que al parecer combate al cáncer sobre varios frentes. "El ácido elágico es un buen antioxidante que incapacita a las moléculas de oxígeno dañinas llamadas radicales libres que según se sabe promueven el proceso cancerígeno", explica Gary Stoner, Ph.D., profesor e investigador oncológico en la Universidad Estatal de Ohio, en Columbus. El ácido elágico también ayuda a eliminar la toxicidad de las sustancias potencialmente carcinogénicas y al mismo tiempo evita que las células cancerosas se dividan.

En un estudio científico se observó que las probabilidades de desarrollar cáncer de esófago se redujeron en un 33 por ciento en un grupo de animales de laboratorio a los que se les dio ácido elágico además de una sustancia carcinogénica, en comparación con los que sólo recibieron el carcinógeno. En otro estudio se comprobó que las probabilidades de desarrollar tumores hepáticos disminuye en un 70 por ciento en los animales de laboratorio que reciben ácido elágico purificado.

La vitamina E que contienen los frutos secos al parecer también ayuda a prevenir el cáncer. En 2004, unos investigadores de la Universidad Purdue, en West Lafayette, Indiana, observaron que el gamma-tocoferol, una forma de vitamina E presente en las nueces y las pacanas, mataba células humanas de cáncer de pulmón y próstata en el laboratorio, mientras dejaba intactas las células saludables.

Se completa la carga alimenticia

Todos los frutos secos son muy ricos en proteínas y la mayoría ofrecen una generosa cantidad de vitaminas y minerales, así como de fibra dietética.

El cacahuate no se destaca por sus poderes curativos, pero entre todos los frutos secos es el que más proteínas proporciona; ⅓ de taza ofrece más de 11 gramos, el 22 por ciento de la DV. Se trata de más proteínas que las contenidas en la misma cantidad de carne de res o de pescado. Mejor aún, la proteína del cacahuate es completa, lo cual significa que brinda todos los aminoácidos esenciales que necesitamos. El coquito del Brasil (castaña de Pará), la nuez de la India (anacardo, semilla de cajuil, castaña de cajú), las nueces y las almendras también son buenas fuentes de proteínas, pues ⅓ de taza de cualquiera de estos frutos secos contiene por lo menos 6 gramos, el 12 por ciento de la DV.

Además, todos los frutos secos son una buena fuente de fibra. Una ración de ⅓ de taza suele contar con entre 1 y 2 gramos, cantidad equivalente a la que se encuentra en una ración semejante del cereal de caja de la marca *Cheerios*. Dos de los frutos secos más ricos en fibra son el pistacho (casi 5 gramos por ⅓ de taza, prácticamente el 20 por ciento de la DV) y la almendra (un poco más de 6 gramos, más o menos el 24 por ciento de la DV).

(*Nota*: si encuentra en este capítulo términos que no entiende o que jamás ha visto, favor de remitirse al glosario en la página 636).

Merienda de cereal y almendras con especias

1 clara de huevo

1½ cucharaditas de sazonador tipo *Cajun*

1 cucharadita de salsa *Worcestershire*

½ cucharadita de ajo en polvo

1 cucharadita de agua

2 tazas de cereal de trigo integral en cuadritos

1½ tazas de almendras enteras

Precaliente el horno a 300°F. Rocíe una bandeja de hornear con aceite antiadherente en aerosol.

Ponga la clara de huevo, el sazonador tipo *Cajun*, la salsa *Worcestershire*, el ajo en polvo y el agua en un tazón (recipiente) grande y bata todos los ingredientes a mano hasta que queden bien mezclados. Incorpore el cereal y las almendras hasta cubrirlos perfectamente con la mezcla de especias.

Extienda la mezcla de manera uniforme sobre la bandeja de hornear ya preparada y hornéela por 30 minutos o hasta que esté bien dorada y crujiente. Deje que se enfríe y guárdela en una lata o un frasco hermético.

Rinde aproximadamente 3⅓ tazas

POR ⅓ DE TAZA

Calorías: 139	Colesterol: 0 mg
Grasa total: 11 g	Sodio: 146 mg
Grasa saturada: 1,1 g	Fibra dietética: 2,9 g

Aderezo de nuez y pimiento rojo para pasta

⅔ de taza de nueces picadas

⅔ de taza de pimiento (ají, pimiento morrón) rojo asado y picado

2 dientes de ajo picados en trocitos

2 cucharadas de perejil fresco picado en trocitos

⅛ de cucharadita de sal

⅛ de cucharadita de pimienta roja molida

Ponga las nueces picadas en un sartén antiadherente grande y tuéstelas a fuego mediano durante 1 ó 2 minutos, sacudiendo el sartén con frecuencia, hasta que queden bien tostadas y aromáticas.

Agregue el pimiento asado, el ajo, el perejil, la sal y la pimienta roja. Deje todos los ingredientes al fuego durante 3 minutos, revolviéndolos con frecuencia, hasta que estén bien calientes. Si la mezcla empieza a pegarse al sartén agréguele un poco de agua.

Rinde 1⅓ tazas

POR ⅓ DE TAZA

Calorías: 149	Colesterol: 0 mg
Grasa total: 13 g	Sodio: 240 mg
Grasa saturada: 1,2 g	Fibra dietética: 1,4 g

Fumar

ALIMENTOS PROTECTORES PARA FUMADORES

Aparentemente los fumadores evitan revisar los melones o ponerse a escoger tomates (jitomates) en el supermercado. Los expertos no saben cuál es la razón, pero no comen la misma cantidad de frutas y verduras que los no fumadores. No obstante, los estudios científicos han demostrado que entre más frutas y verduras comen, más probabilidades tienen de salvarse de los estragos causados por las tres grandes amenazas a las que se enfrentan: las enfermedades cardíacas, los derrames cerebrales y el cáncer.

No es necesario comer racimos enteros de plátanos amarillos (guineos, bananas) ni toda una cacerola de coles (repollitos) de Bruselas para cosechar los beneficios de estos alimentos. Una sola fruta o una sola ración de verduras al día reduce un poco el riesgo de sufrir cáncer de pulmón; 9 raciones diarias o más influyen de manera significativa.

Hay dos razones por las cuales las frutas y las verduras deben ser una prioridad para los fumadores. En primer lugar están llenas de antioxidantes, unos poderosos nutrientes que protegen el cuerpo contra algunas enfermedades relacionadas con el hábito de fumar, como las cardíacas y el cáncer. Además, estos alimentos contienen un montón de fitonutrientes, unos compuestos vegetales prometedores en cuanto a la prevención e incluso el tratamiento de esos males. ¿Qué tan poderosos son los antioxidantes presentes en las frutas y verduras? En un estudio chino de 63.257 mujeres y hombres, los que comían la mayor cantidad de frutas y verduras retacados del antioxidante beta-criptoxantina tenían una reducción del 27 por ciento en el riesgo de padecer cáncer de pulmón. No obstante, los fumadores del estudio que comieron la mayor cantidad de alimentos que contenían este carotenoide redujeron su riesgo en un 37 por ciento.

El principal peligro

Los plátanos amarillos se ponen marrones (cafés). Los aceites de cocina se vuelven rancios. Nuestros cuerpos se descomponen con el tiempo. ¡Qué horror! No se trata de un pensamiento muy bonito. En todos los casos mencionados los daños se deben a la misma causa: unas moléculas altamente reactivas y peligrosas llamadas radicales libres.

A pesar de que los radicales libres se producen de forma natural, se multiplican muchísimo por factores como la contaminación y el humo de los cigarrillos... bien como fumador o como alguien que respira el humo de un fumador de manera regular. ¿El resultado? El daño provocado por los radicales libres contribuye a un sinfín de enfermedades relacionadas con la edad como las cardiopatías, el cáncer y un tipo de pérdida de la vista llamado degeneración macular.

Pero no sólo los fumadores están en peligro: cualquiera expuesto al humo del cigarro también lo está. El humo de segunda mano —el cual incluye tanto el humo exhalado por los fumadores como el "humo lateral" proveniente de la punta de un cigarrillo, una pipa o un cigarro puro encendidos— contiene más de 4.000 compuestos químicos, entre ellos unos 60 que se sabe o se sospecha que causan cáncer. Respirar este humo provoca aproximadamente 46.000 muertes por enfermedades cardíacas en no fumadores que viven con fumadores y cerca de 3.400 muertes por cáncer de pulmón en no fumadores adultos.

Parecería lógico pensar que tomar un suplemento de antioxidantes nos ofrecería toda la protección que necesitamos. No obstante, un famoso y trágico estudio de 29.133 hombres fumadores de Finlandia demuestra de manera dramática que lo mejor es obtener los antioxidantes de los alimentos. Los hombres tomaron suplementos de altas dosis de betacaroteno, alfa-tocoferol, de ambos, o nada durante varios años. Los hombres que tomaron los suplementos tenían un riesgo un 18 por ciento más elevado de sufrir cáncer de pulmón. Otro estudio sobre suplementos de betacaroteno para fumadores se abrevió cuando los investigadores descubrieron que los fumadores enfrentaban un mayor riesgo de sufrir cáncer de pulmón. Los expertos no pueden explicar completamente la razón, pero sospechan que los antioxidantes como el betacaroteno actúan cuando se encuentran en su envoltura original y natural... y vienen junto con cientos de otros fitonutrientes. En otras palabras, es mejor una zanahoria que una cápsula. Desde que se llevaron a cabo estos dos primeros estudios, diversos estudios más recientes de dosis más pequeñas de vitaminas A, C y E no han encontrado ninguna ventaja al tomarlos como suplementos aparte y, en algunos casos, observaron un mayor riesgo de muerte, aunque los investigadores no pudieron precisar con exactitud la causa.

"Las personas que comen más frutas y verduras tienen la mitad de cáncer de pulmón que la gente que come menos de estos alimentos aunque ambos fumen la misma cantidad de cigarrillos. Está claro que existe una gran interacción. Además, fumar agota todos los antioxidantes del cuerpo. Se sabe perfectamente que es un estrés oxidativo", señala Bruce Ames, Ph.D., profesor de Bioquímica y Biología Molecular y

UNA PROTECCIÓN ÓPTIMA

El Departamento de Agricultura de los Estados Unidos recomienda que comamos por lo menos 5 raciones de frutas y verduras al día. No obstante, el humo del tabaco elimina los valiosos nutrientes del cuerpo, por lo que los fumadores "deben comer por lo menos el doble", indica el nutriólogo y autor James Scala, Ph.D.

Lo mejor siempre será comer una amplia variedad de frutas y verduras. No obstante, se ha descubierto que algunos alimentos ofrecen más protección que otros.

Cítricos. Un solo cigarrillo destruye entre 25 y 100 miligramos de vitamina C, según el farmacéutico Earl Mindell, R.Ph., Ph.D., profesor emérito de Nutrición de la Universidad Occidental del Pacífico en Los Ángeles. "Sería buena idea comer una fruta o verdura rica en vitamina C por cada cigarrillo que se fume", sugiere el experto.

Verduras crucíferas. El brócoli, la coliflor, los berros y otros miembros de esta familia vegetal contienen unos compuestos llamados indoles e isotiocanatos. Los estudios de laboratorio han demostrado que retardan el crecimiento del cáncer.

Alimentos de soya. El *tofu*, el *tempeh* y otros alimentos derivados de la soya contienen muchas sustancias anticancerígenas, como la genisteína y los inhibidores de la proteasa. En Japón, donde la gente come grandes cantidades de soya, más del 60 por ciento de los hombres mayores de 20 años fuman. Sin embargo, el índice de cáncer de pulmón es mucho menor que en los Estados Unidos, indica el Dr. Mindell.

Fresas, uvas y cerezas. Estas frutas son ricas en ácido elágico, un fitoquímico que, según se ha demostrado, destruye los hidrocarburos, unas sustancias químicas potencialmente carcinogénicas presentes en el humo del cigarrillo.

Tomates. En el interior del tomate (jitomate) hay una sustancia llamada licopeno que tiene poderosas capacidades antioxidantes. De hecho, el tomate parece proteger más contra el cáncer que otras frutas o que las verduras verdes.

---

director del Instituto Nacional del Centro de Ciencias de la Salud Ambiental de la Universidad de California, en Berkeley.

La línea defensiva

Si bien los suplementos tal vez no sean una manera sensata de obtener antioxidantes extra, numerosas investigaciones muestran que una dieta rica en frutas, verduras, cereales integrales y frutos secos —todas fuentes excelentes de una amplia variedad de compuestos antioxidantes— sin dudas lo es. Si usted fuma, necesita estos alimentos aún más que alguien que no fuma. Según Gary E. Hatch, Ph.D., farmacólogo investigador y jefe de la división de Toxicología Pulmonar de la Agencia para la Protección Ambiental, el cuerpo extrae antioxidantes de la sangre y se los lleva a los pulmones en un esfuerzo por neutralizar los daños causados por los radicales libres. "Las células de los pulmones de un fumador están llenas de muchos más antioxidantes que las de alguien que no fuma", explica el experto. "Los antioxidantes están tratando de proteger las vías respiratorias contra el ataque de estas sustancias químicas nocivas".

Algunos antioxidantes que se han relacionado con un índice más bajo de sufrir cáncer son el betacaroteno (que el cuerpo convierte en vitamina A), las vitaminas C y E y el mineral selenio.

Betacaroteno. Las frutas y verduras anaranjadas y amarillas, como el albaricoque (chabacano, damasco), el cantaloup (melón chino), la zanahoria, la calabaza (calabaza de Castilla) y el *squash*, contienen betacaroteno en abundancia. Este nutriente al parecer protege contra los "cánceres de los fumadores", que son los de colon, riñón, piel y pulmón, según lo indica el nutriólogo y autor James Scala, Ph.D. Un sinnúmero de estudios han demostrado que un bajo nivel de betacaroteno implica un mayor riesgo de sufrir cáncer, lo cual incluye el de pulmón.

Vitamina C. La vitamina C se halla en la fresa, la papaya (fruta bomba, lechosa), los cítricos y otros muchos alimentos. Se ha observado que protege contra diversos tipos de cáncer al igual que contra las enfermedades cardíacas y los derrames cerebrales. Así lo afirma el farmacéutico Earl Mindell, R.Ph., Ph.D., profesor emérito de Nutrición en la Universidad Occidental del Pacífico en Los Ángeles.

Vitamina E. Este nutriente se concentra en el germen de trigo y en el aceite de germen de trigo. Ayuda a conservar intactas las paredes celulares, de modo que a los radicales libres merodeadores les cuesta más trabajo introducirse. El Dr. Scala opina que su capacidad para neutralizar los radicales libres es aún más importante.

Selenio. El selenio se halla en la mayoría de las frutas y verduras, sobre todo en el ajo, la cebolla y otras verduras de bulbo. Colabora con la vitamina E para neutralizar a los radicales libres.

La frescura nos favorece

Cada vez hay más pruebas sólidas de que las personas que comen muchas frutas y verduras frescas corren menos riesgo de desarrollar cáncer de pulmón o de otro tipo, en comparación con los que consumen una menor cantidad de estos alimentos.

En un estudio llevado a cabo en Japón, por ejemplo, los investigadores observaron que el riesgo de sufrir cáncer de pulmón se reduce más o menos en un 36 por ciento en los hombres que comen verduras crudas todos los días. Comer fruta diariamente disminuye este riesgo en un 55 por ciento.

Los beneficios incluso alcanzan a los fumadores. Si estos comen fruta, verduras crudas o bien verduras verdes todos los días, su riesgo de sufrir cáncer de pulmón baja en un 59, un 44 y un 52 por ciento, respectivamente.

Las cualidades de estos alimentos no sólo abarcan al cáncer de pulmón. El elevado consumo de frutas y verduras se ha relacionado con una disminución en el riesgo de sufrir prácticamente cualquier tipo de cáncer.

Protección de segunda mano

No sólo los fumadores necesitan protección alimenticia extra. Las investigaciones han demostrado que el humo de segunda mano puede ser peligroso para quienes viven o trabajan al lado de los fumadores. De acuerdo con un estudio encabezado por Susan Taylor Mayne, Ph.D., profesora de Epidemiología de las Enfermedades Crónicas de la Escuela de Salud Pública de la Universidad Yale, comer 1½ raciones adicionales de frutas o verduras crudas y frescas al día puede hacer que el riesgo de sufrir cáncer de pulmón causado por el humo de segunda mano disminuya hasta en un 60 por ciento.

"Comer frutas y verduras está relacionado con una disminución del riesgo, sin importar la cantidad de humo pasivo a la que estén expuestos los no fumadores", indica la Dra. Mayne. Algunas opciones especialmente buenas son el cantaloup, la zanahoria y el brócoli, los cuales están retacados de betacaroteno.

(*Nota*: si encuentra en este capítulo términos que no entiende o que jamás ha visto, favor de remitirse al glosario en la página 636).

> ## Consejo clave
>
> Proteja su corazón con una ensalada diaria de verduras mixtas o *coleslaw*. En un estudio de 22 fumadores y no fumadores, los que comían zanahorias, tomates de pera, repollo (col), habichuelas verdes (ejotes) y espinacas protegían al perjudicial colesterol lipoproteínico de baja densidad (LBD) de la oxidación —el daño que hace que se obstruyan las arterias— un 14 por ciento más tiempo, dice la autora principal del estudio, Anne-Marie Roussel, Ph.D., una investigadora especialista en Nutrición de la Université Joseph Fourier, en Grenoble, Francia.

Gota

PROTECCIÓN CONTRA LAS PURINAS

Es muy probable que todos los que lean este capítulo padezcan gota, sospechen que la padecen o conozcan a alguien que la padece. Es como un gran club del que en realidad nadie quiere formar parte.

La gota es una forma de artritis en la que unos fragmentos de ácido úrico parecidos a cristales pinchan las articulaciones, lo cual provoca un dolor agudo. En algunos casos resulta insoportable hasta el peso de una simple frazada (cobija, manta, frisa) sobre el dedo gordo del pie inflamado. La gota también puede venir acompañada de fiebre y escalofríos cuando el sistema inmunitario trata de combatirla.

La gota afecta más o menos a 2,1 millones de personas en los Estados Unidos. Según los médicos se está haciendo más frecuente conforme la población envejece. La mayoría de los enfermos de gota son hombres mayores de 40 años y con sobrepeso, pero también la pueden padecer los hombres y las mujeres a cualquier edad.

La amenaza del ácido

El ácido úrico que causa la gota es una parte normal del metabolismo. Nuestro cuerpo produce ácido úrico al descomponer unos derivados proteicos llamados purinas.

Normalmente el ácido úrico se disuelve en la sangre, lo filtran los riñones y se expulsa del cuerpo a través de la orina. No sucede así en los enfermos de gota. Debido, quizá, a algún problema de su metabolismo, o producen demasiado ácido úrico o bien les cuesta trabajo deshacerse de él. Con el tiempo el exceso de ácido se condensa para formar unos cristalitos afilados que se alojan en las articulaciones y el tejido conjuntivo alrededor de estas, lo que provoca inflamaciones y dolor, según explica el Dr. Doyt Conn, profesor de Medicina y director de la división de Reumatología de la Universidad Emory en Atlanta, Georgia. El dedo gordo del pie es el blanco preferido de los ataques de gota, pero también puede lanzar su primer golpe contra los tobillos, las rodillas, las manos o los hombros.

La gota es engañosa, porque los ataques a veces están separados por largos períodos de tiempo sin síntomas aparentes. Cuando efectúa su golpe por lo general lo hace de noche; si no se recibe ningún tratamiento, el dolor puede alargarse durante varios días o incluso semanas. A quien le toca una vez seguramente le dará de nuevo. La mitad de las personas que han sufrido un ataque padecen otro en menos de un año; el 75 por ciento, dentro de los 5 años siguientes.

El dolor no es lo único por lo que hay que preocuparse. De no recibir ningún tratamiento, los ataques de gota muchas veces se vuelven más frecuentes e intensos. Al término de unos 10 años es posible que se empiecen a formar depósitos de cristales de ácido úrico, llamados tofos, alrededor de alguna articulación y en el cartílago de otras partes del cuerpo. Los tofos a veces se distinguen a simple vista debajo de la piel, sobre todo cuando aparecen en el oído externo. Si se dejan sin tratar, estos depósitos van creciendo gradualmente y pueden paralizar una articulación de manera irreversible. Además, las personas gotosas tienen más probabilidades de desarrollar cálculos renales de ácido úrico.

Desgraciadamente no hay más cura para la gota que los medicamentos que sólo la controlan. Sin embargo, los enfermos de gota también cuentan con otras armas. De acuerdo con el Dr. Conn, bajar de peso, alimentarse correctamente, reducir el consumo de alcohol y tomar mucha agua son medidas que ayudan a bajar el nivel de ácido úrico y a disminuir el riesgo de sufrir un ataque.

El peso de la prevención

Controlar el peso es muy importante para las personas que padecen gota, porque la obesidad se ha relacionado con elevados niveles de ácido úrico en la sangre. Sin embargo, las dietas drásticas y los ayunos no resuelven nada, ya que de hecho pueden aumentar el nivel de ácido úrico. Perder peso de forma lenta y constante no sólo es mejor para la salud en general sino también la manera más segura de controlar la gota, según el Dr. Conn.

Un estudio realizado en el Hospital General de Massachusetts realizó un seguimiento durante 12 años a 47.150 hombres que no habían sufrido gota en el pasado y estudió la relación entre el cambio de peso y los ataques de gota. Se observó que los hombres que más peso subieron enfrentaban el riesgo más elevado de sufrir gota. Por el contrario, perder peso protegía frente a este mal.

Todos sabemos que es mucho más fácil evitar subir de peso que bajar de peso más adelante. Para prevenir la gota en el futuro es muy importante controlar el peso de antemano.

El alivio a través de los alimentos

En el pasado, lo único que podía hacerse contra la gota era eliminar las purinas de la dieta. Esta terapia no funcionaba muy bien y con frecuencia obligaba a la gente a comer alimentos insípidos, según comenta Donna L. Weihofen, R.D., una nutrióloga

---

COMER CEREZAS QUIZÁS AYUDE

Las cerezas se han utilizado para tratar la gota por lo menos desde los años 50. El primer caso registrado de este tratamiento fue el de un tejano llamado Ludwig W. Blau, Ph.D., a quien un dedo gordo gotoso del pie lo obligaba a utilizar una silla de ruedas. El Dr. Blau informó, a través de una revista médica de Texas, que una dieta que incluía 6 cerezas diarias muy pronto le había permitido caminar nuevamente. Además, apuntó que su médico probó el método de las cerezas con 12 pacientes y con todos obtuvo resultados igualmente positivos.

¿Funcionan las cerezas? Un pequeño estudio demostró que muy bien podría ser así.

En el estudio, después de hacer un ayuno durante la noche, 10 mujeres comieron 2 raciones de cerezas Bing. Los investigadores recogieron muestras de orina y de sangre antes y después de que las mujeres comieran las cerezas y midieron los niveles de antioxidantes, de urato (el cual contiene ácido úrico; la sustancia que se acumula y causa los cálculos renales), y los marcadores inflamatorios, la proteína C-reactiva y el óxido nítrico. Después de comer las cerezas, los niveles de urato plasmático de las mujeres disminuyeron considerablemente durante un período de 5 horas, lo cual confirma las propiedades para combatir la gota de esta fruta. Además, los niveles de los antiinflamatorios descendieron también, lo cual sugiere que las cerezas ayudan a reducir la inflamación.

---

clínica sénior del Hospital y Clínicas de la Universidad de Wisconsin en Madison.

En lo referente a la eliminación, Weihofen señala un estudio publicado en la revista médica *New England Journal of Medicine* que examinó las dietas de médicos hombres y sus índices de gota. "Descubrieron que los únicos alimentos relacionados con la gota eran las carnes y los pescados y mariscos; las verduras ricas en purinas no estaban relacionadas con la enfermedad", comenta Weihofen. "Por eso ahora la recomendación es más sencilla: si quiere reducir su riesgo de sufrir gota, reduzca su consumo de carne y pescado y marisco", advierte. (Y tenga cuidado con la coliflor; vea la página 175).

Además de reducir estos alimentos es buena idea asegurarse de tomar alcohol con moderación, y beber vino en vez de cerveza o bebidas fuertes. Un estudio publicado en la revista médica *Lancet* examinó el consumo de alcohol de más de 47.000 hombres sin antecedentes de gota y contó el número que desarrolló la enfermedad a lo largo de 12 años. Observaron que el consumo de cerveza y bebidas fuertes —pero no de vino— se relacionaba con un mayor riesgo de sufrir gota. Al parecer la cerveza y otras bebidas alcohólicas aumentan el riesgo de padecer ataques de gota por dos motivos: incrementan la producción de ácido úrico por parte del cuerpo y obstaculizan la capacidad de los riñones para deshacerse de él.

Por otra parte, según Weihofen una mayor cantidad de agua en el organismo diluye el ácido úrico en el torrente sanguíneo, lo cual ayuda a evitar que se formen cristales. Las gaseosas y los jugos de fruta pueden ayudar, pero en realidad la mejor opción es el agua, porque pasa por el cuerpo rápidamente sin agregar azúcares innecesarios. La dietista recomienda tomar por lo menos 10 ó 12 vasos de agua al día.

Weihofen también recomienda comer alimentos ricos en vitamina C. Un artículo publicado en la revista médica *Arthritis and Rheumatism* demostró que al parecer la vitamina C ayuda a prevenir la gota al reducir los niveles de ácido úrico en la sangre. Entre los participantes del estudio se encontraban 184 no fumadores, la mitad de los cuales tomó 500 miligramos de vitamina C, y la otra mitad tomó un placebo (una

Consejo clave

El mismo estudio de médicos publicado en la revista médica *New England Journal of Medicine* que indicó que la carne, el pescado y el marisco están relacionados con la gota también señaló otra relación significativa. Resulta que los médicos estudiados que comieron la mayor cantidad de lácteos —en particular, lácteos bajos en grasa— tuvieron una menor incidencia de gota, según afirma Donna Weihofen, R.D., del Hospital y Clínicas de la Universidad de Wisconsin, en Madison. "Así que ahora también hay buenas noticias: coma lácteos bajos en grasa, ya que son una buena fuente de proteínas y puede reducir su riesgo de sufrir gota", comenta la experta. Concretamente, los médicos que tomaron 2 tazas o más de leche descremada, leche semidescremada o yogur bajo en grasa tenían la mitad de ataques de gota que los que apenas consumían lácteos. Por ello, Weihofen recomienda "para prevenir la gota, intente comer las mismas cantidades del estudio".

pastilla falsa). Después de 2 meses, los niveles de ácido úrico del grupo que tomó la vitamina C eran inferiores a los del grupo que tomó el placebo, lo cual indica que la vitamina C fue eficaz al reducir los niveles de ácido úrico. "Los resultados del estudio sugieren que 500 miligramos al día de vitamina C pueden ayudar a reducir el riesgo de sufrir gota", afirma Weihofen. Entre los alimentos ricos en vitamina C se encuentran las fresas, los kiwis, las naranjas (chinas) y otros cítricos, y algunas verduras como los pimientos (ajíes, pimientos morrones), el brócoli y las coles (repollitos) de Bruselas. No obstante, hay una verdura con un alto contenido de vitamina C que debería evitarse: la coliflor. Vea el "Aviso" de la página 175 para descubrir por qué esta verdura puede ser problemática.

(*Nota*: si encuentra en este capítulo términos que no entiende o que jamás ha visto, favor de remitirse al glosario en la página 636).

Hemorroides

ADIÓS A LAS ALMORRANAS

A veces ir al baño, por muy natural que sea, se convierte en un suplicio. Se tienen ganas, pero cuesta más trabajo del que uno quisiera. Así que hay que esforzarse. Y esforzarse un poco más. Este esfuerzo ejerce mucha presión sobre algunas venitas del ano y del recto, las cuales se hinchan y se estiran hasta perder su forma original. El resultado es una afección a veces dolorosa pero muy común conocida como hemorroides (almorranas). En vista de que en la mayoría de los casos las hemorroides se deben al esfuerzo para hacer de vientre, la mejor forma de prevenirlas es haciendo que las heces sean más fáciles de expulsar, en opinión del Dr. Marvin Schuster, fundador del Centro Marvin M. Schuster para Trastornos Digestivos y de la Motilidad Digestiva en el Centro Médico Johns Hopkins Bayview de Baltimore. Y la mejor forma de lograr esta meta es con los alimentos que son amables con el sistema digestivo.

ALIVIE EL ARDOR

Cuando las hemorroides (almorranas) se hinchan, ejercen presión contra unos nervios muy sensibles. Por eso suelen ser tan dolorosas. Además, el consumo de ciertos alimentos puede intensificar el dolor. Por lo tanto, la próxima vez que las hemorroides hagan acto de presencia tal vez sea mejor evitar los siguientes alimentos.

Cuidado con el café. Al tomar café el intestino se contrae, lo cual puede irritar unas hemorroides ya sensibles. Además, el café es diurético, por lo cual el cuerpo pierde el agua que tanto necesita. Se requiere más agua y no menos cuando las hemorroides hacen acto de presencia.

Absténgase del alcohol. Al igual que el café, el alcohol es un diurético y puede estreñir. Cuando se tienen hemorroides es buena idea abstenerse hasta que se quiten.

Insista en lo insípido. Las mismas sustancias químicas que les dan su sabor a los alimentos condimentados pueden causar ardor al uno ir al baño. Por lo tanto, cuando las hemorroides duelen es mejor olvidarse de los chiles y optar por comida menos condimentada.

Hay que subir el volumen

Según el Dr. Schuster, la razón por la que tantas personas que radican en los Estados Unidos tienen hemorroides es que el consumo promedio de fibra en este país es de 12 a 15 gramos diarios, un total muy inferior a la Cantidad Diaria Recomendada (o *DV* por sus siglas en inglés) de 25 gramos. La fibra es importante porque agrega volumen y peso a las heces, de modo que estas avanzan más fácilmente. Los estudios científicos han demostrado, de hecho, que las hemorroides son mucho menos frecuentes entre las personas que comen muchos alimentos ricos en fibra que entre quienes la consumen menos.

No es difícil aumentar el consumo de fibra a través de la dieta, según agrega el Dr. Schuster. Comer legumbres y de 2½ a 3 tazas de verduras, de 1½ a 2 tazas de frutas y de 3 a 4 raciones de productos hechos de cereales integrales como avena, arroz integral o pan de trigo 100 por ciento integral le proporcionan al tracto digestivo toda la fibra que necesita para funcionar sin ningún problema.

Otra fuente excelente de fibra son las semillas de lino (linaza), afirma Janet Maccaro, Ph.D., N.D., una nutrióloga holística que radica en Ormond Beach, Florida. Además, no solamente obtendrá los beneficios de la fibra que contienen estas crujientes semillitas, también obtendrá los ácidos grasos omega-3 que brindan.

La utilidad de la humedad

¿Cómo se sentiría comer unas cuantas galletas saltinas saladas sin tomar un poco de agua? Estarían muy secas y difíciles de tragar, ¿verdad? Pues algo semejante ocurre cuando el tracto digestivo intenta procesar la comida sin contar con líquidos suficientes, de acuerdo con la Dra. Marie Borum, MPH, profesora de Medicina del Centro Médico de la Universidad

George Washington, en Washington, D. C. Las heces se vuelven secas y difíciles de expulsar, lo cual causa las hemorroides, según lo que ya vimos.

El agua cumple con más funciones además de ayudar al proceso de la digestión. Al ser absorbida por las heces, estas se hace más pesadas y fáciles de expulsar. Según la Dra. Borum así sucede especialmente cuando se ha agregado más fibra a la dieta, porque la fibra absorbe el agua como una esponja.

La Dra. Borum recomienda beber entre 6 y 8 vasos de agua al día. Puede parecer mucho y lo sería si alguien intentara tomársela toda al mismo tiempo. No obstante, si el agua se tiene a mano y se toma poco a poco a lo largo del día —poniendo un vaso junto a la cama, por ejemplo, o una botella de plástico en el escritorio— es muy fácil beber la cantidad indicada.

(*Nota*: si encuentra en este capítulo términos que no entiende o que jamás ha visto, favor de remitirse al glosario en la página 636).

Hierbas

PLANTAS QUE SIEMBRAN SALUD

Es imposible imaginarse una salsa marinara sin el ajo. Unos frijoles (habichuelas) refritos sin epazote. O un sofrito sin el culantro (recao). Nadie que disfrute comer querría vivir en un mundo sin hierbas.

Sin embargo, las hierbas no sólo les agregan delicados matices a las salsas o un toque de sabor a la carne y los guisos (estofados). En todo el mundo, millones de personas recurren a ellas como su principal instrumento para cuidar su salud.

"Antes de que se descubrieran los fármacos modernos, tanto los europeos como los estadounidenses confiaban en las hierbas", afirma William J. Keller, Ph.D., vicepresidente de Ciencias de la Salud y Servicios Educativos de la empresa Nature's Sunshine Products, en Provo, Utah, que se dedica a la investigación, el desarrollo y la comercialización de productos naturales. Incluso en la actualidad, las personas en Alemania, Francia y otras naciones europeas toman medicamentos herbarios casi todos los días. No obstante, en este país prácticamente los hemos dejado de lado hasta ahora, indica el Dr. Keller.

Los médicos están descubriendo que muchas hierbas alivian las afecciones comunes con la misma eficacia que los medicamentos. La razón es muy simple: los principios activos de las hierbas a veces son casi idénticos a las sustancias químicas halladas en los medicamentos. Cuando se toma una aspirina, por ejemplo, se obtienen los beneficios de un compuesto llamado ácido acetilsalicílico, el cual alivia el dolor, baja la fiebre y reduce las inflamaciones. Antes de que existiera la aspirina la gente se preparaba un té de corteza de sauce. El sauce contiene un compuesto llamado salicina, cuyos efectos son en gran parte idénticos a los de la aspirina.

Los medicamentos "simples" no son los únicos que tienen homólogos herbarios. Muchos medicamentos que se venden con receta también se parecen a las hierbas o están hechos de estas. La etoposida, por ejemplo, un medicamento utilizado para tratar el cáncer, se extrae de la raíz del podofilo (*Podophyllum peltatum*), y el medicamento cardíaco digitalis contiene compuestos parecidos a los de la dedalera (digital); no obstante, no se debe consumir la dedalera, ya que su raíz es venenosa. En todo caso, los investigadores calculan que hasta un 30 por ciento de los medicamentos que

En la cocina

Para conservar sus poderes curativos hay que saber cómo secar y guardar las hierbas. A continuación explicaremos cómo.

- Para secar las hojas o flores, las hierbas se amarran en manojitos que se cuelgan cabeza abajo en un sitio seco y bien ventilado como el ático (desván) o una despensa (alacena, gabinete) grande. Para evitar que se llenen de polvo se pueden colgar dentro de unas bolsas de papel (cartucho, estraza) a las que se hacen unos agujeros a los lados para que circule el aire. Hay que tener cuidado de no aplastar las hierbas porque eso disiparía sus preciosos aceites.

- Para secar las raíces se cortan en trozos finos, se ensartan en un hilo y se cuelgan a secar.
- Para secar las semillas, toda la planta se cuelga cabeza abajo dentro de una bolsa de papel y se deja secar. Conforme la planta se seca, las semillas caen al fondo de la bolsa.
- Para mantener frescas las hierbas secas se deben guardar en frascos que sean herméticamente cerrados en un sitio oscuro y fresco. Cuando se guardan adecuadamente las hierbas conservan su fuerza curativa durante aproximadamente un año o incluso más.

---

utilizamos hoy en día contienen componentes muy parecidos a los que se encuentran en las plantas.

De las plantas a la penicilina

En la actualidad, los investigadores utilizan equipo sofisticado y costosas pruebas para determinar cuáles hierbas son las más eficaces. Las "investigaciones" de los primeros herbolarios eran muy distintas y con frecuencia consistían en observar a los animales salvajes para ver a qué hojas, corteza o bayas recurrían cuando estaban enfermos. A lo largo de los años los herbolarios (y muchos médicos) adquirieron bastantes conocimientos acerca de cuáles eran las mejores hierbas para tratar diferentes enfermedades.

No obstante, para mediados del siglo XX a los científicos les interesaban menos las hierbas que su contenido. "Con el avance de la química de laboratorio se hizo posible aislar y purificar los compuestos químicos de las plantas para producir medicamentos farmacéuticos", indica Mark Blumenthal, director ejecutivo del Consejo Botánico de los Estados Unidos en Austin, Texas, y editor de la revista *HerbalGram*.

Los nuevos medicamentos ofrecían muchas ventajas sobre sus antecesores verdes.

El trabajo de precisión de los laboratorios permitió fabricar miles o millones de pastillas con la misma concentración cada una. Los medicamentos también eran más cómodos de tomar. Ya no hacía falta dedicar horas a buscar y preparar las hierbas —colgarlas a secar, extraer sus aceites o preparar un té—, puesto que era posible tragar una pastilla que surtía el mismo efecto.

"La gente no dejó de tomar las hierbas porque fueran ineficaces sino porque había medicamentos confiables más económicos e interesantes, como las sulfamidas y posteriormente la penicilina", dice Blumenthal. "Por lo tanto, las hierbas experimentaron una especie de ocaso".

Retorno a las raíces

Hoy en día desde luego es mucho más fácil encontrar medicamentos que se venden sin receta que los remedios herbarios que hacen lo mismo. No obstante, son cada vez más los estadounidenses que devuelven los medicamentos a los estantes y optan por una forma más natural de curación.

Una ventaja de las hierbas es que tienden a producir menos efectos secundarios que los medicamentos modernos. Los fármacos están muy concentrados, por lo que una pastillita o una cápsula puede tener resultados impresionantes. Por el contrario, las hierbas están menos concentradas, por lo que el cuerpo no recibe la misma cantidad del principio activo de un solo golpe y hay menos probabilidades de que experimente una reacción desagradable.

No obstante, la principal razón por la que la gente utiliza hierbas como el ajo, la equinacia (echinácea) y la matricaria (margaza) es que funcionan. Por eso los médicos alemanes recetaron *ginkgo*, una hierba que según se ha demostrado mejora el flujo de la sangre al cerebro, 5,4 millones de veces en un solo año. También recetaron la equinacia 2 millones de veces, una hierba que estimula el sistema inmunitario y que con frecuencia se utiliza para tratar los resfriados (catarros) y la gripe.

Algunos estudios han demostrado que si se empieza a tomar equinacia en cuanto uno comienza a sentirse mal se acorta la duración de la infección.

De todas las hierbas curativas el ajo tal vez sea la que más se ha estudiado, y con buena razón. Esta planta de penetrante olor contiene unos compuestos que según se ha demostrado reducen el colesterol y la presión arterial alta (hipertensión), dos de los principales factores de riesgo para sufrir las enfermedades cardíacas. En un estudio de importancia histórica, por ejemplo, se les dieron 2½ onzas (70 g) diarias de mantequilla a dos grupos de personas durante varias semanas, lo cual aumentó su nivel de colesterol. A la mitad de las personas también se les dio diariamente un extracto que contenía el equivalente de 7 dientes de ajo. Como era de esperar aumentó el colesterol en ambos grupos. Sin embargo, los que comieron ajo tuvieron un aumento menor que quienes no comieron ajo. Es más, su nivel de triglicéridos, otro tipo de grasa sanguínea relacionada con las enfermedades cardíacas, de hecho bajó en un 16 por ciento.

La matricaria es una hierba que ha llamado la atención de los científicos porque al parecer ayuda a prevenir las migrañas (jaquecas). En un estudio, por ejemplo, unos investigadores del Hospital Universitario de Nottingham, Inglaterra, les dieron cápsulas de matricaria diariamente durante 4 meses a un grupo de personas propensas a sufrir migrañas. Al finalizar el estudio, el número de migrañas experimentadas por el grupo había disminuido en un 24 por ciento.

Y en un estudio realizado en el Centro para el Tratamiento del Dolor de Cabeza en Springfield, Missouri, 30 personas con antecedentes de migraña recibieron un medicamento sin receta que combinaba matricaria y jengibre (llamado *GelStat*) en la primera fase y de dolor leve de una migraña. En general, el 59 por ciento de los participantes dijeron estar contentos con la eficacia del *GelStat* que contenía jengibre, lo cual indica que sus ingredientes tal vez sean el tratamiento de elección para las migrañas.

La raíz de regaliz (orozuz) es un ejemplo perfecto de una hierba que posiblemente funcione igual de bien o incluso mejor que sus homólogos químicos. Esta raíz contiene unos compuestos llamados fitoestrógenos, los cuales intensifican los efectos del estrógeno que la mujer produce de forma natural. Por lo tanto, puede ser muy útil para tratar diversos problemas de la salud femenina, como los sofocos (bochornos, calentones) y los bruscos cambios de humor ocasionados por la menopausia, según indica Mary Bove, N.D., una naturópata y directora de la Clínica Naturópata Brattleboro en Vermont.

De acuerdo con la Dra. Bove, de hecho es posible que a algunas mujeres la raíz de regaliz les funcione igual de bien que los fuertes medicamentos utilizados por la terapia de reposición hormonal. Lo mejor es que al parecer no aumenta el riesgo de sufrir cáncer de mama o de útero, como sucede con los medicamentos. Las mujeres a las que les gustaría probar la raíz de regaliz harían bien en preguntarle al médico si podría funcionarles.

Agregan sabor a la comida

Además de sus propiedades medicinales, algunas hierbas otorgan sabores fabulosos a las recetas y por lo tanto, pueden actuar como saludables sustitutos de la sal, dice la Dra. Jana Klauer, una doctora que radica en la ciudad de Nueva York y que se especializa en la biología de la reducción de la grasa. Sustituya la sal por tomillo fresco, semillas de eneldo, menta, albahaca, romero, ajo, perejil, estragón y otras hierbas en los alimentos para agregarles sabor.

(continúa en la página 386)

LAS HIERBAS CURATIVAS

Hay literalmente miles de hierbas que se utilizan con fines curativos en todo el mundo. La mayoría pueden tomarse en forma de cápsula, comprimido o líquido, así como en un té.

Hierba	Beneficios	Cómo se usa
Ajedrea	Alivia los gases intestinales y la diarrea y estimula el apetito.	Agregue generosas cantidades de las hojas machacadas a la comida durante el proceso de cocción.
Ajo	Ayuda a bajar el colesterol y la presión arterial alta y reduce el riesgo de sufrir enfermedades cardíacas.	Coma de 1 a 6 dientes al día.
Anís	Alivia los sofocos y otros problemas de la menopausia. Alivia los gases intestinales.	Vierta agua hirviendo sobre ½ a 1 cdita. de la raíz finamente picada y deje en infusión para tomar como té. Repita 3 veces al día si lo está utilizando como diurético.
Apio de monte	Alivia los gases intestinales y la retención de líquidos.	Vierta agua hirviendo sobre ½ a 1 cdita. de la raíz finamente picada y deje en infusión para tomar como té. Repita 3 veces al día si lo está utilizando como diurético.
Cardo de leche	Bueno para problemas hepáticos como la hepatitis y la cirrosis.	Tome una cápsula de 200 miligramos una vez al día.
Corazoncillo	Alivia el nerviosismo y la ansiedad, mejora la memoria y la concentración y tiene efectos antivirales y antiinflamatorios.	Tome una cápsula de 250 miligramos una vez al día.
Equinacia	Fortalece el sistema inmunitario.	Tome ½ cdita. de la tintura 3 veces al día a la primera señal de un resfriado. O bien vierta agua hirviendo sobre ½ cdita. de la hierba seca pulverizada y deje en infusión para tomar como té.
Gayuba	Ayuda a aliviar la retención de líquidos y combate las inflamaciones en el tracto urinario.	Vierta agua fría sobre 1 cdita. de hojas trituradas y deje reposar de 12 a 24 horas para tomar como té.
Genciana	Estimula el apetito y mejora la digestión.	Vierta agua hirviendo sobre ½ cdita. de la hierba finamente picada o pulverizada y deje en infusión para tomar como té.
Ginkgo	Ayuda a prevenir los coágulos sanguíneos y aumenta el flujo de la sangre al cerebro. Alivia la ansiedad.	Tome una cápsula de 40 miligramos 3 veces al día durante 1 a 2 meses.
Hinojo	Alivia los sofocos y otros problemas de la menopausia. Facilita la digestión.	Machaque de 1 a 2 cditas. de la semilla, y deje en infusión en agua hirviendo para tomar como té.

Las siguientes hierbas curativas son las de uso más común e incluimos instrucciones para usarlas. Por supuesto, las mujeres embarazadas o las personas con graves problemas de salud deben consultar a su médico antes de tomar una hierba medicinal.

Hierba	Beneficios	Cómo se usa
Manzanilla	Buena para la indigestión, los gases intestinales y el insomnio, así como el dolor de garganta.	Vierta agua hirviendo sobre 1 a 2 cdas. de la hierba y deje en infusión para tomar como té.
Marrubio	Un expectorante suave que es bueno contra la tos.	Vierta agua hirviendo sobre ½ cdita. de hojas finamente picadas y deje en infusión para tomar como té.
Matricaria	Ayuda a prevenir y aliviar las migrañas.	Coma de 2 a 3 hojas frescas al día.
Menta	Alivia el estómago descompuesto y reduce los gases intestinales.	Vierta agua hirviendo sobre 1 cda. de hojas secas y deje en infusión para tomar como té.
Milenrama	Buena contra la indigestión y para estimular el apetito.	Vierta agua hirviendo sobre 1 cdita. colmada de la hierba finamente picada y deje en infusión para tomar como té.
Orégano	Bueno para las infecciones por parásitos y para bloquear los efectos de los carcinógenos presentes en la carne cocinada.	Agregue cantidades generosas de las hojas enteras o la hierba en polvo durante el proceso de cocción.
Ortiga	Ayuda a aliviar la retención de líquidos.	Vierta agua hirviendo sobre 2 cditas. de hojas finamente picadas y deje en infusión para tomar como té.
Perejil	Una ayuda para la digestión y un diurético suave.	Agregue generosas cantidades de hojas y tallos durante el proceso de cocción.
Raíz de regaliz	Alivia los problemas de la menopausia, como los cambios de humor y los sofocos. Ayuda a curar el dolor de garganta y las úlceras.	Vierta agua hirviendo sobre ½ cdita. de la raíz finamente picada y deje en infusión para tomar como té. No utilice durante más de 4 a 6 semanas seguidas. Evítela si sufre presión arterial alta.
Romero	Facilita la digestión y ayuda a estimular el apetito.	Vierta agua hirviendo sobre 1 cdita. de hojas finamente picadas y deje en infusión para tomar como té.
Sauce, corteza de	Ayuda a aliviar el dolor, la fiebre y los dolores de cabeza.	Vierta agua hirviendo sobre 1 a 2 cditas. de corteza finamente picada y deje en infusión para tomar como té.
Tomillo	Alivia la tos y las infecciones de las vías respiratorias superiores.	Vierta agua hirviendo sobre 1 cdita. de la hierba seca y deje en infusión para 1 tomar como té.
Toronjil	Una hierba calmante que también ayuda a aliviar el herpes labial.	Vierta agua hirviendo sobre 1 a 2 cditas. de hojas finamente picadas y deje en infusión para tomar como té.
Valeriana	Buena contra el insomnio.	Vierta agua hirviendo sobre 2 cditas. de la raíz finamente picada y deje en infusión para tomar como té.

Sus formas de funcionamiento

Cuando se está acostumbrado a destapar un frasco y echarse una pastilla a la boca, puede tomar un poco de tiempo acostumbrarse a las hierbas. Muchas farmacias y tiendas de productos naturales ofrecen cientos de hierbas curativas, ya sea en cápsulas, disueltas en aceite o sueltas en frascos de vidrio. No siempre es fácil saber qué forma elegir ni cómo preparar las hierbas al llegar a casa. A continuación le damos algunas sugerencias para empezar.

Elija la presentación apropiada. Muchos remedios herbarios vienen en tres presentaciones: pastillas o cápsulas, en forma líquida (llamados extractos y tinturas/ *tinctures*) y en su forma natural, como hojas, corteza, raíces o flores. Cada presentación produce beneficios curativos, pero actúan de maneras un poco diferentes, según indica Debra Brammer, N.D., una doctora naturópata y miembro del profesorado clínico y decana adjunta clínica del departamento de Medicina Naturópata en la Clínica de Salud Natural de la Universidad Bastyr en Seattle.

Para cuando uno está enfermo y quiere aliviarse rápidamente, la Dra. Brammer recomienda los extractos herbarios porque el cuerpo los absorbe muy rápidamente. No son tan fáciles de tomar como una pastilla —hay que medirlos con un gotero (cuentagotas) o una cucharita y echar la cantidad justa a un vaso de agua o jugo—, pero según la experta surten efecto casi al instante.

Cuando las hierbas se usan por sus efectos de protección a largo plazo —para fortalecer el sistema inmunitario, por ejemplo—, no importa la rapidez de su acción. Lo que sí cuenta es la comodidad, ya que se van a utilizar casi todos los días. No hay nada más fácil que tomarse unas hierbas en forma de pastillas o cápsulas. Según el Dr. Keller sólo hay que asegurarse de revisar la etiqueta antes de comprarlas. Las pastillas herbarias deben estar estandarizadas, lo cual significa que contienen una cantidad precisa de la hierba curativa. Los productos no estandarizados quizá sólo contengan una cantidad mínima de los compuestos activos de la hierba o incluso nada.

También es posible comprar las hierbas en su forma natural o pulverizadas. En esta presentación se utilizan para preparar tés, según explica la Dra. Brammer. Los tés herbarios funcionan un poco más despacio que los extractos, pero el cuerpo los absorbe más rápidamente que las pastillas o las cápsulas. Además, muchas personas disfrutan el sabor del té herbario recién hecho. "El rito de preparar un té y de tomárselo a sorbos lentos es tan relajante que con frecuencia hace que la gente se sienta mejor", agrega la Dra. Brammer.

Fíjese en la frescura. El único problema de las hierbas frescas es que con el tiempo pierden sus beneficios. "Es mala señal que las hierbas se encuentren en cajones en el aparador de la tienda, inundadas por el sol, puesto que pierden su potencia cuando están expuestas a la luz y el aire", advierte el Dr. Keller.

El Dr. Keller aconseja utilizar la nariz antes de comprar hierbas. Las hierbas frescas deben oler frescas. "No compre hierbas que huelan a humedad o se vean mohosas, muy secas o descoloridas", recomienda el farmacéutico. Y una vez que se llega a casa hay que guardarlas en un recipiente hermético en un sitio oscuro y fresco, como una alacena de la cocina lejos de la estufa.

Cómprelas con frecuencia. De acuerdo con la Dra. Brammer es cómodo comprar grandes cantidades de hierbas secas, pero no se conservan durante un tiempo indefinido. Según la experta, lo mejor es comprar las hierbas en pequeñas cantidades y reabastecerse más seguido cuando se trata de maximizar sus poderes curativos.

Trátelas con respeto. A pesar de que muchas hierbas actúan con mayor suavidad que los medicamentos modernos llegan a tener efectos secundarios, como un estómago descompuesto, según el Dr. Keller. Es buena idea tomar las hierbas curativas con las comidas y no en ayunas. Y puesto que no dejan de ser medicamentos siempre hay que consultar al médico antes de tomarlas, agrega el experto, sobre todo si se están tomando otros medicamentos para tratar enfermedades graves como la diabetes o las enfermedades cardíacas, advierte el Dr. Keller. Además, ya que algunas hierbas pueden hacer que la sangre se vuelva menos espesa, asegúrese de decirle a su médico todas las hierbas que está tomando antes de someterse a una operación quirúrgica.

(*Nota*: si encuentra en este capítulo términos que no entiende o que jamás ha visto, favor de remitirse al glosario en la página 636).

Consejo clave

Si bien es difícil pensar en las hierbas como si fueran medicamentos cuando las vemos en su forma natural y con hojas, aún tienen propiedades medicinales que pueden interactuar con otros fármacos que se estén tomando. "La información actual sobre las interacciones entre las hierbas y los medicamentos es convincente", dice John Neustadt, N.D., director médico de Montana Integrative Medicine, en Bozeman. "Evitar las posibles interacciones negativas es fundamental para la seguridad, y comprender qué combinación de hierba-fármaco funciona bien conjuntamente tal vez mejore los resultados clínicos", afirma el experto. Si está tomando una combinación de medicamentos que se venden sin receta y/o medicamentos que se venden con receta y hierbas, asegúrese de hablar con su médico sobre las posibles interacciones.

Hongos

DERROTADORES DE TUMORES

Los hongos son tan populares en muchas naciones asiáticas que se consiguen en puestos callejeros, al igual que aquí en los Estados Unidos los perritos calientes o el granizado (nieve, piragua). Esos consumidores asiáticos en realidad siguen antiguas tradiciones. El uso de los hongos con fines medicinales ha quedado registrado en antiguos manuscritos chinos y los primeros registros del consumo de hongos psicotrópicos por parte de seres humanos se remonta nada menos que al Paleolítico. En la actualidad disponemos de unas 35 especies de hongos y la mayoría son comestibles y poseen propiedades medicinales.

Los estadounidenses hemos tardado un poco en adquirirles el gusto a estas delicias carnosas, pero se están haciendo cada vez más comunes, tanto en la cocina como en los laboratorios de investigación.

Los científicos están descubriendo lo que los curanderos naturales sabían desde tiempos inmemoriales. Además de ser importantes fuentes nutritivas, los hongos estimulan el sistema inmunitario. De acuerdo con los investigadores, es posible que ayuden a combatir el cáncer, los altos niveles de colesterol y quizá el SIDA.

Alto al cáncer

No hace mucho tiempo, los científicos pensaban que el hongo favorito de los estadounidenses, el champiñón blanco común (*button mushroom*), tenía poco valor medicinal, pero estudios más recientes han descubierto que realmente está retacado de nutrientes, sobre todo para los que desean prevenir el cáncer de mama.

Los investigadores de City of Hope, un centro de investigaciones y tratamiento del cáncer en Duarte, California, han descubierto que los hongos inhiben la producción de estrógeno, sobre todo en mujeres posmenopáusicas. Llevaron a cabo varios estudios en ratones y observaron que estos animales experimentaban una reducción del 58 por ciento en el crecimiento de tumores de mama cuando se les alimentaba con extracto de hongo.

Los hongos contienen un fitoquímico llamado ácido linoleico conjugado que

En la cocina

Es posible encontrar hongos *shiitake* frescos en tiendas especializadas. No obstante, se consiguen más fácilmente deshidratados. Y ahora le diremos cómo prepararlos.

Suavícelos. Para rehidratar unos hongos secos, primero póngalos en una cacerola, cubra con agua y deje que rompa a hervir. Después baje el fuego y cocine a fuego lento durante 20 minutos. Escúrralas, píquelas y agregelas usted a su plato. Tal vez usted quiera guardar el agua en la que cocinó los hongos. Agrega mucho sabor a las sopas y las salsas.

Manéjelos con moderación. Los hongos rehidratados no son tan bonitos como los recién cosechados. Además, se caracterizan por un sabor levemente acre que puede resultar desagradable en grandes cantidades. Los *chefs* generalmente los pican y luego los agregan en cantidades moderadas a platos sofritos preparados al estilo asiático, cacerolas (guisos) de carne y verdura, sopas, pasta y platos de cereales.

---

inhibe la aromatasa, la proteína del cuerpo que fabrica el estrógeno, afirma Shiuan Chen, Ph.D., director del departamento de Investigaciones Quirúrgicas de City of Hope. Cerca del 60 por ciento de las mujeres premenopáusicas y el 75 por ciento de las posmenopáusicas con cáncer de mama tienen un cáncer hormonodependiente, lo cual significa que el estrógeno ayuda a los tumores a crecer, por lo tanto, controlar los niveles de estrógeno puede limitar o prevenir los tumores. Las mujeres posmenopáusicas tienen menores cantidades de estrógeno en sus cuerpos, de modo que los hongos les ofrecen una protección incluso mayor.

También se descubrió que hay otras clases de hongos que ayudan a prevenir el cáncer de mama. Los champiñones ofrecían la mayor protección, pero el champiñón blanco, el *shiitake*, el *portobello*, el *cremini* y los champiñones pequeños todos mostraron un efecto considerable, ya sea si se comieran crudos o cocinados.

Comer solamente unas 3½ onzas (100 g) de hongos al día podría prevenir el cáncer de mama, afirma el Dr. Chen, quien está ahora investigando estos compuestos y sus efectos en el cáncer de próstata.

No es la primera vez que los hongos reciben atención por su capacidad para combatir el cáncer. Los hongos *shiitake* se han utilizado en Japón desde hace mucho tiempo para encoger los tumores. Estos grandes y carnosos hongos negros contienen un polisacárido, es decir, un azúcar compleja, llamado lentinano. Los polisacáridos son unas moléculas grandes cuya estructura se parece a la de las bacterias, según explica Robert Murphy, N.D., un doctor naturópata con consulta privada en Torrington, Connecticut. Cuando se consumen hongos *shiitake*, el sistema inmunitario

Consejo clave

Los hongos son un buen relleno para numerosos platillos porque a menudo adoptan el sabor de los alimentos con los que se preparan, dice Jeannie Gazzaniga Moloo, Ph.D., R.D., portavoz para la Asociación Dietética de los Estados Unidos que radica en Sacramento, California. Sofría (saltee) hongos firmes como los *cremini* con otras verduras y sazonadores. O pique en cubitos pequeños cualquier tipo de hongo que le guste y agréguelo a sopas y salsas.

Si no les gusta el sabor de los hongos pero desea aprovechar los beneficios nutricionales que brindan, píquelos muy finos y agréguelos a una salsa marinara. Luego, justo antes de servir la salsa, utilice una licuadora (batidora) de inmersión para incorporar los hongos a la salsa, dice la Dra. Moloo. Se olvidará hasta de que están ahí.

empieza a armar un ejército de células especializadas en combatir las infecciones. "En esencia engañan al sistema inmunitario para que entre en acción", indica Murphy. Los investigadores han observado que cuando a los animales de laboratorio que tienen tumores se les alimenta con lentinano en forma de hongos secos en polvo, el crecimiento de los tumores se inhibe hasta en un 67 por ciento.

Por otra parte los investigadores están estudiando el hongo *maitake*. Al igual que el *shiitake*, el hongo *maitake* desde hace siglos se ha ganado la reputación de ayudar en el tratamiento de los pacientes de cáncer. Sin embargo, las naciones occidentales apenas en fechas recientes empezaron a prestarle la atención que merece.

El polisacárido activo del hongo *maitake* se llama betaglucano o fracción D. Ha demostrado ser muy eficaz para hacer que se encojan los tumores en los animales de laboratorio, hasta más que el lentinano, opinan los expertos.

"Definitivamente se obtienen algunos de los polisacáridos que activan el sistema inmunitario al comer una buena ración —más o menos media taza— de estos hongos", indica el Dr. Murphy. "Le digo a la gente que puede ir al mercado y comprar hongos *shiitake* y *maitake* e incluirlos en su dieta". Ambos tipos de hongo normalmente se encuentran en las tiendas de alimentos asiáticos, así como en algunos supermercados.

Los estímulos inmunitarios y el SIDA

En vista de que los hongos *shiitake* y *maitake* han resultado tan eficaces para estimular el sistema inmunitario, algunos científicos han decidido —con cierto éxito— ponerlos a prueba contra el VIH, el virus que causa el SIDA.

En estudios de laboratorio, un extracto del betaglucano del hongo *maitake* le impidió al VIH matar las células T, los glóbulos blancos de fundamental importancia para el sistema inmunitario. "Comer estos hongos con regularidad parece ser una muy buena manera de mantener funcionando el sistema inmunitario", comenta el Dr. Murphy.

Amenaza cruda

Las rodajas de hongos crudos gozan de gran aceptación en las barras de ensaladas. No obstante, los expertos advierten que no es buena idea acostumbrarse a comer demasiados hongos crudos.

Los hongos crudos contienen hidracinas, unas sustancias químicas tóxicas que pueden producir tumores en los animales de laboratorio, según han demostrado varios estudios científicos. Si bien nadie sabe con certeza cuántos hongos crudos tiene que comer una persona para obtener un efecto semejante, los expertos recomiendan saborear los hongos cocidos, porque el calor elimina las hidracinas.

Combaten el colesterol

Las personas cuyo nivel de colesterol anda cerca de la zona de peligro —200 o más— harían bien en incluir una guarnición de hongos en sus comidas con cierta frecuencia.

Durante los años 70 y 80, diversos estudios realizados en Japón tanto con seres humanos como con animales demostraron que uno de los compuestos de los hongos *shiitake*, la eritadenina, de hecho baja el nivel del colesterol. En fechas más recientes, unos investigadores de Eslovaquia observaron que al darles a unos ratones el 5 por ciento de su dieta en hongos secos, concretamente hongos ostra (*oyster mushrooms*), su nivel sanguíneo de colesterol se reducía en un 45 por ciento a pesar de que los ratones comieran alimentos altos en colesterol.

Los investigadores aún no saben cuántos hongos ostra tiene que comer la gente para obtener el mismo efecto. No obstante, los expertos están de acuerdo en que no le haría daño a nadie agregar un par de ejemplares de esta variedad grande y carnosa de hongo a su plato todos los días; tal vez hasta le ayude a bajar su nivel de colesterol.

Valor vitamínico

Los hongos proporcionan dos importantes vitaminas del complejo B, niacina y riboflavina, que no son muy frecuentes en las verduras. En este caso sí es posible que el pequeño champiñón blanco común desempeñe un papel clave. Si bien los hongos *shiitake* tienen una concentración más alta de nutrientes, también se distinguen por su fuerte sabor; la mayoría de las personas no los utilizan en grandes cantidades. El sabor suave de los champiñones blancos, por el contrario, permite disfrutarlos prácticamente en todas las comidas.

La niacina es importante porque ayuda al cuerpo a formar las enzimas necesarias para convertir el azúcar en energía, aprovechar la grasa y mantener sanos los tejidos. Los champiñones blancos pequeños son una buena fuente de este nutriente. Una taza de ellos contiene 4 miligramos de niacina, el 20 por ciento de la Cantidad Diaria Recomendada (o *DV* por sus siglas en inglés).

Al igual que la niacina, la riboflavina es un "nutriente auxiliar". Se requiere para convertir otros nutrientes, como la niacina, la vitamina B$_6$ y el folato, en armas que el cuerpo pueda aprovechar. Una deficiencia de riboflavina muy bien puede traducirse en una insuficiencia de estos otros nutrientes. Media taza de champiñones blancos hervidos contiene 0,2 miligramos de riboflavina, el 12 por ciento de la DV.

CÓMO MAXIMIZAR SUS PODERES CURATIVOS

Cocínelos. Es preferible comer los hongos cocidos que crudos, tanto desde el punto de vista del sabor como de la nutrición, porque están compuestos principalmente de agua. Al cocinarlos se extrae el agua y se concentran tanto los nutrientes como el sabor. Vea el "Aviso" en la página anterior para obtener más información acerca de por qué los hongos cocinados son mejores.

Elija lo exótico. Según los expertos, el máximo poder curativo se encuentra en los hongos asiáticos, concretamente el *shiitake* y el *maitake*. Otras variedades que tal vez proporcionen beneficios terapéuticos son el *enoki* así como los hongos ostra, pino (*pine mushroom*) y paja (*straw mushroom*).

(*Nota*: si encuentra en este capítulo términos que no entiende o que jamás ha visto, favor de remitirse al glosario en la página 636).

Hongos *cremini* fritos en sartén

2 **cucharadas de aceite de oliva**

2 **chalotes picados en trocitos**

1 **libra (500 g) de hongos *cremini* con los pies quitados**

1 **cucharada de mantequilla sin sal**

1 **cucharada de hojas de tomillo fresco**

½ **taza de vino blanco**

Sal y pimienta negra recién molida

Caliente el aceite en un sartén grande a fuego mediano-alto. Agregue los chalotes y cocine hasta que se doren. Agregue los hongos, cabeza abajo, y cocine durante 5 minutos. Voltéelos y agregue la mantequilla, el tomillo, el vino, la sal y la pimienta al gusto. Reduzca el fuego a mediano y cocine unos 10 minutos hasta que el líquido se haya evaporado.

Rinde 4 porciones

POR PORCIÓN

Calorías: 139
Grasa total: 9,9 g
Grasa saturada: 2,8 g

Colesterol: 8 mg
Sodio: 145 mg
Fibra dietética: 1 g

Infecciones

ARMAS ALIMENTICIAS CONTRA LAS BACTERIAS

No hay forma de evitar los gérmenes por completo. Sin embargo, lo que sí se puede hacer es comer para mejorar la salud. Comer los alimentos correctos no sólo ayuda a prevenir las infecciones sino que también sirve para combatirlas.

La manzana, el té, la cebolla y la col rizada son algunos de los alimentos vegetales que contienen unas sustancias llamadas flavonoides, las cuales pueden evitar que los gérmenes se afiancen en el cuerpo, según indica Joseph V. Formica, Ph.D., profesor de Microbiología de la Facultad de Medicina del Colegio de Medicina de Virginia, en la Universidad Commonwealth de Virginia, en Richmond. Es posible que se deba a los flavonoides el hecho de que el té sea un remedio tan eficaz contra los resfriados (catarros) y la gripe.

Uno de los flavonoides más poderosos es un compuesto llamado quercetina. Se halla en grandes cantidades en la cebolla y la col rizada y se ha demostrado que daña el material genético en el interior de los virus, evitando de esta forma que se multipliquen. Al parecer la quercetina bloquea el virus del herpes eficazmente, al igual que uno de los virus que causan los resfriados. Las investigaciones aún se encuentran en una fase preliminar, por lo que los médicos no saben con certeza cuánta quercetina (u otros flavonoides) se requieren para bloquear las infecciones. Por ahora, según indica el Dr. Formica, varias raciones diarias de alimentos ricos en flavonoides ayudarán a controlar los gérmenes y le darán al sistema inmunitario la oportunidad de luchar contra estos.

Un condimento que cura

La próxima vez que una infección se haga presente sería buena idea ir por el ajo. "El ajo, anteriormente llamado, la 'penicilina rusa', es excelente para las infecciones", afirma Janet Maccaro, Ph.D., N.D., una nutrióloga holística que radica en Ormond Beach, Florida. Las investigaciones han demostrado que este bulbo contiene compuestos que pueden acabar con las infecciones.

Unos investigadores de la Facultad de Medicina del Colegio de Medicina de Virginia descubrieron que el agua extraída del ajo era capaz de bloquear un hongo que causa un tipo de meningitis, una infección grave del cerebro. En estudios de laboratorio el ajo ha erradicado el hongo *Candida albicans* que produce la candidiasis.

"Está muy claro que el ajo tiene propiedades antivirales, antifúngicas y antibacterianas", afirma John Hibbs, N.D., un médico naturópata y miembro del profesorado clínico del Centro Bastyr para la Salud Natural en Seattle. "A las personas con alguna infección que disfruten comer el ajo les recomendamos que mastiquen todo el ajo fresco que puedan tolerar. El ajo liofilizado o en otras formas también puede ayudar".

Probablemente haga falta comer más o menos una cabeza de ajo al día para maximizar sus beneficios curativos, según opina el Dr. Elson Haas, director del Centro de Medicina Preventiva de Marin, en San Rafael, California. A algunas personas les pica la lengua con la sola idea de comer tal cantidad de ajo crudo. En estos casos tal vez sea preferible cocinarlo primero. Si la cabeza de ajo se hornea hasta que los dientes estén cocidos pierde un poco su ardor azufrado, pero no los beneficios.

La inmunidad contra las infecciones

Si nos imaginamos el sistema inmunitario como un ejército que lucha contra las infecciones, entonces dos vitaminas son sus generales más importantes. La vitamina A ayuda a fortalecer las defensas del cuerpo, mientras que la vitamina C le ayuda al sistema inmunitario a efectuar sus ataques. Esta doble estrategia ofrece mucha protección contra los gérmenes que se acercan al cuerpo.

La vitamina A se obtiene en forma de betacaroteno en alimentos como la zanahoria, las espinacas, las hojas de la mostaza, la col rizada y el *squash* amarillo y anaranjado. El cuerpo la utiliza para mantener suaves y húmedas las membranas mucosas. Se trata de un detalle importante, porque estas membranas —que forran la nariz, la boca, la garganta y otras partes del cuerpo— forman nuestra primera línea defensiva contra las infecciones. Mientras estén húmedas son capaces de atrapar a los virus y a otros gérmenes antes de que penetren al organismo.

Como una especie de doble protección, el cuerpo también utiliza la vitamina A para fabricar unas enzimas especiales que buscan y destruyen las bacterias que logran entrar al cuerpo.

Mientras que el papel de la vitamina A es más que nada de carácter defensivo, la vitamina C le ayuda al cuerpo a tomar la ofensiva. Las naranjas (chinas), el brócoli y otros alimentos ricos en vitamina C refuerzan el "poder devorador" de las células "matagérmenes" del cuerpo. En un estudio de personas con infecciones de las vías respiratorias, por ejemplo, unos investigadores japoneses les dieron a dos grupos de participantes 50 miligramos y 500 miligramos de vitamina C, respectivamente, durante 5 años y observaron que los índices de resfriados eran un 25 por ciento inferior en el grupo que tomó las dosis más elevadas de vitamina C.

Y una revisión de 12 estudios acerca del efecto de la vitamina C sobre las infecciones respiratorias reveló que aproximadamente la mitad de los estudios mostraban una reducción considerable de las infecciones respiratorias en los grupos que tomaban la vitamina C.

Zinc para la salud

Entre todos los minerales el zinc probablemente sea el más importante para mantener la fuerza del sistema inmunitario. Una cantidad insuficiente de zinc puede provocar una disminución de los glóbulos blancos que combaten las infecciones, lo cual a su vez aumenta el riesgo de enfermarse.

En un estudio, por ejemplo, unos investigadores de la Facultad de Medicina de la Universidad Tufts en Boston observaron que los niños que habían recibido 10 miligramos diarios de zinc durante 60 días tenían muchas menos probabilidades de sufrir una infección de las vías respiratorias que los niños que obtenían menos. De hecho, las probabilidades de padecer fiebre bajaron un 70 por ciento, las de tener tos disminuyeron un 48 por ciento y las de sufrir acumulaciones de mucosidad se redujeron un 28 por ciento en los niños que consumían una cantidad suficiente de zinc. (No obstante, consulte a su pediatra antes de dar zinc a su hijo).

Y en una revisión realizada en la Universidad Case Western Reserve, en Cleveland, los estudios desde 1980 hasta 2003 revelaron que el zinc puede reducir los síntomas de los resfriados cuando se administra en un plazo de 24 horas desde que aparece el resfriado.

A pesar del poder comprobado del zinc, muchos habitantes de los Estados Unidos no lo consumen en cantidades suficientes. Se trata de un hecho lamentable, porque las necesidades de zinc son muy fáciles de cubrir a través de la dieta. Una pata de centolla de Alaska, por ejemplo, contiene 10 miligramos de zinc, el 67 por ciento de la Cantidad Diaria Recomendada (o *DV* por sus siglas en inglés). Una ración de 3 onzas (84 g) de bistec *sirloin* magro (bajo en grasa) cuenta con 6 miligramos, el 40 por ciento de la DV, y una taza de lentejas tiene 3 miligramos, el 20 por ciento de la DV.

(*Nota*: si encuentra en este capítulo términos que no entiende o que jamás ha visto, favor de remitirse al glosario en la página 636).

Infecciones de las vías urinarias

LÍQUIDOS QUE LAS LIQUIDAN

Durante mucho tiempo, los médicos rechazaban la idea de curar las infecciones de las vías urinarias (IVU) por medio de la dieta. Pensaban que sólo era un mito. Sin embargo, cada vez se reúnen más pruebas de que las bebidas que uno toma pueden prevenir e incluso tratar esta dolorosa afección.

Las IVU se dan cuando las bacterias se instalan en la vejiga o la uretra (el tubito por el que pasa la orina). Esto causa dolor al orinar, o bien se tiene que orinar con

---

¿AYUDA EL ÁCIDO?

Cuando los científicos empezaron a estudiar el jugo de arándano agrio como posible cura para las infecciones de las vías urinarias (o *IVU*), sospechaban que su poder curativo radicaba en su alto contenido de ácidos. Suponían que la orina ácida crearía un ambiente menos grato para las bacterias.

Al poco tiempo, algunas personas empezaron a tratar de aliviar estas infecciones con otras sustancias muy ácidas, como la vitamina C o grandes cantidades de naranjas (chinas) y tomates (jitomates).

Desde entonces se ha demostrado que el poder curativo tal vez no se encuentre en el ácido. De hecho, algunos médicos están convencidos de que la creación de un ambiente muy ácido sólo sirve para irritar aún más una vejiga ya inflamada. De hecho, los Institutos Nacionales de Salud recomiendan que si se tiene una UTI o se es propenso a sufrirlas, se deben evitar los líquidos que irritan la vejiga, como el alcohol, los jugos de cítricos y las bebidas que contienen cafeína.

Aún no se sabe con certeza si las mujeres afectadas por una UTI deben comer o evitar los alimentos ácidos, o bien dejar de preocuparse por ellos. Sin embargo, algo que los médicos sí recomiendan es que haga caso a lo que su cuerpo le indique. Si usted tiene una infección, tal vez observe que ciertos alimentos, como los cítricos, el tomate, el queso añejo, los alimentos condimentados y el café, aumentan el dolor a la hora de orinar. En tal caso, lo mejor será evitarlos hasta que se le cure la infección.

---

más frecuencia. Las IVU, que son más comunes en las mujeres que en los hombres, por lo general se tratan con antibióticos, los cuales tardan unos días en eliminar el problema.

De acuerdo con ciertas investigaciones, el jugo de arándano agrio no sólo ayuda a prevenir este tipo de infecciones sino que acelera el proceso de recuperación si la infección ya se presentó. Dentro del marco de un estudio realizado por un grupo de investigadores en Boston, 153 mujeres tomaron durante 6 meses unas 10 onzas (300 ml) diarias de jugo de arándano agrio o la misma cantidad de un líquido idéntico en apariencia. Las mujeres que estaban tomando el jugo de arándano agrio resultaron tener un 58 por ciento menos de probabilidades de desarrollar una IVU que las que ingerían la otra bebida.

En opinión de los investigadores, es posible que las mujeres propensas a sufrir infecciones de las vías urinarias tengan células más "pegajosas" en la uretra, a las que las bacterias se fijan con mayor facilidad. Al parecer el arándano agrio contiene una sustancia aún no identificada que sirve como una especie de recubrimiento antiadherente para estas células y facilita la eliminación de las bacterias. El recubrimiento interno de la vejiga se hace más resbaladizo.

Por cierto, el jugo de arándano agrio no es el único que sirve para combatir las IVU. Los científicos creen que el jugo de arándano y el de arándano encarnado (*lingonberry*) posiblemente tengan un efecto semejante.

Desde luego también se obtienen ciertos beneficios al comer el arándano agrio y el arándano entero. Sin embargo, los jugos ofrecen una manera más cómoda de obtener una mayor cantidad de compuestos protectores. Por eso los médicos recomiendan que las mujeres que con frecuencia sufren IVU tomen 10 onzas diarias de jugo de arándano agrio o de jugo de arándano, si logran encontrarlo.

Arremétales con agua

Es posible prevenir las IVU mediante otra estrategia líquida aún más sencilla que la de los jugos. Ocho vasos de agua de 8 onzas (240 ml) cada uno, tomados diariamente,

> ## Consejo clave
>
> Tómese una taza de jugo de arándano agrio sin edulcorantes al día y un yogur natural o una ración de queso añejo tres veces por semana. Unos investigadores finlandeses observaron que las mujeres que seguían este patrón dietético tenían unas probabilidades de un 34 a un 80 por ciento menores de desarrollar una infección de la vejiga.
>
> ¿Qué tipo de jugo de arándano agrio es mejor? Evite los que llevan la palabra "cóctel" ("*cocktail*") en la etiqueta: contienen montones de sirope de maíz alto en fructosa. Beba un vaso de 8 onzas (240 ml) de jugo de arándano agrio sin edulcorantes. "No curará una infección ya establecida, pero posiblemente puede prevenir una", indica el Dr. Michael L. Guralnick, profesor adjunto de Urología en el Colegio de Medicina de Wisconsin, en Milwaukee.

ayudarán a su cuerpo a deshacerse de las bacterias antes de que provoquen una infección.

El agua resulta especialmente importante el día de su examen ginecológico anual. A muchas mujeres les da una IVU después de este examen, quizá porque los instrumentos utilizados irritan la vagina y acercan las bacterias al orificio externo de la uretra, donde hay más probabilidades de que causen una infección. Para mantener el tracto urinario libre de bacterias, basta con tomar 2 vasos grandes de agua, uno antes del examen y el otro después, y luego ir al baño.

(*Nota*: si encuentra en este capítulo términos que no entiende o que jamás ha visto, favor de remitirse al glosario en la página 636).

Infertilidad
CÓMO COMER PARA CONCEBIR

El nacimiento de un bebé es uno de los momentos más emocionantes de la vida. No obstante, para un 10 por ciento aproximadamente de las parejas la simple tarea de concebir llega a entrañar un proceso largo y difícil. Son muchos los problemas físicos que pueden ocasionar infertilidad. Sin embargo, en algunos casos es posible que unos cuantos cambios en el menú basten para mejorar las posibilidades.

Las investigaciones han demostrado, por ejemplo, que el semen del hombre quizá no pueda cumplir con su cometido si no obtiene ciertos nutrientes clave en cantidades suficientes. En cuanto a la mujer, ese cafecito matutino o la copita por la noche pueden interferir con el embarazo tan deseado. Por lo tanto, antes de ponerse a comprar ropita para el bebé tal vez sea conveniente realizar unos cuantos cambios en la cocina.

El contratiempo cafeínico

En todo el territorio estadounidense la mañana se anuncia con el sonido de los despertadores seguido por el de las cafeteras eléctricas. No obstante, cuando se trata de tener un bebé quizá sea mejor desenchufar la máquina del café.

La costumbre de tomar café, té, gaseosa de cola u otras bebidas con cafeína puede reducir de manera significativa las probabilidades de la mujer de quedar embarazada, según indica el Dr. John Jarrett, un endocrinólogo especializado en la reproducción con consulta privada en Indianápolis.

En un estudio que abarcó a más de 1.400 mujeres, un grupo de investigadores de la Escuela de Higiene y Salud Pública de la Universidad Johns Hopkins, en Baltimore, descubrió que las probabilidades de que se atrase la concepción son 2½ veces más altas en las mujeres no fumadoras que consumen por lo menos 300 miligramos de cafeína al día (el equivalente a aproximadamente 5 tazas de café) que en el caso de las mujeres que consumen menos cafeína.

Y una revisión efectuada por el Colegio de Boston descubrió que el consumo de cafeína era uno de los factores de riesgo relacionados con el estilo de vida que afectaban la fertilidad, junto con el hábito de fumar, tener antecedentes de infecciones de transmisión sexual y un peso corporal excesivamente alto o bajo.

Los investigadores no están seguros de la razón por la que la cafeína retrasa el viaje de la cigüeña. Sin embargo, especulan que posiblemente altere el equilibrio hormonal del cuerpo, interfiriendo con la capacidad de ovulación. "Reducir la cantidad de cafeína que se toma tal vez ayude aunque sea un poco", indica Elizabeth E. Hatch, Ph.D., profesora adjunta del departamento de Epidemiología de la Escuela de Salud Pública de la Universidad de Boston.

El alcohol y el amor no se mezclan

Cuando se trata de concebir, una reunión romántica muy bien puede ambientarse con velas perfumadas y un CD de Luis Miguel, pero más vale dejarle el corcho a esa botella de Borgoña. Una o dos copitas de vino tal vez le despejen el camino al amor, pero no mejoran las posibilidades de tener un bebé.

Unos investigadores de la Universidad Harvard descubrieron que las probabilidades de ser infértiles aumenta en un 60 por ciento en las mujeres que toman más de una copa al día —no sólo de vino sino también de cerveza o bebidas fuertes— en comparación con las abstemias. Incluso en las mujeres que toman una copa o menos al día, las probabilidades de embarazarse bajan un 30 por ciento en comparación con las que no toman.

Y unos investigadores suecos que examinaron la relación entre el consumo de alcohol y la infertilidad durante 18 años observaron que las mujeres con un elevado consumo de alcohol tenían más probabilidades de buscar ayuda médica a causa de la infertilidad que las mujeres cuya ingesta de alcohol era moderada o baja.

Por cierto, no sólo las mujeres deben pensarlo dos veces antes de decir "salud". De acuerdo con el Dr. Jarrett, una pequeña cantidad de alcohol es suficiente para bajar el nivel de testosterona de los hombres, lo cual le resta resistencia al esperma.

Hormonas perjudiciales para la fertilidad

Las hormonas que se inyectan al ganado pueden pasar a los productos lácteos y afectar los niveles de hormonas naturales de las mujeres que los comen. "A muchas vacas se les inyectan hormonas del crecimiento y de otro tipo que pueden mimetizarse con el estrógeno", explica Janet Maccaro, Ph.D., N.D., una nutrióloga holística que radica en Ormond Beach, Florida. Estos falsos estrógenos pueden complicar el ciclo menstrual y dificultar la fertilidad. "Reducir la ingesta de productos lácteos y carne de res le ayudará a evitar las hormonas sintéticas que pueden afectar la fertilidad", agrega la Dra. Maccaro.

Sin zinc no hay fertilidad

Casanova, el legendario amante, siempre comía ostras (ostiones) antes de hacer el amor. La historia no nos dice cuántos hijos engendró, pero lo que hizo no fue mala idea. Las ostras son extremadamente ricas en zinc, un mineral esencial para la fertilidad masculina.

"Los hombres necesitan zinc para producir esperma y también para que este esperma sea sano", afirma John Hibbs, N.D., un médico naturópata y miembro del profesorado clínico del Centro Bastyr para la Salud Natural en Seattle. "El zinc también afecta la motilidad del esperma, es decir, la rapidez y eficacia con la que nada". Además, un bajo nivel de zinc puede reducir la producción de testosterona por parte del cuerpo, lo cual interfiere con la fertilidad.

A pesar de que la Cantidad Diaria Recomendada (o *DV* por sus siglas en inglés) de zinc es sólo de 15 miligramos, la mayoría de los hombres no la cubren, según el Dr. Hibbs. Pero basta con seguir el ejemplo de Casanova para obtener todo el zinc que hace falta y aún más. Las ostras son una fuente increíble de este mineral: 12 ostras cocidas proporcionan hasta 152 miligramos, más de 10 veces la DV. La carne de res libre de hormonas también es buena: 3 onzas (84 g) de carne molida magra (baja en grasa) contienen 4 miligramos, el 27 por ciento de la DV. Y una ración de 100 g de germen de trigo brinda 12 miligramos de zinc, el 80 por ciento de la DV.

> ## Consejo clave
>
> Si está intentando concebir, diga no a la soya. "La soya puede tener efectos adversos en la fertilidad tanto para hombres como para mujeres", dice Kaayla Daniel, Ph.D., una nutrióloga clínica que cuenta con certificación profesional y radica en Santa Fe, Nuevo México. Los productos de soya contienen estrógenos vegetales que pueden producir cambios en el ciclo menstrual que culminen en la infertilidad, afirma la Dra. Daniel. Y sólo hace falta un poco para causar problemas. "En promedio, un vaso de leche de soya contiene 45 miligramos de isoflavonas de soya: cantidad que puede causar infertilidad", agrega la experta. Por lo tanto, si está teniendo problemas para embarazarse, la Dra. Daniel recomienda evitar la soya por completo.

A ganar la carrera

Cuando los espermas se miran a través del microscopio parecen unos renacuajos sobrealimentados decididos a ganar una carrera.

Por lo menos eso es lo que se supone que deben hacer. No obstante, cuando un hombre no obtiene una cantidad suficiente de vitamina C su esperma pierde un poco de impulso. De hecho se vuelve pegajoso y empieza a amontonarse. Los médicos le dicen "aglutinación" a este problema. Sin embargo, una vez que los hombres empiezan a consumir más vitamina C aumenta el número de su esperma, que además adquiere mayor velocidad. Dentro del marco de un estudio publicado en la revista médica *Journal of Medicinal Food*, por ejemplo, 13 hombres infértiles tomaron 1.000 miligramos de vitamina C dos veces al día durante 2 meses. Los resultados mostraron que el recuento medio de esperma había aumentado un 32 por ciento y la motilidad media del esperma había aumentado un 60 por ciento.

Aumentar el consumo de vitamina C es especialmente importante para los hombres que fuman. Diversos estudios han revelado que los fumadores que obtienen más vitamina C a través de la dieta tienen espermas más sanos y activos que quienes no la consumen.

(*Nota*: si encuentra en este capítulo términos que no entiende o que jamás ha visto, favor de remitirse al glosario en la página 636).

Inmunidad

SABOR DEFENSOR

Un compañero de trabajo estornuda y una nube de virus llena el ambiente. Basta con agarrar un bolígrafo o un par de medias (calcetines) para quedar expuesto a miles, quizá millones de bacterias. Al caminar sobre el pasto (césped), los pies descalzos recogen hongos, parásitos y más bacterias todavía. ¿Un mundo peligroso? Lo sería si no contáramos con la protección de nuestro sistema inmunitario.

"Nuestro cuerpo se encuentra bombardeado constantemente por bacterias, virus y otros organismos que tratan de meterse", afirma Thomas Petro, Ph.D., profesor adjunto de Microbiología e Inmunología en el Centro Médico de la Universidad de Nebraska, en Lincoln. "El sistema inmunitario es la única defensa de la que disponemos contra esta invasión".

Realmente se trata de una lucha por la supervivencia. Una sola pulgada cuadrada de piel recién lavada llega a alojar a más de 1 millón de bacterias. Sin un sistema inmunitario fuerte, los microbios se multiplicarían rápidamente dentro y alrededor de nuestro cuerpo hasta alcanzar un número inconcebible. No obstante, cada minuto del día nuestro sistema inmunitario mantiene a raya a estos merodeadores microscópicos.

Según el Dr. Petro, la capacidad para mantener un sistema inmunitario sano depende directamente, en gran medida, de lo que se come. Los estudios científicos han demostrado, por ejemplo, que en las regiones del mundo donde los alimentos nutritivos saludables escasean, el sistema inmunitario con frecuencia se debilita y las personas son mucho más propensas a desarrollar infecciones. La inmunidad de las personas con enfermedades graves como el cáncer también se debilita a veces, puesto que muchas veces tienen problemas para comer bien.

Cuando anda bajo el nivel hasta de un solo nutriente el sistema inmunitario muchas veces tiene que pagar el precio. En una revisión de estudios realizada en la Universidad de Southampton, en Inglaterra, los investigadores examinaron los nutrientes que contribuyen de manera importante al funcionamiento del sistema inmunitario y descubrieron que los aminoácidos esenciales, los ácidos grasos esenciales, el ácido linoleico, la vitamina A, el folato, la vitamina B_6, la vitamina B_{12}, la vitamina C, la vitamina E, el zinc, el hierro, el cobre y el selenio son todos necesarios para que el sistema inmunitario funcione de manera saludable. Los investigadores también descubrieron que las deficiencias de estos nutrientes afectan a casi todos los aspectos de la salud del sistema inmunitario y que aumentar el consumo de los mismos puede mejorar el funcionamiento de dicho sistema inmunitario.

Y en un pequeño estudio realizado por el departamento de Nutrición y Manejo de los Alimentos de la Universidad Estatal de Oregón, los investigadores examinaron la relación entre un elevado consumo de vitamina B_6 y el recuento de glóbulos blancos de 7 mujeres jóvenes durante 3 semanas. Cuando las mujeres aumentaron sus ingestas de vitamina B_6 de 1,5 miligramos a 2,1 miligramos, experimentaron un aumento de un 35 por ciento en sus niveles de glóbulos blancos.

Además, lo que se come tal vez cause tantos estragos en el sistema inmunitario como lo que no se come. La comida chatarra y los alimentos procesados afectan realmente al sistema inmunitario, afirma la Dra. Mary Jo DiMilia, una doctora de Medicina Integral del Centro Médico Mount Sinai, en la ciudad de Nueva York.

"La comida es un medicamento poderoso", opina el Dr. Keith Block, director médico del Centro Block para el Tratamiento Integral del Cáncer, en Evanston, Illinois. De hecho, cuando se aumenta el consumo de algunos alimentos y se reduce el de otros la capacidad del cuerpo para luchar contra la mayoría de las enfermedades, desde los resfriados (catarros) hasta el cáncer, experimenta una mejoría considerable.

Un magnífico sistema

A pesar de que se habla del sistema inmunitario como si fuera uno solo, en realidad consta de dos partes muy diferentes. Una de ellas no es específica. Es decir, se dedica a atacar o simplemente se resiste a casi todo con lo que entra en contacto. La piel, por ejemplo, forma una barrera física contra las bacterias, los virus y otros invasores. También segrega sudor y grasa, los cuales por ser ácidos ayudan a evitar el crecimiento de bacterias nocivas. El estómago segrega ácidos y enzimas que matan los gérmenes. La saliva y las lágrimas contienen una enzima que destruye las bacterias. Incluso los pelillos de la nariz evitan que los gérmenes entren al cuerpo.

Si un microbio tiene la suerte de abrir una brecha en esta parte no específica del sistema inmunitario se topa con el siguiente nivel de defensas, el sistema específico. Esta parte del sistema inmunitario es sumamente selectiva. De acuerdo con el tipo de invasor que le salga al paso lanza sus armas hechas a la medida, los anticuerpos, unas proteínas diseñadas para matar sólo a un tipo de invasor y a ningún otro.

El sistema inmunitario es capaz de fabricar más de cien mil millones de anticuerpos diferentes, por lo que puede reconocer y atacar casi todo aquello con lo que entra en contacto. Además tiene una memoria muy buena. Una vez que el cuerpo estuvo expuesto a un germen el sistema inmunitario lo recuerda para siempre. Si ese mismo germen regresa —meses, años o incluso décadas después— los anticuerpos apropiados rápidamente entran en acción antes de que uno enferme.

El apoyo alimenticio

La protección más poderosa que se puede brindar al sistema inmunitario es una dieta equilibrada compuesta por diversas frutas, verduras, cereales integrales, semillas y frutos secos, así como pescado y mariscos, según indica la Dra. DiMilia. Todos esos alimentos son ricos en los nutrientes necesarios para asegurar la salud del sistema inmunitario. Es más, algunos son antioxidantes, lo cual brinda un apoyo especial.

Los antioxidantes son muy importantes por la siguiente razón. A cada segundo las células inmunitarias del cuerpo sufren la arremetida de los radicales libres, unas moléculas nocivas de oxígeno que diariamente se crean en enormes cantidades. A los radicales libres les falta un electrón, por lo que se la pasan corriendo por todo el cuerpo para robar electrones dondequiera que los encuentren. Y cada vez que realizan un ataque sale lastimada otra célula.

No obstante, los antioxidantes de estos alimentos, como las frutas y las verduras de colores brillantes, literalmente se interponen entre los radicales libres y las células de inmunidad sanas para sacrificar sus propios electrones. Este proceso neutraliza a los radicales libres y les impide hacer más daño. Y las células inmunitarias del cuerpo se mantienen protegidas y fuertes.

"Cuando el sistema inmunitario va a combatir algo, lo hace oxidándolo", explica Shawn Talbott, Ph.D., un bioquímico nutricional y autor. "El sistema inmunitario intentará matar a un virus o a una bacteria mediante una enorme oxidación. Por lo tanto, si uno está combatiendo muchos de estos virus o bacterias, se estará produciendo mucha oxidación en el cuerpo y se necesitarán más antioxidantes", comenta.

En un estudio llevado a cabo por la Universidad Memorial de Newfoundland, en Canadá, los investigadores observaron que las personas que obtienen la mayor cantidad de diversos nutrientes a través de la dieta, entre ellos de antioxidantes como el betacaroteno y las vitaminas C y E, son capaces de producir un mayor número de células asesinas naturales —células inmunitarias que buscan y destruyen a las bacterias y a otros invasores— que las personas que reciben menos cantidades de estos nutrientes. Otro estudio descubrió que las personas que ingieren grandes cantidades de diversos antioxidantes normalmente se enferman unos 23 días al año, mientras que quienes consumen cantidades más pequeñas se enferman más del doble, es decir, unos 48 días al año.

La vitamina C es un poderoso antioxidante, pero también refuerza el sistema inmunitario de otra manera. El cuerpo la utiliza para producir interferón, una proteína que ayuda a destruir los virus en el cuerpo. Además, es posible que la vitamina C incremente el nivel de un compuesto llamado glutatión, que se ha demostrado que también mantiene fuerte al sistema inmunitario.

En un estudio amplio, un grupo de investigadores de la Universidad de Helsinki, en Finlandia, revisó 21 estudios más pequeños que examinaban la capacidad de la vitamina C para combatir los resfriados. Observaron que las personas que obtienen 1.000 miligramos de vitamina C al día pueden acortar la duración de la enfermedad y reducir sus síntomas en un 23 por ciento.

Y una revisión sueca más reciente de numerosos estudios reveló que 1 gramo de vitamina C resultaba eficaz para acortar la duración de infecciones respiratorias, entre ellas el resfriado común.

La Cantidad Diaria Recomendada (o *DV* por sus siglas en inglés) de vitamina C es 60 miligramos, pero muchos investigadores afirman que la cantidad mínima necesaria para maximizar la inmunidad probablemente sean 200 miligramos. Es fácil obtener esta cantidad de vitamina C a través de la dieta, agrega el Dr. Block. Medio cantaloup (melón chino), por ejemplo, cuenta con 113 miligramos de vitamina C, casi el doble de la DV, mientras que media taza de coles (repollitos) de Bruselas ofrece 48 miligramos, el 80 por ciento de la DV. Desde luego también se encuentra mucha vitamina C en los cítricos, el brócoli, la guayaba, las fresas, los colinabos, los rábanos y el té de escaramujos (*rosehips*).

La vitamina E también ha recibido mucha atención como nutriente que refuerza la inmunidad. El cuerpo la utiliza para producir una poderosa proteína inmunitaria llamada interleuquina-2, la cual según se ha demostrado se enfrenta a todo, desde las bacterias y los virus hasta las células del cáncer. La DV de la vitamina E es 30 unidades internacionales (UI) y entre las buenas fuentes de este nutriente se encuentran las verduras de hojas verde oscuro, las nueces y las pacanas, el germen de trigo, la crema de cacahuate (maní) y los aceites vegetales.

Menos grasa, más inmunidad

Los alimentos correctos pueden ayudarle al sistema inmunitario a mantener su fuerza, pero los incorrectos —sobre todo los que tienen un alto contenido de grasa— lo perjudican. "Una dieta alta en grasa acelera el envejecimiento del sistema inmunitario, aunque no sabemos por qué", indica el Dr. Petro. "Lo que sí sabemos es que origina la producción de más radicales libres que dañan las células".

Los estudios científicos han demostrado, de hecho, que la actividad de las células asesinas naturales, una señal de un sistema inmunitario fuerte, aumenta rápidamente en las personas que reducen el contenido de grasa de su dieta. En un estudio, un grupo de investigadores de la Escuela de Medicina de la Universidad de Massachusetts, en Worcester, sometió a unos hombres a una dieta baja en grasa durante 3 meses. Por cada un 1 por ciento que los hombres reducían la cantidad de grasa en su dieta, la actividad de sus células asesinas naturales subía casi en un 1 por ciento.

Según el Dr. Petro no hace falta una dieta sumamente baja en grasa para reforzar la inmunidad. Para la mayoría de las personas probablemente sea ideal el límite de no obtener más del 30 por ciento de sus calorías de la grasa, y de preferencia entre el 20 y el 25 por ciento.

Para reducir la grasa de la dieta, hay que comer menos alimentos procesados, como los que vienen en latas, paquetes y cajas. Con excepción de las frutas, los frijoles (habichuelas) y las verduras, muchos alimentos procesados suelen tener un alto contenido de grasa, por no mencionar la sal y el azúcar. También debe aumentar su consumo de frutas y verduras frescas, frijoles, panes integrales y cereales. Asimismo, cuando se cambian los lácteos de grasa entera por leche descremada y yogur y queso bajos en grasa, además de reducir la cantidad de carne roja, se ayuda a mantener los niveles de grasa en una zona segura.

(*Nota*: si encuentra en este capítulo términos que no entiende o que jamás ha visto, favor de remitirse al glosario en la página 636).

Insomnio

ALIMENTOS QUE ARRULLAN

Cuando tenemos demasiadas cosas que hacer, todos hemos deseado alguna vez que el día tuviera más horas. A veces se nos cumple este deseo, pero desgraciadamente a expensas del sueño.

Hay pocas cosas más lamentables que estar despierto en la cama, frustrado y cansado, mientras todos los demás duermen apaciblemente. El insomnio suele ser temporal, por supuesto; lo puede causar un exceso de café, quizá, o la preocupación por el trabajo del día siguiente. No obstante, a veces llega para quedarse no sólo unos cuantos días sino durante semanas, meses o incluso años. Después de unas cuantas noches de mirar el techo del cuarto, uno se puede sentir como si jamás fuera a descansar de nuevo.

Usted no está solo. Una encuesta realizada en 2003 por la Fundación Nacional del Sueño reveló que la mitad de los adultos de los Estados Unidos de 55 años de edad y mayores sufrían al menos un síntoma del insomnio tres o más veces por semana, como experimentar dificultades para conciliar el sueño, despertarse durante la noche, despertarse demasiado temprano y no poder volver a dormirse o no sentirse descansado por la mañana. Si bien tanto los hombres como las mujeres son víctimas del insomnio, las mujeres tienden a sufrirlo más a menudo que los hombres por culpa de las molestias ocasionadas por la menstruación, el embarazo y la menopausia.

La próxima vez que no pueda conciliar el sueño, lo mejor que puede hacer es levantarse de la cama, ponerse las pantuflas (chancletas) e ir a la cocina. Todo parece indicar que lo que uno come antes de acostarse ayuda a terminar con el insomnio.

Digerir y dormir

Una siestecita después de comer es tradición en muchos países. Y no se trata de evitar el trabajo, sino de la respuesta natural a una de las órdenes más rigurosas del cuerpo: "Primero se come, luego se duerme".

"Cuando se introduce comida al estómago por la noche se debería dormir mejor", afirma David Levitsky, Ph.D., profesor de Nutrición y Psicología en la Universidad de Cornell en Ithaca, Nueva York. "Comer atrae sangre al tracto gastrointestinal y la aleja del cerebro. Y si se le resta sangre al cerebro da sueño".

De hecho, los investigadores están aprendiendo más cosas sobre la relación existente entre el estómago y el sueño. Después de estudiar la actividad cerebral de los ratones, Tamas Horvath, Ph.D., profesor de Medicina Comparativa, Obstetricia/Ginecología y Neurobiología en la Facultad de Medicina de la Universidad Yale, ha descubierto que los niveles sanguíneos de glucosa son la principal causa de la hipocretina, unas células cerebrales que nos mantienen despiertos. Según el experto, cuando uno se va a la cama con el estómago vacío y los niveles de glucosa andan bajos, las células de hipocretina se vuelven activas y nos impiden dormir.

Esto no significa que hartarse de comida antes de acostarse sirva para viajar tranquilamente al país de los sueños, según agrega el experto. De hecho, comer demasiado a avanzadas horas de la noche puede producir una sensación de abotagamiento, así como gases y lo más probable es que termine quedándose despierto en lugar de dormir. No obstante, una merienda (refrigerio, tentempié) ligera justo antes de irse a la cama ayuda a indicarle al cuerpo que es hora de dormir.

El poder del pavo

¿Alguna vez se ha preguntado por qué tanta gente se duerme frente a la televisión después del banquete navideño o del Día de Acción de Gracias? Resulta que muchos alimentos tradicionales de días de fiesta, como el pavo (chompipe) y el pollo, tienen un contenido muy alto de un aminoácido llamado triptófano, el cual se ha demostrado que afecta la parte del cerebro que regula el sueño, según explica el Dr. Levitsky. De acuerdo con el experto, los lácteos también contienen mucho triptófano.

El cuerpo convierte el triptófano en serotonina, la cual se convierte en melatonina. Tanto la serotonina como la melatonina relajan y dan sueño. De hecho, el triptófano es tan eficaz, al parecer, que durante mucho tiempo los médicos recomendaban tomarlo en suplementos para conciliar el sueño más fácilmente. A pesar de que las pastillas fueron prohibidas en algún momento (debido a un lote contaminado importado de Japón), los médicos opinan que el aminoácido presente en los alimentos es seguro y eficaz para ayudar a dormir.

No obstante, para que el triptófano desarrolle su máxima eficacia es importante tomarlo junto con féculas, según Judith Wurtman, Ph.D., investigadora afiliada al Centro de Investigaciones Clínicas del Instituto Tecnológico de Massachusetts en Cambridge. Cuando se comen alimentos ricos en féculas —un *bagel*, por ejemplo—, el cuerpo libera insulina, la cual se encarga de introducir todos los aminoácidos excepto el triptófano a las células musculares. El triptófano se queda solo en el torrente sanguíneo y es el primero en llegar al cerebro.

Obviamente no sería buena idea llenarse de pavo antes de meterse a la cama. No obstante, un vaso de leche o un trozo de queso poco antes de acostarse aumenta el nivel de triptófano en el cuerpo, lo cual hace que resulte un poco más fácil conciliar el sueño.

Una ayuda para adormilarse naturalmente

Hasta hace poco los científicos pensaban que la melatonina sólo se producía en el cuerpo. No obstante, esta hormona del sueño también se halla en diversos alimentos, como la avena, el maíz (elote, choclo) tierno, el arroz, el jengibre, el plátano amarillo (guineo, banana) y la cebada, según afirma Russell Reiter, Ph.D., profesor de Biología Celular y Estructural del Centro de Ciencias de la Salud de la Universidad de Texas en San Antonio.

Los médicos muchas veces les recomiendan suplementos de melatonina a las personas que tienen problemas para dormir. En 2004, la Agencia de Investigaciones y Calidad de la Sanidad, ubicada en Rockville, Maryland, revisó los estudios que mostraban los efectos de los suplementos de melatonina en el sueño y llegó a la conclusión de que el consumo a corto plazo de suplementos puede ayudar a personas con el síndrome de la fase del sueño retrasada, es decir, aquellos que tienen problemas para conciliar el sueño antes de las 2 a.m. No obstante, la melatonina no era eficaz para tratar otros trastornos del sueño.

Cuando se tienen dificultades para caer en brazos de Morfeo, comer un plátano amarillo o un plato de avena aumentará ligeramente los niveles de melatonina y ayudará a preparar a su cuerpo para dormir.

Cuerpo sano, sueño sano

Es cierto que los científicos han identificado unas cuantas sustancias clave que ayudan a mejorar la calidad del sueño, pero simplemente no hay nada que sustituya a una dieta saludable en general. Tal es la opinión de James G. Penland, Ph.D., psicólogo investigador del Centro de Investigaciones sobre Nutrición Humana del Departamento de Agricultura de los Estados Unidos, ubicado en Grand Forks, Dakota del Norte. "Una deficiencia de minerales o vitaminas puede afectar el sueño", afirma el Dr. Penland. "Entre mejor sea la dieta, mejor será, probablemente, el sueño".

Algunos estudios científicos han demostrado, por ejemplo, que cuando las personas no obtienen el suficiente hierro o cobre a través de la dieta tardan más en dormirse y, una vez dormidos, no descansan muy bien.

La forma más fácil de aumentar la cantidad de estos minerales en la dieta es a través de los mariscos. Sólo 20 almejas pequeñas al vapor, por ejemplo, proporcionan un poco más de 25 miligramos de hierro, el 139 por ciento de la Cantidad Diaria Recomendada (o *DV* por sus siglas en inglés), y 0,6 miligramos de cobre, el 31 por ciento de la DV. Las lentejas, los frutos secos y los cereales integrales también son buenas fuentes de hierro y cobre.

El magnesio es otro mineral esencial para dormir bien. "Se ha demostrado que un bajo nivel de magnesio estimula los neurotransmisores que activan el cerebro, lo cual produce una estimulación excesiva del cerebro", indica el Dr. Penland. La deficiencia de magnesio es especialmente común en las personas mayores, agrega el psicólogo, ya que a veces los medicamentos que toman impiden la absorción de este mineral. "Es un problema doble que les crea mucho riesgo de sufrir dificultades para dormir", explica el experto.

Algunas buenas fuentes de magnesio son los frijoles (habichuelas), como los pintos o los blancos pequeños, así como las verduras de hojas verdes como las espinacas y las acelgas. También proporcionan magnesio los frijoles de soya, las semillas de calabaza (pepitas), el germen de trigo y las almendras.

Por último, la inclusión de una buena cantidad de vitaminas del complejo B en la dieta tal vez ayude a aliviar el insomnio. El cuerpo utiliza estos nutrientes para regular muchos aminoácidos, entre ellos el triptófano. La niacina es particularmente importante, porque al parecer aumenta la eficacia del triptófano. La carne magra (baja en grasa) es una magnífica fuente de todas las vitaminas del complejo B, entre ellas la niacina. El atún de lata también es bueno, ya que 3 onzas (84 g) brindan 11 miligramos de niacina, el 55 por ciento de la DV.

En general, las personas más sanas duermen mejor. Entre los individuos que dijeron tener problemas de sueño a la Fundación Nacional del Sueño, el 85 por ciento calificaron su salud de aceptable a mala.

Comidas "quitasueños"

Usted ya sabe lo que pasa. Uno se duerme profundamente sólo para despertarse una vez —o dos o tres— por la necesidad de ir al baño. Esta fue la razón que más gente dio para despertarse en la encuesta de la Fundación Nacional del Sueño. En los hombres, la razón más común de los viajes nocturnos al baño es una próstata agrandada, lo cual debe evaluarlo un médico. Pero si alguien se despierta por la noche para ir a orinar y la causa no es una próstata agrandada, debería limitar el consumo de líquidos de 2 a 3 horas antes de irse a la cama, recomienda William Orr, Ph.D., presidente y director ejecutivo del Instituto Lynn de Ciencias de la Salud, en Oklahoma City.

Todos sabemos que el café puede espantar el sueño, pero el chocolate también pone a funcionar al cerebro a altas revoluciones. Una ración de chocolate no contiene la misma cantidad de cafeína que una taza de café o una gaseosa de cola, pero llega a afectar el sueño de la misma forma, según indica Michael Bonnet, Ph.D., un especialista en el sueño y director del Centro Médico del Departamento de Veteranos en Dayton, Ohio.

De acuerdo con el Dr. Bonnet, no hace falta ingerir cafeína a altas horas de la noche para quedarse con los ojos abiertos. El cuerpo tarda entre 6 y 8 horas en eliminar la cafeína, por lo que incluso el café tomado a la hora del almuerzo o el chocolate que se probó por la tarde pueden quitar el sueño por la noche.

Otra cosa muy común que quita el sueño es el alcohol, según afirma el Dr. Bonnet. Una copa de vino o de otra bebida alcohólica a la hora de irse a la cama puede desactivar muy rápidamente esas neuronas de hipocretina que lo mantienen a uno despierto, agrega el Dr. Horvath, pero desgraciadamente, el alcohol tiene un efecto de rebote. Poco después de dormirse, las células de hipocretina del cerebro se reactivan y lo despiertan a uno.

Cuando cuesta trabajo dormirse por la noche es buena idea olvidarse de esa copita antes de dormir y cambiarla, quizá, por un poco de leche, recomienda el Dr. Bonnet.

Además de ser importante lo que se come para dormir bien, también lo es *cuándo* se come. Si alguna vez se ha preguntado por qué no puede dormir por la noche y sin embargo, a mitad de tarde lo invade un sueño terrible, eche un vistazo a lo que almuerza y a lo que cena. Los alimentos más sólidos, como una hamburguesa, le harán sentirse más cansado que una comida líquida, como un plato de sopa y unas galletas, dice el Dr. Orr.

Según el Dr. Orr, si acaba de tomar una gran comida y se siente cansado horas antes de la hora normal de irse a la cama, resista. Si se duerme demasiado temprano se despertará en mitad de la noche.

(*Nota*: si encuentra en este capítulo términos que no entiende o que jamás ha visto, favor de remitirse al glosario en la página 636).

Jengibre

MAGNÍFICO PARA MAREOS Y MIGRAÑAS

Los médicos romanos lo tenían a mano durante las marchas militares. Pitágoras, el filósofo griego, promovía sus virtudes para asegurar la salud digestiva. Y el rey Enrique VIII de Inglaterra estaba convencido de que protegía contra la plaga, si bien no hay indicios de que sus poderes lleguen a tanto. No obstante, efectivamente contamos con muchas pruebas de que esta raíz retorcida y picante ayuda a aliviar docenas de afecciones, desde los mareos por movimiento y otros trastornos digestivos hasta las migrañas, los dolores de cabeza, la artritis, el colesterol alto e incluso los peligrosos coágulos sanguíneos. Por eso miles de personas en todo el mundo le tienen una fe ciega al jengibre como un poderoso alimento curativo.

Nada de náuseas

Cualquiera que haya sufrido mareos por movimiento sabe que incluso un ataque menor echa a perder hasta los planes mejor organizados para las vacaciones. Por eso casi todas las listas hechas antes de salir de viaje incluyen la anotación "Comprar *Dramamine*".

Sin embargo, la próxima vez tal vez valga la pena darse una vuelta por el supermercado en lugar de la farmacia. Resulta que el jengibre es uno de los mejores remedios contra los mareos por movimiento.

En un estudio clásico dirigido por Daniel B. Mowrey, Ph.D., director del Laboratorio Estadounidense de Investigaciones sobre Fitoterapia en Salt Lake City, ataron a 36 estudiantes propensos a sufrir mareos por movimiento a unas sillas giratorias inclinadas y les dieron vueltas hasta que se enfermaron. A la mitad les dieron 200 miligramos de dimenhidrinato (un medicamento cuyo nombre de marca es *Dramamine*) antes del experimento y a la otra mitad les dieron jengibre. Los que habían tomado el *Dramamine* no aguantaron durante más de 4½ minutos, aproximadamente, y la mayoría no llegó ni a eso. Por el contrario, la mitad de quienes habían tomado jengibre soportaron los 6 minutos completos de la prueba y sufrieron menos náuseas y mareos que el grupo que había ingerido el medicamento.

En otro estudio, unos investigadores holandeses probaron los efectos del jengibre con unos cadetes navales mareados por un viaje marítimo. Observaron que las pastillas de jengibre les reducían las náuseas y los vómitos y les proporcionaban alivio hasta por 4 horas.

Los expertos no están seguros de la razón por la que el jengibre asienta el estómago revuelto. Unos investigadores de Japón han sugerido que los gingeroles, una de las sustancias que contiene el jengibre, tal vez sean los responsables indirectos de bloquear el reflejo de vómito del cuerpo.

Para combatir los mareos por movimiento se toma aproximadamente ¼ de cucharadita de jengibre fresco o en polvo 20 minutos antes de subirse a un auto o un barco. La dosis se repite cada 2 horas o según sea necesario.

El jengibre también sirve para aliviar el estómago descompuesto común y corriente, dice Janet Maccaro, Ph.D., N.D., una nutrióloga holística que radica en Ormond Beach, Florida. Se prepara una taza de té de jengibre agregando 3 ó 4 rodajas finas de jengibre fresco a una taza de agua hirviendo y se toma según sea necesario. O también puede beberse una taza después de la cena para ayudar a la digestión, agrega la experta.

Menos migrañas

Les tenemos buenas noticias a los millones de personas que padecen migrañas (jaquecas) en los Estados Unidos: es posible que el jengibre ayude a ahuyentar el dolor y las náuseas. En un pequeño estudio llevado a cabo por investigadores de la Universidad Odense, en Dinamarca, se llegó a la conclusión de que el jengibre posiblemente sirva para evitar una migraña inminente sin los molestos efectos secundarios de algunos medicamentos contra este mal. La raíz al parecer bloquea la acción de las prostaglandinas, unas sustancias que producen dolor e inflamación en los vasos sanguíneos del cerebro.

Y en un estudio realizado en el Centro para el Tratamiento del Dolor de Cabeza, en Springfield, Misuri, 30 personas con antecedentes de migraña recibieron un medicamento sin receta que combinaba matricaria (margaza) y jengibre (llamado *GelStat*) en la primera fase y de dolor leve de una migraña. Dos horas después del tratamiento, el 48 por ciento de los participantes no sentían dolor alguno y el 34 por ciento tenían un leve dolor. En general, el 59 por ciento de los participantes dijeron estar contentos con la eficacia del *GelStat* que contenía jengibre, lo cual indica que sus ingredientes tal vez sean el tratamiento de elección para las migrañas.

Las investigaciones sobre la función del jengibre en las migrañas aún se encuentran en una fase preliminar, así que los expertos están renuentes a recomendar tratamientos específicos con respecto al consumo de jengibre para combatir las migrañas.

Como sea, si el dolor de cabeza amenaza con desatarse tal vez valga la pena probar ⅓ de cucharadita de jengibre fresco o en polvo, la cantidad sugerida por los investigadores daneses.

Ayuda contra la artritis

A veces las articulaciones de unos dedos artríticos llegan a estar tan tiesas y adoloridas que resulta imposible hasta quitarle la tapa a prueba de niños al frasco de las aspirinas. Para estos casos es buena idea agregar un poco de jengibre al botiquín.

En una revisión de diversas terapias para la osteoartritis, los investigadores del Centro de Investigaciones Musculoesqueléticas, en la ciudad de Nueva York, observaron que el extracto de jengibre se encontraba entre las terapias experimentales que prometían ser capaces de retardar o incluso revertir la osteoartritis.

Y en un estudio realizado por investigadores daneses se examinó a 56 personas con artritis reumatoidea u osteoartritis que estaban tomando jengibre fresco o en polvo. Se observó que el jengibre aliviaba al 55 por ciento de las personas con osteoartritis y al 74 por ciento de quienes sufrían artritis reumatoidea.

Algunos expertos sospechan que el jengibre posiblemente alivie el dolor de la artritis de la misma forma en que ayuda a bloquear las migrañas: al impedir la formación de las prostaglandinas inflamatorias que causan dolor e hinchazón.

Para aliviar el dolor de la artritis, el Dr. Charles Lo, un médico de medicina china con consulta privada en Chicago, recomienda, de nuevo, preparar un té ligero con 3 ó 4 rodajas de jengibre fresco en una taza de agua hirviendo. También se puede tomar ½ cucharadita de jengibre en polvo o hasta 1 onza (28 g) —más o menos 6 cucharaditas— de jengibre fresco una vez al día.

Salud sanguínea

Los coágulos sanguíneos pueden ser buenos. Cuando uno se corta el dedo, por ejemplo, las plaquetas —los componentes sanguíneos que ayudan a formar los coágulos— acuden a "pegar" la herida para que se cure.

No obstante, estas plaquetas pegajosas a veces también se pegan a las paredes de las arterias o entre sí. Cuando esto sucede, los coágulos dejan de ser buenos y se

Consejo clave

Cuando sea posible es preferible comprar el jengibre cultivado en África o la India, según sugiere Stephen Fulder, Ph.D., asesor privado de investigaciones y autor de *El libro del jengibre*. Los estudios científicos demuestran que estas variedades son más fuertes que la de Jamaica, que es más común.

Sin embargo, no se distinguen a simple vista. Hay que preguntarle al encargado de la sección de frutas y verduras del super (colmado) o de la tienda de productos naturales, quien debería saber de dónde proviene el jengibre que está vendiendo.

convierten en un motivo de preocupación. Muchas personas toman aspirinas siempre para mantener su sangre despejada de los coágulos que pudieran conducir a derrames cerebrales o infartos.

El gingerol presente en el jengibre tiene una estructura química parecida a la de la aspirina. Los estudios científicos indican que al incluir esta raíz en la dieta —aunque los expertos aún no saben en qué cantidad— es posible que se inhiba la producción de una sustancia química llamada tromboxano, la cual desempeña un papel clave en el proceso de coagulación.

CÓMO MAXIMIZAR SUS PODERES CURATIVOS

Úselo fresco. El jengibre puede comprarse en varias presentaciones, entre ellas fresco, seco, cristalizado o en polvo. Lo mejor es usarlo fresco, recomienda el Dr. Lo. "El jengibre fresco es más activo que el seco", señala el médico. El jengibre cristalizado es casi igual de bueno, agrega el médico. Para encontrar el jengibre más fresco y obtener los compuestos más curativos, compre jengibre que se vea saludable. "Evite el jengibre con puntos blandos, moho o la piel seca y arrugada", aconseja el Dr. Lo.

Disfrútelo con frecuencia. Para obtener los mayores beneficios para la salud, conviene consumir jengibre lo más a menudo posible, en opinión del Dr. Lo. Sin embargo, no es necesario obsesionarse con esta raíz para aprovechar sus bondades curativas. Basta con menos de 1 onza al día. "Beber unas cuantas tazas de té de jengibre o agregar una pequeña cantidad de jengibre fresco a un plato sofrito al estilo asiático debe ser suficiente".

Prepare un adobo para las carnes. Mezcle jengibre fresco, ajo picado en trocitos, aceite de oliva y salsa de soya ligera para preparar un adobo (escabeche, marinado) para el pollo, la carne de res o el pescado, recomienda la Dra. Maccaro. "En Japón utilizan el jengibre para hacer adobos y es una manera excelente de obtener sus beneficios para la salud", agrega.

(*Nota*: si encuentra en este capítulo términos que no entiende o que jamás ha visto, favor de remitirse al glosario en la página 636).

Pan de jengibre

¾ de taza de compota de manzana sin azúcar

½ taza de melado (melaza)

¼ de taza de sustituto de huevo sin grasa

3 cucharadas de aceite de *canola*

1½ tazas de harina multiusos

1 cucharadita de bicarbonato de sodio

1 cucharadita de jengibre en polvo

1 cucharadita de canela molida

⅛ de cucharadita de sal

⅓ de taza de jengibre confitado (*candied ginger*), picado en cubitos

Precaliente el horno a 350°F.

Ponga la compota de manzana, el melado, el sustituto de huevo y el aceite en un tazón (recipiente) grande. Revuelva los ingredientes hasta mezclarlos.

Ponga la harina, el bicarbonato, el jengibre en polvo, la canela y la sal en un tazón mediano y revuélvalos. Agregue estos ingredientes a la mezcla de la compota de manzana y revuelva hasta que apenas se incorporen. Aparte 1 cucharada de jengibre confitado. Mezcle el resto del jengibre confitado con la masa que acaba de preparar.

Vierta la masa en una fuente antiadherente para hornear (refractario) de 8" x 8". Hornee de 25 a 30 minutos, o hasta que un cuchillo introducido en el centro de la masa salga seco.

Ponga el pan a enfriar sobre una rejilla (parrilla) de alambre. Córtelo en cuadros. Espolvoree cada trozo con el jengibre confitado restante justo antes de servirlo.

Rinde 9 porciones

Consejo de cocina: *una cucharada de crema agria sin grasa es un delicioso complemento para este pan de jengibre.*

POR PORCIÓN

Calorías: 211
Grasa total: 4,8 g
Grasa saturada: 0,4 g

Colesterol: 0 mg
Sodio: 192 mg
Fibra dietética: 1 g

Leche

UN VASO LLENO DE VIRTUDES

Incluso las personas a quienes les encanta la leche muchas veces se sienten culpables al darse el gusto. A pesar de su reputación tradicional de ser el alimento perfecto, la leche tiene un contenido extremadamente alto de grasa. Una taza de leche entera contiene un 49 por ciento de grasa. La leche semidescremada al 2 por ciento no es mucho mejor, pues contiene un 34 por ciento de grasa. Lo peor es que esta grasa es saturada, o sea, tapa las arterias. No es precisamente lo que se llamaría "perfecto".

No obstante, antes de limpiarse ese bigote de leche para siempre hay que tomar en cuenta el lado más ligero del asunto: la leche semidescremada al 1 por ciento y la leche descremada. En una taza de leche semidescremada al 1 por ciento, sólo el 23 por ciento de las calorías provienen de la grasa. La leche descremada es la mejor en este sentido, pues prácticamente no tiene nada de grasa. Tanto la leche descremada como la semidescremada al 1 por ciento son una de las formas más económicas y fáciles de cubrir las necesidades diarias de varios nutrientes importantes. Lo mejor de todo es que la leche descremada ha dejado de ser ese líquido poco espeso, grisáceo y diluido que fue en algún momento. Varios fabricantes han entendido que los consumidores quieren el sabor de la grasa sin esta y ahora ofrecen leches descremadas más ricas y cremosas. Muchas veces ni se nota la diferencia.

"Una vez que se le quita la grasa la leche es un alimento muy nutritivo", afirma Curtis Mettlin, Ph.D., jefe de Investigaciones Epidemiológicas en el Instituto Roswell Park para el Tratamiento del Cáncer en Buffalo, Nueva York. El gran número de nutrientes que la leche contiene hacen mucho para impedir la presión arterial alta (hipertensión), los derrames cerebrales, la osteoporosis y tal vez incluso el cáncer, y todo a cambio de 85 calorías, menos de 5 gramos de colesterol y menos de 1 gramo de grasa por vaso de leche descremada.

Menos colesterol para cuidar el corazón

Los que desean controlar su colesterol probablemente ya estén comiendo alimentos como manzanas, avena y frijoles (habichuelas). También deben tomar leche.

Unos investigadores de la Universidad Estatal de Kansas, en Manhattan, Kansas, así como de la Universidad Estatal de Pensilvania, en University Park, pusieron a 64 personas a tomar un cuarto de galón (946 ml) de leche descremada al día. Después de un mes el colesterol de la gente con los niveles más altos había bajado casi 10 puntos, lo cual equivale a una reducción de casi el 7 por ciento. En vista de que cada descenso del 1 por ciento del colesterol se traduce en una reducción del 2 por ciento en las probabilidades de morir de una enfermedad cardíaca, la leche les ayudó a estas personas a reducir su riesgo de sufrir un infarto o un derrame cerebral casi en un 14 por ciento.

Unos investigadores de Quebec también han descubierto que tomar al menos 1.000 miligramos del calcio al día mejora el colesterol total y el beneficioso colesterol lipoproteínico de alta densidad (LAD), y reduce el perjudicial colesterol lipoproteínico de baja densidad (LBD).

Y hay otra cosa excelente acerca de la leche. Su abundante calcio tal vez reduzca la presión arterial y el colesterol. En el estudio realizado por investigadores de University Park, las personas que bebían leche bajaron su presión sistólica (el número de arriba), en promedio, de 131 a 126 después de 8 semanas, mientras que la presión diastólica (el número de abajo) bajó de 82 a 78.

Los investigadores no están seguros de la cantidad de leche que debe tomarse para tratar de bajar el colesterol o la presión arterial. No obstante, sería bueno empezar con 4 vasos diarios, la cantidad utilizada en el estudio. Si parece demasiado se puede tratar de tomar 1 vaso de 8 onzas (240 ml) de leche descremada con cada comida, además de uno como merienda (refrigerio, tentempié).

Las investigaciones también sugieren que los lácteos tal vez reduzcan el riesgo de desarrollar el síndrome metabólico, que también se conoce como el síndrome X, una serie de factores de riesgo entre los que se incluye la obesidad (la cual puede culminar en prediabetes), la diabetes, la presión arterial alta y las enfermedades cardíacas. Un estudio examinó a unos adultos a lo largo de un período de 10 años y descubrió que aquellos que tenían sobrepeso e incluían lácteos en sus dietas tenían menos probabilidades de desarrollar el síndrome X.

La mejor fábrica de huesos fuertes

Por lo que más se le conoce a la leche es por su capacidad para fortalecer los huesos. Y con muy buena razón, porque se trata de una magnífica fuente de calcio. Una taza de leche descremada contiene más de 300 miligramos de este nutriente, casi la tercera parte de la Cantidad Diaria Recomendada (o *DV* por sus siglas en inglés). Por eso muchas veces se recomienda tomar leche como una excelente estrategia para prevenir la osteoporosis, la enfermedad de los huesos frágiles que afecta a más de 28 millones de personas en los Estados Unidos, en su mayoría mujeres.

En un estudio de 581 mujeres posmenopáusicas, un grupo de investigadores de la Universidad de California en San Diego observó que las que habían bebido la mayor cantidad de leche durante su adolescencia y hasta los 25 años, más o menos, tenían los huesos más fuertes que quienes habían bebido menos.

La DV del calcio es de 1.000 miligramos. No obstante, las necesidades individuales dependen de la edad, el sexo y otros factores. Los hombres entre los 25 y los 65 años de edad y las mujeres entre los 25 y los 50 años necesitan 1.000 miligramos de calcio al día; los hombres y las mujeres de más de 65 años necesitan 1.500 miligramos. Las mujeres posmenopáusicas que están tomando estrógeno necesitan 1.000 miligramos y las mujeres mayores de 50 años que no están tomando estrógeno necesitan 1.200 miligramos diarios. Las mujeres embarazadas o las que están amamantando necesitan entre 1.200 y 1.500 miligramos al día.

Duro contra los derrames

Las investigaciones indican que la leche le hace bien no sólo al cuerpo sino también al cerebro. Un estudio observó que el riesgo de sufrir un derrame tromboembólico (el cual ocurre cuando un coágulo bloquea el flujo de la sangre al cerebro) baja en un 50 por ciento en los hombres que tienen un consumo mínimo de 16 onzas (48 ml) de leche al día, en comparación con quienes no la toman.

No se sabe con certeza a qué se deben estos resultados tan impresionantes. Al parecer el calcio no tiene nada que ver, ya que las personas estudiadas que tomaron suplementos de calcio pero no los lácteos no obtuvieron los mismos beneficios, según indica el director del estudio, Robert Abbott, Ph.D., profesor de Ciencias de la Salud Pública en la Facultad de Medicina de la Universidad de Virginia, en Charlottesville. "Pero la leche contiene todo tipo de nutrientes aparte del calcio, y sí pareció proteger", afirma el experto. Los beneficios no se debían sólo a la leche, según agrega. "Los consumidores de leche tendían a ser más delgados, más activos físicamente y comían alimentos más saludables que los hombres que no tomaban leche".

Protección contra el cáncer

Las frutas y las verduras han alcanzado la mayor gloria en cuanto luchadores contra el cáncer, y con mucha razón. No obstante, es posible que la leche descremada o semidescremada al 1 por ciento también sirvan para proteger al cuerpo contra este mal.

Un grupo de investigadores del Instituto Roswell Park para el Tratamiento del Cáncer, bajo la dirección del Dr. Mettlin, les preguntaron a más de 4.600 personas, enfermas de cáncer o no, cuántos vasos de leche entera, descremada o semidescremada al 2 por ciento tomaban al día. Observaron que las personas que tomaban leche descremada o semidescremada al 2 por ciento enfrentaban un menor riesgo de

CREMOSA, NO GRASOSA

El suero de la leche (*buttermilk*), con su consistencia espesa, cremosa y deliciosamente agria, parecería tener un contenido muy alto de grasa. No obstante, las apariencias engañan, pues el suero de la leche tiene menos grasa que la leche normal. De hecho, es una saludable alternativa a la leche, la crema y la mayonesa en cualquier plato, desde los aliños (aderezos) para ensaladas hasta los productos panificados.

Una taza de suero de leche descremada contiene aproximadamente 2 gramos de grasa. El suero de leche semidescremada al 2 por ciento tiene 5 gramos de grasa. Por contraste, una taza de leche normal cuenta con 8 gramos de grasa, más o menos. El sencillo cambio de una parte de la leche consumida por suero de leche puede restar una cantidad considerable de grasa a la dieta. Sólo hay que acordarse de revisar la etiqueta antes de poner el suero de leche en el carrito del supermercado, puesto que algunas marcas tienen mucha menos grasa que otras. El suero de leche se puede comprar en versión descremada, semidescremada al 1 por ciento y semidescremada al 2 por ciento.

El suero de leche también es bueno por otra razón. Al igual que la leche semidescremada al 1 por ciento y la descremada, es una de las mejores fuentes de calcio que existe. Una taza de suero de leche descremada ofrece más de 285 miligramos de calcio, aproximadamente el 29 por ciento de la Cantidad Diaria Recomendada.

desarrollar varios tipos de cáncer, entre ellos cáncer de estómago y de recto, que quienes tomaban leche entera. "Esta reducción del riesgo con toda probabilidad se debía a un menor consumo de grasa dietética de la leche al igual que de otros alimentos", indica el Dr. Mettlin.

Otro estudio, en este caso patrocinado por la Sociedad Estadounidense contra el Cáncer, reveló que las probabilidades de sufrir cáncer de ovarios es 3 veces menor en las mujeres que toman leche descremada o semidescremada al 2 por ciento que en las que toman más de un vaso de leche entera al día.

En vista de que un elevado consumo de grasa dietética se ha relacionado con el cáncer no sorprende que las personas que beben leche entera enfrenten el riesgo más alto de desarrollar esta enfermedad. Lo que sí sorprende es que en ambos estudios las personas que no tomaban leche enfrentaban un mayor riesgo de desarrollar cáncer que quienes bebían leche descremada o semidescremada al 2 por ciento. Por lo tanto, según el Dr. Mettlin es posible que la leche contenga algo que ayuda a proteger contra esta enfermedad.

Una posible ayuda para adelgazar

Hay un debate acerca de si la leche y los lácteos pueden ayudar a perder peso. Algunas investigaciones sugieren que el calcio y otras sustancias que contiene la leche contribuyen a regular el adelgazamiento y los científicos han especulado que el calcio de los lácteos ayuda al cuerpo a metabolizar las calorías y a quemar la grasa más rápidamente. No obstante, otros estudios no han logrado encontrar una relación entre los lácteos y el adelgazamiento.

Unos estudios realizados por la Universidad de Tennessee sugieren que el calcio bloquea los depósitos de grasa de las células que agregan pulgadas de más a la panza, las caderas y los muslos. En uno de los estudios de Tennessee, los investigadores pusieron a 32 adultos obesos a una dieta baja en calorías que incluía una de las siguientes opciones: 400 miligramos de calcio procedente de lácteos, 800 miligramos adicionales de calcio procedente de suplementos, o 1.200 miligramos de calcio procedente de los alimentos. Después de 6 meses, el grupo que tomaba 1.200 miligramos de calcio procedente de lácteos perdió 24 libras (12 kg), mientras que el grupo que tomaba los suplementos adelgazó 19 libras (9 kg), y el grupo que obtuvo la menor cantidad de calcio perdió 15 libras (7 kg).

No obstante, otros estudios no han podido demostrar este hecho. Unos científicos de la Clínica Mayo realizaron un estudio en el que 72 hombres con sobrepeso seguían una dieta baja en calorías con 800 miligramos o 1.400 miligramos de calcio. Ambos grupos, sin importar si tomaron más o menos calcio, perdió cerca de 20 libras (10 kg) a lo largo de un año.

En otro estudio, los investigadores de la Universidad de Vermont, en Burlington, estudiaron a 54 mujeres con sobrepeso. La mitad de las mujeres recibió 500 miligramos de calcio al día procedente de los lácteos, mientras que la otra mitad recibió de 1.200 a 1.400 miligramos al día. Ambos grupos bajaron un promedio de 22 libras (11 kg).

Lo esencial es que los lácteos bajos en grasa probablemente ayuden a perder peso. Muchas personas a dieta sólo toman 200 miligramos de calcio al día, por lo tanto, aumentar esa cantidad les ayudará a adelgazar. Mientras tanto, lo que sí está absolutamente claro es que el calcio protege el corazón y los huesos, por lo tanto, siempre será una saludable elección aspirar a tomar 3 raciones diarias de queso, yogur o leche semidescremada o descremada.

Nutrición líquida

Hemos hablado del papel que la leche desempeña en la prevención de las enfermedades. No obstante, incluso en lo que se refiere a una vida cotidiana saludable la leche es un alimento realmente nutritivo. Además de su alto contenido de calcio, una taza de leche también contiene 100 unidades internacionales (UI) de vitamina D, el 25 por ciento de la DV. De la misma forma en que los huesos necesitan calcio para mantenerse fuertes también les hace falta la vitamina D, que le ayuda al cuerpo a absorber el calcio.

Además, una taza de leche descremada proporciona aproximadamente 400 miligramos de potasio, más o menos el 12 por ciento de la DV. El potasio es un mineral clave para proteger el cuerpo contra la hipertensión, los derrames cerebrales y los problemas cardíacos. Además, la leche contiene 0,4 miligramos de riboflavina, más del 23 por ciento de la DV.

CÓMO MAXIMIZAR SUS PODERES CURATIVOS

Cómprela en envase de cartón. Las jarras traslúcidas de plástico son muy cómodas para cargar pero dejan pasar la luz, la cual destruye la riboflavina y la vitamina A. De hecho, sólo un día en una jarra traslúcida de plástico basta para que la leche pierda el 90 por ciento de su vitamina A y el 14 por ciento de su riboflavina. Además, la luz le puede dar un saborcillo especial a la leche que les resulta desagradable a muchas personas. Por lo tanto, es preferible comprarla en envases de cartón.

Prepare sus papilas gustativas. A algunas personas la leche descremada les gusta enseguida, pero otras no soportan su sabor, por lo menos al principio. Para integrar la leche descremada a la dieta sin espantar a las papilas gustativas es buena idea realizar el cambio poco a poco. Se puede mezclar un envase de leche entera con uno de leche semidescremada y beberla así durante varias semanas. A continuación se va reduciendo la proporción de leche entera hasta estar tomando leche semidescremada solamente. Una vez acostumbrado a eso, se va agregando leche descremada a la semidescremada. En algún momento se estará bebiendo —y disfrutando— la descremada sola.

Espésela. Una de las cosas que a muchos les resulta desagradable de la leche descremada es su consistencia algo diluida. Para espesarla un poco y hacerla más cremosa se pueden agregar de 2 a 4 cucharadas de leche descremada en polvo a cada taza de leche descremada líquida.

Mejor cambie de marca. Si no le agrada la leche que está tomando, pruebe una de las versiones más cremosas. La marca *Borden* ofrece un producto llamado *Lite*

Line, por ejemplo, que no tiene grasa pero sabe a leche semidescremada al 2 por ciento. *Lite Line* está disponible en Tejas y otras regiones del país. También se puede buscar leche descremada enriquecida con sólidos lácteos sin grasa. La etiqueta dice *"protein fortified"* o enriquecida con proteínas.

Si no le gusta beberla, "cómasela". Aun para las personas a las que de plano no les gusta tomar leche hay otras formas de introducirla a la dieta. Al preparar la avena con leche descremada en lugar de agua, por ejemplo, el contenido de calcio del desayuno aumenta de 20 a 320 miligramos.

(*Nota*: si encuentra en este capítulo términos que no entiende o que jamás ha visto, favor de remitirse al glosario en la página 636).

Sopa cremosa de papa

3½ tazas de leche descremada

½ taza de agua

2 dientes de ajo partidos a la mitad

4 papas medianas, peladas y picadas en trozos de 1" (2,5 cm)

¼ de cucharadita de sal

3 cucharadas de perejil fresco picado

¼ de cucharadita de pimienta negra recién molida

⅛ de cucharadita de nuez moscada molida

2 cucharaditas de mantequilla sin sal

Ponga el agua, el ajo y 3 tazas de leche a calentar a fuego mediano en un caldero (caldera) para asar (*Dutch oven*) hasta que la mezcla esté a punto de romper a hervir.

Baje el fuego a lento y agregue las papas y la sal. Tape el caldero y cocine todo durante unos 30 minutos, revolviendo de vez en cuando, hasta que las papas estén suaves. Agregue el perejil, la pimienta, la nuez moscada y la ½ taza restante de leche. Retire el caldero del fuego y deje que se enfríe durante 5 minutos.

Muela todos los ingredientes en una licuadora (batidora) o un procesador de alimentos; de ser necesario, hágalo por partes. Regrese el puré al caldero y póngalo a calentar brevemente. Incorpore la mantequilla.

Rinde 4 porciones

POR PORCIÓN

Calorías: 212
Grasa total: 2,5 g
Grasa saturada: 1,5 g

Colesterol: 9 mg
Sodio: 253 mg
Fibra dietética: 1,9 g

Maíz

VIGORIZANTE VENCEDOR DEL COLESTEROL

Cuando hay una ocasión grande solemos comprar la comida más elegante —y costosa— posible, evitando los alimentos comunes como el maíz (elote, choclo). Después de todo, comparado con *foie gras*, caviar y trufas, simplemente no tiene el mismo caché que estos. Por otra parte, aunque den un toque colorido y distintivo a las cenas, no debemos olvidar que el propósito principal de los alimentos es alimentar. Y la verdad es que el maíz se lleva de calle a muchísimos alimentos *gourmet* en este aspecto.

Su alto contenido de fibra ayuda a bajar el colesterol. Además, la gran cantidad de carbohidratos que contiene sirven para obtener energía rápido y casi sin grasa.

"El maíz realmente es un alimento básico excelente", dice Mark McLellan, Ph.D., decano de investigaciones del Instituto de Ciencias de los Alimentos y Agrícolas de la Universidad de la Florida y director de la Estación de Agricultura Experimental de Florida, ambos en Gainesville. "En combinación con otras verduras en la dieta, es una buena fuente de proteínas, carbohidratos y vitaminas".

Previene el cáncer

El maíz, que es originario de América, ha sido un alimento básico desde los tiempos primitivos: en efecto, las primeras comidas hechas con maíz se remontan a hace unos 7.000 años. En la actualidad, Estados Unidos sigue siendo uno de los mayores cultivadores comerciales de maíz del mundo. No obstante, a menudo los beneficios para la salud de este humilde cereal no se han tenido en cuenta. Resulta que el maíz podría ser un poderoso aliado en la lucha contra el cáncer.

Un estudio realizado en la Facultad de Medicina Keck de la Universidad del Sur de California en Los Ángeles descubrió que un carotenoide de color anaranjado-rojo que se encuentra en el maíz, la betacriptoxantina, protegía frente al cáncer de pulmón. Los científicos observaron que los hombres que comían la mayor cantidad de alimentos que contenían betacriptoxantina tenían una reducción del 15 al 40 por ciento en el riesgo de sufrir cáncer de pulmón, en comparación con los hombres que comían las menores cantidades.

Otro estudio, este de la Facultad de Medicina de la Universidad de Maryland, en Baltimore, descubrió que un componente de la fibra que abunda en el maíz, el hexafosfato de inositol, evita el crecimiento de las células de cáncer de colon en los tubos de ensayo. Los investigadores dicen que evita que las células cancerosas se dividan.

Sus capacidades controladoras del colesterol

El maíz contiene un tipo de fibra dietética conocida como fibra soluble. Cuando se come, esta fibra se enlaza con la bilis, un líquido digestivo producido por el hígado y que está lleno de colesterol. En vista de que el cuerpo no absorbe la fibra soluble fácilmente, esta se va con las heces, las cuales de paso se llevan el colesterol.

Todos hemos leído mucho acerca de la manera en que el salvado de avena y de trigo sirven para bajar el colesterol. El salvado de maíz tiene el mismo efecto. Los investigadores a cargo de un estudio realizado por la Universidad Estatal de Illinois, en Normal, sometieron a 29 hombres con altos niveles de colesterol a dietas bajas en grasa. Después de 2 semanas con la nueva dieta, les dieron a algunos de ellos 20 gramos (casi ½ cucharada) de salvado de maíz al día, mientras que otros recibían una cantidad semejante de salvado de trigo. Durante las 6 semanas que duró el estudio, los que estaban comiendo el salvado de maíz tuvieron una reducción de más del 5 por

---

AVISO

El maíz puede ser problemático

Cuando pensamos en los alimentos que provocan alergias, lo primero que se nos ocurre probablemente sean los mariscos, el cacahuate (maní) y otros por el estilo. No obstante, muchas personas también tienen problemas con el maíz (elote, choclo) procesado. De hecho, los cereales hechos con maíz se ubican entre los cinco principales alimentos causantes de alergias.

Está comprobado que los cereales de maíz provocan una intensificación de los síntomas en las personas que sufren del síndrome del intestino irritable, el cual causa dolores y calambres en el abdomen. Varios estudios han descubierto que el maíz puede causar problemas en más del 20 por ciento de las personas afectadas por este mal.

El maíz forma parte de muchos productos. Por lo tanto, si usted es sensible a este grano (o cree serlo), asegúrese de leer las etiquetas con cuidado antes de comprar el alimento. Por ejemplo, las personas alérgicas al maíz quizás también tengan que evitar los alimentos que contienen sirope de maíz.

En la cocina

El maíz (elote, choclo) es tan fácil de preparar que hasta podría sospecharse que la Madre Naturaleza lo inventó para cuando no tuviéramos ganas de cocinar. Sólo hay que quitarle las hojas y los pelos, echarlo en una vaporera y esperar unos minutos para que se cocine. Las siguientes indicaciones le permitirán obtener siempre un excelente sabor.

Cuídelo contra el calor. El calor convierte rápidamente el azúcar del maíz en almidón, por lo tanto, es mejor comprarlo refrigerado o al menos que se haya mantenido a la sombra.

Guíselo enseguida. Cuando el maíz se conserva durante algún tiempo, su azúcar natural se transforma en almidón y los granos pierden su dulce sabor natural. La solución es cocerlo lo más pronto posible después de cosechado.

Aguante la sal. No añada sal al agua en la que vaya a hervir el maíz. La sal extrae la humedad de los granos y los vuelve duros y difíciles de masticar.

Desgránelo. Cuando se le antoje el maíz fresco pero no tenga ganas de roer una mazorca, simplemente desgránelo. Coloque el maíz en posición vertical dentro de un tazón (recipiente). Desgránelo con movimientos descendentes de un cuchillo afilado, abarcando varias hileras de granos con cada corte. Cuando lo haya desgranado por completo, raspe la mazorca con el lado romo del mismo cuchillo para extraer todo el jugo dulce y lechoso.

---

ciento en su colesterol y más o menos del 13 por ciento en su índice de triglicéridos, las grasas sanguíneas que cuando están presentes en grandes cantidades favorecen las enfermedades cardíacas. Los que comieron salvado de trigo no mostraron cambio alguno, aparte de la reducción inicial causada por la dieta baja en grasa.

Alimentación abundante

Lo mejor del maíz es que proporciona mucha energía y muy pocas calorías, más o menos 83 por mazorca.

El maíz es una fuente muy buena de tiamina, una vitamina del complejo B que resulta esencial para transformar los alimentos en energía. Cada mazorca de maíz contiene 0,2 miligramos de tiamina, el 13 por ciento de la Cantidad Diaria Recomendada (o *DV* por sus siglas en inglés). Esto supera la cantidad presente en 3 lonjas (lascas) de tocino o en 3 onzas (84 g) de rosbif.

El maíz dulce fresco está compuesto principalmente por carbohidratos simples y complejos. Por lo tanto, es una espléndida fuente de energía, en palabras de Donald V. Schlimme, Ph.D., profesor emérito de Nutrición y Ciencias de los Alimentos en la Universidad de Maryland, en College Park. "Satisface nuestras necesidades de energía sin proporcionarnos una cantidad considerable de grasa", explica el Dr. Schlimme. La poca grasa que el maíz contiene es poliinsaturada y monoinsaturada, las cuales son mucho más saludables que la grasa saturada que se encuentra en la carne o en los lácteos enteros.

CÓMO MAXIMIZAR SUS PODERES CURATIVOS

Asegúrese de su madurez. Al comprar el maíz en el supermercado, busque mazorcas que tengan los granos llenitos y gordos. "Cómprelo en el momento óptimo de madurez", recomienda el Dr. Schlimme. "En estas condiciones, su nivel de nutrientes es más alto".

Para ver si el maíz está maduro, reviente uno de los granos con una uña. Si el líquido que sale no es lechoso, el maíz está verde o ya se pasó, así que no lo compre.

Aproveche los granos. Aunque sea muy diligente al comerse una mazorca de maíz, se dejará muchos granos. Para aprovechar al máximo cada grano, lo mejor es comprar maíz congelado o en lata. También puede sacar los granos de la mazorca con un cuchillo. A diferencia de lo que sucede cuando se come directamente de la mazorca, "se obtienen más beneficios del maíz al cortar los granos enteros mecánicamente", dice el Dr. McLellan.

Cómprelo empacado al vacío. El maíz de lata es casi igual de nutritivo que el fresco, pero pierde parte de su valor alimenticio cuando viene en salmuera, un líquido salado que extrae los nutrientes de los alimentos durante el proceso de enlatado, explica el Dr. Schlimme. Para obtener la mayor cantidad posible de vitaminas, busque el maíz empacado al vacío, que no contiene salmuera. El maíz empacado al vacío, o *vacuum-packed* en inglés (así lo indicará la etiqueta), por lo general viene en pequeñas latas planas, dice el experto. O escoja maíz congelado. Estudios realizados por la Dirección de Alimentación y Fármacos revelaban que el maíz congelado es tan nutritivo como el fresco.

(*Nota*: si encuentra en este capítulo términos que no entiende o que jamás ha visto, favor de remitirse al glosario en la página 636).

Consejo clave

"Pruebe el maíz (elote, choclo) crudo", dice Allan Magaziner, D.O., director del Centro Magaziner para el Bienestar y la Medicina Antienvejecimiento, ubicado en Cherry Hill, Nueva Jersey. "Es sabroso y muy saludable. Y casi no necesita preparación: sólo tiene que quitarle las hojas y los pelos y lavarlo. Al hervir el maíz, muchos de sus nutrientes terminan en el agua de cocción. No obstante, si tiene que hervir el maíz, puede utilizar la nutritiva agua de la cocción como base para una sopa".

Ensalada condimentada de frijoles negros y maíz

1 lata (de 15 onzas) de frijoles negros, enjuagados y escurridos

2 tazas de granos de maíz congelado descongelado y escurrido

4 chiles jalapeños sin semillas y picados

2 tomates (jitomates) picados

1 cebolla morada pequeña picada

2 dientes de ajo picados en trocitos

2 cucharadas de jugo de limón verde (lima) fresco

1 cucharada de aceite de oliva extra virgen

2 cucharaditas de polvo de chile

Mezcle los frijoles, el maíz, los chiles, los tomates, la cebolla y el ajo en un tazón (recipiente) grande.

Mezcle en una taza el jugo de limón verde, el aceite y el polvo de chile y vierta sobre la ensalada; mezcle todo bien.

Rinde 4 porciones

POR PORCIÓN ————————————————

Calorías: 193

Grasa total: 4,5 g

Grasa saturada: 1 g

Colesterol: 0 mg

Sodio: 283 mg

Fibra dietética: 8 g

Manzana

SU POLIFACÉTICA PIEL PREVENTIVA PROPORCIONA PROTECCIÓN

A John Chapman, un residente de Massachusetts a quien le gustaba viajar, no se le recuerda por sus pioneros esfuerzos para evitar las enfermedades cardíacas y el cáncer y mejorar la salud general de los estadounidenses. Pero lo cierto es que contribuyó mucho a todo ello. Conforme recorría los estados del Este y el Medio Oeste de los Estados Unidos durante la primera mitad del siglo XIX, plantó semillas de manzana, transplantó plantas de semillero y estableció huertos de manzanos para abastecer de esta sabrosa fruta a los primeros colonizadores.

Ahora se le recuerda como Johnny Appleseed (Juancito Semilla de Manzana), y en la actualidad, químicos, médicos y otros investigadores explican su legado a medida que descubren nuevos beneficios de las manzanas para la salud.

Sin embargo, esta fruta es más que una merienda (refrigerio, tentempié) saludable. Los estudios científicos indican que el consumo de manzanas puede ayudar a reducir el riesgo de sufrir enfermedades cardíacas y tal vez protejan frente al cáncer de pulmón. Además, puede que reduzcan el riesgo de sufrir asma y mejoren la función pulmonar general. De hecho, al parecer el refrán es cierto: a diario una manzana efectivamente *es* una cosa sana.

Cargadas de antioxidantes

Algunos de los compuestos más poderosos de las manzanas en cuanto a combatir enfermedades son los compuestos fenólicos, y últimamente han sido objeto de muchas investigaciones. Los compuestos fenólicos son un tipo de fitoquímico que puede actuar como poderosos antioxidantes, es decir, neutralizan a los radicales libres antes de que tengan oportunidad de dañar el ADN y otros importantes componentes del interior del cuerpo.

Una investigación realizada en la Universidad Cornell, en Ithaca, Nueva York, y en la Universidad de Seúl, en Corea del Sur, descubrió que tal vez sean estos compuesto fenólicos, más que la vitamina C de la fruta, los que proporcionen todo el poder antioxidante de las manzanas.

Otra investigación de Cornell se propuso puntuar el contenido fenólico total de muchas frutas populares. Las manzanas ocuparon el segundo lugar, por detrás del arándano agrio, y vencieron a otras favoritas como la uva roja, la fresa, la piña (ananá), el plátano amarillo (guineo, banana), el melocotón (durazno), el limón, la naranja (china) y la toronja (pomelo).

Este estudio también descubrió que las manzanas tenían la segunda actividad antioxidante total más elevada de todas estas frutas (de nueva cuenta, ganó el arándano agrio). Finalmente, el estudio también midió la capacidad de los extractos de estas frutas para inhibir las células del cáncer de hígado en el laboratorio. Las manzanas ocuparon el tercer lugar, por detrás de los arándanos agrios y los limones.

Al tomar en cuenta lo sabrosas que son, lo fácilmente que se preparan y su versatilidad, las manzanas son difíciles de batir como una manera sencilla de obtener una rápida dosis de antioxidantes... después de todo, ¿ha agarrado alguna vez un puñado de arándanos agrios o de limones y se los ha comido?

Hay, corazón

Los fitoquímicos presentes en las manzanas tal vez las conviertan en útiles herramientas para prevenir los ataques al corazón. Un estudio que realizó un seguimiento a casi 40.000 mujeres durante cerca de 7 años relacionó las manzanas con un riesgo de un 13 a un 22 por ciento inferior de sufrir una enfermedad cardiovascular.

Un estudio de investigación realizado en Finlandia ha revelado que el consumo de flavonoides —un tipo de compuesto fenólico presente en las manzanas— estaba inversamente relacionado con la muerte a causa de infartos en las mujeres. Los datos recopilados del mismo grupo de personas también revelaron que las que comían más manzanas tenían un riesgo inferior de sufrir un tipo de derrame cerebral que las personas que comían la menor cantidad de esta fruta.

Otro estudio, que abarcó a más de 30.000 mujeres mayores de Iowa, reveló que el consumo de catequina y epicatequina —ambos flavonoides presentes en las manzanas—estaba relacionado con un menor riesgo de muerte a causa de una enfermedad cardíaca coronaria.

A pesar de que muchas personas prefieren la pulpa, gran parte del poder curativo de la manzana radica en la piel, la cual contiene grandes cantidades —aproximadamente 4 miligramos— de un compuesto llamado quercetina. Al igual que la vitamina C y el betacaroteno, este compuesto antioxidante puede ayudar a evitar que las moléculas nocivas de oxígeno dañen cada una de las células.

Incluso en el mundo curativo de los antioxidantes se considera que la quercetina es un compuesto excepcional. En otro estudio llevado a cabo en Finlandia, que realizó un seguimiento a más de 10.000 hombres y mujeres, se descubrió que en los hombres que consumían la mayor cantidad de quercetina, el riesgo de desarrollar una enfermedad cardíaca coronaria bajaba en un 20 por ciento en comparación con los hombres que menos consumían de este nutriente.

"Comer una manzana al día no es una mala idea", afirma Lawrence H. Kushi, Sc.D., profesor adjunto de Etiología e Investigaciones Preventivas de la División de Investigaciones de Kaiser Permanente en Oakland, California.

Quizás prevenga el cáncer

Las manzanas tal vez sean útiles para prevenir la aterradora enfermedad del cáncer de pulmón. Un estudio que abarcó a más de 120.000 hombres y mujeres reveló que las mujeres que comían al menos una ración diaria de manzanas o peras enfrentaban un menor riesgo de sufrir este tipo de cáncer.

Un estudio hawaiano que examinó el historial alimenticio de 582 personas que tenían cáncer de pulmón y 582 sin la enfermedad reveló que las personas que comían más manzanas, cebollas y toronjas (pomelos) blancos tenían aproximadamente la mitad del riesgo de sufrir cáncer de pulmón que las que comían las menores cantidades de estos alimentos. Tanto las manzanas como las cebollas son ricas en quercetina. En otro estudio, unos investigadores finlandeses descubrieron que los hombres que consumían más quercetina tenían un 60 por ciento menos de probabilidades de sufrir cáncer de pulmón que los hombres con las ingestas de quercetina más bajas.

Según el Dr. Kushi, "cuando las células se exponen a un carcinógeno y luego se agrega la quercetina, se evita que se produzca una mutación; es decir, se impide que actúe el carcinógeno".

Buenas para los pulmones

Es posible que las manzanas reduzcan el riesgo de sufrir asma y mejoren la salud pulmonar. Un estudio australiano relacionó el consumo de manzanas y peras con un

En la cocina

Existen 2.500 tipos de manzana tan sólo en los Estados Unidos. Sería imposible probarlas todas, y mucho menos las de todo el mundo. Sin embargo, sí se pueden saborear algunas de las variedades más destacadas. A continuación mencionamos algunas que vale la pena buscar.

Braeburn. El color de la manzana *Braeburn* varía desde un dorado verdoso hasta un rojo casi perfecto, y es dulce y agria al mismo tiempo. Una manzana excelente para comerse tal cual.

Fuji. Disponible durante todo el año, la manzana *Fuji* es crujiente y dulce con un ligero toque condimentado. Es maravillosa para comerse entera. La manzana *Fuji* se vuelve más sabrosa cuando se guarda un tiempo.

Gala. Unas rayas rojas características se dibujan sobre la piel entre amarilla y anaranjada de esta manzana. Crujiente y dulce al mismo tiempo, se come tal cual y también se utiliza para preparar compota de manzana (*applesauce*).

Golden Delicious. Es la manzana que más se cultiva en muchos países, es firme, dulce y crujiente. Es una buena elección para recetas que precisen hornear o cocinar, porque conserva su forma.

Granny Smith. Probablemente se la conoce más por su color verde brillante, incluso cuando está madura. Esta manzana es crujiente y ácida y buena para hornear y sofreír (saltear).

Jonagold. Ácida y dulce al mismo tiempo, la manzana *Jonagold* se usa tanto para comerse entera como para hornear.

Liberty. A los productores de cultivos alternativos orgánicos les encanta la manzana *Liberty* porque es resistente a muchas enfermedades y no requiere grandes cantidades de pesticidas. Es excelente tanto para comerse tal cual como para cocinar.

Northern Spy. Esta manzana amarilla verdosa con rayas rojas tiene un sabor agrio magnífico para cocinar y hornear.

Rome. Estas manzanas son firmes y crujientes y son excelentes para hornear.

Winesap. De sabor condimentado y ácido, se utiliza frecuentemente para jugo, así como para hornear y en ensaladas.

---

menor riesgo de sufrir asma. Unos investigadores finlandeses hallaron menos casos de asma entre las personas con niveles elevados de quercetina en sus dietas.

Y un estudio de más de 13.000 adultos en los Países Bajos reveló que las personas que comían más manzanas y peras tenían una función pulmonar mejor y padecían menos casos de enfermedad pulmonar obstructiva crónica.

Sabrosa fuente fibrosa

Más allá de estos descubrimientos recientes, a la manzana posiblemente se le conozca mejor por su fibra. Contiene fibra soluble e indisoluble. Una manzana de 5 onzas

(140 g) con piel proporciona aproximadamente 3 gramos de fibra. "Son una buena fuente", señala Chang Lee, Ph.D., profesor de Ciencias y Tecnología de los Alimentos en la Universidad Cornell y el estado de Nueva York, en Geneva.

La fibra indisoluble se halla principalmente en la piel y desde hace mucho tiempo se recomienda para aliviar el estreñimiento. Los estudios demuestran que un tracto digestivo que funciona sin problemas puede evitar la diverticulosis, una afección en la que se forman unas bolsitas en el intestino grueso, así como el cáncer de colon. Además, la fibra indisoluble es llenadora, por lo que las manzanas son un alimento excelente para las personas que quieren bajar de peso sin sentir hambre.

La fibra soluble de las manzanas pertenece al mismo tipo que la del salvado de avena y funciona de forma distinta a la indisoluble. En lugar de recorrer el tracto digestivo más o menos sin cambios, la fibra soluble forma una especie de gel en el interior de este; así, ayuda a bajar el colesterol y de tal manera el riesgo de sufrir enfermedades cardíacas y derrames cerebrales.

No sólo la fibra soluble en general es muy útil, sino que también lo es un tipo concreto de fibra soluble llamado pectina, la cual al parecer reduce la cantidad de colesterol que produce el hígado. Una manzana de tamaño medio contiene 0,7 gramos de pectina, más que las fresas o los plátanos amarillos.

CÓMO MAXIMIZAR SUS PODERES CURATIVOS

Guárdelas fresquitas. Si compra muchas manzanas, guárdelas en una bolsa de plástico o en el cajón de la fruta y la verdura del refrigerador.

Proteja el color. Para servir manzana picada en rodajas, sumérjalas en un jugo de cítrico —como jugo de limón o toronja (pomelo)— después de picarla para conservar su brillante color.

No cuente con las procesadas. Si bien el jugo de manzana contiene un poco de hierro y potasio, no es tan nutritiva en comparación con la fruta en su estado natural. Para cuando la manzana se convierte en jugo ha sacrificado la mayor parte de su fibra y quercetina. Además, la piel rica en antioxidantes se desecha cuando los productores hacen jugo de manzana y manzanas en lata. Si puede elegir, es mejor comerse la manzana entera y fresca que las versiones procesadas.

Si se trata de elegir entre una gaseosa y un jugo de manzana es mucho mejor este último, por supuesto. Sólo que no se debe usar para sustituir a la fruta en sí.

(*Nota*: si encuentra en este capítulo términos que no entiende o que jamás ha visto, favor de remitirse al glosario en la página 636).

Postre de manzana cubierto de avena tostada

6   manzanas *Jonagold* medianas

½   taza de compota de manzana (*applesauce*) sin edulcorantes

¾   de taza de copos de avena tradicionales (*old-fashioned oats*) o de cocción rápida

3   cucharadas de germen de trigo tostado

3   cucharadas de azúcar morena (mascabado) clara y apretada

1   cucharadita de canela molida

1   cucharada de aceite de *canola*

1   cucharada de mantequilla sin sal cortada en trocitos

Precaliente el horno a 350°F. Rocíe una fuente para hornear (refractario) de 12" X 8" con aceite antiadherente en aerosol.

Corte las manzanas a la mitad a lo largo. Saque y tire los corazones y los rabitos. Pique las manzanas en rodajas finas.

Ponga las manzanas y la compota de manzana en la fuente para hornear ya preparada. Mézclelas hasta cubrir las manzanas de manera uniforme con la compota. Extienda las manzanas uniformemente en la fuente para hornear.

Mezcle la avena, el germen de trigo, el azúcar morena y la canela en un tazón (recipiente) pequeño. Esparza el aceite encima y agregue la mantequilla. Mezcle todo con los dedos para revolver el aceite y la mantequilla con los ingredientes secos.

Espolvoree las manzanas de manera uniforme con la mezcla de la avena. Hornee de 30 a 35 minutos, o hasta que la cubierta esté dorada y las manzanas estén burbujeando. Sírvalas tibias.

Rinde 6 porciones

POR PORCIÓN

Calorías: 197	Colesterol: 5 mg
Grasa total: 5,7 g	Sodio: 3 mg
Grasa saturada: 1,6 g	Fibra dietética: 4,7 g

Mareos por movimiento

CÓMO PONER EN PAZ A LA PANCITA

La comida es lo último en lo que se piensa cuando el estómago le está dando vueltas. No obstante, el 90 por ciento de las personas radicadas en los Estados Unidos padecen mareos por movimiento de vez en cuando y sería una buena idea que pusieran la comida en el primer lugar de su lista de prioridades, desde antes de subirse al barco o de meterse al auto. Según demuestran las investigaciones, lo que uno mete o no mete al estómago afecta mucho cómo se siente.

Los mareos por movimiento se producen cuando la sensación de ser movido en un auto, barco o avión y las claves visuales que le dicen a su cerebro que aparentemente usted está de pie o sentado inmóvil confunden a su cerebro. Como consecuencia, uno se siente mareado, cansado y con náuseas, que podrían conducir al vómito. Al sentir ansiedad acerca de dichos síntomas, estos empeoran.

Aún peor, algunos alimentos que se comen antes de viajar estimulan la producción de gases y ácidos por parte del cuerpo, lo cual puede intensificar los mareos por movimiento. Por el contrario, otros comestibles ayudan a tener tranquilito el estómago, ya sea porque bloquean los efectos de las toxinas naturales o porque impiden que las "señales de las náuseas" lleguen al cerebro.

> ### Consejo clave
>
> Si no desea que el estómago se le voltee al revés durante su próximo viaje, coma poco antes de viajar y evite los alimentos muy condimentados y el alcohol, recomiendan los expertos de la Clínica Mayo, en Rochester, Minnesota. Tal vez también sea una buena idea comerse unas galletas secas o tomar una bebida carbonatada para asentar el estómago.

Una de las mejores formas de evitar los mareos por movimiento es con un poco de jengibre. El jengibre funciona como una esponja que absorbe gran parte del ácido fabricado por el estómago como reacción natural al movimiento. Además, ayuda a bloquear las señales de las náuseas que a veces viajan del estómago al cerebro, según indica Daniel B. Mowrey, Ph.D., director del Laboratorio Estadounidense de Investigaciones sobre Fitoterapia, en Salt Lake City, Utah. El Dr. Mowrey ha estudiado el efecto calmante producido por el jengibre con miles de personas que padecen mareos por movimiento. Es más, conoce las bondades de esta raíz de primera mano, pues se la da a sus propios hijos. "Cuando nos subimos al auto para salir de viaje, si se les olvida su raíz de jengibre se sieten malísimos", comenta el Dr. Mowrey. "Cuando se la toman están muy bien".

Para los mareos menores por movimiento basta con tomar *ginger ale* o bien galletas o té de jengibre antes del viaje y durante el mismo para tener calmadito el estómago, según indica el Dr. Mowrey. A las personas que requieren algo más fuerte él les recomienda 2 cápsulas de 940 miligramos de raíz de jengibre (o el equivalente en cápsulas más pequeñas) unos 20 minutos antes de salir y luego cada media hora durante el viaje. En cuanto a los que realmente se sienten muy mal, el Dr. Mowrey sugiere aumentar la cantidad a 6 cápsulas antes de salir y entre 6 y 8 cápsulas cada media hora durante el viaje. "Se sabe cuándo se ha tomado lo suficiente para arreglar el asunto cuando se percibe un regusto", agrega el Dr. Mowrey. "Si no se percibe ese saborcillo se puede tomar más".

El ácido estomacal puede influir en los mareos por movimiento, por lo que es buena idea comer algo antes de salir de viaje. Los alimentos con un alto contenido de carbohidratos, como el pan y las galletas, son particularmente buenos porque absorben grandes cantidades de ácido estomacal, según afirma el Dr. William Ruderman, un gastroenterólogo con consulta privada en Orlando, Florida. En un estudio de 57 pilotos, un grupo de investigadores de la Universidad de Dakota del Norte, en Grand Forks, observaron que quienes comían alimentos ricos en carbohidratos antes de despegar, como pan o cereal, tendían a marearse menos que los pilotos que comían alimentos ricos en proteínas, sodio o calorías.

Los mareos por movimiento no se alivian sólo con lo que se come sino también con lo que se bebe. El Dr. Ruderman recomienda tomar mucha agua antes de salir de viaje y durante el mismo. Sobre todo al volar resulta importante tomar más líquidos, porque el aire en las cabinas de los aviones es sumamente seco.

Sin embargo, no hay que sustituir el agua por café, gaseosas o alcohol, agrega el gastroenterólogo. Tanto la cafeína como el alcohol son diuréticos, lo cual significa que le quitan más líquidos al cuerpo de los que le aportan.

(*Nota*: si encuentra en este capítulo términos que no entiende o que jamás ha visto, favor de remitirse al glosario en la página 636).

Mariscos

"IMPULSO" INMUNITARIO

Para la mayoría de las personas los mariscos son un lujo. La langosta, el camarón, las vieiras (escalopes) y las ostras (ostiones) sólo se sirven en ocasiones especiales. En primer lugar se trata de un gusto caro, pues llegan a costar por lo menos el doble del pescado. Además, tienen fama de contener montones de colesterol y sodio y las personas conscientes de su salud por lo general prefieren evitar ambas cosas.

Si bien es cierto que los mariscos tienen un alto contenido de colesterol y sodio, ninguna de estas sustancias representa una amenaza tan grande para la salud como antes pensaban los científicos. Así lo afirma Robert M. Grodner, Ph.D., profesor emérito del departamento de Ciencias de los Alimentos en la Universidad Estatal de Luisiana, en Baton Rouge. Además, los mariscos cuentan con una gran abundancia de vitaminas, minerales y otros compuestos saludables que compensan con creces esos pequeños inconvenientes alimenticios.

PODERES CURATIVOS
Previenen la anemia
Refuerzan la inmunidad
Previenen las enferme-dades cardíacas

Le llegan al corazón

La salud cardíaca de las personas que comen muchos mariscos es mejor incluso que la de los vegetarianos. De acuerdo con un estudio científico, los consumidores de mariscos, que tienen altas concentraciones de ácidos grasos omega-3 en la sangre, disfrutan de una presión arterial considerablemente más baja, así como de niveles más bajos de colesterol y triglicéridos —unas grasas sanguíneas que aumentan el riesgo de sufrir enfermedades cardíacas cuando están presentes en grandes cantidades— que los vegetarianos que no comen mariscos. A pesar de que muchas de las investigaciones sobre los ácidos grasos omega-3 se han centrado en pescados como el salmón y la caballa (macarela, escombro), todos los pescados y mariscos ofrecen cierta cantidad de estos ácidos grasos. De hecho, para obtener todos los omega-3 que necesita, basta con comer 6 ostras medianas de 5 a 7 veces al mes.

Los omega-3 son muy buenos amigos del corazón y de los vasos sanguíneos. Estos ácidos grasos mejoran la estabilidad eléctrica del corazón y nos protegen contra los latidos cardíacos arrítmicos, los cuales pueden resultar mortales, indica el investigador Dr. Dariush Mozaffarian, DrPH, un cardiólogo de la Escuela de Medicina de

En la cocina

Los mariscos se echan a perder muy fácilmente. Aunque se guarden como debe ser sólo se mantienen frescos durante 1 ó 2 días. Además, se cocinan muy rápido. La diferencia entre "perfecto" y "qué asco" muchas veces se mide por minutos o incluso menos. Las siguientes sugerencias están pensadas para disfrutarlos siempre perfectamente frescos.

Vaya por los vivos. En vista de que los mariscos se echan a perder muy pronto lo mejor es comprarlos vivos y cocinarlos el mismo día. Para que conserven su frescura en casa hay que guardarlos en el refrigerador hasta que llegue la hora de preparar la comida.

Cómaselos bien cociditos. Pocos alimentos son menos apetitosos que unos mariscos a medio cocer. Las langostas y los cangrejos adquieren un vivo color rojo cuando están cocidos, lo cual normalmente tarda entre 15 y 20 minutos. Cuando la concha de las almejas, los mejillones y las ostras (ostiones) se abre significa que les falta muy poco. Otros 5 minutitos bastarán para acabar de cocinarlos.

---

la Universidad Harvard y autor de un reciente estudio que ha descubierto que las personas que consumen solamente dos comidas a base de pescado a la semana reducen su riesgo de morir a causa de una enfermedad cardíaca en un respetable 36 por ciento. Los omega-3 también mejoran el funcionamiento del revestimiento de los vasos sanguíneos y tal vez, la manera en que las células responden a la insulina, la hormona que les dice a las células que absorban el azúcar en la sangre (glucosa). Los problemas con la insulina aumentan el riesgo de sufrir diabetes y cardiopatías.

Las vieiras (escalopes), así como otros mariscos, proporcionan al organismo mucha vitamina B_{12}: una ración de vieiras le brinda una tercera parte de sus necesidades diarias. En su función protectora del corazón, la vitamina B_{12} ayuda a su cuerpo a desactivar el aminoácido homocisteína antes de que pueda dañar el delgado revestimiento interno de las paredes arteriales y preparar el camino para la acumulación de placa que tapa las arterias.

¿Y el colesterol? El peculiar recuento de colesterol del camarón —unos 200 miligramos en 12 grandes, casi el mismo colesterol que contiene un huevo grande— podría hacerle evitar esta exquisitez baja en calorías. No obstante, la mayoría de nosotros deberíamos de poder comerlo: en un estudio de la mayor autoridad realizado por la Universidad Rockefeller, el camarón elevó el perjudicial colesterol lipoproteínico de baja densidad (LBD) en un 7 por ciento, pero también aumentó el beneficioso colesterol lipoproteínico de alta densidad (LAD) aún más y redujo las grasas sanguíneas perjudiciales para el corazón conocidas como triglicéridos en un 13 por ciento. Los investigadores llegaron a la conclusión de que al considerar todos los efectos del camarón sobre las grasas sanguíneas, lo importante es que este marisco es un regalo para el corazón. Por el contrario, comer 2 huevos elevó los niveles de LBD en un 10 por ciento, pero no tuvo los mismos efectos positivos en otras grasas sanguíneas.

Por otra parte, no permita que el sodio del marisco lo disuada. Como es normal en las criaturas del mar, el marisco contiene bastante: de 150 a 900 miligramos en una ración de 3 onzas (84 g), dependiendo del tipo. No obstante, a menos que su médico le haya recomendado que reduzca el sodio de la dieta, puede comer mariscos sin ningún problema. Una ración de marisco está dentro de la Cantidad Diaria Recomendada (o *DV* por sus siglas en inglés) de 2.400 miligramos de sodio.

Protección multivitamínica

Además de proteger el corazón, los mariscos son una fuente increíblemente rica de varias vitaminas y minerales esenciales (y difíciles de encontrar). Por ejemplo, contienen grandes cantidades de vitamina B_{12}, que el cuerpo utiliza para asegurar la salud de los nervios así como para fabricar glóbulos rojos. Cuando el nivel de vitamina B_{12}

AVISO

El peligro de las profundidades

Los mariscos son nutritivos y deliciosos. Sin embargo, si no se preparan con cuidado también pueden ser peligrosos.

A fin de alimentarse y respirar, algunos mariscos —como las almejas y las ostras (ostiones)— utilizan su concha para filtrar entre 15 y 20 galones (57-76 l) de agua diariamente. Cuando el agua contiene bacterias como la potencialmente peligrosa *Vibrio vulnificus*, el marisco se contamina y puede enfermar a quien lo consuma.

De todas formas se pueden disfrutar sin ningún problema. El calor mata las bacterias inmediatamente, por lo que al cocinarlos se evita cualquier contratiempo. Desde luego se trata de una mala noticia para los degustadores de las ostras en su concha, pero los científicos están estudiando un posible método alternativo para acabar con el peligro. Diversos estudios de laboratorio indican que las bacterias se mueren cuando las ostras crudas se bañan en salsa de chile picante. Sin embargo, hasta que las investigaciones no profundicen más es mejor irse por lo seguro y comer los mariscos cocidos.

disminuye, literalmente se puede producir un cortocircuito en el cuerpo (y la mente); las consecuencias son pérdida de memoria, confusión, lentitud de reflejos y fatiga. De hecho, lo que en las personas mayores a veces se identifica como senilidad en ocasiones no es más que una carencia de vitamina B_{12}.

Tres onzas de carne de cangrejo (jaiba) contienen 10 microgramos de vitamina B_{12}, el 167 por ciento de la DV. Las almejas son aún mejores, pues 3 onzas —aproximadamente 9 almejas pequeñas al vapor— proporcionan el 1.400 por ciento de la DV de este nutriente.

A excepción del camarón, los mariscos también cuentan con mucho zinc, un mineral esencial para tener un sistema inmunitario fuerte. Las ostras son la mejor fuente, pues 6 de estos ofrecen más o menos 27 miligramos, casi el 181 por ciento de la DV.

A veces cuesta trabajo cubrir las necesidades de hierro que el cuerpo tiene a través de la dieta, por lo que aproximadamente el 20 por ciento de las personas radicadas en los Estados Unidos andan bajos de este importante mineral. No obstante, si la fuerza alcanza para meterse un mejillón a la boca es posible conseguir gran parte del hierro necesario para evitar una anemia por carencia de hierro. Tres onzas de mejillón proporcionan aproximadamente 6 miligramos de hierro, el 60 por ciento de la Asignación Dietética Recomendada (o *RDA* por sus siglas en inglés) para los hombres y el 40 por ciento de la RDA para las mujeres.

Por último, muchos mariscos son buenas fuentes de magnesio, potasio y vitamina C. La vitamina C es una aportación excelente, pues ayuda al cuerpo a absorber una mayor proporción del hierro que también está presente en los mariscos.

¿Mejorarán la comunicación cerebral?

El cerebro tiene una de las concentraciones más altas de ácidos grasos omega-3 de todo el cuerpo. Estas cadenas largas de moléculas de grasa están entrelazadas con las membranas neuronales y ayudan a enviar y recibir las señales eléctricas y hormonales que se convierten en pensamientos y sentimientos. "Los investigadores que estudian problemas como la depresión posparto, la esquizofrenia y la depresión están encontrando relaciones entre una menor ingesta de pescado y mariscos y mayores probabilidades de que se produzcan problemas", indica la investigadora Susan E. Carlson, Ph.D., profesora de Dietética y Nutrición en el Centro Médico de la Universidad de Kansas, en Kansas City. "Además, diversos estudios de laboratorio están demostrando que cuando se cambia la composición de las membranas neuronales, es decir, cuando estas cuentan con menos grasas buenas, al parecer las membranas no envían ni reciben las señales tan bien".

CÓMO MAXIMIZAR SUS PODERES CURATIVOS

Aproveche las ventajas de esta vitamina. El cuerpo absorbe el hierro de los alimentos mejor cuando se le suministra vitamina C al mismo tiempo, así que es buena idea incluir alimentos ricos en vitamina C en el menú cuando se vayan a comer mariscos. Dos posibilidades serían el brócoli o el pimiento (ají, pimiento morrón) rojo.

Mezcle los mariscos. En vista de que por lo general se consideran un artículo de lujo, la mayoría de las personas sólo comen unos pocos mariscos a la vez. De acuerdo con el Dr. Grodner una forma fácil de consumir más mariscos es juntando varias especies en un abundante guiso (estofado) marino. "Daría para una comida muy saludable", indica.

(*Nota*: si encuentra en este capítulo términos que no entiende o que jamás ha visto, favor de remitirse al glosario en la página 636).

Guiso (estofado) de mariscos

2 cucharadas de aceite de oliva

1½ tazas de cebolla picada

1 cucharada de ajo picado en trocitos

1 lata de 28 onzas de tomates italianos pequeños (*plum tomatoes*) con albahaca (también el jugo)

2½ tazas de agua

1 taza de jugo de verduras de sodio reducido

¼ taza de pasta de tomate sin sal

1 cucharadita de orégano seco

8 onzas (224 g) de carne cocida de cangrejo (jaiba) tipo *Dungeness* o *blue crab*

9 onzas (255 g) de camarón mediano crudo, pelado y desvenado

8 onzas de almeja picada (con su jugo)

1 cucharada de perejil fresco picado

Ponga el aceite a calentar a fuego mediano en un caldero (caldera) para asar (*Dutch oven*). Agregue la cebolla y el ajo. Fríalo todo durante 5 minutos, revolviéndolo con frecuencia, hasta que la cebolla esté suave. Agregue los tomates (con su jugo). Parta los tomates con el dorso de una cuchara.

Incorpore el agua, el jugo de verduras, la pasta de tomate y el orégano. Deje que rompa a hervir y reduzca el fuego a lento. Tape el caldero y déjelo cocinar durante 30 minutos.

Mientras se cocina la salsa revise la carne de cangrejo y tire los pedacitos de caparazón que encuentre. Ponga la carne en un colador fino, enjuáguela con agua fría y escúrrala.

Agregue la carne de cangrejo, los camarones y las almejas al caldero y suba el fuego a mediano-alto. En cuanto el guiso rompa a hervir, retírelo del fuego. Deje aparte durante 5 minutos o hasta que los camarones estén opacos al centro. Para ver si es así, corte un camarón a la mitad.

Antes de servir el guiso espolvoréelo con el perejil.

Rinde 6 porciones

Consejo de cocina: *sirva el guiso con mucho pan integral para mojar en la salsa.*

POR PORCIÓN

Calorías: 227	Colesterol: 108 mg
Grasa total: 6,6 g	Sodio: 481 mg
Grasa saturada: 0,9 g	Fibra dietética: 2,7 g

Melón

EL DULCE SABOR DE LA SALUD

En realidad el mejor momento de un picnic no llega hasta que la barbacoa ya se enfrió y la ensalada de papa se guardó nuevamente en su recipiente. Entonces es hora de sacar el cuchillo para cortar la dura corteza verde de una sandía helada y probar la dulce pulpa roja en su interior.

Es emocionante abrir una sandía o un melón tipo *crenshaw* o *honeydew*. En primer lugar vienen perfectamente envueltos por su cáscara protectora, de modo que la consistencia de la pulpa siempre nos sorprende. E incluso antes de partirlos el rico e intenso aroma de la mayoría de los melones nos abre el apetito, por lo que se les ha llegado a poner el sobrenombre de "frutas perfumadas".

Y todavía quedan más razones por las que los melones son una verdadera maravilla. Los científicos modernos han descubierto que este tipo de fruta contiene varias sustancias muy buenas para la salud. Tanto la sandía como otros melones —por ejemplo, el *honeydew* y el *crenshaw*, entre otros— proporcionan folato, una vitamina del complejo B que según se ha demostrado disminuye el riesgo de sufrir defectos de nacimiento y enfermedades cardíacas. También contienen potasio, un nutriente esencial para mantener la presión arterial en un nivel saludable. Y en vista de que tienen pocas calorías y grasa son el alimento perfecto cuando se trata de guardar la línea.

Melones para las mamás y también para los demás

Un descubrimiento científico que ha sido señalado como uno de los más importantes del siglo XX es el siguiente: si todas las mujeres en edad fértil consumieran por lo menos 400 microgramos de folato al día, el índice de defectos cerebrales y de la médula espinal (a los que también se les dice defectos del tubo neural) se reduciría por lo menos a la mitad. Durante mucho tiempo los médicos no lograron definir la función del folato. Sospechaban que tenía que ver con la prevención de los defectos de nacimiento, pero no contaban con pruebas contundentes.

Entonces un estudio que abarcó a casi 4.000 mamás reveló que sus probabilidades de tener hijos afectados por defectos cerebrales y de la médula espinal bajaba en un

60 por ciento si consumían una cantidad suficiente de folato, en comparación con las mujeres que recibían cantidades menores de este nutriente.

El folato, una vitamina del complejo B, es esencial cuando las células se están dividiendo rápidamente. Funciona como un servicio de enlace que transporta fragmentos de proteínas. Cuando el nivel de folato anda bajo, a estos fragmentos les falta su medio de transporte y es posible que se queden atrás. Por lo tanto, las células que apenas se están formando llegan a padecer defectos que a veces se convierten en defectos de nacimiento. (En épocas más avanzadas de la vida, el mismo problema puede provocar cambios celulares que a veces conducen al desarrollo del cáncer).

Por lo tanto, antes de que una mujer empiece a preocuparse por los antojos de su embarazo sería buena idea que agregara unos cuantos melones a su carrito del supermercado, ya que son una muy buena fuente de folato. Una taza de melón tipo *honeydew*, por ejemplo, contiene 11 microgramos de folato, el 3 por ciento de la Cantidad Diaria Recomendada (o *DV* por sus siglas en inglés). El melón casaba es aún mejor, pues la misma ración proporciona 29 microgramos de folato, el 7 por ciento de la DV.

Quizás el 7 por ciento suene como muy poquito, pero hay que tener presente que una taza de melón equivale a más o menos cinco buenos bocados. La mayoría de las personas son capaces de comer 2 tazas de melón o más a la vez, lo cual lo convierte en una magnífica fuente de folato.

Por cierto, no sólo las futuras mamás deberían aprovechar el melón al máximo. El mismo nutriente que protege contra los defectos de nacimiento también es bueno para el corazón.

SANDÍAS QUE CUADRAN LA CAJA

Es muy posible que al inventor original de la rueda le hayan encantado las sandías. Todos nos hemos dado cuenta en alguna ocasión de que la forma cilíndrica lisa de la sandía tiende a rodar, como lo acostumbra hacer cuando uno la coloca sobre la mesa o el asiento del auto, produciendo un puré instantáneo.

La forma de la sandía también plantea otro problema. Es imposible apilarlas y ocupan mucho espacio, lo cual les sale caro a los cultivadores. Sin embargo, en Japón, donde el espacio escasea, se tuvo una idea ingeniosa: la sandía cuadrada.

Cuando las sandías están jóvenes y aún no se separan de sus tallos, los cultivadores japoneses a veces las colocan dentro de cajas. Al crecer la fruta se adapta al espacio disponible y se aplana a los lados, arriba y abajo. Así se puede apilar perfectamente. En los Estados Unidos aún no se venden sandías cuadradas, pero si alguien tiene su propio huerto puede poner a prueba la idea sólo para divertirse.

El cuerpo utiliza el folato para controlar los niveles sanguíneos de una sustancia química llamada homocisteína. "A pesar de que es normal tener cantidades pequeñas de homocisteína, el exceso de alguna forma contribuye al proceso de obstrucción arterial que provoca las enfermedades cardíacas", indica el Dr. Killian Robinson, profesor adjunto de Medicina del Centro Médico Baptista de la Universidad Wake Forest. "Sabemos que un nivel bajo de folato está vinculado con uno demasiado elevado de homocisteína".

Por último se ha demostrado que el folato reduce el riesgo de tener pólipos, unos bultitos precancerosos en el colon que a veces se convierten en cáncer. Un grupo de investigadores de la Escuela de Medicina de la Universidad Harvard observó que las probabilidades de desarrollar pólipos en el colon se reduce un 33 por ciento en las personas que consumen la mayor cantidad de folato, en comparación con quienes ingieren menos.

También cuidan el colon

Una cosa que nunca debe faltarle al tracto digestivo es el suministro constante de fibra dietética. La fibra es tan importante, de hecho, que el peligro de desarrollar cáncer y diversos problemas digestivos aumenta en las personas que no la consumen en cantidades adecuadas, según señala el Dr. John H. Weisburger, Ph.D., vicepresidente de Investigaciones y director del Instituto Naylor Dana para la Prevención de las Enfermedades en la Fundación Estadounidense para la Salud, en Valhalla, Nueva York.

Según explica el Dr. Weisburger, los melones contienen un tipo de fibra conocido como fibra soluble, la cual es sumamente importante para tener un colon sano. La fibra soluble absorbe agua al recorrer el tracto digestivo, lo cual le agrega peso y volumen al excremento. De esta forma avanza más rápido por el intestino y se reduce el tiempo que las sustancias nocivas del excremento permanecen en contacto con la pared del colon.

La mayoría de las frutas, entre ellas los melones, tienen fibra soluble, afirma la Dra. Christine Gerbstadt, R.D., una portavoz para la Asociación Dietética de los Estados Unidos. Curiosamente, la fibra soluble funciona como una especie de policía

> ## Consejo clave
>
> La salsa de mango tal vez sea lo primero que le venga a la cabeza cuando piense en aliñar (aderezar) pescado asado al horno o a la parrilla, pero hay literalmente cientos de maneras de preparar una salsa de melón. "Yo combino una taza de melón picado en cubitos pequeños, una cebolla morada picada en trocitos, chiles picados y jugo de limón o limón verde (lima)", dice la Dra. Christine Gerbstadt, R.D., una portavoz para la Asociación Dietética de los Estados Unidos. También se puede agregar ajo, cilantro fresco picado, pimientos (ajíes, pimientos morrones) amarillos o verdes picados, tomates (jitomates) cortados en cubitos, otras frutas como los arándanos, o cualquier cosa que tenga en el refrigerador para mejorar la salsa de melón, recomienda la Dra. Gerbstadt. Si va a comer ensalada ese día, también puede agregar la salsa a la misma.

En la cocina

A diferencia de la mayoría de las frutas y verduras, cuya madurez se comprueba fácilmente, los melones esconden su suculenta —o desabrida— pulpa debajo de una corteza protectora. Hay varias formas de asegurarse siempre el mejor sabor.

Revísela por debajo. Si la parte de debajo de una sandía se ve de color amarillo pálido o beige es que se le dejó madurar en el tallo y probablemente se encuentre en su punto de máxima frescura. Si se ve de color uniforme, por el contrario, tal vez se cosechó de forma prematura y nunca va a desarrollar todo su sabor.

Aproveche el aroma. La mayoría de los melones perfectamente maduros (con excepción de la sandía) emanan un rico aroma. Si no lo percibe en la tienda, no lo compre.

Revísele el rabito. Cuando a los melones —excepto la sandía— se les permite madurar en el campo, la fruta se suelta sola de su rabito (tallo), al que deja atrás. Por lo tanto, si un melón aún lo tiene es que se cosechó antes de tiempo y no está totalmente maduro. En cuanto a la sandía, está bien que conserve su rabito.

Pruebe una palmada. El método tradicional para determinar la madurez de una sandía es dándole unos golpecitos, pero una palmada funciona mejor. Si la sandía suena hueca y no sólida está en su punto.

---

en el intestino; conforme avanza por el tracto gastrointestinal (GI), va agarrando contaminantes como un exceso de colesterol y otros minerales por el camino y los saca del cuerpo. Al mismo tiempo, aumenta el movimiento del tracto GI y ayuda a aliviar el estreñimiento. "Lo normaliza a uno", afirma la Dra. Gerbstadt. "Si el organismo se mueve demasiado rápido (y se tiene diarrea), la fibra soluble lo retardará. Si el organismo se mueve demasiado despacio, lo acelerará".

"Un aumento en el consumo de fibra puede reducir el número de pólipos en el tracto gastrointestinal, así como el riesgo de sufrir cáncer de colon", afirma el Dr. Weisburger. Todos los melones contienen un poco de fibra, aunque el *honeydew* se lleva de calle a la sandía: medio melón tipo *honeydew* cuenta con casi 3 gramos de fibra, el 12 por ciento de la DV.

A más melones, menos presión

Cuando alguien se entera de que sufre presión arterial alta (hipertensión), suele reducir su consumo de sal y aumentar el de minerales. También es buena idea comer más melones. Todas las variedades de esta fruta, sobre todo el *honeydew* y el *crenshaw*, son buenas fuentes de potasio, el cual quizá sea el mineral más importante cuando se trata de mantener baja la presión arterial.

El potasio de los melones funciona como un diurético natural que elimina el exceso de líquidos del cuerpo. Este detalle es importante, porque cuando el nivel de líquidos está alto puede aumentar la presión arterial, según afirma Michael T. Murray, un médico naturópata que radica en Bellevue, Washington. Además, el potasio mantiene relajadas las paredes de las arterias.

Cuando las paredes arteriales están relajadas no se contraen con la misma fuerza que cuando se encuentran más "tensas" o rígidas. Por lo tanto, la presión arterial producida por cada latido del corazón no es tan grande. El resultado es una presión arterial más baja, por supuesto, la cual reduce el peligro de sufrir derrames cerebrales, enfermedades cardíacas y otras afecciones graves.

A muchas personas con la presión arterial alta se les recomienda cubrir o incluso rebasar la DV de 3.500 miligramos de potasio al día. Es fácil cumplir con esta meta si se recurre a los melones. Medio melón tipo *honeydew*, por ejemplo, cuenta con aproximadamente 1.355 miligramos de potasio, cantidad que equivale a más de la tercera parte de la DV. La sandía también proporciona potasio, pero sólo la mitad, más o menos, del que ofrece el *honeydew* o el *crenshaw*.

CÓMO MAXIMIZAR SUS PODERES CURATIVOS

Multiplique los beneficios. La sandía es una fuente bastante buena de nutrientes, pero su contenido de agua los diluye mucho. El melón *honeydew* proporciona más del doble de potasio y casi tres veces más folato que la misma cantidad de sandía.

Pruebe nuevas variedades. Si bien el melón tipo *honeydew* es rico en nutrientes, no tiene que limitarse a él solamente. En el supermercado o en la tienda de productos *gourmet*, tal vez encuentre algunas variedades de melón que nunca ha probado, como el melón casaba, el melón persa, el melón Santa Claus y el melón galia. Abrirlos para ver su interior puede llegar a ser un placer, dice el Dr. Gerbstadt. "Tal vez encuentre alguno que le guste más que el tipo *honeydew*", advierte.

Cómprelos enteros. Muchos supermercados venden la sandía, el melón *honeydew* y otras variedades de melón partidos a la mitad o en rebanadas. Esta presentación tal vez ahorre espacio en el refrigerador, pero desperdicia muchos nutrientes. Cuando la pulpa de los melones se expone a la luz sus nutrientes empiezan a descomponerse. Por lo tanto es buena idea comprar la fruta entera. Y una vez que se haya partido es importante guardarla en el refrigerador, tapada, para evitar que las vitaminas se descompongan.

Enfríelos. El calor es un gran destructor de folato, por lo que es importante guardar tanto los melones enteros como los ya cortados en un lugar fresco y oscuro.

(*Nota*: si encuentra en este capítulo términos que no entiende o que jamás ha visto, favor de remitirse al glosario en la página 636).

Licuado de sandía

2 tazas de sandía picada

¼ de taza de leche descremada

2 tazas de hielo

Combine la sandía y la leche en una licuadora (batidora) y muela durante 15 segundos o hasta que estén suaves. Agregue el hielo y muela 20 segundos más o hasta que alcance la consistencia deseada. De ser necesario, agregue más hielo y muela durante 10 segundos.

Rinde 2 porciones

POR PORCIÓN

Calorías: 50

Grasa total: 0 g

Grasa saturada: 0 g

Colesterol: 1 mg

Sodio: 20 mg

Fibra dietética: 1 g

Ensalada de melón tipo *honeydew* y arándanos

1 **melón tipo *honeydew***

1 **taza de arándanos frescos**

2 **tiras de cáscara de limón de 1" X 3½" cada una (2,5 cm X 9 cm)**

¼ **de taza de vinagre de bayas (vea el Consejo de cocina)**

2 **cucharaditas de azúcar**

Parta el melón a la mitad, sáquele las semillas con una cuchara, separe la pulpa de la corteza y tire la corteza. Pique la pulpa en cubos de ¾" (2 cm). Póngalos en un tazón (recipiente) grande de vidrio. Agregue los arándanos y la cáscara de limón.

Ponga el vinagre y el azúcar en un tazón pequeño. Bátalos a mano hasta que el azúcar se disuelva. Vierta esta mezcla encima de la fruta y revuélvala con cuidado. Tape la ensalada y póngala en el refrigerador durante 1 ó 2 horas.

Mezcle la ensalada bien. Saque y tire la cáscara de limón. Utilice una cuchara calada para servir la fruta.

Rinde 8 porciones

Consejo de cocina: *el vinagre de frambuesa (raspberry vinegar) se consigue en algunos supermercados grandes. El de arándano se vende en algunas tiendas de alimentos selectos y es el que mejor le queda a esta ensalada. El jugo que queda de adobar (remojar) la ensalada puede servirse junto con esta o bien escurrirse y ponerse en el refrigerador para tomarse después como bebida refrescante.*

POR PORCIÓN

Calorías: 71

Grasa total: 0,2 g

Grasa saturada: 0 g

Colesterol: 0 mg

Sodio: 18 mg

Fibra dietética: 1,5 g

Menopausia

MANUTENCIÓN PARA LA MADUREZ (Y MUCHOS AÑOS DESPUÉS)

Para muchas mujeres, la menopausia es una época de gran exaltación. Se han liberado de la menstruación, las preocupaciones por el embarazo y la angustia de iniciar una carrera profesional. Por lo tanto, es natural que experimenten una repentina sensación de libertad, como si el resto de su vida fuera realmente suyo y de nadie más.

"No existe una fuerza más creativa en el mundo que la mujer menopáusica con entusiasmo", afirmó la antropóloga Margaret Mead, que realizó algunos de sus trabajos más apasionantes bastante más allá de los 50 años.

No obstante, durante la menopausia el cuerpo se ve sometido a varios cambios físicos capaces de robarles la energía hasta a las mujeres más decididas. Los sofocos (bochornos, calentones), los cambios de humor y el insomnio son sólo tres de los síntomas que asaltan a muchas mujeres durante esta fase de su vida. Durante muchos años las mujeres y sus médicos supusieron que las molestias de la menopausia eran inevitables. No obstante, resulta que muchos de los problemas menopáusicos pueden controlarse o incluso eliminarse con tan sólo comer los alimentos correctos, según indica el Dr. Isaac Schiff, jefe de Obstetricia y Ginecología en el Hospital General de Massachusetts en Boston.

Ahora que muchas mujeres se preocupan acerca de los riesgos de tratar sus síntomas menopáusicos con la terapia de reemplazo hormonal (TRH), la dieta es aún más importante.

Observaciones hormonales

Conforme las mujeres se acercan a la menopausia, la producción de las hormonas femeninas estrógeno y progesterona por parte de los ovarios empieza a disminuir. Llega un momento en que producen una cantidad tan reducida de estas hormonas que la mujer deja de menstruar. Entonces comienzan los problemas físicos, como los sofocos y los cambios de humor.

Algunos de los cambios físicos a largo plazo que ocasiona el bajo nivel de hormonas son más graves aún. El estrógeno se encarga de regular el colesterol de la mujer, por ejemplo. Cuando el estrógeno baja el colesterol sube, por lo que las mujeres enfrentan un riesgo más alto de sufrir enfermedades cardíacas después de haber pasado por la menopausia. El estrógeno también interviene para mantener los huesos de la mujer llenos de calcio. Cuando su nivel baja los huesos pierden calcio de forma muy acelerada. A menos que las mujeres se aseguren de aumentar la cantidad de calcio de su dieta, sus huesos pueden volverse más finos y debilitarse, una afección conocida como osteoporosis.

Durante años, muchas mujeres reemplazaron sus niveles de estrógeno con hormonas sintéticas, pensando que era una panacea para todo, desde los sofocos hasta el colesterol alto. No obstante, en 2002, nuevas investigaciones descubrieron que las hormonas tal vez aumenten el riesgo de sufrir enfermedades cardíacas, lo cual hizo que los Institutos Nacionales de Salud y la Asociación Estadounidense del Corazón recomendaran a las mujeres que no tomaran la TRH para bajar el colesterol o prevenir infartos.

Según el Estudio de la Salud de las Enfermeras, las mujeres posmenopáusicas que han tenido un ataque al corazón o les han diagnosticado una enfermedad cardíaca y han tomado la TRH durante menos de 1 año enfrentan un riesgo un 25 por ciento superior de sufrir otro infarto o de morir de una cardiopatía, en comparación con las mujeres que nunca han tomado la terapia hormonal.

Unos investigadores del Instituto Duke de Investigaciones Clínicas, en Durham, Carolina del Norte, revisaron los historiales de 1.857 pacientes cardíacos femeninos y observaron que aquellas que comenzaron la TRH después de haber sufrido un ataque al corazón enfrentaban un mayor riesgo de sufrir un segundo infarto que aquellas que no comenzaron la terapia.

Si bien la TRH aún tiene ventajas, como proteger los huesos y aliviar problemas de la menopausia, muchas mujeres están buscando alternativas, y las están encontrando en sus propias cocinas. Incluso las mujeres que toman la TRH tal vez descubran que al realizar pequeños ajustes a su dieta, obtienen un alivio adicional.

La protección de la soya

En vista de que muchos de los problemas de la menopausia se deben a un bajo nivel de estrógeno tiene sentido que las mujeres estén más sanas si encuentran un sustituto para una parte del estrógeno. Los científicos han descubierto que varios alimentos —especialmente algunos derivados de la soya, como el *tofu* y el *tempeh*— contienen grandes cantidades de fitoestrógenos, unos compuestos vegetales que actúan de manera muy parecida a la hormona natural.

Vale la pena tomar en cuenta los siguientes datos. En los países asiáticos, donde las mujeres comen muchos derivados de la soya, sólo el 16 por ciento, aproximadamente, padecen molestias menopáusicas. De hecho, el idioma japonés ni siquiera tiene una palabra para decir "sofoco". En los Estados Unidos, por el contrario, donde no existe la costumbre de comer alimentos de soya, el 75 por ciento de las mujeres menopáusicas se quejan de sofocos u otros síntomas desagradables.

Desde luego, siempre es mejor comer el alimento que tomar un suplemento, afirma la Dra. Mary Jane Minkin, profesora adjunta de Obstetricia y Ginecología de la Facultad de Medicina de la Universidad Yale. La Dra. Minkin recomienda comer 2 raciones de soya al día, como un vaso de leche de soya y una ración de *tofu*. También puede tomar *miso*, una sopa japonesa que se sazona con un condimento hecho de frijoles de soya y sal.

La soya es también especialmente importante para proteger el corazón, pues el riesgo de la mujer de sufrir una enfermedad cardíaca aumenta después de la menopausia. Diversas investigaciones han demostrado que el colesterol y también el riesgo de sufrir enfermedades cardíacas bajan al aumentar el consumo de derivados de la soya. De acuerdo con un estudio realizado por la Universidad de Kentucky en Lexington, las personas que comen casi 2 onzas (56 g) de *tofu* al día reducen su nivel total de colesterol en más del 9 por ciento, y el del dañino colesterol lipoproteínico de baja densidad (LBD) en casi un 13 por ciento.

Cuando se comen más derivados de la soya desde luego el consumo de grasa saturada se reduce automáticamente, lo cual también ayuda a mantener bajo el nivel de colesterol. "Las mujeres que andan cerca de la menopausia y las que ya son menopáusicas deben concentrarse en obtener la alimentación más saludable posible para el corazón", agrega el Dr. Wulf H. Utian, Ph.D., director del departamento de Biología Reproductora en la Universidad Case Western Reserve, en Cleveland. "Es uno de los problemas más importantes a los que se enfrentan debido a la menopausia".

Hay cierta preocupación acerca de que la soya pueda aumentar el riesgo de sufrir cáncer de mama e hipotiroidismo, pero la Dra. Minkin dice que habría que comer bastante para obtener efectos negativos. Después de todo, a las asiáticas que aprecian la soya se les diagnostica cáncer de mama mucho menos a menudo que a las estadounidenses. No obstante, es importante comer soya con moderación, advierta la Dra. Minkin, limitándose a 2 raciones al día. Y si va con un oncólogo, es una buena idea hablar con el médico antes de agregar soya a la dieta.

Para reducir los sofocos, puede probar los frijoles negros como alternativa a los frijoles de soya. Contienen casi la misma cantidad de fitoestrógenos y se pueden agregar a sabrosísimas sopas o esparcirlos sobre las ensaladas.

Mejoría con lino

Según la Dra. Minkin, además de introducir un poco de soya en su dieta, también es una buena idea agregar semillas de lino (linaza). La semilla de lino, que es otro fitoestrógeno, al parecer ayuda a aliviar los sofocos y los problemas de sueño, las dos quejas que escucha la Dra. Minkin más a menudo a sus pacientes que están atravesando la menopausia.

Las semillas de lino contienen grandes cantidades de lignanos que tal vez tengan propiedades antioxidantes, lo cual significa que ayudan a las mujeres menopáusicas a combatir el cáncer. De todos los alimentos vegetales que contienen lignanos, las semillas de lino son las que más tienen, al menos 75 veces más que otros alimentos.

En otro estudio que examinó los efectos de la semilla de lino sobre el cáncer de mama, 16 mujeres comieron más o menos 1 cucharada de semillas de lino todos los días durante 2 meses. Al final del estudio, las mujeres tenían una mejoría del 31 por ciento en la proporción de sustancias químicas en la sangre que protegen frente al cáncer de mama respecto a las sustancias químicas que favorecen el cáncer de mama.

Agregue una cucharada de semillas de lino molidas al cereal o a las ensaladas, también es buena idea agregarlas al pan y los *muffins* horneados. No es necesario muchas semillas de lino para obtener los beneficios, agrega la Dra. Minkin.

Alivio herbario

La Dra. Minkin ha descubierto que tomar 20 miligramos dos veces al día de la hierba cimifuga negra ayuda a sus pacientes a aliviar los síntomas de la menopausia. En vista de que los Estados Unidos no regulan los productos herbarios, la Dra. recomienda comprar la marca alemana *Remifemin*. En Alemania los productos herbarios están regulados y por lo tanto, se sabe que lo que realmente se toma es lo que pone en la etiqueta.

No obstante, no todos los expertos están de acuerdo con que la cimifuga negra alivie los síntomas de la menopausia. Un estudio de diciembre de 2006 que abarcó a 351 mujeres menopáusicas y posmenopáusicas *no* reveló que tomar 160 miligramos de cimifuga negra al día aliviara los síntomas. Sin embargo, en otro estudio de 2006

Consejo clave

Sin lugar a dudas, los síntomas de la menopausia como los sofocos (bochornos, calentones) y los problemas del sueño son molestos, pero no son nada comparados con el mayor riesgo de sufrir cáncer de mama y enfermedades cardiovasculares que enfrentan las mujeres menopáusicas, dice Jay Kenney, Ph.D., R.D., director de Investigaciones sobre Nutrición y educador en el Centro y Spa Pritikin para la Longevidad, ubicado en Aventura, la Florida.

Afortunadamente, hacer todas las cosas que la protegerán del cáncer y de las cardiopatías también la ayudarán con los síntomas de la menopausia. Por lo tanto, agregue algunos frijoles de soya a la dieta y coma más cereales integrales, frutas, verduras y legumbres. "Entre más, mejor", dice el experto. "Desde luego que puede comer frijoles todos los días. Coma *chili* un día, una sopa de frijoles (habichuelas) negros al día siguiente y una ensalada con garbanzos el siguiente", dice el Dr. Kenney.

realizado en Alemania, unos investigadores dieron a 62 mujeres 40 miligramos de cimifuga negra al día durante 12 semanas. Al final del ensayo, las mujeres observaron una mejoría de sus síntomas y dijeron que dormían mejor. En resumidas cuentas: si bien los expertos aún no se han puesto de acuerdo sobre si la cimifuga negra es un tratamiento eficaz para los síntomas de la menopausia, probar la hierba y averiguar si funciona no le hará ningún daño.

Estrategias para echarse fresco

Es bien sabido que muchas cosas provocan sofocos, aquí le damos unos consejos para evitarlas y mantenerse fresquita.

Evite los alimentos calientes. En lo que respecta a la temperatura y los condimentos, la Dra. Minkin advierte que es probable que los alimentos calientes provoquen sofocos. También es buena idea evitar las bebidas calientes como el café y las sopas calientes. Lo mismo puede decirse de los alimentos sumamente condimentados, como algunos de la comida china o mexicana.

Diga no al vino tinto. Si va a beber, hay que tener en cuenta que el vino tinto es conocido por provocar sofocos, dice la Dra. Minkin. El blanco no es tan malo, por lo tanto tal vez sea una mejor elección.

Colóquese capas. Si realmente quiere permitirse tomar una comida condimentada o beber una copa de vino tinto, vístase a capas a fin de estar preparada para tener un sofoco. Traiga puesto un cárdigan (chaqueta de punto) sobre algo ligero para que pueda sacarse la capa de encima y refrescarse, sugiere la Dra. Minkin. Cuando esté en un restaurante, tal vez quiera buscar una mesa cerca de un conducto de ventilación o lejos de la cocina caliente.

La captación del calcio

Uno de los asuntos más críticos que las mujeres enfrentan en su vida es conservar la fuerza de sus huesos después de la menopausia. "El consumo de una cantidad suficiente de calcio antes, durante y después de la menopausia es una de las cosas más importantes que una mujer puede hacer para impedir fracturas posiblemente desastrosas de sus huesos", opina el Dr. Utian.

Una vez más es posible que los derivados de la soya influyan en esta circunstancia, pues se cuenta con ciertas pruebas de que los fitoestrógenos de la soya intervienen activamente en la tarea de ayudarles a los huesos a retener su calcio. Un estudio de laboratorio observó, por ejemplo, que los animales que reciben pequeñas cantidades de genisteína (un fitoestrógeno presente en la soya) pueden conservar huesos sanos y llenos de calcio aun después de haber dejado de producir estrógeno.

Es importante retener el calcio porque muchas mujeres ni se acercan a cubrir sus necesidades de este importante mineral. En promedio consumen más o menos 600 miligramos diarios entre los 20 y los 50 años de edad; después de la menopausia, esta cantidad baja a sólo 500 miligramos diarios.

Los científicos de los Institutos Nacionales de Salud recomiendan que las mujeres en edad fértil obtengan por lo menos 1.000 miligramos de calcio al día. Después de la menopausia deben tratar de consumir 1.500 miligramos diarios.

La mayoría de las mujeres tienen la oportunidad de incluir mucho calcio en su dieta. Una taza de leche descremada, por ejemplo, contiene 302 miligramos de calcio, el 30 por ciento de la Cantidad Diaria Recomendada (o *DV* por sus siglas en inglés). Una ración de 8 onzas (224 g) de yogur cuenta con 415 miligramos, el 41 por ciento de la DV, y 3 onzas (84 g) de salmón proporcionan 181 miligramos, el 18 por ciento de la DV.

(*Nota*: si encuentra en este capítulo términos que no entiende o que jamás ha visto, favor de remitirse al glosario en la página 636).

Ensalada de *tofu* a lo facilito

2 **cucharadas de aceite de oliva extra virgen**

1 **cucharada de vinagre balsámico**

1 **cucharadita de mostaza** *Dijon*

½ **cucharadita de cebollinos liofilizados** (*freeze-dried chives*)

Sal y pimienta negra recién molida

1 **libra (455 g) de** *tofu* **firme, escurrido y seco, picado en cubitos de ¾" (2 cm)**

1 **paquete (de 6 onzas) de lechugas y hierbas mixtas (*mesclun* o *spring mix*)**

4 **tomates (jitomates) secados al sol adobados (remojados), escurridos y picados**

4 **filetes de anchoa (opcional)**

Bata a mano el aceite, el vinagre, la mostaza y los cebollinos en un tazón (recipiente) pequeño. Agregue la sal y la pimienta al gusto y bata de nuevo.

Ponga el *tofu* en un tazón mediano. Agregue 1 cucharada del aliño que acaba de preparar y mezcle con cuidado.

Mezcle las lechugas y hierbas mixtas con el aliño restante en otro tazón mediano. Coloque las verduras en 4 platos y esparza el *tofu* y los tomates sobre las verduras. Ponga encima las anchoas (si las está usando).

Rinde 4 porciones

POR PORCIÓN

Calorías: 180	Colesterol: 0 mg
Grasa total: 14 g	Sodio: 50 mg
Grasa saturada: 3 g	Fibra dietética: 2 g

Miel

REMEDIO "REDESCUBIERTO" PARA CORTADAS, ÚLCERAS Y DIARREA

Seguramente la mayoría de las personas no pensarían en la abeja como uno de sus insectos favoritos, pero tenemos que darles las gracias por la dulce sustancia que fabrican a partir del néctar de las flores.

Actualmente la miel sigue conservando un halo especial, a pesar de que tiene muchísima competencia en nuestro mundo moderno que parece estar lleno hasta el tope de todo tipo de dulce. Por una parte es más dulce que la misma cantidad de azúcar de mesa. Además, su maravillosa consistencia espesa se ofrece de manera natural para untarse sobre pasteles (bizcochos, tortas, *cakes*), galletas y panes.

Si bien es cierto que la miel contiene cantidades mínimas de minerales y vitaminas del complejo B, en realidad no es mucho más nutritiva que el azúcar de mesa común. Sin embargo, ofrece varios beneficios que el azúcar no aporta. Las investigaciones científicas sugieren que la miel alivia el estreñimiento, acelera el proceso de curación y evita las infecciones. "Algunas personas han llamado a la miel un remedio redescubierto", afirma Peter Molan, Ph.D., profesor de Bioquímica y director de la Unidad para la Investigación de la Miel en la Universidad de Waikato, en Hamilton, Nueva Zelanda. El Dr. Molan lleva 15 años estudiando las propiedades curativas de la miel.

Alivio acelerado

Si uno llegara a ver un frasco de miel en el maletín de un médico, simplemente supondría que se equivocó porque estaba oscuro cuando guardó sus cosas. No obstante, la verdad es que los médicos han utilizado la miel desde hace siglos. "Hasta la Segunda Guerra Mundial, la miel se utilizaba extensamente para tratar las heridas de la piel", indica el Dr. Molan.

En los años 40 llegaron los antibióticos y la miel abandonó los maletines de los médicos y volvió a la cocina. No obstante, algunos médicos están tratando de resucitarla. "Hemos visto que los médicos están empezando a usar la miel en los casos en

En la cocina

En la mayoría de las recetas es posible cambiar el azúcar por miel sin ningún problema. Sin embargo, vale la pena tomar en cuenta las siguientes indicaciones:

- La miel es más dulce que el azúcar. Por lo tanto, 1¼ tazas de azúcar se sustituyen por 1 taza de miel y el ingrediente líquido de la receta se reduce en ¼ de taza.
- Cuando la miel se utiliza en productos de panadería o pastelería hay que agregar una pizca de bicarbonato de sodio. De esta forma se neutraliza la acidez de la miel y se le ayuda al producto a crecer (esponjarse). Es posible omitir el bicarbonato de sodio si la receta contiene crema agria o leche agria.

- Cuando la mermelada se prepara con miel en lugar de azúcar hay que subir la temperatura de cocción un poquito para que el líquido adicional se evapore.

La miel tiene muchos sabores diferentes y es importante adecuarla a cada receta. La de flor de azahar (flor de naranjo, *orange blossom*), por ejemplo, tiene un sabor ligero y delicado y queda mejor con alimentos de sabores no muy intensos, como el pastel (bizcocho, torta, *cake*) de nuez y miel. Por su parte, el sabor de la miel de flor de alforjón (trigo sarraceno) es mucho más fuerte. Suele untarse en el pan o utilizarse para preparar postres de cereales integrales.

---

que se han probado medicamentos modernos para curar las heridas de la piel y no han funcionado", dice el Dr. Molan.

La miel cuenta con tres componentes que la hacen ideal para tratar las heridas. Debido a su muy alto contenido de azúcar absorbe gran parte de la humedad en el interior de las heridas, lo que les dificulta la supervivencia a las bacterias, según explica el Dr. Molan. Además, muchos tipos de miel contienen grandes cantidades de peróxido de hidrógeno, el mismo medicamento que en forma de agua oxigenada se utiliza para desinfectar las cortadas y los rasguños en casa. Por último, algunos tipos de miel contienen propóleos, un compuesto del néctar capaz de matar a las bacterias.

En un estudio de laboratorio, el Dr. Molan untó miel sobre siete tipos de bacterias que con frecuencia infectan las heridas. "Mató los siete tipos de manera muy eficaz", informa el investigador.

La dulzura por dentro

De la misma forma en que la miel puede evitar las infecciones en la parte externa del cuerpo, también ayuda a asegurar la salud interna.

Un tipo de miel llamado *manuka*, por ejemplo, que se produce cuando las abejas se alimentan con las flores de cierto arbusto de Nueva Zelanda, al parecer mata las bacterias que provocan las úlceras estomacales. En un pequeño estudio se le dio una cucharada de miel *manuka* a un grupo de personas con úlceras cuatro veces al día. "La miel alivió los síntomas de las úlceras en todas las personas que la tomaron", indica el Dr. Molan.

La miel también promete como tratamiento contra la diarrea. Particularmente en los niños la diarrea puede ser peligrosa porque extrae grandes cantidades de agua del cuerpo. A fin de reemplazar los líquidos y minerales esenciales, los médicos tradicionalmente la han tratado con una solución de azúcar. No obstante, es posible que una solución de miel sea aún mejor, porque la miel tiene la capacidad de matar las bacterias intestinales que posiblemente estén causando el problema. De hecho, unos investigadores de la Universidad de Natal en Sudáfrica encontraron que cuando se les dio una solución de miel a niños con diarrea causada por una infección bacteriana, se aliviaron en casi la mitad del tiempo que los que recibieron una solución tradicional de azúcar.

No obstante, no debe darse miel a los niños menores de un año porque puede provocar una grave intoxicación alimentaria llamada botulismo infantil.

La miel posiblemente funcione también contra el estreñimiento. Contiene grandes cantidades de fructosa, un azúcar que a veces llega al intestino grueso sin haber sido digerida. Cuando llega, las bacterias intestinales la empiezan a digerir. Este proceso a su vez atrae agua al intestino, la cual funciona como laxante, según explica el Dr. Marvin Schuster, fundador del Centro Marvin M. Schuster para Trastornos Digestivos y de la Motilidad Digestiva en el Centro Médico Johns Hopkins Bayview de Baltimore. De acuerdo con el Dr. Schuster, el contenido de fructosa de la miel es más elevado que el de prácticamente cualquier otro alimento.

CÓMO MAXIMIZAR SUS PODERES CURATIVOS

Valore la virgen. Según el Dr. Molan, las altas temperaturas utilizadas para producir la miel procesada incapacitan a algunos de sus compuestos protectores. La miel virgen (*raw honey*) ofrece el máximo poder antibacteriano.

Mejórese con *manuka*. La mayoría de las mieles vírgenes contienen algunos componentes activos, pero la miel *manuka* es la que más ofrece en este sentido. Esto puede ser clave cuando se busca un tratamiento antiúlceras, según señala el Dr. Molan. La miel *manuka* se encuentra en muchas tiendas de productos naturales. No obstante, es importante leer la etiqueta para asegurarse de estar comprando "miel *manuka* activa". Si la miel no cuenta con los componentes activos no surtirá efecto contra las úlceras, explica el Dr. Molan.

(*Nota*: si encuentra en este capítulo términos que no entiende o que jamás ha visto, favor de remitirse al glosario en la página 636).

Miel cítrica

1 tira de 1" X 3½" (2,5 cm X 9 cm) de cáscara de naranja (china)

1 tira de 1" X 3½" de cáscara de limón

1 cucharada de jugo de naranja fresco

2 cucharaditas de jugo de limón fresco

1 taza de miel

Ponga la cáscara de naranja, la de limón y los jugos de naranja y de limón en una cacerola pequeña a fuego mediano y deje que rompa a hervir. Retire la cacerola del fuego y cuele el jugo con un colador fino. Deseche las tiras de cáscara.

Caliente la miel en otra cacerola hasta que esté tibia. Agregue el jugo a la miel tibia y sírvala de inmediato sobre panqueques, *waffles* o torrejas (tostadas francesas).

Rinde 1 taza

Consejo de cocina: la miel cítrica se conserva en un frasco tapado en el refrigerador durante 2 semanas como máximo. Caliéntela un poco en el horno de microondas o la estufa antes de servirla.

POR 2 CUCHARADAS

Calorías: 130	Colesterol: 0 mg
Grasa total: 0 g	Sodio: 2 mg
Grasa saturada: 0 g	Fibra dietética: 0 g

Naranja

JUGOSA, SABROSA, NUTRITIVA Y PREVENTIVA

La naranja (china) prácticamente es una fruta perfecta. Además de tener un alto contenido de vitamina C y fibra es rica en azúcares naturales, por lo que brinda una rápida inyección de energía. Otra ventaja es que ya viene envuelta en su propia cáscara protectora y se puede comer fácilmente en donde sea y a la hora que sea.

No obstante, la naranja es mucho más que sólo práctica, y sus beneficios para la salud van mucho más allá de los ya mencionados. Contiene un cuarteto de compuestos —limonina, limoneno, glucósido de limonina y hesperidina— cuya capacidad para bloquear el cáncer es muy prometedor. Además, tiene otros compuestos que tal vez detengan las enfermedades cardíacas desde antes de que se produzcan.

Cítrico que le conviene al corazón

Diversos estudios han demostrado que la eficacia antioxidante de las vitaminas y otros compuestos de la naranja es realmente sorprendente. Es decir, son capaces de bloquear los radicales libres —unas moléculas corrosivas de oxígeno que perjudican las células del cuerpo— antes de que puedan hacerles daño. Es importante que esto suceda porque los daños causados por los radicales libres muchas veces allanan el camino para la obstrucción de las arterias, uno de los principales factores de riesgo para sufrir las enfermedades cardíacas y los derrames cerebrales.

Desde hace mucho tiempo se sabe que la vitamina C es un poderoso antioxidante. Sin embargo, al parecer la naranja cuenta con otros compuestos aún más poderosos.

"Medimos la capacidad antioxidante total de la naranja y hallamos que a la vitamina C sólo le corresponde más o menos entre el 15 y el 20 por ciento de la actividad total", indica Ronald L. Prior, investigador jefe del Centro de Nutrición Infantil de Arkansas en Little Rock y científico del Departamento de Agricultura de los Estados Unidos (o *USDA* por sus siglas en inglés). Los otros compuestos de la naranja resultaron ser antioxidantes muy fuertes, entre tres y seis veces más que la vitamina C".

Los investigadores a cargo de un estudio alimentaron a unas ratas con un extracto de la cáscara y el tejido blanco que recubre la naranja. El extracto contenía el compuesto hesperidina e incrementó de forma significativa el nivel del saludable colesterol lipoproteínico de alta densidad (LAD) de los animales, mientras que al mismo tiempo hizo que bajara su nivel del peligroso colesterol lipoproteínico de baja densidad (LBD). Si la hesperidina resulta tener el mismo efecto en las pruebas que se hagan con seres humanos, la naranja podría utilizarse para ayudar a disminuir el colesterol alto, uno de los principales factores de riesgo para sufrir las enfermedades cardíacas.

Es posible que la hesperidina también ofrezca otros beneficios. En unos estudios de laboratorio, por ejemplo, unos investigadores brasileños observaron que alivia las inflamaciones. Puesto que no daña el delicado revestimiento estomacal como lo hace la aspirina, tal vez algún día se aproveche para ayudar a aliviar la hinchazón en las personas sensibles a medicamentos antiinflamatorios como la aspirina o el ibuprofeno.

En un gran estudio prospectivo que abarcó a más de 100.000 personas, unos investigadores observaron que agregar una ración diaria de frutas y verduras a la dieta reducía el riesgo de sufrir un derrame cerebral isquémico —un derrame cerebral en el cual se obstruye la arteria que va al cerebro— en un 6 por ciento. Las naranjas y otras frutas cítricas eran algunos de los alimentos que ofrecían la mejor protección en el estudio.

El control del cáncer

Diversos estudios de laboratorio han demostrado que el limoneno de la naranja ayuda a bloquear el cáncer de pulmón y de mama, según indica Bill Widmer, Ph.D., científico investigador del Centro de Investigación de los Cítricos del Departamento de la Florida en Lake Alfred.

En un estudio llevado a cabo por el Centro Médico de la Universidad de Duke en Durham, Carolina del Norte, el número de tumores cancerosos de los animales de laboratorio alimentados con un 10 por ciento de limoneno disminuyó en un 70 por ciento. En cuanto a los tumores restantes, el 20 por ciento se redujo a menos de la mitad de su tamaño anterior.

En otro estudio, un grupo de investigadores de la Universidad de Cornell en Ithaca, Nueva York, alimentó a unos animales enfermos de cáncer de hígado en una etapa temprana con un extracto concentrado de jugo de naranja en el que se había

En la cocina

Ya sea que se quiera preparar jugo o agregar algunos gajos aciditos al guiso (estofado), cada tipo de naranja (china) tiene su aplicación y forma de uso muy particulares. A la naranja nável (ombliguera) de California muchas veces se la considera la mejor para comerse entera. Es fácil de pelar, dulce y jugosa y no tiene huesitos (semillas). Por su parte, la naranja tipo valencia de la Florida, que con frecuencia muestra un tinte verdoso, es más jugosa que la nável y por lo general se utiliza para hacer jugo. Las siguientes sugerencias están pensadas para sacarle lo mejor a la naranja siempre.

- Si la naranja nável se va a calentar conviene agregarla en el último momento. Se amarga cuando se cocina demasiado tiempo.
- No es buena idea congelar el jugo de la naranja nável porque el frío —al igual que el calor— puede amargarla.
- Para extraer la mayor cantidad posible de jugo de una naranja hay que dejarla a temperatura ambiente para que se le quite lo frío y hacerla rodar sobre la encimera (mueble de cocina) presionándola un poco con la palma de la mano antes de exprimirla.

eliminado la vitamina C. La incidencia y el tamaño de las lesiones precancerosas se redujeron en un 40 por ciento.

"Las ratas tomaron lo que en el ser humano equivaldría a un galón (4 l) de jugo de naranja al día durante 4 meses", señala Robert S. Parker, Ph.D., profesor de Ciencias de la Nutrición y los Alimentos en la Universidad de Cornell. "Es una cantidad poco realista para el consumo humano, pero en vista de que alimentamos a los animales sólo con ciertos componentes del jugo es posible que el verdadero efecto protector del jugo entero sea mayor de lo que sugieren estos resultados. Los seres humanos tal vez puedan lograr efectos protectores con una cantidad menor, sobre todo si consumen el jugo con regularidad durante un largo período de tiempo".

Los estudios científicos sobre el limoneno prometen tanto que unos investigadores de Inglaterra están probando los efectos que tiene en el cáncer de mama.

"La forma en que el limoneno actúa sobre las células o las lesiones tumorales es realmente interesante y única", opina Michael Gould, Ph.D., profesor de Oncología y Física Médica en la Escuela de Medicina de la Universidad de Wisconsin, en Madison. Fundamentalmente, el compuesto hace que las células cancerosas se destruyan a sí mismas; les ayuda a suicidarse.

"C" combativa

Por lo que más se conoce a la naranja es por la vitamina C que contiene, y con buena razón. Una sola naranja cuenta con unos 70 miligramos de vitamina C, casi el 117 por ciento de la Cantidad Diaria Recomendada (o *DV* por sus siglas en inglés). La vitamina C es de importancia fundamental no sólo para controlar a los perjudiciales radicales libres, sino también para facilitar la curación y reforzar la inmunidad. El poder de la vitamina C para reforzar la inmunidad es lo que le ha dado su reputación como un gran combatiente contra los síntomas del resfriado (catarro).

Esta vitamina también le ayuda al cuerpo a absorber el hierro de los alimentos. Tal función resulta especialmente importante para las mujeres, quienes cada mes pierden un poco de hierro (y sangre) debido a la menstruación.

En un estudio amplio, Gladys Block, Ph.D., profesora de Epidemiología, Nutrición y Salud Pública en la Universidad de California, en Berkeley, analizó 46 estudios menores que examinaban los efectos de la vitamina C. La mayoría de estos estudios llegaron a la conclusión de que las personas que consumen la mayor cantidad de vitamina C enfrentan el menor riesgo de sufrir cáncer.

Un estudio finlandés también observó que la vitamina C reducía el riesgo de sufrir un derrame cerebral. Los investigadores examinaron los hábitos alimenticios de casi 2.500 hombres de mediana edad a lo largo de 10 años y observaron que aquellos con niveles bajos de vitamina C en plasma tenían 2,4 veces más probabilidades de sufrir un derrame cerebral. Entre los hombres con sobrepeso o con presión arterial alta, consumir menos de 40 miligramos de vitamina C, el equivalente a medio vaso de jugo de naranja, hacía que tuvieran el triple de probabilidades de sufrir un derrame cerebral. Para aumentar su consumo de vitamina C, beba 2 vasos de 8 onzas (240 ml) de jugo de naranja al día.

La fuente de la fibra

Una naranja contiene 3 gramos de fibra, aproximadamente el 12 por ciento de la DV. Al agregar volumen a las heces, la fibra indisoluble alivia muchísimos problemas intestinales, desde el estreñimiento y las hemorroides (almorranas) hasta la diverticulosis. Al acelerar el proceso de la digestión también ayuda a reducir el riesgo de sufrir cáncer de colon, pues las heces y cualquier sustancia dañina que contenga avanzan por el colon más rápidamente. La fibra indisoluble también ayuda a hacer de vientre con regularidad, evitando tanto la diarrea como el estreñimiento.

La naranja también ofrece otro tipo de fibra, la soluble, que en una de sus formas se llama pectina. Al descomponerse, esta fibra se convierte en una especie de gel que recubre el intestino delgado con una barrera. Los estudios demuestran que la fibra soluble ayuda a bajar el colesterol además de controlar los cambios en el azúcar en la sangre (glucosa), un atributo que es de importancia fundamental para los diabéticos.

Si comiéramos más de 7 naranjas al día nuestro nivel total de colesterol bajaría aproximadamente en un 20 por ciento. Desde luego sería difícil encontrar a una persona a quien las naranjas le gusten tanto. No obstante, el consumo de diversas frutas y verduras —y también de naranjas, siempre que sea posible— ayuda mucho a mantener bajo el nivel de colesterol.

CÓMO MAXIMIZAR SUS PODERES CURATIVOS

No evite la pulpa. La manera más fácil de obtener los beneficios de las naranjas es beber su jugo, que contiene casi todos los beneficios para la salud de las naranjas frescas, afirma la Dra. Christine Gerbstadt, R.D., una portavoz para la Asociación Dietética de los Estados Unidos. Los exprimidores de jugo de naranja (jugueras) utilizan toda la fruta para hacer el jugo, por lo tanto, todos los nutrientes de la dulce pulpa, el tejido blanco fibroso y la cáscara de la naranja terminan en el vaso, aunque con un poco de pulpa. Además, la experta recomienda comprar las versiones de jugo de naranja de la tienda con pulpa en lugar de con poca pulpa o sin ella para obtener unos cuantos nutrientes más.

Cómprelo congelado. Cuando está fresco, el jugo de naranja es delicioso, desde luego, pero cuesta cierto trabajo prepararlo. Afortunadamente el jugo de naranja congelado conserva la mayor parte de sus nutrientes.

Gane con los gajos. La mitad de la pectina de la naranja está en el albedo, la capa interior blanca y esponjosa que se encuentra justo debajo de la parte anaranjada de la cáscara. "Algunas personas quitan concienzudamente la parte blanca de la naranja, pero es realmente nutritiva", dice la Dra. Gerbstadt. Por lo tanto, no conviene limpiar los gajos muy bien antes de comérselos. Si con cada gajo se come un poco de esta capa esponjosa, aumenta el consumo de fibra y biotina, una importante vitamina del complejo B que mantiene la piel saludable.

(*Nota*: si encuentra en este capítulo términos que no entiende o que jamás ha visto, favor de remitirse al glosario en la página 636).

Compota de manzana y naranja a lo rapidito

1   manzana *Granny Smith* sin corazón y picada

1   naranja (china) nável (ombliguera) pelada y picada

1   cucharadita de canela molida

½   taza de yogur de vainilla sin grasa

2   cucharadas de pacanas o nueces

Combine la manzana, la naranja y la canela en un tazón (recipiente) mediano apto para horno de microondas. Cubra con envoltura autoadherente de plástico y cocine en el horno de microondas durante 4 minutos o hasta que la fruta esté caliente y suave. Divida entre 2 tazones y con una cuchara extienda el yogur uniformemente sobre los dos. Espolvoree con los frutos secos y sirva tibio.

Rinde 2 porciones

POR PORCIÓN

Calorías: 180
Grasa total: 5 g
Grasa saturada: 0,5 g

Colesterol: 0 mg
Sodio: 35 mg
Fibra dietética: 4 g

Osteoporosis

LA LABOR DE LOS LÁCTEOS

Desde hace años se nos ha aconsejado que debemos reducir la grasa de nuestra dieta a fin de controlar nuestro peso y disminuir el riesgo de sufrir colesterol alto y enfermedades cardíacas. No obstante, es posible que el esfuerzo por salvar nuestros corazones nos esté llevando a perder los huesos.

Es cierto que la leche, el queso y otros productos lácteos llegan a tener un contenido muy alto de grasa. Sin embargo, figuran entre las mejores fuentes alimenticias de calcio de las que disponemos, y el calcio es un nutriente esencial para tener unos huesos fuertes, según afirma el Dr. Daniel Baran, profesor de Medicina, Ortopedia y Biología Celular en el Centro Médico de la Universidad de Massachusetts en Worcester. Por lo tanto, si estos alimentos se evitan por temor a la grasa que contienen se corre el riesgo de desarrollar osteoporosis, una afección que tiene como consecuencia huesos finos y quebradizos.

La osteoporosis está muy extendida en los Estados Unidos y es obvio por qué. La mujer estadounidense común sólo consume 450 miligramos de calcio al día, cantidad que se queda muy por debajo de los entre 1.000 y 1.500 miligramos necesarios para evitar esta enfermedad, según explica la Dra. Susan Broy, directora del Centro para la Osteoporosis en el Grupo Médico Advocate de Chicago. De acuerdo con la Dra. Broy, lo irónico es que las mujeres, quienes necesitan más calcio que los hombres, tienden a rechazar más los alimentos ricos en calcio porque les preocupa más su figura que sus huesos.

Es especialmente importante que las mujeres cubran sus necesidades de calcio al acercarse a la edad de la menopausia, que es cuando disminuye su nivel de estrógeno. El estrógeno ayuda a los huesos a absorber y conservar el calcio. Cuando el nivel de esta hormona baja, en muchos casos los huesos se debilitan. De hecho, el ritmo más acelerado de pérdida ósea se registra durante los primeros 5 a 7 años después de la menopausia.

Mientras tanto, los hombres no son inmunes a la osteoporosis, pero a menudo no se tiene en cuenta su riesgo e incluso no se les diagnostica correctamente cuando la desarrollan. Dos millones de hombres estadounidenses padecen osteoporosis y 12 millones más enfrentan el riesgo de sufrir la enfermedad. Tomar esteroides, anticonvulsivos, ciertos tratamientos contra el cáncer y los antiácidos que contienen aluminio ponen a los hombres en un mayor riesgo, al igual que ciertas enfermedades crónicas que alteran los niveles hormonales, como las enfermedades de los riñones, los pulmones, el estómago y los intestinos. Y, al igual que sucede con las mujeres, el riesgo de sufrir osteoporosis de los hombres aumenta con la edad.

Según la Dra. Broy, lo triste de la osteoporosis es que en muchos casos se puede evitar, siempre y cuando se consuma suficiente calcio. En un estudio realizado por un grupo de investigadores de los Países Bajos, por ejemplo, se observó que la pérdida ósea de un grupo de mujeres que consumían por lo menos 1.000 miligramos de calcio al día —más o menos la cantidad que contienen 3 vasos de leche— se redujo en un 43 por ciento. Por su parte, en un estudio llevado a cabo por un grupo de investigadores del Hospital Radcliffe en Oxford, Inglaterra, se observó que la densidad ósea de las mujeres que bebían la mayor cantidad de leche era un 5 por ciento superior a la de quienes no tomaban leche.

Los hombres deben tomar los 1.000 miligramos recomendados de calcio al día hasta los 50 años. Después de los 50, necesitan 1.200 miligramos al día.

Gracias a los lácteos bajos en grasa se ha vuelto muy fácil aumentar el consumo de calcio sin preocuparse por el sobrepeso, según agrega el Dr. Baran. Un vaso de leche entera, por ejemplo, cuenta con más de 8 gramos de grasa, mientras que un vaso de leche semidescremada al 1 por ciento tiene 3 gramos, casi tres veces menos. Un vaso de leche descremada es aún mejor en este sentido, pues contiene apenas 0,5 gramos por ración.

Bajo en grasa no significa bajo en calcio, según aclara la Dra. Broy. Los lácteos bajos en grasa contienen la misma cantidad de calcio que sus homólogos de grasa entera. De hecho, la leche descremada incluso cuenta con *más* calcio que la leche entera, ya que los fabricantes sustituyen una parte de la grasa por las partes ricas en calcio de la leche entera. Por lo tanto, mientras que un vaso de leche entera proporciona aproximadamente 290 miligramos de calcio, uno de leche descremada enriquecida ofrece casi 352 miligramos.

Aun las personas a las que no les gusta la leche pueden obtener mucho calcio si agregan leche descremada en polvo a su cereal o productos panificados, como los *muffins* y los pasteles (bizcochos, tortas, *cakes*). Así lo sugiere Edith Hogan, R.D., portavoz para la Asociación Dietética de los Estados Unidos. Media taza de leche descremada en polvo contiene casi 420 miligramos de calcio y prácticamente no se nota en la textura o en el sabor de los alimentos, según afirma la dietista.

Desde luego también es posible agregar leche en polvo a los alimentos que ya contienen leche. Cuando Hogan prepara su avena por la mañana, por ejemplo, sustituye el agua por una taza de leche semidescremada al 1 por ciento y agrega media taza de leche en polvo al cereal ya cocido. Esta doble estrategia le proporciona 720

LA SORPRENDENTE SOYA

Tal vez exista un método que permita reponer el estrógeno sin tomar ningún medicamento a fin de retrasar el reloj biológico: comer un poco de soya.

Las investigaciones han demostrado que el *tofu*, el *tempeh* y otros alimentos de soya contienen unos compuestos llamados isoflavonas, los cuales se parecen mucho (aunque son más débiles) al estrógeno producido por las mujeres de forma natural. Así lo explica Jeri W. Nieves, Ph.D., una epidemióloga de la alimentación que trabaja en la Universidad Columbia en la ciudad de Nueva York y quien es directora del centro de Pruebas de Densidad Ósea del Hospital Helen Hayes, en West Haverstraw, Nueva York. Existen ciertas pruebas que indican que una cantidad suficiente de isoflavonas en la dieta influye sumamente en la fuerza de los huesos.

En un estudio realizado por la Universidad de Illinois se les dieron 55 o bien 90 miligramos de isoflavonas diariamente a dos grupos de mujeres. (Media taza de *tofu* contiene 35 miligramos, una taza de leche de soya brinda 30 miligramos y una taza de "nueces" de soya tostados contiene 60 miligramos). Al cabo de 6 meses, la densidad ósea de las mujeres que estaban consumiendo más isoflavonas había aumentado un 2 por ciento.

Los estudios en animales que muestran un efecto positivo de las isoflavonas en los huesos han sido constantes, no obstante, hace muy poco tiempo que los investigadores han comenzado a estudiar la utilización de los fitoestrógenos para retardar o prevenir la osteoporosis, según una revisión de las investigaciones publicada en la revista médica *Alternative Medicine Review*. Si bien se necesitan más investigaciones, los estudios hasta la fecha muestran que la soya promete mejorar la salud ósea.

Pero no todos los alimentos derivados de la soya contienen los compuestos saludables. La salsa de soya, el aceite de soya y los perritos calientes de soya, por ejemplo, sólo comparten el nombre, pero no ofrecen los beneficios.

miligramos de calcio, el doble de lo que muchos estadounidenses consumen en todo el día.

De acuerdo con Hogan, el queso también ofrece una excelente manera de obtener más calcio. Media taza de queso *ricotta* contiene 337 miligramos de calcio, más de lo que se encuentra en un vaso de 8 onzas (240 ml) de leche semidescremada al 1 por ciento.

Es muy fácil aumentar la cantidad de queso en la dieta, según agrega la experta.

El queso *ricotta*, por ejemplo, puede agregarse a cacerolas (guisos), lasañas, enchiladas y otros platos que requieren un poco de queso. O simplemente se puede espolvorear un poco de queso parmesano bajo en grasa sobre la pasta o las ensaladas. Una cucharada proporciona casi 70 miligramos de calcio y muy poca grasa.

Las verduras de hoja verde no contienen la misma cantidad de calcio que los lácteos, pero de todas formas nos ayudan a cubrir nuestras necesidades de este nutriente. Una ración de media taza de col rizada, por ejemplo, ofrece casi 47 miligramos de calcio, y la misma cantidad de brócoli ofrece 36 miligramos. De acuerdo con Hogan no hace falta comerse las verduras en ensalada para cosechar estos beneficios. Al mezclar una taza de col rizada picada con la sopa, por ejemplo, se agrega tanto un poco de sabor como unos 94 miligramos de calcio.

Los lácteos y las verduras son las mejores fuentes naturales de calcio, pero muchos alimentos envasados, como el jugo de naranja (china), también se enriquecen con calcio. Así lo señala el Dr. John Bilezikian, profesor de Medicina en la División de Endocrinología y director del programa de Enfermedades Óseas Metabólicas del Colegio de Médicos y Cirujanos de la Universidad de Columbia en la ciudad de Nueva York. El jugo de naranja enriquecido contiene la misma cantidad de calcio que un vaso de leche. Por lo tanto, vale la pena leer las etiquetas de los panes, jugos y cereales de caja en el supermercado (colmado) para asegurarse de obtener todo el calcio que se pueda.

Unas aportaciones aparte

Si bien el calcio es el mineral clave para tener los huesos fuertes, no funciona solo. De hecho ni siquiera se puede introducir a los huesos sin la ayuda de otros nutrientes, concretamente la vitamina D. "Sin vitamina D se absorbe muy poco calcio dietético", señala el Dr. Baran.

Es posible obtener un poco de vitamina D del salmón y otros pescados grasos, pero según el Dr. Baran los alimentos enriquecidos —como la leche y los cereales de caja— suelen ser las mejores fuentes.

Unos 15 minutos diarios de exponer sólo la cara y las manos al sol pleno sin filtro solar cubrirían las necesidades de esta vitamina. No obstante, el lugar donde uno vive marca una enorme diferencia respecto a si obtendrá suficiente luz solar durante todo el año o no.

"No es tan importante la vitamina D de la dieta aquí en la Florida", dice Jay Kenney, Ph.D., R.D., director de Investigaciones sobre Nutrición y Educador en el Centro y Spa Pritikin para la Longevidad en Aventura, Florida. Sin embargo, si uno vive en una ciudad más para el norte, como Atlanta, Georgia, sería una buena idea tomar un suplemento de vitamina D de 1.000 unidades internacionales (UI) al día para asegurar la salud ósea durante el invierno, agrega el experto. También resulta importante el estilo de vida. Si su trabajo lo mantiene bajo techo durante muchas horas, tal vez no obtenga suficiente vitamina D, sin importar la época del año que sea.

"La falta de vitamina D está claramente vinculada con un mayor riesgo de sufrir cáncer de mama y colorrectal", dice el Dr. Kenney. "Además, los niveles bajos de vitamina D debilitan los huesos y reducen la absorción del calcio. También hay pruebas que indican que niveles bajos de vitamina D pueden debilitar los músculos".

Y si bien la mayoría de hombres y mujeres ya saben que el calcio y la vitamina D son importantes, pocos saben que la vitamina K, la cual favorece la formación del hueso, también es esencial para combatir la osteoporosis. Si se come al menos una ración diaria de verduras de hoja verde oscuro, como espinacas, col rizada o brócoli y luego se come una cantidad suficiente de frutas y verduras, se deberían obtener los 75 microgramos de vitamina K que se necesitan, afirma el Dr. Kenney.

Cuidado con los "chupacalcios"

Al tratar de prevenir la osteoporosis suele ser más importante lo que se come que lo que se evita comer. No obstante, varios alimentos y bebidas impiden que el cuerpo absorba el calcio, por lo que es importante cuidar la dieta y reducir el consumo de los agresores más evidentes.

El café y las gaseosas de cola contienen cafeína, por ejemplo, sustancia que reduce de forma considerable la cantidad de calcio que el cuerpo es capaz de absorber. A fin de mantener fuertes los huesos, muchos médicos recomiendan que no se tomen más de 2 ó 3 raciones de café o gaseosa al día, según lo señala la Dra. Elaine Feldman, profesora emérita de Medicina, Fisiología y Endocrinología en el Colegio Médico de Georgia, en Augusta.

Por otra parte, si va a tomar café es buena idea agregarle un poco de leche, según indica Jeri W Nieves, Ph.D., una epidemióloga de la alimentación que trabaja en la Universidad Columbia, en la ciudad de Nueva York y quien es directora del centro de Pruebas de Densidad Ósea del Hospital Helen Hayes, en West Haverstraw, Nueva

LA SOLIDEZ DE LOS SUPLEMENTOS

En el mundo acelerado que vivimos actualmente a veces nos falta tiempo hasta para comer y no siempre resulta fácil consumir todo el calcio que los huesos necesitan. Cuando la dieta se queda corta tiene sentido tomar un suplemento de calcio, según indica el Dr. Daniel Baran, del Centro Médico de la Universidad de Massachusetts, en Worcester.

Las mujeres posmenopáusicas son las que más masa ósea pierden y requieren 1.500 miligramos de calcio al día. (Si están tomando estrógeno sus necesidades son menores y corresponden a aproximadamente 1.000 miligramos diarios). De acuerdo con el Dr. Baran, todos los suplementos son eficaces, ya sea que estén hechos de harina de hueso, conchas de ostra (ostión) o citrato de calcio. No obstante, los mejores —y más baratos— son los que contienen carbonato de calcio (*calcium carbonate*), el mismo componente de muchos antiácidos, según señala el experto.

Tenga cuidado con las falsas aseveraciones acerca de los suplementos de calcio de coral. En 2003 el gobierno acusó a diversas empresas que producen calcio de coral por realizar aseveraciones abusivas y no fundamentadas acerca de los suplementos, como que su producto podía curar el cáncer, las enfermedades cardíacas y la esclerosis múltiple; que proporcionaba la misma cantidad de calcio que 2 galones (10 l) de leche; y que hacía que el cuerpo absorbiera mucho más calcio y a mayor velocidad. Ninguna de estas aseveraciones está respaldada científicamente.

York. La leche fundamentalmente bloquea los efectos de la cafeína y le impide extraer calcio de los huesos.

Tal vez también quiera prepararse una taza de té verde en su lugar. Las mujeres que beben té verde padecen menos osteoporosis, dice el Dr. Kenney, y eso probablemente se deba en parte a que el té es una buena fuente de vitamina K.

Un exceso de sal en la dieta también les hace daño a los huesos. Además de reducir la proporción de calcio que el cuerpo es capaz de absorber, la sal aumenta la cantidad de calcio que se expulsa del cuerpo. "Entre más sal haya en la dieta, más calcio termina en la orina", afirma el Dr. Kenney.

Desgraciadamente, es demasiado fácil para los estadounidenses consumir un exceso de sal. Alimentos como las papitas fritas y las papas a la francesa son fuentes obvias, pero mucha gente no se da cuenta de que el pan de trigo integral o el cereal integral que comen tal vez contenga más sal que la comida chatarra. Según el Dr. Kenney, el pan de trigo puede tener más del doble de sodio que las papitas fritas.

Además, en vista de que ciertos fármacos —como los esteroides, los anticonvulsivos, algunos tratamientos contra el cáncer y los antiácidos con aluminio— pueden provocar pérdida ósea, es importante que tanto hombres como mujeres pregunten a sus médicos sobre los riesgos de estos u otros medicamentos y se sometan a pruebas de densidad ósea si el médico lo cree necesario.

(*Nota*: si encuentra en este capítulo términos que no entiende o que jamás ha visto, favor de remitirse al glosario en la página 636).

Papa

TREMENDO TUBÉRCULO PARA CONTROLAR LA PRESIÓN Y LA DIABETES

En los albores del Nuevo Mundo, los hombres que poblaban los Andes peruanos y bolivianos tenían mil palabras distintas para referirse a la papa. Tan importante era para ellos.

La reputación de este tubérculo feculento ha tenido altibajos a lo largo de los más o menos 4.000 años transcurridos desde entonces. A los conquistadores españoles la raíz desconocida les interesó lo suficiente como para que se la llevaran de regreso al Viejo Mundo. (A los pocos años no hubo ya nave española cuya dieta no se basara en la papa, porque prevenía el escorbuto). No obstante, en el continente europeo mismo no gozó de la misma aceptación debido a su afinidad con la familia de la belladona, que tenía fama de ser tóxica. Por lo tanto, se le temía.

Con el tiempo tanto los botánicos como los hambrientos se enteraron de la verdad. La papa no implica ningún peligro. Se trata de un alimento básico excelente y es la verdura que más se cultiva en el mundo.

"La papa tiene un poco de casi todo", dice Mark Kestin, Ph.D., profesor de Nutrición en la Universidad Bastyr y profesor adjunto de Epidemiología en la Universidad de Washington, ambas en Seattle. "De ser necesario, usted podría cubrir muchas de sus necesidades nutritivas con la papa", agrega el experto. De hecho, una papa grande al horno con todo y piel proporciona el 48 por ciento de la Cantidad Diaria Recomendada (o *DV* por sus siglas en inglés) de vitamina C, cerca del 40 por ciento de la DV de vitamina B_6, aproximadamente el 30 por ciento de la DV de cobre, manganeso y potasio, así como 7 gramos de fibra.

Cascarita curativa

El poder curativo de la papa empieza por la cáscara, que contiene un compuesto anticarcinógeno llamado ácido clorogénico, dice Mary Ellen Camire, Ph.D., profesora del departamento de Ciencias de los Alimentos y Nutrición Humana en la Universidad de Maine, en Orono. Diversos estudios de laboratorio han demostrado que este ácido ayuda a la fibra de la papa a absorber el benzo(a)pireno, un posible carcinógeno que se encuentra en los alimentos ahumados, como las hamburguesas preparadas a la parrilla. "El ácido del alimento reacciona con el carcinógeno enlazándose con este, fundamentalmente, lo cual produce una molécula demasiado grande para que el cuerpo la absorba", explica la experta. "En nuestro estudio de laboratorio, impidió casi por completo la absorción del carcinógeno".

Abajo con la presión

Generalmente, cuando pensamos en la papa no se nos ocurre que contenga una gran cantidad de potasio. Sin embargo, la verdad es que una papa al horno de 7 onzas (196 g) tiene casi el doble del potasio de un plátano amarillo (guineo, banana) mediano. Una papa al horno con cáscara proporciona unos 1.137 miligramos de potasio, casi la tercera parte de la DV.

El potasio es importante porque al parecer reduce los repentinos incrementos en la presión arterial causados por la sal. Si algunas personas aumentaran su consumo de potasio con la ayuda de la papa, es posible que ya no tuvieran tanta necesidad de tomar medicamentos para controlar su presión arterial, explica el farmacéutico Earl Mindell, R.Ph., Ph.D., profesor emérito de Nutrición en la Universidad Occidental del Pacífico en Los Ángeles. En cierto estudio realizado con 54 personas que tenían presión arterial alta (hipertensión), la mitad de ellos agregó alimentos ricos en potasio, como la papa, a su dieta, mientras que la otra mitad siguió con su dieta normal. Según el Dr. Mindell, al finalizar la investigación el 81 por ciento de los comedores de papa estaban controlando su presión arterial con menos de la mitad de los medicamentos que solían requerir anteriormente.

Recientemente, unos científicos británicos encontraron otro compuesto de las papas que tal vez ayude a explicar la extraordinaria capacidad de esta verdura para controlar la presión arterial. Estos compuestos, llamados kukoaminas, sólo se habían documentado con anterioridad en algunos remedios herbarios chinos, según los científicos del Instituto de Investigaciones sobre Alimentos de Inglaterra. "Las papas se han cultivado hace miles de años y pensábamos que los cultivos tradicionales se comprendían bastante bien", afirma el científico de los alimentos Fred Mellon, Ph.D., del instituto ubicado en Norwich. "No obstante, este sorprendente hallazgo muestra que incluso los alimentos más conocidos pueden ocultar innumerables sustancias químicas buenas para la salud".

Mala fama no merecida

Las papas blancas se han ganado muy mala fama en los últimos años. Este tubérculo ha sido vilipendiado por los investigadores expertos en nutrición que afirman que eleva muchísimo el azúcar en la sangre y por los nutriólogos que advierten de que,

En la cocina

No todas las papas se crearon iguales. Algunas saben mejor preparadas al horno, mientras que otras son ideales para una rica sopa o ensalada. El tercer tipo, la papa multiusos, sirve para prepararse tanto al horno como al vapor. La próxima vez que visite el supermercado (colmado), tome en cuenta las siguientes consideraciones.

Papas céreas. Llamadas "*waxy potatoes*" en inglés, estas papas redondas pueden ser rojas o blancas; contienen poca fécula y mucha agua, la cual las vuelve muy firmes. Conservan bien su forma durante el proceso de cocción y quedan muy bien en sopas o caldos, guisos (estofados) y ensaladas.

Papas feculentas. La papa blanca para hornear es un tubérculo feculento muy común. Es harinosa por dentro, por lo cual se presta muy bien para prepararse en puré o al horno.

Papas "multiusos". Si le interesa tener guardadas unas papas para lo que se le pueda ofrecer, el mejor tipo es la papa blanca larga y otras semejantes. Estas se pueden preparar como sea: al horno, cocidas o al vapor. En inglés se llaman "*all-purpose potatoes*".

---

demasiado a menudo, las papas simplemente son un vehículo para el aceite, la mantequilla, la crema agria y/o la sal (en particular cuando se trata de las papas a la francesa, las papas gratinadas y las papas al horno con todo incluido). Según un reciente estudio de 20 años de duración realizado por la Escuela de Salud Pública de la Universidad Harvard que abarcó a 84.500 mujeres, las que comían papas a la francesa solamente una vez por semana tenían un 21 por ciento más de probabilidades de desarrollar diabetes que las que no las comían nunca. Según el estudio, comer 5 raciones por semana de cualquier papa blanca —lo cual incluye puré y papa al horno— elevaba el riesgo un 14 por ciento sobre las que comían menos de media ración por semana.

No obstante, no hay que dejar de comer papas. En realidad, si se comen en cantidades moderadas, con todo y piel, las papas siguen siendo un alimento llenador y nutritivo. De hecho, la carga glucémica (la medida de cuánto eleva realmente un ración normal de un alimento el azúcar en la sangre) de una papa al horno es equivalente a la de cereales saludables como la cebada y los espaguetis de trigo integral, dicen los investigadores de la Universidad de Sidney en Australia. ¿El peligro? Comer papas todas las noches (fritas... o con mantequilla) en lugar de escoger una variedad de diferentes verduras. (De hecho, muchas personas hacen justamente eso. El consumo de papas se ha duplicado en los Estados Unidos desde 1970, y los estadounidenses comen más papas que cualquier otra verdura).

Este humilde tubérculo también cuenta con una sorpresa nutricional: una saludable dosis de vitamina C. Tal vez no sea evidente la relación que existe entre la vitamina C y el azúcar en la sangre, pero contamos cada vez con más pruebas de que esta poderosa vitamina antioxidante, tan conocida por su poder para prevenir las enfermedades cardíacas, posiblemente también ayude a los diabéticos. Además, es posible que la vitamina C logre disminuir eficazmente los daños causados en las proteínas por los radicales libres, unas peligrosas moléculas de oxígeno que lesionan los tejidos del cuerpo.

Un estudio llevado a cabo por ciertos investigadores de los Países Bajos llegó a la conclusión de que los hombres cuya dieta es sana e incluye cantidades considerables no sólo de papa sino también de pescado, verduras y legumbres, al parecer corren menos riesgo de contraer diabetes. Aún no se sabe con certeza en qué consiste el mecanismo de protección, pero los científicos piensan que los antioxidantes, entre ellos la vitamina C, tal vez ayuden a evitar el exceso de azúcar en el torrente sanguíneo.

El alto contenido de carbohidratos complejos de la papa también la convierte en un alimento curativo para las personas que ya padecen diabetes. Cuando se consumen carbohidratos complejos, el cuerpo los tiene que descomponer en azúcares simples para que el torrente sanguíneo los pueda absorber. Esto significa que el azúcar va entrando al torrente sanguíneo poco a poco y no de golpe. Tal proceso a su vez ayuda a mantener estable la concentración de azúcar en la sangre, lo cual resulta fundamental para controlar la enfermedad.

Por si esto fuera poco, la papa puede ayudar a los diabéticos a controlar su peso. Esto es importante, porque el sobrepeso hace que al cuerpo le resulte difícil producir una cantidad suficiente de insulina, la hormona que ayuda a llevar el azúcar del torrente sanguíneo a cada una de las células. Además, el exceso de peso hace que la insulina que el cuerpo logra producir trabaje de manera menos eficaz. La papa aporta una sensación de saciedad, de modo que se tiene menos hambre durante más tiempo.

Al observar a 41 estudiantes hambrientos de la Universidad de Sidney en Australia, los investigadores descubrieron que la papa los llenaba más que otros alimentos, además de que contiene menos calorías. Sobre una escala de la saciedad que fijaba al pan blanco en 100, a la avena en 209 y al pescado en 225, la papa llegó a 323, superando por mucho a los demás alimentos.

CÓMO MAXIMIZAR SUS PODERES CURATIVOS

Quédese con la cáscara. A fin de aprovechar todo el potencial de la papa en la lucha contra el cáncer hay que comérsela con cáscara, dice la Dra. Camire. Esto cobra especial importancia cuando se trata de disfrutar los alimentos preparados a la parrilla, un proceso de cocción que deja pequeñas cantidades de sustancias carcinógenas sobre los alimentos. "Lo ideal sería que los restaurantes vendieran sus hamburguesas envueltas con cáscara de papa en lugar de pan para absorber los carcinógenos de la parrilla", afirma la experta.

Como es difícil que eso suceda, una solución más práctica sería la de siempre: acompañar su hamburguesa a la parrilla, perrito caliente u otro alimento ahumado con una papa al horno o ensalada de papa (con cáscara).

Cocínelas con cuidado. Hervir las papas debe ser una de las formas de preparación más comunes para este tubérculo, pero es posible que sea la peor en lo que se refiere a la conservación de los nutrientes. Gran parte de la vitamina C y algunas vitaminas del complejo B se salen de la papa y terminan en el agua con que se coció. De hecho, al hervir una papa se llega a perder más o menos la mitad de la vitamina C, la cuarta parte del folato (una vitamina del complejo B) y el 40 por ciento del potasio que contiene, dice Marilyn A. Swanson, Ph.D., R.D., profesora adjunta de Pediatría del Colegio de Medicina Baylor, en Houston, Texas.

Cuando hierva unas papas, aproveche sus nutrientes guardando el agua en que se cocinaron para luego agregarla a otros platos tales como sopas y caldos.

La papa se ablanda muy bien cuando se prepara al horno o al vapor, y en ambos casos conserva más nutrientes. "El microondas es la mejor opción", dice Susan Thom, R.D., una asesora de nutrición que radica en Brecksville, Ohio.

Prepárelas a última hora. Cuando tienen mucho trabajo, los cocineros suelen pelar las papas con anticipación, cortarlas en rodajas y cubrirlas con agua para evitar que se pongan oscuras. Esta técnica conserva el aspecto fresco de las papas, pero también elimina muchos nutrientes valiosos. "Algunas de las vitaminas solubles se pierden en el agua", dice Mona Sutnick, R.D., una asesora en nutrición que radica en Filadelfia, Pensilvania.

(*Nota*: si encuentra en este capítulo términos que no entiende o que jamás ha visto, favor de remitirse al glosario en la página 636).

Papitas fritas a la barbacoa

- **4** papas medianas para hornear
- **2½** cucharadas de *catsup (ketchup)*
- **4** cucharaditas de aceite de *canola*
- **2** cucharaditas de vinagre de manzana (*cider vinegar*)
- **2** cucharaditas de salsa *Worcestershire*
- **⅛** de cucharadita de sal

Precaliente el horno a 425ºF. Rocíe una bandeja de hornear con aceite antiadherente en aerosol.

Lave las papas muy bien y séquelas con toallas de papel. Corte cada papa en 5 ó 6 rodajas a lo largo. Amontone las rodajas y córtelas en tiras de ¼" (6 mm) para hacer papas a la francesa.

Mezcle la *catsup*, el aceite, la salsa *Worcestershire*, el vinagre y la sal en un tazón (recipiente) grande. Agregue las papas. Mezcle hasta cubrirlas perfectamente.

Reparta las papas de manera uniforme sobre la bandeja de hornear. Meta al horno durante 20 minutos. Voltee las papas. Hornee de 10 a 15 minutos más, o hasta que estén suaves y doradas. Para saber si están cocidas, introduzca la punta de un cuchillo afilado en una papa.

Rinde 4 porciones

POR PORCIÓN

Calorías: 185	Colesterol: 0 mg
Grasa total: 4,7 g	Sodio: 218 mg
Grasa saturada: 0,3 g	Fibra dietética: 3 g

Pasas

MERIENDA QUE MEJORA LA PRESIÓN ARTERIAL ALTA Y LA DIGESTIÓN

Las pasas tienen un aspecto más bien insignificante, pero una historia gloriosa. El hombre prehistórico les atribuía poderes divinos, fabricaba collares y adornos de pasas y las dibujaba en las paredes de sus cuevas. En el año 1000 a. C., los israelitas le pagaron sus impuestos al rey David en pasas. Qué pena que no podemos hacer esto hoy en día, ¿verdad?

No cabe duda de que las pasas ocupan un sitio mucho más humilde en la sociedad actual. Pero siguen siendo igualmente útiles. Los mochileros y los excursionistas las aprecian mucho como una merienda (refrigerio, tentempié) baja en grasa que proporciona mucha energía y no requiere preparación. Caben en cualquier lonchera y no se ablandan si por casualidad se olvidan en el cajón del escritorio, como les pasa a los plátanos amarillos (guineos, bananas). Y casi nunca se echan a perder aunque lleven meses en la despensa (alacena, gabinete).

Pero las pasas ofrecen mucho más que eso. Diversos estudios científicos indican que ayudan a bajar la presión arterial y el colesterol e incluso a mantener la salud digestiva y de la sangre.

Buenas para el corazón... y las arterias

¿Cómo puede una cajita de pasas proteger todo el sistema cardiovascular... desde la arteria más diminuta hasta el corazón mismo? El mérito es de la mezcla de fibra, minerales y fitoquímicos que contiene cada una de estas frutitas arrugadas.

En un estudio efectuado por unos investigadores de las Instituciones Médicas Johns Hopkins de Baltimore, se les dio suplementos de potasio o bien pastillas sin fórmula activa a un grupo de 87 hombres afroamericanos. La presión sistólica (el número superior) de quienes tomaron los suplementos de potasio descendió en casi 7 puntos y su presión diastólica (el número inferior) bajó en casi 3 puntos. La cantidad de potasio administrada en el estudio era bastante alta —habría que comer unas 3 tazas de pasas para igualarla— pero el nutriente también es beneficioso en menores

PODERES CURATIVOS

- Reducen el riesgo de sufrir cáncer
- Mantienen saludable el sistema cardiovascular
- Mejoran la digestión
- Bajan la presión arterial
- Protegen los dientes

En la cocina

Hay poca diferencia alimenticia entre la pasa negra y la amarilla. (La variedad negra contiene más tiamina, mientras que la pasa amarilla sin semilla ofrece un poco más de vitamina B_6). La principal diferencia radica en la forma en que se secan.

- **La pasa negra o secada** al sol realmente se seca al sol. A eso se debe su aspecto oscuro y arrugado. Se usa tanto para panadería y pastelería como para merienda (refrigerio, tentempié).

- **La pasa amarilla** sin semilla se seca exponiéndola a humo de azufre quemado en un lugar cerrado, lo cual le otorga su tinte dorado. Debido a su apariencia atractiva generalmente se usa en panadería y pastelería.

Ambos tipos de pasa son sumamente duraderos. Siempre y cuando se guarden en un recipiente bien cerrado, se conservan durante varios meses en la despensa (alacena, gabinete) y durante un año o más en el refrigerador o congelador. Si empiezan a acumular cristales blancos de azúcar en la superficie es que se echaron a perder.

Es normal que las pasas se sequen un poco cuando se guardan durante mucho tiempo, pero no hay que desecharlas por eso. Basta con cocinarlas al vapor durante unos 5 minutos para que recuperen gran parte de la humedad que perdieron y se hinchen un poco. Si se van a hornear se dejan remojando en agua o jugo de fruta caliente durante unos 5 minutos y luego se utilizan según lo indique la receta.

---

cantidades. Sólo ¼ de taza de pasas contiene 272 miligramos de potasio, casi el 8 por ciento de la Cantidad Diaria Recomendada (o *DV* por sus siglas en inglés).

"Todos los estadounidenses, pero especialmente los mayores de 40 años, deben consumir bastantes alimentos como pasas que contienen elevados niveles de potasio", recomienda Donald V. Schlimme, Ph.D., profesor emérito de Nutrición y Ciencias de los Alimentos en la Universidad de Maryland, en College Park.

Al igual que otras frutas secas, las pasas también son una buena fuente de fibra dietética. Una ración de ¼ de taza cuenta con casi 2 gramos de fibra, más o menos el 8 por ciento de la DV. Aparte de ayudar a prevenir problemas cotidianos como el estreñimiento y las hemorroides (almorranas), la fibra también puede combatir una de las mayores amenazas para la salud que enfrentan los estadounidenses: las enfermedades cardíacas.

En un estudio efectuado por un grupo de investigadores del Centro para la Investigación y los Estudios sobre la Salud ubicado en Los Altos, California, se les pidió a unas personas con colesterol alto que comieran 3 onzas (84 g) de pasas (un poco más de media taza) diariamente como parte de una dieta rica en fibra y baja en grasa. Al cabo de un mes el colesterol total de los participantes había descendido en promedio más del 8 por ciento, mientras que su nivel del nocivo colesterol lipoproteínico de baja densidad (LBD) había bajado en un 15 por ciento.

La fibra soluble de las pasas al parecer tiene una capacidad excepcional para mezclarse con los ácidos bílicos del intestino y bajar el colesterol al expulsar a este jugo digestivo impregnado de colesterol fuera del cuerpo. (Entonces el cuerpo saca más colesterol fuera de la circulación y fabrica nuevos ácidos de la bilis). En un estudio en tubo de ensayo realizado por la Universidad de Maine, los investigadores descubrieron que la fibra se enlaza eficazmente con los ácidos de la bilis.

Una nueva defensa contra el cáncer

Las catequinas que se encuentran en las pasas (y en otras frutas y verduras) redujeron los tumores intestinales al menos en un 70 por ciento en un estudio de laboratorio realizado por el Colegio de Medicina Weill de la Universidad Cornell, en el que se alimentó a ratones de laboratorio con este potente antioxidante. Los expertos tienen muchas razones para pensar que las catequinas también protegen a las personas: cuando los investigadores compararon las dietas de 2.000 pacientes de cáncer con las de 2.000 personas sin cáncer, observaron que las personas con los consumos más elevados de alimentos vegetales (frutas, verduras, cereales y legumbres) tenían el riesgo más bajo de sufrir cáncer de colon. Mientras tanto, unos investigadores del Centro Nacional de Investigaciones de Londres han descubierto que un bajo

---

AVISO

Cuidado con este color

Lamentablemente el proceso que le da su bonito color a la pasa amarilla puede causarles problemas graves a algunas personas.

Para procesar la pasa amarilla se la expone a sulfitos, los mismos compuestos que a veces se utilizan para evitar que las verduras de la barra de ensaladas se pongan marrones (cafés). A mediados de los años 80 los investigadores descubrieron que algunas personas son sensibles a estos compuestos, los cuales les producen ataques de asma o alguna otra respuesta de tipo alérgico.

"Cualquier persona sensible a los sulfitos debe evitar las pasas amarillas sin semilla", recomienda Mark McLellan, Ph.D., decano de Investigaciones del Instituto de Ciencias de los Alimentos y Agrícolas de la Florida y director de la Estación de Experimentos Agrícolas de la Florida, en Gainesville.

consumo de fruta, entre las que se incluyen las frutas secas como las pasas, estaba relacionado con un mayor riesgo de sufrir cáncer en las mujeres.

Otros estudios sugieren que la fibra y el ácido tartárico de las pasas secadas al sol contribuyen de manera importante a la salud del colon. Cuando 16 hombres y mujeres saludables comieron 2 raciones de pasas al día, los niveles de ácidos bílicos del colon se redujeron mientras que la comida y los deshechos se expulsaron más rápidamente. Eso es bueno porque se piensa que los ácidos de la bilis favorecen el crecimiento de las células cancerosas. "Hemos observado una considerable correlación positiva entre consumir pasas secadas al sol y un cambio en algunos factores de riesgo para sufrir cáncer de colon", dijo Gene Spiller, Ph.D., autor principal del estudio e investigador del Centro de Investigaciones y Estudios sobre la Salud en Los Altos, California. "Comer una cantidad tan pequeña como 2 raciones —o 1 taza— de pasas produjo cambios beneficiosos en el funcionamiento del colon que tal vez ayuden a combatir los aproximadamente 130.000 nuevos casos de cáncer colorrectal que se espera diagnosticar este año".

A llenarse de hierro, entre otras cosas

Al pensar en los alimentos ricos en hierro normalmente se nos ocurren alimentos como la carne roja o el hígado. No obstante, es posible que las pasas sean una mejor fuente de hierro, sobre todo para las personas que comen poca o nada de carne. "Si alguien me preguntara qué alimento recomiendo, aparte de la carne de res, por su alto contenido de hierro, diría que las pasas", indica el Dr. Schlimme.

El hierro es esencial para crear la hemoglobina de los glóbulos rojos que el cuerpo utiliza para transportar el oxígeno. A pesar de que es fácil obtener hierro de los alimentos, muchas mujeres necesitan una dosis adicional de este mineral durante su menstruación o embarazo.

Un cuarto de taza de pasas contiene 0,8 miligramos de hierro, más del 8 por ciento de la Asignación Dietética Recomendada para los hombres y el 5 por ciento para las mujeres.

CÓMO MAXIMIZAR SUS PODERES CURATIVOS

Póngale pareja a la pasa. El compuesto de hierro que contienen las pasas no tiene hemo y al cuerpo le cuesta más trabajo absorber este tipo de hierro que el que sí lo contiene, como el hierro presente en las carnes. No obstante, la absorción de hierro aumenta si las pasas se acompañan con alimentos ricos en vitamina C.

Compre lo más cómodo para consumir más. A fin de aumentar al máximo el consumo de pasas, muchos nutriólogos recomiendan comprar las cajitas individuales para merienda. Debido a su reducido tamaño y al hecho de que las pasas casi nunca se echan a perder, son perfectas para meterlas en la cartera (bolsa), la guantera del auto o el cajón del escritorio y comerlas siempre que se tenga ganas de una merienda rápida.

(*Nota*: si encuentra en este capítulo términos que no entiende o que jamás ha visto, favor de remitirse al glosario en la página 636).

Pan dulce con pasas

PAN

- 1½ tazas de pasas
- ½ taza de jugo de naranja (china) fresco
- 2 cucharaditas de extracto de vainilla
- ¼ cucharadita de canela molida
- 2 cucharaditas de mantequilla sin sal
- 1 libra (448 g) de masa congelada para pan de trigo integral o pan blanco, descongelada

ALMÍBAR PARA GLASEAR

- 2 cucharadas de jugo de naranja fresco
- 3 cucharadas de azúcar glas
- 1 cucharadita de mantequilla sin sal

Para preparar el pan: ponga las pasas, el jugo de naranja, la vainilla y la canela a calentar en una cacerola mediana a fuego mediano de 5 a 7 minutos, revolviéndolo todo con frecuencia, hasta que las pasas hayan absorbido todo el líquido. Retire la cacerola del fuego. Incorpore la mantequilla. Tape la cacerola y póngala aparte.

Rocíe una bandeja de hornear con aceite antiadherente en aerosol. Con las manos extienda y estire la masa sobre una mesa hasta formar un rectángulo de 12" x 6" (30 cm X 15 cm).

Extienda la mezcla de las pasas de manera uniforme sobre la masa, dejando descubierta una franja de más o menos ½" (1,2 cm) en uno de los lados largos. Empezando por el otro lado largo, forme un rollo apretado con la masa. Pellizque la orilla para sellarla.

Pase el rollo a la bandeja de hornear y forme un aro con la masa. Pellizque los extremos para juntarlos. Con un cuchillo afilado corte el aro en 12 intervalos que queden aproximadamente 1½" (4 cm) uno del otro. (Procure no cortarlo hasta abajo, sino casi hasta abajo). Abra los cortes un poco de manera que se vea el relleno.

Cubra el aro con envoltura autoadherente de plástico sin sellarla. Póngalo en un sitio tibio de 2 a 4 horas o hasta que se duplique su tamaño.

Precaliente el horno a 350°F. Quite la envoltura de plástico y hornee el pan de 20 a 25 minutos o hasta que se dore. Déjelo en la bandeja de hornear hasta que haga el almíbar.

Para preparar el almíbar: ponga el jugo de naranja, el azúcar glas y la mantequilla en un tazón (recipiente) pequeño adecuado para usarse en horno de microondas. Caliente en alto durante unos 30 segundos o hasta que se derrita la mantequilla. Bata a mano hasta incorporar todos los ingredientes. Unte el pan tibio con este almíbar. Pase el pan a una rejilla (parrilla) de alambre para que se enfríe.

Rinde 12 rebanadas

POR REBANADA

Calorías: 172	Colesterol: 3 mg
Grasa total: 2,6 g	Sodio: 168 mg
Grasa saturada: 0,6 g	Fibra dietética: 3 g

Pera

LE CORTA EL PASO AL COLESTEROL MIENTRAS MEJORA LA MEMORIA

La suave y jugosa pera —en un tiempo ensalzada como "la fruta de los dioses"— ha saltado a los titulares recientemente al aumentar su categoría nutricional. En el pasado se pensaba que contenía la respetable cantidad de 4 gramos de fibra, pero a finales de 2005 la Dirección de Alimentación y Fármacos (o *FDA* por sus siglas en inglés) reclasificó a esta dulce delicia como una superestrella de la fibra, cuando las nuevas investigaciones revelaron que una pera mediana en realidad tiene la sorprendente cantidad de 6 gramos. Ahora sabemos que una sola pera proporciona una cuarta parte de nuestras necesidades diarias de fibra.

Eso es muy bueno para el corazón, ya que el 41 por ciento de la fibra que hay en una pera mediana es pectina: un tipo de fibra soluble en el agua que saca el colesterol del cuerpo.

La fibra soluble se pega a las moléculas de colesterol en los ácidos de la bilis —uno de los fluidos digestivos del cuerpo— en el intestino antes de que el torrente sanguíneo tenga oportunidad de absorberlas. Puesto que la pectina no puede atravesar la pared intestinal se incorpora al excremento y de esta forma se lleva el colesterol, según explica Mary Ellen Camire, Ph.D., profesora en el departamento de Ciencias de los Alimentos y Nutrición Humana en la Universidad de Maine, en Orono. Cuando el cuerpo necesita más ácidos de la bilis, tiene que sacar más perjudicial colesterol lipoproteínico de baja densidad (LBD) del torrente sanguíneo para fabricarlo... y al hacerlo, se reducen los niveles en la sangre. "Comer peras con regularidad puede tener un gran impacto a la hora de bajar el colesterol", afirma la Dra. Camire. "No hay muchas frutas que puedan compararse con ella".

El otro tipo de fibra presente en las peras —la fibra indisoluble— también ofrece beneficios para la salud. La fibra soluble, tal como su nombre indica, no se disuelve en el intestino. Lo que sí hace es absorber grandes cantidades de agua. De tal forma las heces recorren el tracto digestivo de manera más fácil y rápida, lo cual previene el estreñimiento y las hemorroides (almorranas), además de reducir el riesgo de sufrir cáncer de colon.

En la cocina

Existen más de 5.000 variedades de pera en todo el mundo, de modo que sería posible probar una distinta diariamente durante años sin repetir nunca el mismo sabor. Las siguientes peras son las que se encuentran en cualquier tienda con mayor facilidad.

Anjou. Esta pera tiene la piel verde amarillenta y por lo general está disponible en invierno. Es dulce y muy jugosa y sabe muy rica en ensaladas.

Bartlett. La pera *Bartlett* hace acto de presencia durante el verano y a comienzos del otoño. Tiene la piel verde amarillenta y la pulpa dulce y jugosa. Se puede comer como merienda (refrigerio, tentempié) o bien pelada y cocida.

Bosc. La pera *Bosc* se estrecha mucho hacia la punta, tiene la piel amarilla rojiza y un sabor agridulce. La pulpa es firme, por lo que es una buena opción para cocerse a fuego lento. Incluso se deja rallar y así permite agregar un toque dulce a la avena o el cereal seco.

Comice. El color de esta pera abarca desde el amarillo verdoso hasta el amarillo rojizo. Se distingue por derretirse en la boca y por su dulce aroma. Puesto que es tan blanda y sabrosa muchas veces se sirve como postre.

Una mina de minerales

Una pera fresca puede ayudar a combatir la presión arterial alta con sus 190 miligramos de potasio, el 5 por ciento de la Cantidad Diaria Recomendada (o *DV* por sus siglas en inglés) de este mineral. Los expertos dicen que consumir un total de 3.500 miligramos de potasio todos los días podría bajar la presión arterial lo suficiente como para reducir el riesgo de sufrir un derrame cerebral de un 22 a un 40 por ciento.

Las peras también ofrecen el 11 por ciento de la vitamina C y el 9,5 por ciento del cobre que necesitamos todos los días. Ambos actúan como antioxidantes en el cuerpo, desarmando a los radicales libres que dañan las células, mientras que la vitamina C también refuerza la inmunidad al estimular a los glóbulos blancos que combaten las infecciones.

Pero eso no es todo. La presencia del oligomineral boro en las peras contribuye a mantener fuertes los huesos, lo cual es bueno para las mujeres posmenopáusicas que corren riesgo de sufrir osteoporosis, la enfermedad que vuelve los huesos más finos y que puede culminar en fracturas debilitantes. El boro también es bueno para el cerebro: en un estudio realizado por investigadores del Departamento de Agricultura de los Estados Unidos se observó una mejoría en los reflejos y la agilidad mental al administrar una dosis adicional de boro.

CÓMO MAXIMIZAR SUS PODERES CURATIVOS

Las peras normalmente se cosechan justo antes de madurar porque las frescas se echan a perder fácilmente cuando están totalmente listas para comerse. Eso significa que las peras que se encuentran en la mayoría de las tiendas necesitan permanecer durante unos cuantos días en un tazón (recipiente) o una bolsa de papel (cartucho, estraza) en un lugar cálido fuera del refrigerador, recomienda Cristie Mather, una portavoz de la Oficina de la Pera del Noroeste, un grupo que representa a los granjeros estadounidenses en los estados de Oregón y Washington, quienes cultivan más del 80 por ciento de las peras de la nación.

Para ver si está madura, presione cerca del tallo. Cederá bajo la suave presión cuando esté dulce, jugosa y lista para comerse. Las peras maduran desde adentro hacia fuera; no espere hasta que la pulpa del medio esté suave, el resto tal vez esté ya demasiado maduro.

Cuando la pera esté madura, guárdela en una bolsa de cierre hermético en la parte más fría del refrigerador. Manténgala lejos del repollo (col), las zanahorias, el apio, las cebollas y las papas: todas absorben los olores de las peras. Por su parte, las cebollas pueden pasarle su olor a las peras.

Prefiéralas sin pelar. La mayor parte de la fibra de la pera está en su cáscara. Al comérsela con todo y piel se obtiene la oferta completa de fibra y todos sus beneficios en cuanto a la reducción del colesterol, según advierte la Dra. Camire.

Disfrute la fruta fresca. Las peras de lata son muy prácticas, pero en cuanto a beneficios para la salud no pueden compararse con las frescas, de acuerdo con Donald V. Schlimme, Ph.D., profesor emérito de Nutrición y Ciencias de la Alimentos en la Universidad de Maryland, en College Park. Para empezar, las peras enlatadas vienen ya peladas, por lo que han perdido la mayor parte de su fibra curativa. Además, pierden grandes cantidades de nutrientes durante el proceso de enlatado.

No pretendemos decir que no se gane nada al comer unas peras de lata. Sí hay algo, aunque probablemente nadie lo quiera. Una ración de peras de lata

Consejo clave

¿Tiene tos crónica? Cómase una pera. En un estudio que abarcó a 49.140 hombres y mujeres, los investigadores de los Institutos Nacionales de Salud (o *NIH* por sus siglas en inglés) observaron que las personas que comían la mayor cantidad de peras (así como manzanas y uvas) tenían los índices más bajos de problemas de tos, señala el investigador, el Dr. Lesley M. Butler, de la Rama de Epidemiología de los NIH en Research Triangle Park, Carolina del Norte. Según sospecha el experto, los antioxidantes de las peras y otras frutas tal vez protejan contra el daño a los pulmones.

conservadas en un espeso almíbar (sirope) cuenta con un 25 por ciento más de calorías que sus homólogas frescas, según indica el Dr. Schlimme.

(*Nota*: si encuentra en este capítulo términos que no entiende o que jamás ha visto, favor de remitirse al glosario en la página 636).

Ensalada de pera y pavo ahumado

4 peras *Anjou* o *Bartlett*

2 onzas (56 g) de pechuga de pavo (chompipe) ahumado, cortado en rebanadas finas

2 cucharadas de vinagre de arroz o de vino blanco

4 cucharaditas de aceite de oliva

1 cucharada de miel

2 cucharadas de albahaca fresca picada en trocitos

Pimienta negra recién molida

Corte las peras en cuartos a lo largo y sáqueles el corazón. Corte cada cuarto a la mitad a lo largo. Acomode las peras de forma decorativa sobre un platón extendido, alternándolas de vez en cuando con tiras de pavo ahumado.

Ponga el vinagre, el aceite y la miel en un tazón (recipiente) pequeño y bátalos a mano. Agregue la albahaca y revuelva todo. Con una cuchara, reparta el aliño (aderezo) de manera uniforme sobre las peras y el pavo. Sazone la ensalada ligeramente con pimienta.

Rinde 4 porciones como entremés

POR PORCIÓN

Calorías: 193
Grasa total: 5 g
Grasa saturada: 0,7 g

Colesterol: 6 mg
Sodio: 175 mg
Fibra dietética: 7 g

Pescado

CONTIENE UN COMPONENTE EXCELENTE PARA EL CORAZÓN Y LOS PULMONES

Desde que se confirmó que un elevado consumo de grasa se vinculaba con el sobrepeso, el colesterol alto, las cardiopatías y los derrames cerebrales, muchísimas personas han estado tratando de buscar la forma de reducir la cantidad de grasa que consumen. De hecho, usted podría ser una de esas personas. Pero antes de empezar a montar su campaña antiadiposa, debe saber que hay una grasa contra la cual no debe luchar: la grasa del pescado. Resulta que mamá tenía razón cuando le decía que comer pescado es bueno para la salud... lo que quizá no sabía era que la grasa es la fuente de su poder nutritivo.

Resulta que el pescado de agua fría contiene varias grasas poliinsaturadas, conocidas en forma colectiva como ácidos grasos omega-3. Estas grasas le ayudan al pez a mantenerse caliente en aguas frías. También ofrecen muchos beneficios para la salud humana.

Los esquimales de Groenlandia son un ejemplo perfecto. Comen pescado en cantidades industriales, y es posible que a eso se deba su índice muy bajo de enfermedades cardíacas. Se han observado beneficios semejantes en otras partes del mundo. Cuando la gente come pescado, disminuyen mucho las probabilidades de que mueran de enfermedades cardíacas. No obstante, hay investigaciones convincentes que indican que los beneficios de los aceites de pescado tal vez vayan más allá de proteger al corazón.

Quizás lo más importante sea que un equipo de científicos de la Escuela de Salud Pública de la Universidad Harvard comunicó que la mortalidad general era un 17 por ciento más baja entre las personas que comían pescado dos veces por semana, en comparación con las personas que comían poco o nada de pescado.

Estos importantes efectos protectores se logran gracias a la capacidad de los omega-3 para reducir la inflamación. "Al comer más alimentos procesados, como galletitas, galletas y comida chatarra, ingerimos muchos ácidos grasos omega-6", afirma Gretchen Vannice, M.S., R.D., coordinadora de investigaciones de Nordic Naturals, una empresa que comercializa aceites de pescado ricos en ácidos grasos omega, quien ha estudiado exhaustivamente los omega-3. "Los ácidos grasos omega-6 aumentan la inflamación. Y los ácidos grasos omega-3 reducen la inflamación, de manera que si no se obtienen suficientes omega-3 para contrarrestar a los omega-6, estaremos en un estado constante de inflamación. Y la inflamación nos pone en riesgo de sufrir innumerables enfermedades, como cardiopatías, sobrepeso e incluso depresión", explica la experta. "Deberíamos obtener una proporción de 4 a 1 de ácidos grasos omega-6 respecto a omega-3, pero la mayoría de personas obtienen aproximadamente una proporción de 15-20 a 1, de modo que realmente nos faltan omega-3".

"Pescando" las enfermedades cardíacas

En los años 80, una serie de estudios informaron de que una dieta rica en pescado ayuda a proteger contra las enfermedades cardíacas. Por lo tanto, muchos estadounidenses cambiaron su carne de res y de aves por la de pescado un par de veces a la semana. Tomaron la decisión correcta.

Las investigaciones han demostrado que las personas que comen pescado tienen menos probabilidades de morir de enfermedades cardíacas que quienes no lo hacen. Un reciente estudio llevado a cabo por la Escuela de Salud Pública de la Universidad Harvard reveló que el índice de muertes por enfermedades cardíacas era un 36 por ciento inferior entre las personas que comían pescado dos veces por semana, en comparación con las que comían poco o nada de pescado.

En un estudio realizado en el King's College de Londres, los participantes de edades comprendidas entre los 45 y los 70 años aumentaron su ingesta de omega-3 comiendo pescado hasta que su proporción de omega-6 respecto a omega-3 era de 3 a 1. Como consecuencia, se redujeron sus triglicéridos y por lo tanto, también bajó su riesgo de sufrir una enfermedad cardíaca.

Al parecer los ácidos grasos omega-3 del pescado frenan la producción de prostaglandinas, leucotrienos y tromboxano, unos compuestos naturales que, cuando están presentes en grandes cantidades, provocan la constricción de los vasos sanguíneos, lo cual eleva la presión arterial. También es posible que estos compuestos fomenten la formación de coágulos en el torrente sanguíneo, lo que puede culminar en enfermedades cardíacas.

La capacidad de los ácidos grasos omega-3 para impedir la formación de coágulos en la sangre es muy importante, dice James Kenney, R.D., Ph.D., director de Investigaciones sobre Nutrición y educador en el Centro y Spa Pritikin para la Longevidad de Aventura, Florida. Los coágulos que se forman en el torrente sanguíneo pueden llegar a bloquear el flujo de la sangre al corazón y posiblemente provoquen ataques cardíacos. Además, el aceite que se encuentra en el pescado al parecer incrementa el índice del colesterol lipoproteínico de alta densidad (LAD), el colesterol "bueno" que ayuda a evitar que los sedimentos grasos se depositen en las arterias.

Las investigaciones demuestran que el pescado ofrece beneficios especiales a las personas que ya han sufrido un ataque cardíaco. Al comer pescado dos veces por semana (hasta un total de 12 onzas/340 g de pescado), es posible que se reduzcan sus probabilidades de sufrir un segundo ataque cardíaco, el cual sí pudiera ser mortal.

Además de sus efectos favorables sobre la coagulación y el colesterol, al parecer el aceite de pescado también ayuda a asegurar que el corazón lata a un ritmo saludable. Esto es muy importante. Cualquier arritmia —una irregularidad potencialmente seria del latido cardíaco— puede provocar un paro cardíaco durante el cual el corazón deja de latir por completo. Contamos cada vez con más pruebas de que los ácidos grasos omega-3 del pescado de alguna manera fortalecen el músculo del corazón y mantienen la regularidad de sus latidos. Un estudio demostró que en las personas que consumen casi 6 gramos de ácidos grasos omega-3 al mes —es decir, una ración de 3 onzas (84 g) de salmón a la semana— el peligro de sufrir un paro cardíaco se reduce a la mitad del riesgo al que se enfrentan quienes no consumen estos ácidos.

Además, los beneficios para el corazón al parecer se extienden más allá de los adultos hasta los niños. Un informe publicado por el Instituto de Medicina de

En la cocina

El sabor del pescado fresco es uno de los más delicados que existen. Sin embargo, se echa a perder muy fácilmente. En un solo día, un exquisito pescado puede convertirse en un plato que más bien se puede olvidar. Asegúrese de obtener siempre el mejor sabor posible al seguir estas indicaciones.

Guíese por el olfato. El pescado fresco debe tener un levísimo aroma a mar. Los olores desagradables aparecen primero en el interior del pescado, en la cavidad de donde se sacaron las tripas. Al comprar pescado, siempre huélalo en esta parte para asegurarse de que esté limpio y fresco.

Hay que desconfiar, por cierto, de los pescados que ya vienen envueltos con plástico. Si no están congelados, pueden echarse a perder muy rápido.

Mírelo a los ojos. Al comprar el pescado entero, fíjese en los ojos para asegurarse de que estén claros, transparentes y saltones. Si se ven un poco lechosos o hundidos, el pescado ya no está tan fresco.

Revise las agallas. Las agallas deben estar húmedas y deben tener un subido color rojo, casi color vino. Pero si se ven grises o marrones (cafés), el pescado está viejo y será mejor no comprarlo.

Apriete la carne. La carne del pescado fresco debe estar firme y elástica. Si la aprieta con el dedo y le queda una marca, el pescado está viejo y su sabor no será el mejor.

Washington, D. C., reveló que los beneficios para el corazón del pescado son mayores que los riesgos tanto en los niños como en los adultos.

El informe revelaba que los ácidos grasos omega-3 que se encuentran en el pescado hacen que los bebés de madres que consumen pescado cuando están embarazadas o amamantando tengan una vista más saludable y mejor desarrollo cerebral. Estas grasas saludables al parecer también reducen el riesgo de tener un niño prematuro o de bajo peso al nacer.

Debido a los beneficios cardioprotectores del pescado, la Asociación Estadounidense del Corazón (o *AHA* por sus siglas en inglés) recomienda que todos los adultos coman pescado dos veces por semana. No obstante, la AHA también advierte de que algunos tipos de pescado pueden contener niveles elevados de mercurio, BPC (bifenilos policlorados), dioxinas y otros contaminantes ambientales. Los niveles de estas sustancias generalmente son más altos en los peces depredadores más viejos y grandes y en los mamíferos marinos. Los beneficios y riesgos de comer pescado varían dependiendo de la etapa de la vida de una persona. Los niños y las mujeres embarazadas y lactantes deberían seguir las pautas que da la Dirección de Alimentación y Fármacos (o *FDA* por sus siglas en inglés) para evitar el pescado contaminado con mercurio. El pescado que puede estar más contaminado con mercurio es el tiburón, el pez espada, la caballa (macarela, escombro) gigante y el lofotátilo (*tilefish*). Al comer una variedad de pescados se reducirán los posibles efectos adversos ocasionados por los contaminantes ambientales.

Un freno para el cáncer

Hace mucho tiempo que los nutriólogos nos recomiendan que ingiramos menos grasa, sobre todo la grasa que se encuentra en los distintos tipos de carne y en los lácteos, para reducir el riesgo de contraer ciertas formas de cáncer. Sin embargo, la grasa del pescado es una excepción a esta regla, porque beneficia la salud. "Existen pruebas excelentes de que comer pescado protege contra el cáncer de mama y el colorrectal", dice Bandaru S. Reddy, Ph.D., profesor de Investigaciones del departamento de Biología Química en la Universidad de Rutgers en New Brunswick Nueva Jersey.

El pescado protege contra el cáncer casi de la misma manera en que ayuda a prevenir las enfermedades cardíacas: al reducir la producción de prostaglandinas por parte del cuerpo. Según el Dr. Reddy, cuando las prostaglandinas están presentes en grandes cantidades estimulan el crecimiento de tumores cancerosos.

Algunos investigadores británicos llevaron a cabo un estudio de la población de 24 países europeos. Descubrieron que las personas que comen pescado con regularidad tienen muchas menos probabilidades de sufrir cáncer. Incluso llegaron a la conclusión de que el cáncer de colon en los hombres se reduciría casi un 33 por ciento con tan sólo agregar pequeñas raciones de pescado a la dieta tres veces por semana, además de reducir el consumo de grasas de origen animal. Y las investigaciones muestran que este efecto protector al parecer es más fuerte para el cáncer de colon. Un estudio que realizó un seguimiento a 500.000 personas de países europeos reveló que conforme aumentaba el consumo de pescado, se reducía el índice de cáncer colorrectal.

Remedio respiratorio

A nadie se le ocurriría que comer pescado pudiera aliviar las dificultades para respirar causadas por el hábito de fumar, pero eso es precisamente lo que los investigadores han descubierto. El consumo de pescado se ha relacionado con una mejor función pulmonar en adultos.

Desde luego, si usted sigue fumando, un filete de atún de vez en cuando sólo lo protegerá hasta cierto punto contra esta enfermedad. No obstante, si está tratando de dejar el hábito o si vive con alguien que fuma, comer pescado es una forma de reducir el daño. "Si fuma, estará sometido a un estrés oxidativo importantísimo, que aumentará la inflamación", afirma Vannice. "Los ácidos grasos omega-3 del pescado protegen las paredes celulares, lo cual reduce el estrés oxidativo. Además, los omega-3 ayudan a los nervios y reducen el nivel de ansiedad: algo muy importante para las personas que están intentando dejar el vicio", agrega.

Consejo clave

"El mejor salmón que puede comprar es el salmón de Alaska del Río Yukon, el río más largo del Mar de Bering", dice la Dra. Jana Klauer, una doctora que radica en la ciudad de Nueva York y que se especializa en la biología de la reducción de la grasa. "Los salmones reales son tan grandes y grasosos que están retacados de ácidos grasos omega-3. Realmente es un pescado espectacular para consumir", dice. "Se pescan en mayo y se transportan empacados en hielo durante ese mes a los supermercados (colmados) de todos los Estados Unidos. Se pueden encontrar en muchas de las tiendas de productos naturales y supermercados más grandes. Una ventaja más para comer salmón de Alaska: al comprarlo, estará apoyando una economía local: a los pescadores nativos", agrega la Dra. Klauer.

Protección polifacética

Por si aún no está convencido, le daremos otras dos razones para incluir el pescado en su dieta. Un estudio observó los hábitos en cuanto al consumo de pescado de más de 8.700 mujeres embarazadas de Dinamarca. Observaron que entre más pescado comían las mujeres, menores eran sus probabilidades de tener partos prematuros y bebés con bajo peso al nacer. Esto es importante porque los bebés más grandes suelen ser más sanos que los que tienen un peso por debajo del normal.

Los investigadores suponen que los ácidos grasos omega-3 del pescado estimulan el flujo de la sangre a través de la placenta, lo cual permite al feto recibir una mayor cantidad de nutrientes. Además, estos ácidos detienen los efectos de las prostaglandinas, responsables de iniciar las contracciones uterinas. Por lo tanto, es posible que ayuden a evitar los partos prematuros.

Los ácidos grasos omega-3 del pescado también protegen frente a las enfermedades autoinmunes, como la artritis reumatoidea, y ayudan a prevenir la demencia y la enfermedad de Alzheimer, afirma Vannice. Además, dos estudios han demostrado que tomar aceite de pescado (además de hacer ejercicio durante 45 minutos, 3 veces por semana) hace que se tenga un porcentaje de grasa corporal más bajo, lo cual sugiere que el aceite de pescado tal vez también ayude a adelgazar.

CÓMO MAXIMIZAR SUS PODERES CURATIVOS

Busque el salmón. Todos los pescados proporcionan cierta cantidad de ácidos grasos omega-3, pero el salmón tal vez sea la mejor opción. Cada ración de 3 onzas (84 g) de salmón tipo *Chinook* proporciona 3 gramos.

Evite las variedades criadas en piscifactorías. "El pescado criado en piscifactorías se alimenta con granos en lugar de seguir sus dietas naturales, lo cual afecta la grasa de sus cuerpos; además, cuando se les alimenta con cereales ricos en grasas omega-6, se convierten en fuentes de grasas omega-6", dice la Dra. Jana Klauer, una doctora que radica en la ciudad de Nueva York y quien se especializa en la biología de la reducción de la grasa.

Fíjese en el color. Entre más intenso sea el color del salmón, más ácidos grasos omega-3 contiene. Como regla general, las variedades más caras de salmón suelen tener la mayor cantidad de ácidos grasos omega-3.

Varíe el menú. El salmón no es el único pescado con ácidos grasos omega-3. Otras fuentes buenas son la caballa (macarela, escombro) española, el atún, las sardinas, las anchoas, el corégono (fresco, no ahumado) y el arenque.

Hágase la vida fácil. Una de las maneras más fáciles de aumentar la cantidad de ácidos grasos omega-3 en su dieta es con una lata de atún claro en agua (evite el atún blanco/albacora, porque al parecer contiene mercurio). Por otra parte, si va a preparar una ensalada de atún, escoja una mayonesa baja en grasa o sin grasa o no la use en absoluto y sustitúyala por mostaza. Las grasas poco saludables de la mayonesa normal de grasa entera reducirán mucho los beneficios de las grasas saludables del pescado.

Use su horno de microondas. Las altas temperaturas producidas durante los métodos de cocción convencionales como asar al horno llegan a destruir casi la mitad de los ácidos grasos omega-3 del pescado. Las microondas, por el contrario, casi no afectan estos aceites beneficiosos. Por lo tanto, el horno de microondas es una buena manera de aprovechar al máximo los beneficios que el pescado le puede ofrecer.

(*Nota*: si encuentra en este capítulo términos que no entiende o que jamás ha visto, favor de remitirse al glosario en la página 636).

Salmón al vapor con puerro para microondas

4 **filetes de salmón tipo *Chinook*, de 4 onzas (112 g) cada uno**

1 **puerro (poro) grande**

1 **cucharada de jengibre fresco rallado**

1 **cucharada de vino de jerez seco**

2 **cucharaditas de salsa de soya de sodio reducido**

Enjuague el salmón con agua fría. Seque con toallas de papel.

Corte la parte verde dura y el extremo de la raíz del puerro y tírelos. Corte el puerro a la mitad a lo largo. Enjuague muy bien con agua fría, separando las capas una por una para eliminar toda la tierra.

Pique el puerro en rodajas muy finas. Extienda las dos terceras partes de las rodajas de puerro de manera uniforme sobre un plato grande adecuado para usarse en horno de microondas. Tape con papel encerado y hornee en alto durante 30 segundos.

Mezcle el jengibre, el vino de jerez, la salsa de soya y el puerro restante en un tazón (recipiente) pequeño.

Acomode el salmón sobre el plato en forma de los rayos de una rueda, con la piel hacia abajo y el extremo más grueso hacia fuera. Reparta la mezcla del puerro encima de manera uniforme. Tape con papel encerado.

Hornee en alto de 4 a 6 minutos, o hasta que el salmón esté opaco en el centro. Para saber si está cocido, introduzca la punta de un cuchillo afilado en el centro de un filete.

Deje reposar durante 5 minutos antes de servir.

Rinde 4 porciones

POR PORCIÓN

Calorías: 229
Grasa total: 11,9 g
Grasa saturada: 2,9 g

Colesterol: 75 mg
Sodio: 232 mg
Fibra dietética: 0,9 g

Sándwich tipo *wrap* mediterráneo de atún

- **2** **panes armenios delgados y planos sin levadura (pan *lavash*)**
- **1** **lata de 6 onzas (170 g) de trozos de atún claro en agua, escurrido**
- **4** **cucharadas de *dip* de verduras con eneldo sin grasa**
- **1** **lata de 2,25 onzas (65 g) de olivas negras, escurridas y picadas en rodajas**
- **10** **zanahorias cambray, picadas en trozos a lo largo**
- **1** **taza de ensalada de verduras de hoja verde mixtas**

Ponga el pan *lavash* sobre una tabla para picar.

Mezcle el atún, el *dip* de verduras y las olivas en un tazón (recipiente) pequeño. Ponga con una cuchara la mezcla del atún en medio de cada pan *lavash*.

Cubra la mezcla del atún con los pedazos de zanahoria y a continuación cubra las zanahorias con las verduras de hoja verde mixtas.

Meta uno o ambos extremos de cada pan *lavash* y enróllelo bien apretado. Corte cada uno a la mitad transversalmente.

Rinde 2 porciones

Nota de cocina: *puede duplicar o triplicar esta receta fácilmente si es necesario. Utilice las sobras del dip con las sobras de las zanahorias a modo de merienda (refrigerio, tentempié) saludable.*

POR PORCIÓN

Calorías: 277	Colesterol: 53 mg
Grasa total: 5,5 g	Sodio: 794 mg
Grasa saturada: 0,5 g	Fibra dietética: 4 g

Pimiento

MUCHO PROVECHO, POCO PICANTE

Esta verdura que viene en muchos colores, entre ellos rojo, verde y amarillo, quizás no le sea familiar. Lo que sucede es que se usa frecuentemente en algunos países latinoamericanos y en otros es prácticamente desconocida. Por ejemplo, en Cuba el pimiento, conocido allá como ají, se usa para preparar frijoles negros y ropa vieja. En Puerto Rico, donde se le llama pimiento, se usa en el asopao de pollo y en el arroz con carne de cerdo. En Venezuela se le llama pimentón y es un ingrediente del platillo guasacaca. En cambio, en México se llama pimiento morrón y no se conoce tanto porque realmente no es un ingrediente usado en la cocina mexicana tradicional, donde se favorece a su primo picante, el chile. Entre todo este relajo de nombres y familiaridad, lo que sí es cierto es que el pimiento es excelente para la salud. Está lleno de nutrientes que combaten las enfermedades cardíacas y las cataratas, según se ha demostrado. Además, no pica y se puede comer en grandes cantidades, de modo que sus beneficios para la salud pueden cosecharse fácilmente.

Atestados de antioxidantes

A pesar de que el pimiento no recibe tanta atención como el brócoli, la coliflor y otros alimentos igualmente curativos, figura entre las verduras dotadas de la mayor densidad alimenticia, sobre todo cuando se trata de vitamina C y betacaroteno. (Por regla general, entre más rojo el pimiento, más betacaroteno contiene).

De hecho, hay pocas verduras que contengan tanto betacaroteno (que el cuerpo convierte en vitamina A) como el pimiento rojo. Se trata de un detalle importante, porque el betacaroteno desempeña un papel clave para mantener la salud del sistema inmunitario. También es un poderoso antioxidante, lo cual significa que lucha contra unas moléculas de oxígeno conocidas como radicales libres que se dedican a dañar a los tejidos; los científicos están convencidos de que los radicales libres facilitan la aparición de peligrosos enemigos de la salud, como las enfermedades cardíacas y las cataratas.

El pimiento rojo es una fuente tan buena de betacaroteno que un grupo de investigadores alemanes lo clasificó como un alimento "imprescindible" para las personas que quieran aumentar su consumo de este antioxidante. Un solo pimiento cuenta con

Consejo clave

Los pimientos (ajíes, pimientos morrones) rojos asados al horno tienen un sabor rico, pleno y superdulce, ligeramente ahumado. Los dietistas de la Clínica Mayo recomiendan preparar una delicia culinaria en casa de la siguiente manera: ponga pimientos lavados y sin semillas en una bandeja de hornear cubierta con papel de aluminio. Áselos en el horno durante unos 10 minutos, volteándolos con frecuencia con unas pinzas, hasta que la piel se ponga negra por todas partes. Pase los pimientos a un tazón (recipiente), cubra y déjelos cocerse al vapor durante 10 minutos aproximadamente, hasta que se desprenda la piel. Pélelos y póngalos en el refrigerador, tapados, hasta que los necesite.

4 miligramos de betacaroteno, lo cual equivale a entre el 40 y el 66 por ciento de la Cantidad Diaria Recomendada (o *DV* por sus siglas en inglés) de entre 6 y 10 miligramos.

Tanto el pimiento rojo como el verde también contienen una generosa cantidad de vitamina C, otro poderoso antioxidante. Media taza de pimiento verde picado (aproximadamente la mitad de uno) ofrece 45 miligramos de vitamina C, el 74 por ciento de la DV. El pimiento rojo es aún mejor en este sentido, pues una ración del mismo tamaño proporciona 142 miligramos de vitamina C, el 236 por ciento de la DV. Esta cantidad es más del doble de la que se obtiene de una naranja (china) mediana.

La combinación de vitamina C y betacaroteno brinda una excelente protección contra las cataratas. Estos dos compuestos actúan conjuntamente en el cuerpo para desarmar a los radicales libres. En un estudio que abarcó a más de 900 personas, unos investigadores italianos observaron que quienes comen pimiento y otros alimentos ricos en betacaroteno de forma regular tienen mucha menos probabilidades de sufrir cataratas que los que no lo hacen.

Algunos estudios no muy amplios parecen indicar que una dieta rica en antioxidantes también puede reducir el riesgo de desarrollar degeneración macular relacionada con la edad, la principal causa de ceguera en los Estados Unidos. Si bien se necesitan más estudios de investigación, no vendría mal comer más frutas y verduras ricas en los antioxidantes que protegen los ojos, luteína y zeaxantina. Por lo tanto, podemos aprovechar las virtudes antioxidantes de los pimientos rojos, verdes y amarillos anaranjados.

Otro antioxidante que se encuentra abundantemente en los pimientos rojos es la beta–criptoxantina, un carotenoide anaranjado–rojo que pueden reducir considerablemente el riesgo de sufrir cáncer de pulmón.

CÓMO MAXIMIZAR SUS PODERES CURATIVOS

Cocínelos con cuidado. La vitamina C es delicada y el proceso de cocción la destruye fácilmente. Se obtiene la mayor cantidad de este nutriente si el pimiento se

En la cocina

A algunos el picante les encanta, pero a otros no. Las personas que prefieren el pimiento dulce a los que tienen picor pueden probar las siguientes variedades con toda confianza.

- El *pimiento común*, también conocido como ají o pimiento morrón, tiene forma de campana y está disponible en casi todos los colores del arco iris. Se puede comer crudo, a la parrilla, al horno o frito y revuelto al estilo asiático.
- El *pimiento verde italiano* tiene un sabor dulce muy suave y debido a sus paredes finas es perfecto para sofreírse (saltearse) y comerse con pan italiano tostado.

- El pimiento húngaro (*Hungarian yellow wax pepper*) se parece al plátano amarillo (guineo, banana) tanto en su color como en su forma. Tiene un sabor dulce y suave y muchas veces se agrega a las ensaladas y a los sándwiches (emparedados).
- El *pimiento* rojo (*Capsicum annum*) es el que se seca para hacer el pimentón (paprika). También se puede freír, rellenar o comer crudo.
- El *pimiento verde* es una variedad chata con forma de corazón. Se usa mucho para rellenar las aceitunas. No obstante, es posible encontrarlo fresco en algunas tiendas de verduras selectas desde finales del verano hasta entrado el otoño.

come crudo. El betacaroteno, por el contrario, requiere un poco de calor para liberarse de las células de fibra del pimiento. Para obtener la mayor cantidad posible de ambos nutrientes es buena idea prepararlos al vapor, sofritos (salteados) o en el horno de microondas hasta que estén cocidos pero todavía un poco crujientes.

Gane con la grasa. El betacaroteno debe acompañarse con un poco de grasa para que el torrente sanguíneo lo pueda absorber. Si se esparce un poquito de aceite de oliva encima del pimiento antes o después de cocinarlo se obtiene el máximo de este importante compuesto. Si se va a comer crudo, un poco de salsa para mojarlo también facilita la absorción del nutriente.

Complemente su comida. A pesar de que el pimiento es una de las verduras más saludables de las que disponemos, pocas personas lo comen en cantidades suficientes para aprovechar todos sus beneficios. La forma más fácil de aumentar la cantidad de pimientos en la dieta es utilizándolo como ingredientes en diversas recetas. Sirve para dar un toque dulce a platos de pasta y al pan de carne (salpicón, carne mechada), por ejemplo.

Cómalos de todas las maneras. Comer una amplia variedad de frutas, verduras y cereales integrales atestados de numerosos y diversos antioxidantes que combaten las enfermedades es una sensata estrategia de salud que promueve el Instituto Estadounidense de Investigaciones sobre el Cáncer. Para poner este plan en práctica en su plato, usted puede crear ensaladas y platos fuertes con capas de pimientos. Por ejemplo, puede preparar ensaladas de tres pisos con un lecho de verduras de hoja verde mixtas, encima sus frijoles (habichuelas) favoritos y encima unos pimientos rojos picados en rodajas finas. También puede preparar una cacerola (guiso) que incluya una capa de pimientos mixtos con cebollas sofritos (salteados).

Licúelos. Otra forma de incluir más pimientos en la dieta es convirtiéndolos en jugo. El jugo de dos pimientos verdes contiene 132 miligramos de vitamina C, tres veces más de la que se obtiene de una ración normal de media taza. El jugo de pimiento no es muy apetitoso por sí solo, pero agrega un saborcito especial y muy rico a los jugos de otras verduras, como el de zanahoria. Por ejemplo, se pueden mezclar 4 ó 5 zanahorias con 2 pimientos verdes en el exprimidor de jugos (juguera) para obtener un cóctel supercargado de antioxidantes.

(*Nota*: si encuentra en este capítulo términos que no entiende o que jamás ha visto, favor de remitirse al glosario en la página 636).

Pimiento sofrito (salteado)

- 1 **pimiento (ají, pimiento morrón) verde**
- 1 **pimiento rojo**
- 1 **pimiento amarillo**
- 2 **cucharaditas de aceite de oliva**
- 1 **cucharada de vinagre balsámico**
- ⅛ **de cucharadita de sal**
  Pimienta negra recién molida

Corte los pimientos verde, rojo y amarillo a la mitad a lo largo. Sáqueles las venas y las semillas y deséchelas. Pique los pimientos a lo largo en tiras de ¼" (0,6 cm) de ancho.

Ponga el aceite a calentar en un sartén grande a fuego mediano-alto. Agregue los pimientos y fríalos durante 2 ó 3 minutos, hasta que apenas empiecen a suavizarse. Retírelos del fuego y espolvoréelos con el vinagre y la sal. Sazónelos al gusto con la pimienta negra y revuelva todo. Sírvalos calientes.

Rinde 4 porciones

POR PORCIÓN

Calorías: 44	Colesterol: 0 mg
Grasa total: 2,4 g	Sodio: 77 mg
Grasa saturada: 0,3 g	Fibra dietética: 1,5 g

Piña

EXCELENTE PARA SU ESQUELETO Y SU ESTÓMAGO

Esta fruta tropical es originaria de América. Su nombre original, de los indios guaraní, era *naná*, que significa "fruta excelente". Pero cuando Colón se topó con esta fruta en la isla de Guadalupe en 1493, él la nombró "piña de las Indias". De ahí tenemos el origen de sus dos nombres en distintas partes de América. En el Caribe se llama "piña", gracias a Colón, y, en ciertos países de Sudamérica, gracias a los guaraní, se llama "ananá" y quizás a fin de cuentas este sea el nombre más adecuado para esta "fruta excelente", ya que rebosa tanto de sabor como de poderes curativos.

Antiinflamatorio tropical

Tanto en estudios de laboratorio como con seres humanos, la bromelina extraída de la piña ha aliviado la hinchazón y la inflamación relacionada con la artritis reumatoidea, la tendinitis, la bursitis, lesiones de los tejidos blandos, afecciones inflamatorias del colon e incluso el dolor crónico. En un reciente estudio de laboratorio de la Universidad de Connecticut, los investigadores observaron que la bromelina reducía el nivel de eosinófilos, las principales células inflamatorias relacionadas con el asma, a la mitad. "Tal vez podría reducir el consumo de esteroides —el tratamiento estándar para los pacientes de asma— y por lo tanto, disminuir los efectos secundarios que a veces se producen con un uso prolongado de esteroides", afirma el investigador principal, Eric Secor, N.D., un médico naturópata y becario postdoctoral de investigación de los Institutos Nacionales de Salud (o *NIH* por sus siglas en inglés) especializado en Inmunología. No obstante, aún no deje sus medicamentos para el asma. "El asma es una enfermedad muy grave. Puede poner en peligro la vida", dice Secor. "No quiero que la gente tire sus inhaladores".

La bromelina tal vez incluso acelere el tiempo de curación y reduzca el dolor y los moretones (cardenales) que aparecen después de una cirugía. En Alemania, la agencia gubernamental que regula las hierbas y otros suplementos ha autorizado la bromelina para la curación después de lesiones y procedimientos quirúrgicos... y para

En la cocina

La cáscara dura y los picos filosos de la piña (ananá) a veces parecen una armadura que se resiste a entregar su dulzura interior. Además, por su culpa puede ser difícil seleccionarla en el supermercado (colmado). Siga estas indicaciones para escoger la mejor fruta y descubrir su corazón dorado y jugoso.

Busque la firmeza. Escoja una piña llenita y firme. Evite las frutas golpeadas o que tengan algunas partes suaves. El color de la cáscara no siempre sirve como indicador de madurez. En el extremo del tallo, la piña debe tener un aroma dulce, sin indicio de fermentación.

Prefiera la frescura. Las hojas de la piña deben estar firmes y de color verde oscuro, sin puntas amarillentas o marrones (cafés). Al contrario de lo que muchas personas dicen, no es posible probar la madurez de la fruta sacando una hoja de la corona. Aunque se desprenda con facilidad, esto no indica que la piña esté madura.

Pautas para pelarla. Ya en casa, corte los extremos de arriba y de abajo. Coloque la piña en un plato no muy hondo para juntar el jugo mientras corta la piel espinosa verticalmente. Luego puede cortar la piña en rebanadas y extraer el centro duro.

---

aliviar la hinchazón de la nariz y los senos nasales después de las operaciones que afecten los oídos, la nariz y la garganta.

Una mina de manganeso para los huesos

Todos sabemos que necesitamos calcio para evitar la osteoporosis, una enfermedad que debilita los huesos y que afecta en principal medida a las mujeres después de la menopausia. Un hecho no tan conocido, por el contrario, es que nuestros huesos también necesitan el oligomineral manganeso.

El cuerpo utiliza el manganeso para producir colágeno, una proteína fibrosa y resistente que ayuda a construir los tejidos conectivos como los huesos, la piel y los cartílagos. Las investigaciones han demostrado que una carencia de manganeso provoca problemas óseos parecidos a la osteoporosis. Un estudio descubrió que las mujeres con osteoporosis tienen índices más bajos de manganeso que las mujeres que no padecen esta enfermedad.

"Comer piña fresca o tomar jugo de piña es una buena manera de agregar manganeso a su dieta", dice Jeanne Freeland-Graves, Ph.D., profesora de Nutrición en la Universidad de Texas en Austin. Una taza de piña fresca en trozos o de jugo de piña le proporciona más de 2 miligramos de manganeso, lo cual equivale a más del 100 por ciento de la Cantidad Diaria Recomendada (o *DV* por sus siglas en inglés) de este elemento.

Divina para la digestión

Desde hace siglos, la piña se conoce por sus virtudes para calmar la indigestión y es posible que la ciencia haya dado con el motivo. La piña fresca contiene bromelina, una enzima que descompone las proteínas y de esta manera facilita la digestión. Es posible que esta cualidad sea importante para algunas personas mayores que tengan un bajo nivel de ácido estomacal, imprescindible para digerir las proteínas.

Por mucho que le encante la piña es poco probable, por supuesto, que la vaya a comer todos los días. No obstante, si usted es mayor y sufre de indigestión con frecuencia, unas cuantas rebanadas de piña como postre tal vez ayuden a mantener tranquilo su estómago, dice Joanne Curran-Celentano, R.D., Ph.D., profesora adjunta de Ciencias de la Nutrición en la Universidad de New Hampshire, en Durham.

Ofrece una veta de vitamina C

A pocos nutrientes les hacemos tanto caso como a la vitamina C. Hay buenas razones para ello. Esta vitamina es un poderoso antioxidante, lo cual significa que impide la acción de los radicales libres, unas moléculas inestables de oxígeno que dañan las células y contribuyen al desarrollo del cáncer y de las enfermedades cardíacas. Además, el cuerpo utiliza la vitamina C para producir el colágeno, el "pegamento" que une los tejidos y los huesos. Y cuando usted siente que se le acerca un resfriado (catarro), lo más probable es que recurra a la vitamina C, la cual reduce el nivel de histamina, causante de algunos síntomas del resfriado, como ojos llorosos y mocos abundantes.

En lo que se refiere a su contenido de vitamina C, la piña no puede competir con la naranja (china) o la toronja (pomelo). Sin embargo, no deja de ser una magnífica fuente de esta vitamina. Una taza de piña en trozos, por ejemplo, contiene unos 24 miligramos de vitamina C, el 40 por ciento de la DV. El jugo es mejor todavía. Una taza de jugo de piña contiene 60 miligramos, el 100 por ciento de la DV.

Consejo clave

Para obtener beneficios antiinflamatorios, coma la piña (ananá) como merienda (refrigerio, tentempié) entre comidas. La bromelina de la piña tiene unas poderosas propiedades antiinflamatorias, afirma el investigador especializado en la bromelina, Eric Secor, N.D., un médico naturópata y becario postdoctoral de investigación de los Institutos Nacionales de Salud, además es especialista en Inmunología en la Universidad de Connecticut. Algunos estudios revelan que puede aliviar la irritación de los senos nasales y el dolor y la inflamación de garganta, aliviar la inflamación de la artritis e incluso ayudar a que las cortadas y los rasguños se curen más rápidamente. Es mejor comer piña sola para obtener más beneficios; de lo contrario, la bromelina se desactivará al ayudar a digerir las proteínas de los otros alimentos que coma.

CÓMO MAXIMIZAR SUS PODERES CURATIVOS

Cómprela fresca. A veces es más práctico y fácil abrir una lata de piña que pelar la fruta fresca, pero si lo que quiere es calmar su estómago esta última es la mejor elección. El calor intenso al que se somete a la piña al enlatarla destruye la bromelina.

Endulce su plato. La próxima vez que vaya al mercado busque una piña *Gold*. Esta fruta importada de Costa Rica es particularmente dulce y contiene cuatro veces (o más) más vitamina C que los otros tipos de piña.

Tome un poco de jugo. El jugo de piña de lata es una manera excelente de cubrir su DV de vitamina C. De hecho, 4 onzas (120 ml) de jugo de piña contienen más vitamina C que la misma cantidad de jugo de manzana, arándano agrio o tomate (jitomate).

(*Nota*: si encuentra en este capítulo términos que no entiende o que jamás ha visto, favor de remitirse al glosario en la página 636).

Piña con crema de almendras

- 1 **piña (ananá) grande pelada**
- ⅔ **de taza de requesón semidescremado al 1 por ciento**
- 1 **cucharada de azúcar**
- ¼ **de cucharadita de extracto de vainilla**
- ¼ **de cucharadita de extracto de almendra**

Corte la piña en 8 rebanadas horizontales. Extraiga el centro de cada rebanada con un cuchillo o un molde pequeño para cortar galletas. Ponga 4 de las rebanadas sobre 4 platitos para postre. Pique las rebanadas restantes en trocitos.

Ponga el requesón, el azúcar, el extracto de vainilla y el extracto de almendra en una licuadora (batidora) o un procesador de alimentos. Muela hasta que la mezcla esté suave y cremosa.

Ponga una porción de la cubierta cremosa en el centro de cada rebanada de piña. Esparza los trocitos de piña alrededor de las rebanadas y sirva.

Rinde 4 porciones

Consejo de cocina: *algunos supermercados (colmados) venden la piña pelada, con o sin centro. Si aún tiene el centro, simplemente sáquelo y tírelo antes de utilizar la fruta.*

POR PORCIÓN

Calorías: 98	Colesterol: 2 mg
Grasa total: 0,9 g	Sodio: 153 mg
Grasa saturada: 0,3 g	Fibra dietética: 1,4 g

Plátano amarillo
CASCARITAS LLENITAS DE CURACIÓN

El plátano amarillo (guineo, banana) tiene algo que hace reír a la gente. Muchas escenas cómicas se basan en resbalones sobre sus cáscaras, y ni hablar de los chistes de doble sentido inspirados en su forma. Parecería que esta fruta se creó con el fin de hacernos reír. Sin embargo, ya es hora de tomarlo en serio. Diversos estudios han demostrado que la pulpa escondida dentro de su resbalosa cáscara hace maravillas para nuestra salud.

Proporciona potasio protector

Cuando alguien observa que la aguja que mide su presión arterial empieza a subir y subir, tal vez haya llegado el momento para tomarse unas vacacioncitas en una región tropical. Y si el sol y el mar no logran bajarle la presión, el plátano amarillo no fallará.

El plátano amarillo es una de las mejores fuentes de potasio que la naturaleza nos ofrece. Uno grande nos proporciona aproximadamente 467 miligramos de este mineral esencial, el 14 por ciento de la Cantidad Diaria Recomendada (o *DV* por sus siglas en inglés). Un estudio tras otro han demostrado que las personas que consumen alimentos ricos en potasio enfrentan un riesgo mucho menor de sufrir presión arterial alta y las enfermedades ligadas a esta afección, como el infarto o el derrame cerebral.

Según los Institutos Nacionales de Salud, al adoptar la dieta DASH (siglas inglesas de Enfoques Dietéticos para Detener la Hipertensión) —la cual es rica en frutas y verduras que proporcionan potasio— se puede reducir la presión arterial sistólica (el número de arriba) de 8 a 14 milímetros de mercurio.

Aunque ya se padezca hipertensión, es posible que el consumo de muchos plátanos amarillos reduzca o incluso elimine la necesidad de tomar medicamentos para controlar la situación, según un grupo de Científicos de la Universidad de Nápoles, en Italia. Estos investigadores están convencidos de que una de las formas en que el plátano amarillo baja la presión arterial es al impedir que la placa aretomatosa se adhiera a las paredes de las arterias. Lo que hace es evitar que el colesterol lipoproteínico de baja densidad "malo" se oxide, lo cual es bueno porque el proceso químico

PODERES CURATIVOS

Reduce el riesgo de sufrir enfermedades cardíacas y derrames cerebrales

Baja la presión arterial alta (hipertensión)

Alivia la acidez (acedía, agruras)

Acelera la curación de la diarrea

de la oxidación aumenta las probabilidades de que el colesterol se acumule. Por eso es posible que el plátano amarillo sea una buena defensa contra la arterosclerosis, o endurecimiento de las arterias, otro factor que contribuye a crear condiciones propicias para la presión arterial alta, un ataque al corazón y un derrame cerebral.

Y lo mejor es que no hace falta devorar cantidades industriales de plátano amarillo para obtener estos beneficios, según afirma David B. Young, Ph.D., profesor emérito de Fisiología y Biofísica del Centro Médico de la Universidad de Mississippi, en Jackson.

"Los estudios demuestran que se obtiene un impacto significativo con cambios relativamente pequeños", indica el Dr. Young. "Mi consejo sería pensar en los alimentos ricos en potasio igual que en el amor y el dinero: no es posible tener demasiado".

Efectividad estomacal

Según la Biblioteca Nacional de Medicina, los plátanos amarillos pueden ayudar a aliviar la acidez (acedía, agruras) y el estómago descompuesto al hacer que el estómago produzca más mucosidad, ya que esta lo protege de manera natural de los jugos digestivos ácidos que contiene. Y como veremos más adelante, los plátanos amarillos también pueden aliviar y mejorar el funcionamiento normal de otros órganos digestivos.

Un equilibrio eficaz

Cuando la diarrea ha agotado las reservas del cuerpo es importante recuperar todos los líquidos y nutrientes vitales eliminados por la enfermedad. Y el plátano amarillo es el alimento perfecto para ello, según opina el Dr. Ruderman, un gastroenterólogo que radica en Orlando, Florida.

"El plátano amarillo es una magnífica fuente de electrolitos, como el potasio, que se pierden al deshidratarse", explica el gastroenterólogo. Los electrólitos son unos minerales que se convierten en partículas con carga eléctrica dentro del cuerpo, donde ayudan a controlar casi todo lo que sucede, desde las contracciones musculares y el equilibrio de los líquidos hasta los latidos del corazón.

Los plátanos amarillos son también el tipo de alimento simple y fácil de digerir que el Instituto Nacional de la Diabetes, Enfermedades Digestivas y Renales recomienda cuando nos estamos recuperando de una diarrea. Junto con los plátanos amarillos, recomiendan comer arroz, tostadas, galletas, pollo al horno sin pellejo y zanahorias cocidas para recuperarnos.

Además, el plátano amarillo contiene un poco de pectina, una fibra soluble que funciona como una esponja en el tracto digestivo para absorber los líquidos y ayudar a controlar la diarrea.

Favorece la salud digestiva

Nadie diría al comer plátanos amarillos que son altos en fibra. No obstante, esta fruta amarilla es en realidad una buena fuente de ese nutriente. Un plátano amarillo grande contiene 3,5 gramos de fibra, el 14 por ciento de la DV.

Una dieta rica en fibra tal vez nos proteja de diversas enfermedades, desde afecciones potencialmente mortales como las cardiopatías y el cáncer hasta problemas de los órganos digestivos, como la apendicitis, la diverticulosis y las hemorroides (almorranas).

CÓMO MAXIMIZAR SUS PODERES CURATIVOS

Cómprelo con confianza. Una razón por la que algunas personas no comen muchos plátanos amarillos es porque tienden a ablandarse muy pronto. Pero existe un truco que los mantendrá frescos. Si los plátanos amarillos se están ablandando demasiado rápido sólo hay que meterlos al refrigerador, lo cual acaba con el proceso de maduración. (No se alarme si la cáscara se pone negra por el frío: la fruta en su interior seguirá fresca y sabrosa). Si por el contrario se está esperando con impaciencia que ese racimo de plátanos verdes madure es fácil adelantar el proceso. Sólo hace falta meterlos en una bolsa de papel (cartucho, estraza) a temperatura ambiente. El gas llamado etileno que el plátano produce de forma natural acelerará el proceso de maduración.

(*Nota*: si encuentra en este capítulo términos que no entiende o que jamás ha visto, favor de remitirse al glosario en la página 636).

Paletas congeladas de plátano y chocolate

4 palitos de madera para hacer paletas

2 plátanos amarillos (guineos, bananas), pelados y partidos a la mitad horizontalmente

½ taza de salsa de chocolate (del tipo que se endurece para formar una concha)

4 cucharadas de cacahuates (maníes) finamente picados y sin sal

Introduzca un palito de madera en el extremo cortado de cada pedazo de plátano amarillo. Vierta la salsa de chocolate sobre los plátanos amarillos hasta cubrirlos totalmente, a continuación pase los plátanos cubiertos de chocolate por los cacahuates hasta recubrirlos. Ponga las paletas en el congelador durante 2 horas como mínimo, o hasta que se congelen.

Rinde 4 porciones

POR PORCIÓN

Calorías: 318
Grasa total: 22 g
Grasa saturada: 9 g

Colesterol: 0 mg
Sodio: 21 mg
Fibra dietética: 3 g

Plátano verde
PROTECCIÓN CONTRA LAS ÚLCERAS

Casi todos lo conocemos, y se disfruta hasta en África (donde se usa para elaborar cerveza), Asia y la India. Lo único es que lo conocemos a él y a sus parientes bajo varios nombres distintos. Este capítulo trata del plátano verde, conocido como plátano macho en México, que es distinto al dulce plátano amarillo. Este último también se conoce como guineo, cambur, banana o banano. Pero a veces se aplican estos nombres al plátano verde y también hay distintos tipos de plátano verde, como el manzano, el pintón y el maduro. A pesar de esta confusión, lo que sí está claro es que lo disfrutamos en grande en el mofongo, el mangú, los maduros, los patacones y las arañitas de plátano, por mencionar unos cuantos deleites. Si acaso le han entrado antojos por uno de estos platillos, pues consiéntase y luego siga leyendo. Resulta que el plátano aporta muchísimos nutrientes para tratar y prevenir varios males.

Un regalo para el corazón

Cada onza (o gramo) de plátano (plátano macho) le gana con creces a su primo, el plátano amarillo, en cuanto a su contenido de potasio. Por lo tanto, si su presión arterial ha estado subiendo y le hace falta bajarla, sería bueno comenzar por un plato de mariquitas (platanutres).

Cada taza de plátano cocido en rodajas proporciona una verdadera mina de potasio: 716 miligramos, es decir, más o menos el 20 por ciento de la Cantidad Diaria Recomendada (o *DV* por sus siglas en inglés). El potasio ya está más que reconocido como el mineral más importante en lo que se refiere a la prevención de las enfermedades cardíacas.

Diversos estudios han demostrado que la carencia de potasio en la dieta aumenta en mucho el riesgo de padecer presión arterial alta (hipertensión), ataques cardíacos y derrames cerebrales. Una investigación llevada a cabo por científicos de la Universidad de Nápoles, en Italia, llegó a la conclusión de que el consumo de entre 3 y 6 raciones diarias de alimentos ricos en potasio, como el plátano, en muchos casos permite reducir o incluso eliminar los medicamentos contra la presión arterial alta.

Además, una dieta rica en potasio reduce el riesgo de sufrir un derrame cerebral de manera significativa, hasta en un 40 por ciento en algunos casos. Así lo afirman ciertos investigadores de la Universidad de California, en San Diego, y de la Facultad de Medicina de la Universidad de Cambridge, en Inglaterra.

Según los investigadores, el plátano también puede mantener su corazón en forma al ayudar a evitar la formación de depósitos de placa en las arterias. Los alimentos ricos en potasio, como el plátano, al parecer impiden que el colesterol lipoproteínico de baja densidad (LBD) se oxide y se pegue a las paredes de las arterias. Es posible que sea una buena manera de protegerse contra la arterosclerosis, es decir, el endurecimiento de las arterias. Tal es la opinión de David B. Young, Ph.D., profesor emérito de Fisiología y Biofísica del Centro Médico de la Universidad de Mississippi, en Jackson.

"Los estudios indican que se logran efectos importantes con cambios relativamente pequeños", dice el experto. "Sin embargo, no es posible comer demasiados alimentos ricos en potasio, especialmente porque una parte tan grande de nuestra dieta moderna se somete a demasiados procesos industriales, por lo que es alta en sodio y muy baja en potasio".

Una última palabra sobre la presión arterial: una taza de plátano cocido proporciona aproximadamente 49 miligramos de magnesio, es decir, más del 12 por ciento de la DV. Este mineral también ayuda a controlar la presión arterial, sobre todo en las personas sensibles al sodio.

Útil para las úlceras

Si usted estuviera en la India y acudiera al consultorio de un médico a causa de un intenso dolor de estómago, sería más probable que saliera con una bolsita de plátano en polvo que con un frasco de *Tagamet*.

Aunque los expertos todavía no saben cómo funciona, está probada la capacidad del plátano para prevenir y tratar las úlceras, así como para eliminar ciertas molestias digestivas, como los gases y la indigestión.

De hecho, tal vez el plátano contenga más de una sustancia mágica protectora que proteja las paredes del tracto gastrointestinal. En la actualidad los investigadores estudian si la fibra soluble del plátano puede aliviar la dolorosa inflamación de la enfermedad de Crohn y la colitis ulcerosa. Unos gastroenterólogos de la Universidad de Liverpool, Inglaterra, han descubierto que los compuestos del plátano alivian la inflamación del tracto digestivo. En la actualidad, una empresa británica está tratando de elaborar un alimento que utilizaría la fibra del plátano para proteger el frágil revestimiento interior de los intestinos del daño causado cuando el sistema inmunitario intenta combatir las bacterias. Además, un flavonoide llamado leucocianidina, que también se ha descubierto en plátanos no maduros, al parecer protege el revestimiento del estómago de los daños causados por la aspirina. Los investigadores de la Universidad de Birmingham, Inglaterra, piensan que actúa al engrosar la barrera mucosa natural que protege el revestimiento del estómago.

Menos hambre y menos calorías

El plátano no es una de las mejores fuentes de fibra, pero se distingue por ser uno de los alimentos que menos calorías contiene por cada gramo de fibra que proporciona. Usted puede obtener más o menos 1 gramo de fibra en sólo ⅓ de taza de plátano cocido hecho puré, y esta cantidad sólo suma 46 calorías.

Sírvase una taza de esta fruta llena de fécula y tendrá casi 5 gramos de fibra, prácticamente el 20 por ciento de la DV. Se ha demostrado que la fibra ayuda a reducir el colesterol y previene muchos problemas digestivos, desde el estreñimiento hasta las hemorroides (almorranas).

En la cocina

El plátano (plátano macho) se parece a la papa en que es muy fácil de preparar. Incluso se aprovecha casi de la misma manera en la cocina: en puré, sofrito (salteado) o al horno. Su suave sabor se lleva muy bien con *omelettes*, sopas o caldos y guisos (estofados).

Los siguientes consejos lo convertirán en un experto a la hora de seleccionar y preparar sus plátanos de la manera más fácil posible.

Practique estos puntos para pelarlo. Corte las puntas del plátano. Realice 3 ó 4 cortes a todo lo largo del plátano, atravesando apenas la cáscara. Coloque el plátano en un tazón (recipiente), cubra con agua tibia y deje remojar durante 10 minutos. Meta el pulgar cuidadosamente por los cortes realizados y suavemente desprenda la cáscara del plátano. Ahora lo puede picar en rodajas y cocinarlo. Lo puede cocer al vapor durante 10 minutos. Una vez suave, el plátano se puede aplastar o sofreír. O bien rocíe los pedazos con un poco de aceite de oliva extra virgen y sirva.

Fíjese en el tiempo. Definitivamente hay que cocer el plátano hasta que esté suave, pero tampoco es bueno exagerar. Cuando se recuece, suelta un compuesto que provoca un sabor amargo. Por eso, cuando piensa incluirlo en guisos, *omelettes* u otros platillos, lo mejor es agregarlo hacia el final del proceso de cocción, para evitar que salga afectado el sabor.

Fuerza inmunitaria

Además de sus otras cualidades en lo que se refiere a la lucha contra las enfermedades, el plátano también está lleno de nutrientes que fortalecen el sistema inmunitario. Y entre más fuerte sea este, mayor será su capacidad de resistir las enfermedades.

Una taza de plátano cocido y cortado en rodajas, por ejemplo, contiene casi 17 miligramos de vitamina C, es decir, más del 28 por ciento de la DV. Entre todas las vitaminas que luchan contra las infecciones y refuerzan el sistema inmunitario, la vitamina C probablemente sea la más conocida.

La misma taza de plátano en rodajas también proporciona 40 microgramos de folato, el 10 por ciento de la DV; 0,4 miligramos de vitamina B_6, o sea, el 20 por ciento de la DV; y 1.400 unidades internacionales (UI) de vitamina A, el 28 por ciento de la DV.

Y todo eso, ¿para qué sirve? El folato hace falta para el crecimiento normal de los tejidos y posiblemente proteja contra el cáncer, las enfermedades cardíacas y los defectos de nacimiento. La vitamina B_6 es imprescindible para que su sistema nervioso funcione en las mejores condiciones y para reforzar la inmunidad, la vitamina A también aumenta la inmunidad, además de evitar problemas de visión nocturna así como problemas de la visión relacionados con el envejecimiento, como la degeneración macular.

CÓMO MAXIMIZAR SUS PODERES CURATIVOS

Busque la mejor calidad. Cuando los plátanos (plátanos machos) están completamente maduros, deberían sentirse firmes, pero no duros como una roca. No compre los que se vean blandos o mohosos. Guarde los plátanos en la encimera de la cocina hasta que hayan alcanzado la madurez que desee; el frío del refrigerador hace de dejen de madurar.

Experimente con la madurez. Puede comer los plátanos no maduros, cuando están verdes y ligeramente maduros, cuando están amarillos y casi maduros o incluso cuando están negros y totalmente maduros. Le decimos cómo utilizar cada uno:

▪ **Verdes para la pancita.** Si quiere comer plátano para prevenir las úlceras o acelerar la cicatrización de una, los expertos recomiendan el plátano verde aún no maduro. Al parecer contiene una mayor cantidad de enzimas curativas que el plátano amarillo o negro ya maduro. Los plátanos verdes se pueden hervir, freír o agregar a una sopa o guiso (estofado).

- **Amarillos para un cremoso puré.** Los plátanos amarillos son más blandos y un poco más dulces. Se pueden hacer en puré, asados al horno o a la parrilla.
- **Negros para obtener el máximo dulzor.** Los plátanos negros totalmente maduros se pueden cocinar como los amarillos, pero en esta fase es cuando están más dulces y huelen más como un plátano amarillo (guineo, banana).

(*Nota*: si encuentra en este capítulo términos que no entiende o que jamás ha visto, favor de remitirse al glosario en la página 636).

Plátano verde con ajo y tomillo

2 plátanos (plátanos machos) verdes grandes

2 tazas de agua

1½ cucharaditas de tomillo seco

1 cucharadita de pimentón (paprika)

¼ cucharadita de sal

4 cucharaditas de aceite de oliva

3 dientes de ajo picados en trocitos

Pele el plátano según las indicaciones de "En la cocina" en la página 515. Pique en rodajas de ⅛" (3 mm) de grosor.

Ponga el agua a hervir a fuego mediano en un sartén antiadherente grande. Agregue el plátano. Tape y hierva a fuego lento durante 15 minutos, o hasta que esté suave. Para saber si está cocido, introduzca la punta de un cuchillo afilado en una rodaja.

Saque las rodajas de plátano del agua caliente con unas pinzas o una cuchara calada y ponga sobre toallas de papel para que se escurran. Tire el líquido del sartén y séquela con toallas de papel.

Mezcle el tomillo, el pimentón y la sal en un tazón (recipiente) grande. Agregue las rodajas de plátano y mezcle con las manos hasta que se cubran perfectamente.

Agregue el aceite al sartén y ponga a calentar a fuego mediano-alto. Agregue las rodajas de plátano y extiéndalas de manera uniforme en el sartén. Fría de 2 a 3 minutos, o hasta que el plátano se dore en la parte de abajo. Voltee. Esparza el ajo sobre el plátano. Fría de 2 a 3 minutos más, o hasta que el plátano se dore en la parte de abajo. Mezcle suavemente para cubrirlo con el ajo.

Rinde 4 porciones

Consejo de cocina: *otra forma de pelar un plátano es cortarle las puntas y picarlo en rodajas de 3 pulgadas (1,5 cm) de grosor a lo horizontal. Luego inserte el cuchillo entre la pulpa y la cáscara y despréndala con cuidado.*

POR PORCIÓN ————————————

Calorías: 137	Colesterol: 0 mg
Grasa total: 4,9 g	Sodio: 138 mg
Grasa saturada: 0,8 g	Fibra dietética: 2 g

Presión arterial alta

CONTRÓLELA EN LA COCINA

La presión arterial alta (hipertensión) merodea sigilosamente por su cuerpo, provocando daños y causando estragos por todas partes. Puede llegar a someter al corazón a tanta presión que este órgano falle por tener que trabajar tan arduamente. Puede hacer que las arterias del cerebro se rompan o desarrollen coágulos, y dejarlo incapacitado. También puede dañar los riñones de tal manera que llegue a necesitar una máquina de diálisis y causar tanto perjuicio a los ojos que se quede ciego.

Si piensa que todo eso es malo, aún no se ha enterado lo que *realmente* da miedo: la presión arterial alta normalmente no causa síntomas, por lo tanto, tal vez ni siquiera sepa que la tiene hasta que aparece un problema grave de salud.

No obstante, por muy discretita que sea, la presión arterial alta muchas veces tiene efectos mortales (por eso a menudo se la llama la "asesina silenciosa"). "La presión arterial alta no es más que el reflejo de un sistema cardiovascular a punto de estallar internamente", dice el Dr. John A. McDougall, director médico del Programa McDougall en Santa Rosa, California. No obstante, si su dieta es saludable, o sea, si se compone de muchas frutas y verduras y cereales integrales, usted puede cambiar todo eso", afirma el experto.

Según los Institutos Nacionales de Salud, aproximadamente 1 de cada 3 adultos tiene presión arterial alta. Al seguir una dieta saludable, nos podemos asegurar de no ser uno de ellos.

Cómo se da la presión arterial alta

Todo el mundo tiene presión arterial y esta puede subir o bajar frecuentemente durante el transcurso de un día, e incluso de un minuto a otro. El corazón bombea sangre por todo el cuerpo a través de un sistema de arterias. Cada vez que el corazón late, envía una nueva oleada de sangre y la presión arterial sube. Se trata de la presión arterial sistólica. Entre latidos, el corazón se relaja brevemente y la presión baja. Se trata de la presión arterial diastólica. Cuando nos miden la presión arterial, nos dan dos números, uno arriba del otro (la sistólica sobre la diastólica), medidos en milímetros de mercurio, o mmHg. Por ejemplo, un valor podría ser 135/86 mmHg.

El corazón, el cerebro, los riñones, los ojos y otros órganos dependen de un confiable flujo de sangre que corre por las delicadas "cañerías". Cuando se desarrolla presión arterial alta crónica, o hipertensión, comienzan los problemas.

Esta afección hace que la sangre se impulse por las arterias con un exceso de fuerza. El corazón tiene que trabajar horas adicionales para bombear la sangre y es posible que se agrande y llegue a ser incapaz de soportar tanta tensión. Las arterias, que deberían ser elásticas y flexibles, puede que se endurezcan y se estrechen más rápidamente. Tal vez lleven menos sangre a los órganos y es posible que un coágulo sanguíneo quede "atrapado" y obstruya totalmente el flujo, provocando un ataque al corazón.

En muchos casos, los médicos no saben explicar qué es lo que causa exactamente la presión arterial alta. Pero tienen muy presentes los factores evitables del estilo de vida que aumentan el riesgo: el sobrepeso o la obesidad, el consumo excesivo de alcohol, una dieta con demasiada sal o que sea deficiente en potasio, fumar cigarrillos, un estilo de vida sedentario, el estrés crónico y tomar determinados medicamentos. Hay otros factores de riesgo que no se pueden cambiar: la edad (la presión arterial alta es más común en la mediana edad y después), la raza (es más habitual en afroamericanos que en personas blancas) y antecedentes familiares de presión arterial alta.

Los Institutos Nacionales de Salud (o *NIH* por sus siglas en inglés) y la Asociación Estadounidense del Corazón emplean las siguientes clasificaciones para identificar la presión arterial normal y alta:

Clasificación de la presión arterial	Presión arterial sistólica (en mm Hg)		Presión arterial diastólica (en mm Hg)
Normal	Menos de 120	y	Menos de 80
Prehipertensión	De 120 a 139	o	De 80 a 89
Hipertensión de Fase 1	De 140 a 159	o	De 90 a 99
Hipertensión de Fase 2	Más de 160	o	Más de 100

Aunque la presión arterial se encuentre en las categorías de "normal" o "prehipertensión", aún no debe dar un suspiro de alivio. El riesgo de muerte a causa de una enfermedad cardíaca o un derrame cerebral se eleva progresivamente conforme sube la presión arterial, y según los NIH, el riesgo comienza a crecer en estas primeras fases. En otras palabras: hay que empezar a preocuparse bastante antes de tener un diagnóstico de hipertensión.

Las investigaciones del Estudio Framingham del Corazón, un estudio muy largo y que sentó precedentes, revelan que tener la presión arterial sistólica entre 130 y 139 o la diastólica entre 85 y 89 tal vez suponga más del doble de riesgo de sufrir enfermedades cardiovasculares que tener la presión arterial en el rango "normal".

Según los NIH, a las personas que se encuentren en la categoría de prehipertensión se les debería "aconsejar con firmeza y sin ambigüedad que llevaran a cabo modificaciones en su estilo de vida a fin de reducir su riesgo de desarrollar hipertensión en el futuro".

La hipertensión benigna responde muy bien a diversos tratamientos que no implican medicamentos. Si usted se alimenta bien y hace ejercicio, tal vez logre controlar su presión arterial y calmar su torrente sanguíneo sin medicamentos (que con frecuencia causan efectos secundarios bastante molestos). Sin embargo, no se deje engañar por el adjetivo "benigno". "La mayoría de los ataques cardíacos y derrames cerebrales se dan en personas que tienen hipertensión de Fase 1", explica el Dr. Norman Kaplan, profesor de Medicina Interna en el Centro Médico del Sudoeste de la Universidad de Texas en Dallas.

Un importante estudio publicado en la revista médica *Journal of the American Medical Association* midió los efectos de los cambios en el estilo de vida en 810 adultos con una presión arterial "por encima de lo óptimo". Los dividieron en 3 grupos. Uno recibió muchas sesiones de asesoramiento sobre cómo reducir la presión arterial alta con medidas de estilo de vida como la pérdida de peso, la actividad física y una dieta baja en sodio. Otro grupo recibió asesoramiento y también mucha información sobre la dieta DASH. Esta dieta rica en frutas y verduras fue creada especialmente para bajar la presión arterial. (Para más información sobre la dieta DASH, vea la página 525). El tercer grupo recibió una sola sesión de asesoramiento de 30 minutos sobre los aspectos esenciales para bajar la presión arterial.

Después de 6 meses, el primer grupo redujo su presión arterial sistólica un promedio de 3,7 mmHg, mientras que el grupo de la dieta DASH redujo la suya en 4,3 mmHg. El tercer grupo tuvo cambios menos impresionantes en su presión arterial. Al comienzo del experimento, el 38 por ciento de los sujetos tenía hipertensión, pero después de 6 meses, solamente un 17 por ciento del primer grupo la padecía y sólo un 12 por ciento del grupo de la dieta DASH. Esto contrastó con un porcentaje considerablemente superior del 26 por ciento de los individuos en el grupo que sólo recibió asesoramiento.

Cómo quitarle una carga al corazón

Adelgazar —aunque sólo sean 10 libras (4,5 kg)— puede bajar la presión arterial o evitar que desarrolle hipertensión.

¿Qué relación hay entre el exceso de peso y la presión? Entre más tejidos posee el cuerpo, más arduamente tiene que trabajar el corazón para nutrirlos. Y este esfuerzo aumenta la presión sobre las paredes arteriales.

Todo el mundo sabe que bajar de peso no es fácil. Sin embargo, el ejercicio ayuda. Y lo mejor es que se pueden matar dos pájaros de un tiro, porque la mejor dieta para bajar de peso también es la que más conviene para controlar la presión arterial: una que sea baja en grasa y que incluya grandes cantidades de frutas y verduras.

"Realmente hacemos hincapié en una dieta baja en grasa y con abundantes frutas y verduras. Es casi seguro que bajará su presión arterial porque reduce el sodio y aumenta todas las sustancias buenas que, según plantean las hipótesis, bajan la presión arterial —la fibra, el calcio y el potasio—, y también es un camino eficaz hacia la pérdida de peso", dice Pao-Hwa Lin, Ph.D., profesora adjunta de Investigaciones de Medicina en la Universidad de Duke en Durham, Carolina del Norte.

Una dieta baja en grasa no puede incluir grandes cantidades de carne de res, la cual está llena de grasa saturada. Tampoco va a incluir muchos alimentos procesados, ya que con frecuencia son muy altos en grasa. Además, los alimentos procesados tienen mucha sal y poco potasio. Por lo tanto, al eliminarlos estará matando *tres* pájaros de un tiro.

La situación salina

Los expertos opinan que muchas personas que sufren hipertensión son sensibles a la sal, lo cual significa que su presión arterial depende de la cantidad de sal que comen. "Sin embargo, existe cierta controversia con respecto a esta cuestión", dice el Dr. Lawrence Appel, profesor de Medicina y Epidemiología de la Facultad de Medicina de la Universidad Johns Hopkins, en Baltimore. "La respuesta de algunas personas frente a la sal es más fuerte que la de otras.

Además, las personas mayores tienden a ser más sensibles a la sal, al igual que los afroamericanos".

Algunas investigaciones revelan que aproximadamente el 26 por ciento de los estadounidenses con la presión arterial normal —y cerca del 58 por ciento de los que padecen presión arterial alta— son sensibles a la sal.

Veamos lo que sucede. Cuando se come la ración de sodio típica de un habitante de los Estados Unidos —de 3.000 a 6.000 miligramos al día o incluso más, lo cual está muy por encima del límite recomendado de 2.400 miligramos—, la presión arterial sube. Si una persona es sensible a la sal, el sodio que esta contiene hace que su cuerpo atraiga el agua como si fuera una esponja. Al absorber el agua, los vasos sanguíneos se expanden y producen una presión más fuerte.

Algunos expertos piensan que no nos deberíamos preocupar mucho por si somos sensibles a la sal o no. Es difícil determinar la sensibilidad de un individuo a la sal; lo mejor que se puede hacer es reducir el consumo de sal hasta los límites recomendados para ir por lo seguro.

"Si usted tiene la presión arterial alta, debe reducir su consumo de sodio a la mitad", dice el Dr. Kaplan. "No ponga sal en la mesa ni la agregue a los alimentos que cocina. Evite la mayoría de los alimentos procesados, la fuente del 80 por ciento del sodio en la dieta estadounidense. Si su presión arterial no baja con todo eso, entonces el sodio no es el culpable", agrega el experto.

Según los NIH, reducir el sodio de la dieta a no más de 2.400 miligramos diarios (lo que equivale a una cucharadita de sal de mesa) reducirá la presión arterial sistólica de 2 a 8 mm Hg. Una meta aún mejor es reducir la ingesta diaria de sodio a 1.500 miligramos, o ⅔ de cucharadita de sal de mesa, para bajar todavía más la presión arterial.

Bondades minerales

El potasio y el calcio son dos minerales cuya acción puede compararse con la de un masaje cuando el cuerpo está tenso. Ayudan a que los vasos sanguíneos se relajen. Cuando las arterias se relajan, se dilatan, es decir, se hacen más grandes. Y le dan a la sangre el espacio que necesita para fluir con toda calma.

"Se puede pensar en el potasio como lo opuesto del sodio", dice el Dr. Harvey B. Simon, profesor adjunto de Medicina en la Escuela de Medicina de la Universidad Harvard. El potasio ayuda al cuerpo a expulsar el sodio. Por lo tanto, entre más potasio contenga la dieta, más sodio se elimina. De hecho, al examinar a más de 10.000 personas en 32 países, INTERSALT, un estudio que sentó precedentes, descubrió que las personas con la mayor cantidad de potasio en su sangre tenían la presión arterial más baja, mientras que la presión arterial más alta se manifestaba en las personas en cuya sangre había la menor cantidad de este mineral.

"Las frutas y las verduras son por naturaleza bajas en sodio y altas en potasio", explica la Dra. Lin. "Una dieta con abundantes verduras y frutas casi reproduce la alimentación vegetariana, que como se sabe está relacionada con una presión arterial más baja". Algunos alimentos especialmente ricos en potasio son los frijoles (habichuelas), las papas, los aguacates (paltas), las almejas al vapor, las habas blancas, los plátanos amarillos (guineos, bananas) y los albaricoques (chabacanos, damascos).

Diversos estudios han demostrado que existe una relación semejante entre el calcio y la presión arterial. De acuerdo con algunos de ellos, un consumo muy bajo de calcio hasta puede convertirse en un factor de riesgo para desarrollar presión arterial alta. El Estudio Framingham del Corazón, que también marcó un hito en estas investigaciones, examinó el consumo de calcio de 432 hombres. Quienes más calcio ingerían (entre 322 y 1.118 miligramos al día) tenían un 20 por ciento menos de riesgo de sufrir hipertensión que quienes menos consumían (de 8 a 109 miligramos al día).

Un estudio publicado en la revista médica *Hypertension* que analizó los hábitos dietéticos de casi 5.000 personas observó que conforme más lácteos consumían, menos probabilidades tenían de desarrollar presión arterial alta. De hecho, las personas que consumían la mayor cantidad de lácteos tenían casi un 40 por ciento menos

ALÉJESE DE LAS MINAS DE SAL

Si se ha informado acerca del sodio y necesita cuidar su presión arterial, ya sabe que debe evitar alimentos como las frituritas de todo tipo (entre ellas las papitas fritas y las frituras de maíz) o los pepinillos salados. Sin embargo, el sodio aparece en muchos alimentos donde uno no lo esperaría. Tanto el bicarbonato como el polvo de hornear, por ejemplo, están hechos de bicarbonato de sodio. La fruta seca contiene sulfito de sodio y el helado con frecuencia tiene caseinato de sodio y alginato de sodio.

Incluso la persona más alerta puede pasar por alto algunas minas de sal. Cuídese de las siguientes.

Pudín (budín) instantáneo con sabor a chocolate. Media taza contiene 470 miligramos de sodio, más del que se encuentra en dos lonjas (lascas) de tocino.

Catsup (ketchup). Una cucharada contiene 156 miligramos de sodio.

Pastelillos. Un *Danish* de fruta tiene 333 miligramos de sodio, mientras que uno de queso contiene 319. Los *scones* y los *biscuits* de harina preparada por lo común también contienen una gran cantidad de sodio.

Queso. La mayoría de los quesos son ricos en sodio. Esto incluye el requesón. Una ración de media taza contiene 425 miligramos.

de probabilidades de sufrir hipertensión que las personas que consumían menos. No obstante, esta relación se veía sobre todo en personas cuyas dietas eran relativamente bajas en grasa saturada. En vista de que los alimentos lácteos normales contienen grasa saturada, es sensato obtener el calcio a partir de lácteos que sean semidescremados o descremados.

Una taza de yogur sin grasa contiene cerca de 415 miligramos de calcio y un vaso de leche descremada tiene unos 352. Además de los lácteos bajos en grasa y sin grasa, las mejores fuentes de calcio son el *tofu*, el jugo de naranja (china) enriquecido con calcio, la col rizada, el brócoli y las berzas (bretones, posarnos).

La dieta DASH —siglas inglesas de Enfoques Dietéticos para Detener la Hipertensión— es promovida por el gobierno estadounidense. Consiste en abundantes cereales integrales (de 6 a 8 raciones diarias) y frutas y verduras (de 8 a 10 raciones). También incluye 2 ó 3 raciones de lácteos bajos en grasa; cantidades moderadas de carne magra (baja en grasa); frutos secos y semillas; así como cantidades limitadas de grasas y aceites y dulces. En la dieta DASH se comen los alimentos procesados con moderación, ya que estos son la principal fuente de sodio en la dieta estadounidense.

Al adoptar la dieta DASH se puede bajar la presión arterial sistólica de 8 a 14 mm Hg. Como puede ver, al bajarle a la sal y al sodio y aumentar las frutas, las verduras y otros alimentos vegetales, la presión arterial realmente se reduce.

Cómo comprar para comer bien

Una buena manera de empezar es convirtiéndose en lo que el Dr. Appel llama un "consumidor consciente". Es decir, lea las etiquetas antes de comprar cualquier alimento provisto de una etiqueta con información sobre su valor nutritivo. Revise el contenido de sodio. Una lata de 8 onzas (224 g) de tomate (jitomate) cocido puede contener más de 800 miligramos de sodio, mientras que otra marca enlatada tal vez sólo tenga 70. "Muchas veces cuesta trabajo encontrar un cereal bajo en sodio", agrega el Dr. Appel. "El *shredded wheat* es uno de los bajos en sal".

"*Sodium-free*" (sin sodio) es una buena indicación que buscar en las etiquetas. También lo es "*low-sodium*" (bajo en sodio). Por el contrario, no se confíe al ver la palabra "*light*". Una salsa de soya *light*, por ejemplo, de todas maneras puede contener 605 miligramos de sodio por cucharada. Además, la frase "*no salt added*" (sin sal añadida) no significa que el alimento no tenga sodio, sino que no se la añadido sal adicional. En la caja de datos nutricionales de una etiqueta busque también la Cantidad Diaria Recomendada (o *DV* por sus siglas en inglés) de sodio. Escoja alimentos que contengan menos del 5 por ciento de la DV. Si el producto contiene un 20 por ciento o más de la DV, es alto en sodio.

Muchos tipos de pan se pueden considerar alimentos nutritivos y saludables. Sin embargo, en ocasiones contienen mucha sal. Si lo compra fresco en la panadería y no viene con etiqueta, no olvide preguntar cuánta sal trae cada hogaza.

Al comprar alimentos enlatados, la sal llega a convertirse en un verdadero problema. No obstante, en la mayoría de los casos basta con lavar el alimento para eliminar una buena parte de la sal. Si no encuentra una lata de frijoles bajos en sodio, por ejemplo, puede lavarlos para deshacerse de por lo menos la mitad de la sal con la que se envasó, sugiere Neva Cochran, R.D., una asesora de nutrición que radica en Dallas, Texas.

Las frutas y las verduras frescas son la base de una dieta que garantiza una presión arterial sana. Por lo tanto, siempre debe buscar maneras de comer más frutas y verduras. La Dra. Lin tiene las siguientes recomendaciones para que lo logre con facilidad:

- Compre verduras para ensalada preempacadas para los días en que esté demasiado ocupado para prepararlas usted mismo (no obstante, es mejor enjuagarlas antes de usarlas).
- Cuando salga a comer a un restaurante, pida un plato con fruta como entremés.
- Prepare dos cenas vegetarianas a la semana.

Al pasar por la sección de frutas y verduras, no olvide echar al carrito unas manzanas, peras y naranjas. Estas tres frutas son las reinas de la fibra. Además, según los resultados que los estudiosos del corazón están empezando a obtener a través de sus investigaciones, la fibra no sólo reduce la cantidad de colesterol peligroso en el cuerpo, sino que posiblemente también haga bajar la presión arterial. La fibra de la fruta hizo alarde de poder curativo en un estudio llevado a cabo por la Escuela de Medicina de la Universidad Harvard, el cual abarcó a más de 30.000 hombres. Los hombres examinados que consumían menos de 12 gramos de fibra de fruta al día (la correspondiente más o menos a 4 naranjas o a 3 manzanas o peras) tenían un 60 por ciento más de probabilidades de sufrir hipertensión. La dieta DASH es especialmente alta en fibra, dada la cantidad de cereales, frutas y verduras que recomienda.

Por último, es imprescindible que reduzca la cantidad de grasa de su dieta. Sin embargo, no se tiene que convertir en un fanático de estas medidas. En lugar de cortar la grasa de tajo, hágalo poco a poco. La Dra. Lin recomienda ir haciendo cambios pequeños que de manera gradual vayan reduciendo a la mitad la cantidad total de grasa que come. Compre sustitutos de mantequilla y margarinas sin transgrasas. En lugar de aceites líquidos o mantequilla, sofría (saltee) sus alimentos con aceite de oliva en aerosol. Cambie la mayonesa por mostaza y a la hora de elegir una merienda (refrigerio, tentempié), opte por *pretzels* bajos en sal en lugar de papitas fritas.

Reducir el alcohol para frenar la hipertensión

Las investigaciones han descubierto que el 16 por ciento de la enfermedad hipertensiva en el mundo se debe al consumo del alcohol.

Los NIH recomiendan que los hombres no tomen más de 2 bebidas al día y que las mujeres (y los hombres de poca estatura física) limiten su consumo a una bebida diaria. Una bebida es el equivalente a 12 onzas (360 ml) de cerveza, 5 onzas (150 ml) de vino o 1½ onzas (45 ml) de bebidas con un 40 por ciento de alcohol.

Mediante un consumo moderado de alcohol, es posible reducir la presión sistólica de 2 a 4 mm Hg.

(*Nota*: si encuentra en este capítulo términos que no entiende o que jamás ha visto, favor de remitirse al glosario en la página 636).

Problemas de la memoria

REMEDIOS ALIMENTICIOS QUE REFUERZAN LOS RECUERDOS

Aunque parezca increíble, a veces la solución a los problemas de memoria más desconcertantes se encuentra en el interior de una caja de cereal. Así lo confirma el Dr. William Regelson, profesor de Medicina del Colegio de Medicina de la Universidad Commonwealth de Virginia, en Richmond.

"Lo que a veces suponemos que es el comienzo de la 'senilidad' puede deberse a carencias alimenticias mínimas", indica el Dr. Regelson. "Cuando la gente afirma que está perdiendo sus funciones mentales, una de las primeras cosas que les digo es que coman el cereal de la marca *Total*, que contiene cantidades varias de todas las vitaminas y minerales que necesitan. Se sorprendería al ver cuanta gente queda perfectamente bien una vez que cubren sus necesidades alimenticias".

Muchos investigadores están descubriendo lo mismo. Cuando a la gente le faltan ciertos nutrientes, su rendimiento mental baja. Incluso una escasez de agua puede hacer que la mente se confunda, según Susan Nitzke, Ph.D., R.D., profesora del departamento de Ciencias de la Nutrición en la Universidad de Wisconsin, en Madison. "El mecanismo de la sed se hace más lento conforme envejecemos, de modo que no siempre nos damos cuenta enseguida de que necesitamos agua", indica. "Uno de los síntomas de la deshidratación grave es la confusión mental".

Además, con el tiempo el cuerpo empieza a absorber algunos nutrientes de manera menos eficaz. Por lo tanto, aunque no cambie la necesidad calórica, de acuerdo con el Dr. Regelson posiblemente se requieran más nutrientes para mantener la agudeza mental.

No todos los problemas de la memoria se deben a la dieta. Pero si no hay ningún otro problema, tal vez lo que se está comiendo —o no— es lo que tiene aletargado al cerebro.

Sustento para el cerebro

Las vitaminas del complejo B probablemente sean los nutrientes más importantes desde el punto de vista de la agudeza mental. El cuerpo las utiliza para convertir la comida en energía mental, así como para fabricar y reparar los tejidos cerebrales. "Las carencias de tiamina, niacina y vitaminas B_6 y B_{12} todas pueden ocasionar disfunciones mentales", explica el Dr. Vernon Mark. "De hecho la pelagra, una carencia de niacina, solía ser una de las principales causas de internación a los hospitales psiquiátricos estatales", explica.

Las investigaciones han demostrado, de hecho, que los niños que reciben 5 miligramos de tiamina en lugar de la Cantidad Diaria Recomendada (o *DV* por sus siglas en inglés) de 1,5 miligramos obtienen calificaciones bastante más altas en las pruebas de funcionamiento mental, según agrega el Dr. Mark.

Actualmente muchos panes, cereales y pastas vienen enriquecidos con tiamina y niacina, de modo que la mayoría de las personas cubren sus necesidades de estos nutrientes. Las carencias de niacina se han vuelto sumamente raras, sobre todo en los Estados Unidos. No obstante, en las personas de edad o aquellas que con frecuencia toman alcohol el nivel de tiamina llega a bajar lo suficiente como para producir problemas de memoria, según advierte el Dr. Mark.

La forma más fácil de asegurarse una cantidad suficiente de las vitaminas del complejo B que fortalecen la actividad cerebral es mediante los alimentos que contienen cereales enriquecidos. Una taza de espaguetis enriquecidos, por ejemplo, cuenta con 0,3 miligramos de tiamina, el 20 por ciento de la DV, y 2 miligramos de niacina, el 10 por ciento de la DV. La carne también es una buena fuente de estos nutrientes. Tres onzas (84 g) de filete (*tenderloin*) de cerdo, por ejemplo, proporcionan 0,8 miligramos de tiamina, el 53 por ciento de la DV. En cuanto a la niacina, 3 onzas de pechuga de pollo ofrecen 12 miligramos, el 60 por ciento de la DV.

No es tan fácil aumentar el consumo de las vitaminas B_6 y B_{12}, porque al cuerpo le cuesta cada vez más trabajo absorberlas conforme se envejece. "Después de los 55 años es muy común andar bajo de estas vitaminas, porque el revestimiento del estómago está cambiando", explica el Dr. Regelson.

Conforme se envejece es buena idea consumir una mayor cantidad de la DV de ambos nutrientes. La vitamina B_6 se encuentra en abundancia en las papas al horno, el plátano amarillo (guineo, banana), los garbanzos y el pavo (chompipe). Una papa al horno proporciona 0,4 miligramos de vitamina B_6, el 20 por ciento de la DV, y un plátano amarillo ofrece 0,7 miligramos, el 35 por ciento de la DV. En lo que se refiere a la vitamina B_{12}, la carne y los mariscos son buenas opciones. Tres onzas de carne de res magra (baja en grasa) molida brindan 2 microgramos de vitamina B_{12}, más o menos la tercera parte de la DV. Las almejas son una fuente increíble, pues 20 almejas al vapor proporcionan 89 microgramos, el 1.483 por ciento de la DV.

Cómo fomentar el flujo

Una forma de aliviar los problemas de memoria es aumentando el flujo de la sangre al cerebro, según opina el Dr. Regelson. Cuando no se mantiene un flujo adecuado

Consejo clave

Si no está seguro de si sufre una carencia de vitamina D, la cual desempeña un importante papel en la función cerebral, preste atención a su estado de ánimo. Las personas que sufren una deficiencia de vitamina D tienen más probabilidades de estar deprimidas o desanimadas, afirma el Dr. Stanley Birge, de la Facultad de Medicina de la Universidad de Washington. Al solucionar la deficiencia no sólo mejorará su función cerebral, también mejorará su estado de ánimo.

de sangre, el rendimiento del cerebro y la memoria empiezan a bajar.

La falta de sangre en el cerebro muchas veces se debe a la misma causa que produce las enfermedades cardíacas: la acumulación de colesterol y grasa en las arterias. "Esta situación no sólo se puede prevenir a través de la dieta", comenta el Dr. Regelson, "sino que se puede revertir al menos en parte".

De acuerdo con la Dra. Nitzke, una de las principales causas de las enfermedades cardiovasculares —arterias tapadas en el corazón y el cerebro— es el exceso de grasa, sobre todo de grasa saturada, en la dieta. "Mantenga bajo el consumo de grasa saturada cocinando con pequeñas cantidades de aceites líquidos, como de oliva o de *canola*, en lugar de mantequilla o margarina y reduciendo al mínimo el consumo de alimentos grasos, como la mayonesa, los postres muy sustanciosos y las carnes grasas", recomienda.

Según agrega la nutrióloga, aumentar el consumo de frutas y verduras es igualmente importante. Las frutas y las verduras están llenas hasta el tope de antioxidantes, unos compuestos que bloquean los efectos de unas moléculas dañinas de oxígeno llamadas radicales libres. Esta cualidad es importante, porque cuando los radicales libres lesionan al perjudicial colesterol lipoproteínico de baja densidad (LBD), este se hace más pegajoso y hay más probabilidades de que se adhiera a las paredes de las arterias.

Diversos estudios han demostrado que los antioxidantes presentes en la frutas y las verduras pueden ayudar a prevenir la enfermedad de Alzheimer. En 2002, unos investigadores estudiaron a casi 5.500 personas y observaron que aquellas cuyas dietas eran ricas en las vitaminas antioxidantes C y E reducían su riesgo de desarrollar la enfermedad de Alzheimer. Las frutas cítricas, los kiwis, las coles (repollitos) de Bruselas, el brócoli y el repollo (col) están llenos hasta el tope de vitamina C, mientras que los cereales integrales, los frutos secos, la leche y las yemas de huevo contienen vitamina E.

La estrategia combinada de reducir la grasa en la dieta y de comer más frutas y verduras ayuda a mantener despejadas las arterias. De hecho, de acuerdo con el Dr. Regelson, incluso puede ayudar a restablecer el flujo de sangre a través de las arterias que ya han comenzado a cerrarse.

La cuestión del café

Millones de personas en los Estados Unidos ayudan a sus cerebros a despertar todas las mañanas con una taza bien caliente de café, y con buena razón. Se ha demostrado que la cafeína del café mejora el rendimiento mental, lo cual incluye la función de la memoria.

En un estudio realizado por un grupo de investigadores de los Países Bajos, se utilizó una sustancia química para bloquearles la memoria de corto plazo a 16 personas sanas. Según se observó, al administrar 250 miligramos de cafeína a estas personas —más o menos la cantidad presente en 3 tazas de café— no tardaron en recuperar su capacidad de recordar.

Un exceso de café desde luego puede causar más problemas de los que resuelve, aunque sólo sea porque el estímulo producido por esta bebida tarda entre 6 y 8 horas en pasar. Por lo menos a algunas personas el bajón posterior les produce cierta confusión mental.

"Cada persona reacciona a la cafeína de modos distintos", afirma Suzette Evans, Ph.D., profesora adjunta en la Facultad Médica de la Universidad Columbia en la ciudad de Nueva York. De acuerdo con la Dra. Evans, una o dos tazas de café definitivamente pueden mejorar el rendimiento y la memoria de las personas que sólo lo toman de vez en cuando. No obstante, si se toma café de manera constante durante el día, rápidamente se desarrolla tolerancia y ya no se obtienen los mismos beneficios. De hecho, un exceso de cafeína produce nerviosismo y reduce la concentración.

La amenaza alcohólica

Matar neuronas no es la mejor manera de rendir más en cuestiones de memoria. No obstante, esto es exactamente lo que muchos hacemos con nuestra materia gris diariamente, según advierte el Dr. Mark.

"El alcohol es un veneno para el cerebro", indica el Dr. Mark. "Aunque se esté haciendo bien todo lo demás, un consumo excesivo de alcohol puede causar una disminución considerable en la función de la memoria". De hecho, incluso pequeñas cantidades de alcohol pueden dañar las células de la parte del cerebro que ejecuta la memoria.

Muchos médicos recomiendan abstenerse del alcohol por completo para maximizar la agudeza mental. Por lo menos es buena idea limitar el consumo diario a uno o dos tragos; es decir, 12 onzas (360 ml) de cerveza, 5 onzas (150 ml) de vino o 1½ onzas (45 ml) de una bebida más fuerte. Cuando vaya a beber, escoja vino tinto. Contiene resveratrol, un compuesto que tal vez mantenga joven el cerebro.

La mejor dieta para el cerebro

No se puede prevenir totalmente la enfermedad de Alzheimer y la demencia, pero se pueden mantener a raya por más tiempo con una dieta cardiosaludable que se centre en los nutrientes que según se ha demostrado, son fundamentales para el funcionamiento cerebral y contra el envejecimiento, indica el Dr. Stanley Birge, profesor adjunto de Medicina en la división de Geriatría y Ciencias de la Nutrición de la Facultad de Medicina de la Universidad de Washington, en St. Louis. A continuación indicamos lo que el experto recomienda.

Que su índice de masa corporal sea de 23 a 25. El sobrepeso aumenta el riesgo de sufrir diabetes, el síndrome metabólico e hipertensión, lo cual culmina en enfermedades vasculares y daño cerebral. "Es como las cañerías de agua de una casa vieja", dice el Dr. Birge. "El flujo —en este caso de sangre al cerebro— se reduce gradualmente hasta el punto de que las células en pequeñas regiones del cerebro comienzan a morir".

Opte por los lácteos. Coma una ración de algún lácteo bajo en grasa y en azúcar una vez al día, como leche, yogur, requesón o queso *ricotta*. Los estudios epidemiológicos revelan que las personas que beben leche tienen menos probabilidades de desarrollar la enfermedad de Alzheimer.

Brinde por un cerebro joven. Beba una copa de vino tinto o 4 onzas (120 ml) de jugo de uva morada o de jugo de granada al día. Contienen resveratrol, un compuesto que según piensan los médicos, activa un gen relacionado con la longevidad.

Coma bayas. Comer 1 taza de bayas al día también le brindará a su cerebro resveratrol y otros flavonoides que contribuyen a que no se desarrollen enfermedades crónicas relacionadas con el envejecimiento.

Beba jugos. Beba 8 onzas (240 ml) de jugo de una fruta alta en vitamina C, como naranja (china) o manzana, o tome 500 miligramos de vitamina C todos los días. El Dr. Birge recomienda sustituir, tres veces por semana, el jugo de fruta por un vaso de jugo de verduras que compre o prepare usted mismo. Los antioxidantes y otros compuestos que se encuentran en ambos tipos de jugo ayudan a proteger el cerebro de la demencia.

Cuente con el aceite de pescado. Los ácidos grasos omega-3 son poderosísimos aliados en nuestro esfuerzo por tener un corazón y arterias saludables. Comer algún pescado graso de aguas frías como salmón o caballa (escombro, macarela) española dos o tres veces por semana nos aportará suficientes omega-3, pero también podemos tomar de 2.000 a 3.000 miligramos diarios de aceite de pescado o de aceite de semilla de lino (linaza), según recomienda el Dr. Birge. Las nueces también son ricas en omega-3. Puede proteger el cerebro comiendo de 8 a 10 nueces al día o utilizando aceite de nuez (que se vende junto con el aceite de oliva y otros aceites en la mayoría de supermercados) en ensaladas de verduras de hoja verde oscuro.

Beba té verde todos los días. El té verde es rico en antioxidantes y se ha relacionado con un menor riesgo de sufrir demencia, afirma el Dr. Birge. Los expertos recomiendan beber 1 ó 2 tazas al día.

Tome un complejo multivitamínico. Esto es especialmente importante para los adultos mayores e inactivos cuya ingesta calórica no les proporciona los micronutrientes que necesitan, según afirma el Dr. Birge. Escoja un complejo multivitamínico sin hierro o con poco hierro si no tiene usted anemia o no está menstruando, recomienda Birge.

Considere un suplemento de vitamina D. Según el Dr. Birge, la vitamina D se ha ganado un papel estelar como protectora del desarrollo y la función cerebral, y muchas personas sufren una deficiencia sin saberlo. Obtenemos casi un 95 por ciento de nuestra vitamina D de la luz del Sol, pero las personas más jóvenes que trabajan muchas horas y los adultos mayores que están confinados en casa o internados en instituciones a menudo no obtienen suficiente luz solar para satisfacer sus necesidades de vitamina D, sobre todo en las regiones del norte de los E.E. U.U. entre el 1 de octubre y el 1 de abril. El Dr. Birge dice que para la mayoría de personas es suficiente con tomar un suplemento de vitamina D_3 que se vende sin receta de 2.000 unidades internacionales (UI). No obstante, las personas de salud delicada y las que están confinadas en casa tal vez necesiten 4.000 UI. El Dr. Birge recomienda la marca *Carlson Laboratory* para asegurarse de que obtiene la cantidad de vitamina que indica la etiqueta.

Evite los ácidos grasos omega-6. Los ácidos grasos omega-6 que se encuentran en los aceites de maíz (elote, choclo), alazor (cártamo) y sésamo (ajonjolí) no son tan saludables como los omega-3 del aceite de oliva y *canola*, por lo tanto, consuma esos aceites con moderación.

Nutra su cerebro. Una dieta en general saludable para el cerebro contiene pocos carbohidratos refinados (que se encuentran en azúcares, productos panificados, caramelos y otros dulces, por ejemplo), carnes rojas y transgrasas. Es alta en pescado graso, carne de ave, proteína de soya, frutas, verduras y legumbres.

(*Nota*: si encuentra en este capítulo términos que no entiende o que jamás ha visto, favor de remitirse al glosario en la página 636).

Psoriasis

ESTRATEGIAS PARA EVITAR LAS ESCAMAS

Uno pensaría que la piel que cubre nuestro cuerpo hoy es la misma de ayer y del día anterior. No obstante, todos los días millones de células de la piel mueren, se desechan y son reemplazadas por células sanas.

El cuerpo de las personas que padecen psoriasis produce una cantidad exagerada de células de la piel a una velocidad aproximadamente cinco veces más rápida que la común. Por lo tanto, su piel se torna gruesa y escamosa. Los médicos no están seguros de lo que causa la psoriasis, aunque aparentemente lo que sucede es que el sistema inmunitario daña el material genético que les indica a las células de la piel con qué frecuencia dividirse.

Existen ciertas pruebas de que es posible ayudar a controlar la psoriasis consumiendo más verduras y frutas frescas. En un estudio de 680 personas, un grupo de investigadores de la Universidad de Milán en Italia observó que quienes comían la mayor cantidad de zanahorias, tomates (jitomates), frutas frescas y hortalizas verdes tenían muchas menos probabilidades de contraer psoriasis que las personas que comían estos alimentos en menor cantidad. De hecho, tan sólo tres o más raciones de zanahorias a la semana redujo el riesgo de sufrir psoriasis en un 40 por ciento. Siete o más raciones de tomates a la semana hizo que el riesgo bajara en un 60 por ciento y dos raciones al día de fruta fresca redujeron el riesgo en un 50 por ciento. En vista de que todos estos alimentos son importantes fuentes de betacaroteno, así como de vitaminas C y E, los investigadores especulan que la diferencia radica en el efecto antioxidante y la capacidad de estos alimentos para estimular al sistema inmunitario.

Consejo clave

Si toma el fármaco *metotrexato* para la psoriasis, ponga aún más frutas, verduras y cereales integrales en su plato todos los días, recomiendan los expertos de la Fundación Nacional Contra la Psoriasis. Este medicamento puede inhibir el folato, una importante vitamina del complejo B. Para compensar por esto, coma más endibia, espárragos y otras verduras de color verde oscuro, frijoles (habichuelas) secos y chícharos (guisantes, arvejas), jugo de toronja (pomelo) y de naranja (china), cantaloup (melón chino), hígados de pollo y otras carnes de órganos y cereales enriquecidos.

Estrategias que alivian

Durante mucho tiempo los investigadores han sospechado que comer ciertos tipos de pescado ayuda con la psoriasis. En un estudio realizado en Inglaterra se descubrió que los síntomas de la psoriasis mejoran en un 15 por ciento en sólo 6 semanas si se comen 6 onzas (168 g) diarias de pescado como salmón, caballa (macarela, escombro) y arenque. Los expertos sospechan que los beneficiosos ácidos grasos omega-3 del pescado graso reducen la producción de compuestos inflamatorios.

Algunos médicos han observado que las lesiones de la psoriasis mejoran en pacientes que siguen dietas para perder peso y a la inversa, subir de peso a veces puede provocar brotes de psoriasis. Mantener un peso saludable podría ayudar a controlar esta afección.

(*Nota*: si encuentra en este capítulo términos que no entiende o que jamás ha visto, favor de remitirse al glosario en la página 636).

Quimbombó

CUIDA CONTRA EL CÁNCER

Traída a América por los esclavos africanos, esta verdura se conoce en muchos hogares latinos, aunque no en todos. Por ejemplo, en México no se conoce. Sin embargo, sí se disfruta en el Caribe, Venezuela y hasta en el sur de los Estados Unidos. Normalmente se prepara en un guiso (estofado) con harina o se agrega a sopas. Y como todas las comidas de este libro, es un alimento que debemos aprovechar más. Está repleto de vitaminas, aporta fibra, calcio y potasio y hasta contiene un compuesto que combate el cáncer.

"El quimbombó (guingambó, calalú) tiene un poquito de todo", dice Belinda Smith, R.D., dietista investigadora del Colegio de Medicina de la Universidad de Kentucky, en Lexington. "Y cuenta con muy pocas calorías".

Una promesa de protección

El quimbombó contiene un compuesto clave llamado glutatión que ataca al cáncer de dos formas. Es un antioxidante, lo cual significa que contrarresta los efectos de los radicales libres, unas moléculas inestables de oxígeno que pueden dañar las células saludables y volverlas cancerosas. Además, el glutatión impide que los carcinógenos, es decir, las sustancias químicas que causan cáncer, lesionen el ADN, el programa químico que les dice a las células cómo deben funcionar. El glutatión aleja a los carcinógenos de las células, se los lleva a la orina y de esta manera termina por sacarlos del cuerpo.

Un estudio llevado a cabo con más de 1.800 personas permitió a algunos investigadores de la Universidad de Emory descubrir que quienes consumían la mayor cantidad de glutatión —el cual no se encuentra sólo en el quimbombó sino también en la sandía, el aguacate (palta) y la toronja (pomelo)— tenían un 50 por ciento menos de probabilidades de sufrir cáncer de la boca y la garganta que los que mostraban un índice bajo de este compuesto.

El quimbombó no es la mejor fuente de glutatión, pero tampoco es la peor. En un estudio realizado por la Universidad de Louisville en Kentucky, se llevaron a cabo

En la cocina

La mayoría de las personas describen el quimbombó (guingambó, calalú) como una verdura dura y babosa. Sin embargo, las siguientes indicaciones le permitirán apreciar su curioso sabor al máximo.

Cómprelo fresco. Con el tiempo el quimbombó se pone duro y fibroso. Linda Eck, R.D., profesora adjunta en la Universidad de Memphis en Tennessee, recomienda que al comprar esta verdura la someta a la prueba de la uña. Si su uña no atraviesa la cáscara de la vaina con facilidad, probablemente está demasiado duro para comerse. Las vainas deberían quebrarse con facilidad. Además, es mejor buscar vainas de tamaño pequeño a mediano con un color verde subido.

En los estados del sur de los Estados Unidos hay quimbombó fresco durante todo el año. En el resto del país, la mejor temporada para comprarlo es entre mayo y octubre. Esta verdura se puede guardar en una bolsa de plástico en el refrigerador hasta un máximo de 3 días.

Hiérvalo. Lave el quimbombó justo antes de cocinarlo; de lo contrario se volverá baboso. Si tiene mucha pelusa en la superficie, frótelo con una toalla. Para cocinarlo, es mejor hervirlo o cocinarlo en el horno de microondas hasta que apenas se suavice. Tal vez quiera sazonarlo con jugo de limón o pimienta molida.

También puede preparar el quimbombó en un guiso (estofado) o sofrito (salteado) con tomates (jitomates). Hay una receta para un guiso de quimbombó en la página 539.

Súbale al fuego. La cantidad de baba producida por el quimbombó se reduce cuando la verdura se cocina rápidamente. Esto evita que sus jugos se espesen.

No lo recueza. La baba del quimbombó se pone muy pegajosa si la verdura está demasiado cocida. Cocínelo hasta que apenas se suavice, retírelo del fuego y sirva. El quimbombó se asa muy rápidamente a la parrilla, así que si va a cocinarlo de este modo, corte la verdura en pedazos de ½ pulgada (1,2 cm) de grosor, rocíelo con un aliño (aderezo) ligero y cocine durante sólo 5 ó 7 minutos.

Espese el caldo. Basta con cortar los tallos del quimbombó o con picarlo en rodajas antes de cocinarlo para espesar cualquier caldo, sopa o guiso. Si no le gusta el caldo espeso, añada el quimbombó entero durante los últimos 10 minutos del tiempo de cocción.

Combínelo con *curry*. Los platos hindúes a menudo contienen quimbombó. Cuando le apetezca preparar un plato hindú en casa, agregue esta verdura a *curries* o sofríala (saltéela) con cominos, cilantro, cúrcuma o *curry* en polvo.

---

mediciones de los niveles de glutatión presentes en los distintos alimentos. El quimbombó ocupó una posición a media tabla, señala Calvin A. Lang, Sc.D., profesor de Bioquímica en la Facultad de Medicina de la Universidad de Louisville.

Los investigadores no están seguros de cuánto glutatión hace falta para asegurar una buena salud, pero lo que sí saben es que entre más glutatión se consume, mejor.

"Si usted mantiene su glutatión en un nivel alto, reduce su riesgo de contraer una enfermedad seria", dice el Dr. Lang.

Una vaina de nutrientes mixtos

Los beneficios nutricionales del quimbombó provienen de una mezcolanza de elementos. La vitamina C encabeza la lista. Media taza de quimbombó contiene más de 13 miligramos de esta vitamina, o sea, el 22 por ciento de la Cantidad Diaria Recomendada (o *DV* por sus siglas en inglés). La vitamina C es un poderoso antioxidante. Se ha demostrado que lucha contra el cáncer, previene las enfermedades cardíacas e incluso ayuda a aliviar el resfriado (catarro) común.

El quimbombó también proporciona una buena cantidad de magnesio. Media taza de la verdura cocida contiene más o menos 46 miligramos de este mineral, el 11 por ciento de la DV. Es posible que el magnesio ayude a evitar las enfermedades cardíacas, combatir el síndrome de fatiga crónica, bajar la presión arterial, prevenir la diabetes y frenar la pérdida de tejido óseo.

Esta verdura también contiene calcio. Media taza de quimbombó cocido tiene 50 miligramos de calcio, o sea, el 5 por ciento de la DV.

Además, según Belinda Smith, el quimbombó es una buena fuente de fibra. Media taza de esta verdura, congelada o cocida, contiene más o menos 2 gramos de fibra, el 8 por ciento de la DV. Es más o menos la misma cantidad que se encuentra en media taza de zanahorias crudas o manzanas.

El quimbombó tiene dos tipos de fibra que desempeñan funciones distintas. Su fibra soluble reduce el colesterol y ayuda a controlar los síntomas de la diabetes. Además, puede ayudar a controlar el peso porque ocupa mucho espacio en el estómago y nos hace sentirnos llenos. Se ha demostrado que la fibra indisoluble ayuda a prevenir el cáncer de colon y los trastornos digestivos como el estreñimiento.

CÓMO MAXIMIZAR SUS PODERES CURATIVOS

Échele vapor. El quimbombó tradicionalmente se sirve frito, lo cual agrega una enorme cantidad de grasa a la dieta. En cambio, Smith recomienda prepararlo al vapor. No hay necesidad de usar grasa cuando la verdura se cocina con calor húmedo.

Además, en comparación con otras técnicas de cocción, este método tiene la ventaja de conservar una mayor cantidad de nutrientes.

Que se le caiga la baba. Cuando se cocina, el quimbombó produce un líquido espeso y baboso que representa una rica fuente de nutrientes. En lugar de tirar esta baba, aprovéchela como una forma natural de espesar los caldos que prepare con el mismo quimbombó, así como otros guisos (estofados) y sopas.

(*Nota*: si encuentra en este capítulo términos que no entiende o que jamás ha visto, favor de remitirse al glosario en la página 636).

Quimbombó a lo criollo

- 1 **libra (448 g) de quimbombó (guingambó, calalú) fresco**
- 1½ **tazas de cebolla picada**
- 1 **lata de 16 onzas de tomate (jitomate) de sodio reducido (con su jugo)**
- ½ **cucharadita de albahaca seca**
- ½ **cucharadita de salsa de chile picante**
- ½ **cucharadita de azúcar morena (mascabado) clara apretada**
- ¼ **de cucharadita de tomillo seco**
- ⅛ **de cucharadita de sal**

Limpie el quimbombó y pique en rodajas de ½" (1,2 cm).

Rocíe una cacerola grande con aceite antiadherente en aerosol. Agregue la cebolla y fría a fuego mediano de 7 a 8 minutos, revolviendo con frecuencia, hasta que esté levemente dorada.

Mientras tanto, escurra el tomate en un colador fino colocado sobre un tazón (recipiente) mediano; ponga el jugo aparte. Aplaste el tomate levemente con una cuchara.

Agregue el tomate a la cacerola. Agregue la albahaca, la salsa de chile picante, el azúcar morena, el tomillo, la sal y ¼ de taza del jugo de tomate reservado y revuelva. Cocine durante 2 minutos sin dejar de revolver.

Agregue el quimbombó. Cocine de 10 a 15 minutos, revolviendo con frecuencia, hasta que el quimbombó esté suave. Vaya agregando el jugo de tomate restante según sea necesario para evitar que el quimbombó se pegue.

Rinde 4 porciones

Consejo de cocina: *si no consigue quimbombó fresco, use el congelado. No lo descongele antes de usarlo. Agregue 2 ó 3 minutos al tiempo de cocción.*

POR PORCIÓN

Caloría: 81	Colesterol: 0 mg
Grasa total: 0,6 g	Sodio: 92 mg
Grasa saturada: 0,1 g	Fibra dietética: 5,7 g

Quinua

EL SUPERCEREAL PERUANO

Hace siglos, en lo alto de la sierra peruana, los incas comían un cereal tan importante que le pusieron quinua, nombre que literalmente significa "la madre de todos los cereales".

Cualquier cereal es bueno para la salud, pero la quinua sobresale entre todos. Contiene más proteínas que sus semejantes y es una fuente tan rica y equilibrada de nutrientes esenciales que los expertos en alimentos la han nombrado el supercereal del futuro.

Proteínas en abundancia

Entre los cereales, la quinua es uno de los que contiene más proteínas. Además, a diferencia de la mayoría de los cereales, las proteínas de la quinua son completas. Esto significa que contienen los nueve aminoácidos que el cuerpo necesita obtener a través de los alimentos, según lo explica Diane Grabowski-Nepa, R.D., dietista y asesora en Nutrición del Centro Pritikin para la Longevidad ubicado en Santa Mónica, California. Por lo tanto, la quinua resulta ideal para las personas que han reducido la cantidad de carne que comen y que por ello posiblemente tengan problemas para cubrir sus necesidades de proteínas.

Media taza de quinua cocida proporciona 5 gramos de proteínas, el 10 por ciento de la Cantidad Diaria Recomendada (o *DV* por sus siglas en inglés). "Es particularmente alta en el aminoácido lisina", dice Grabowski-Nepa. La lisina es importante para ayudar a los tejidos a crecer y a repararse.

Una gran fuente de energía

La sangre necesita hierro para transportar el oxígeno. Cuando la dieta no contiene una cantidad suficiente de hierro los glóbulos rojos hasta llegan a encogerse, lo cual reduce la cantidad de oxígeno que pueden transportar. El corazón y los pulmones tienen que trabajar más arduamente para compensar la diferencia. Con el tiempo, este esfuerzo adicional produce fatiga.

La quinua se encarga de reponer esas energías perdidas. "La mayoría de los cereales tienen poco hierro pero la quinua es una fuente muy buena", dice Grabowski-Nepa.

Media taza de quinua cocida, por ejemplo, contiene 4 miligramos de hierro, lo cual corresponde al 40 por ciento de la Asignación Dietética Recomendada (o *RDA* por sus siglas en inglés) para los hombres, y al 27 por ciento de la RDA para las mujeres. Por si aún no está convencido, simplemente compare estos datos con los de una cantidad semejante de arroz integral, el cual sólo contiene 1 miligramo de hierro.

Un estímulo para la circulación

Además de ser una verdadera mina de hierro, la quinua proporciona otros dos nutrientes, magnesio y riboflavina, que ayudan al sistema cardiovascular a trabajar de manera más eficiente.

Las personas que no obtienen una cantidad suficiente de magnesio en su dieta corren un mayor peligro de sufrir presión arterial alta (hipertensión). De hecho, los médicos han descubierto que cuando las personas con un índice bajo de magnesio empiezan a cubrir sus necesidades de este nutriente, su presión arterial mejora, su sangre se vuelve menos propensa a coagularse y los latidos de su corazón son más regulares. El magnesio también ayuda a mantener flexibles las paredes de los vasos sanguíneos, lo cual mantiene bajo control la presión arterial.

La quinua puede ayudar a devolver su nivel de magnesio a condiciones saludables para su corazón. Media taza del cereal cocido contiene 90 miligramos de magnesio, el 22 por ciento de la DV. Puesto que es un cereal integral rico en fibra, la poderosa quinua puede ayudar a mantener a raya la arterosclerosis —la obstrucción de las paredes

En la cocina

Mientras que el trigo, el arroz y otros cereales se preparan todos de manera semejante, la quinua es más pequeña y delicada y exige un trato diferente. Los *chefs* sugieren lo siguiente.

Lávela bien. Al crecer la quinua, le sale una capa protectora natural llamada saponina, la cual a veces tiene un sabor algo amargo. Lave la quinua antes de cocerla para eliminar cualquier residuo de esta sustancia.

Cocínela con la consistencia correcta. La quinua tarda menos en cocerse que otros cereales. Además, como es tan delicada, si se recuece queda casi como papilla. No es difícil lograr la consistencia exacta. Ponga a hervir 2 tazas de agua, agregue 1 taza de quinua, baje el fuego a lento y cocine de 10 a 15 minutos con la olla tapada, hasta que los granos estén suaves y hayan absorbido todo el líquido.

Use poca y coma mucha. Algunas personas se espantan por el precio de la quinua, ya que es bastante más cara que otros cereales. Sin embargo, se esponja mucho cuando se cocina, llegando a alcanzar hasta cuatro veces su volumen original. Por lo tanto, incluso pequeñas cantidades de quinua rinden mucho.

arteriales con sustancias grasosas como el colesterol—, además de evitar que las arterias se estrechen. En un estudio llamado Ensayo sobre Reemplazo de Estrógeno y Arterosclerosis (o *ERA* por sus siglas en inglés) que abarcó a 200 mujeres posmenopáusicas, los investigadores de la Universidad Tufts observaron que las que comían al menos 6 raciones de cereales integrales a la semana disfrutaban estos beneficios.

Una ventaja: al obtener suficiente magnesio y riboflavina, otra vitamina que se encuentra en la quinua, también se puede reducir la frecuencia de las migrañas (jaquecas).

Libre de gluten

Hace poco las sociedades dietéticas estadounidense y canadiense hicieron pública una recomendación acerca de que las personas con intolerancia al gluten podían incluir la quinua en sus dietas con total seguridad. Este cereal ha sido durante mucho tiempo objeto de polémica entre las personas intolerantes al gluten. Si bien la proteína de la quinua misma no contiene gluten, los expertos habían advertido que la quinua podía empaquetarse en plantas que también producen productos de trigo, con lo cual se eleva el riesgo de que se produzcan contaminaciones de gluten. El equipo de dietistas que estudió la quinua llegó a la conclusión de que no es probable que se produzca dicha contaminación.

CÓMO MAXIMIZAR SUS PODERES CURATIVOS

Explore las posibilidades. Por no saber qué hacer con ellos, muchas personas sólo utilizan los cereales para acompañar otros platos. La quinua es blanda y algo desabrida, por lo cual combina bien casi con cualquier otro alimento. Agregue quinua a sus sopas, pastas o rellenos y le resultará fácil enriquecer su dieta diaria con la fuerza nutritiva de este cereal, recomienda Grabowski-Nepa.

Manténgala fría. A diferencia de la mayoría de los cereales, que se conservan muy bien, la quinua se echa a perder muy rápido. A fin de conservar sus nutrientes y sabor, lo mejor es comprarla en cantidades pequeñas y guardarla en un recipiente hermético en el refrigerador u otro lugar fresco y oscuro.

(*Nota*: si encuentra en este capítulo términos que no entiende o que jamás ha visto, favor de remitirse al glosario en la página 636).

Ensalada de quinua y garbanzos al estilo del sudoeste

1 **taza de quinua**

1¾ **tazas de agua**

4 **cucharaditas de aceite de oliva**

1 **taza de garbanzos de lata, lavados y escurridos**

1 **tomate (jitomate) mediano sin semillas y picado**

3 **cucharadas de jugo de limón verde (lima) fresco**

2 **cucharadas de cilantro fresco picado en trocitos**

½ **cucharadita de comino molido**

1 **diente de ajo picado en trocitos**

⅛ **de cucharadita de sal**

Ponga la quinua en un colador fino y enjuague bien con agua fría. Escurra y pase a una cacerola mediana.

Agregue el agua y ponga a fuego mediano hasta que rompa a hervir. Tape, baje el fuego a lento y hierva durante 15 minutos, o hasta que la quinua esté suave, pero un poco crujiente todavía. Si no ha terminado de absorber todo el agua, escúrrala con un colador fino.

Ponga la quinua en un tazón (recipiente) mediano. Rocíe con el aceite y mezcle bien. Agregue los garbanzos, el tomate, el jugo de limón verde, el cilantro, el comino, el ajo y la sal. Mezcle muy bien.

Rinde 4 porciones

POR PORCIÓN

Calorías: 271

Grasa total: 8,4 g

Grasa saturada: 0,9 g

Colesterol: 0 mg

Sodio: 219 mg

Fibra dietética: 6,4 g

Radicales libres

UNA ABIERTA AMENAZA

¡No! —gritó Dorothy mientras observaba horrorizada, junto con el Espantapájaros y el León Cobarde, cómo su amigo metálico se ponía rígido bajo la lluvia—. ¡El Hombre de Hojalata se está oxidando!"

En su camino para visitar al Mago de Oz debieron haber tenido más cuidado para no permitir que su compañero férreo se expusiera a la lluvia. Cuando la humedad toca el hierro, el metal experimenta un proceso químico llamado oxidación. Su resultado es la capa rojiza que conocemos como óxido.

A diferencia del Hombre de Hojalata, no tenemos que preocuparnos por oxidarnos bajo la lluvia. No obstante, el mismo proceso de oxidación que sufre el metal afecta a nuestro cuerpo por dentro.

Tal como lo sugiere la palabra, "oxidación" simplemente significa que algún elemento ha hecho reacción con el oxígeno. De forma más específica quiere decir que las moléculas de oxígeno han perdido un electrón debido a su interacción con otras moléculas. Entonces las de oxígeno se convierten en lo que los científicos llaman radicales libres, unas moléculas heridas e inestables de oxígeno. Son tan peligrosas como su nombre indica. En un esfuerzo por estabilizarse, los radicales libres roban electrones de cualquier molécula sana que se les cruce en el camino. Al hacerlo crean más radicales libres.

¿Qué tiene todo esto que ver con nuestra salud? Sucede lo siguiente: cada vez que el oxígeno se mezcla con otras moléculas se forman radicales libres como un derivado. Si se parte un plátano, por ejemplo, los daños causados por los radicales libres hacen que la fruta expuesta al oxígeno se ponga marrón (café). Basta con inhalar para exponer el cuerpo humano a este proceso perfectamente natural. De hecho, cada vez que respiramos se producen montones de radicales libres, los cuales dañan las células sanas al tratar de estabilizarse.

Los daños causados por los radicales libres son pasmosos. Las investigaciones científicas han acumulado cada vez más pruebas de que estos perjuicios contribuyen a muchas enfermedades graves, desde el endurecimiento de las arterias hasta males degenerativos como la degeneración macular, ciertos tipos de cáncer e incluso el envejecimiento mismo.

La naturaleza de lo nocivo

Es un error imaginarse a los radicales libres como unos invasores del exterior, como lo sería un virus o las bacterias. La mayoría de los radicales libres se fabrican dentro del cuerpo mismo. "La gente muchas veces no se da cuenta de que los radicales libres ocurren de manera natural", indica Balz Frei, Ph.D., profesor de Bioquímica y Biofísica y director y titular de la cátedra del Instituto Linus Pauling en la Universidad Estatal de Oregón, en Corvallis. "El cuerpo los produce al generar energía".

Normalmente cada célula del cuerpo convierte el oxígeno que se respira en agua. No obstante, más o menos el 1 por ciento del oxígeno se escapa de esta cadena de montaje. Este 1 por ciento es el que se transforma en radicales libres, según explica el Dr. Frei.

"Los glóbulos blancos también generan radicales libres a propósito para matar a las bacterias y a los microorganismos que invaden el cuerpo", agrega el experto. "Desgraciadamente estos radicales libres no tienen muy buen tino y terminan no sólo matando a las bacterias extrañas sino también haciéndoles daño a los tejidos sanos".

El esfuerzo para establecer el equilibrio

Si cada vez que inhalamos radicales libres estos se entregan a una batalla campal, ¿qué impide que nos deterioremos al poco tiempo de haber inhalado por primera vez? Tal como corresponde a las leyes de la Naturaleza, por cada impulso que ocurre se produce un impulso contrario. Por cada villano, hay un héroe. Y por cada radical libre que nuestro cuerpo produce existe un antioxidante que lo controla. Muchos de nosotros hemos oído hablar de antioxidantes como las vitaminas C y E y el betacaroteno. Los antioxidantes literalmente se interponen entre los radicales libres y las moléculas sanas del cuerpo. Al sacrificar sus propios electrones, estabilizan a los radicales libres y evitan que hagan más daño.

Por suerte, la Naturaleza anticipó el peligro de los radicales libres y se preparó para enfrentarlos. De la misma forma en que el cuerpo fabrica radicales libres también produce antioxidantes para bloquear sus efectos. Y según lo hemos visto, ciertos alimentos están llenos de vitaminas antioxidantes, por lo tanto, también puede obtenerlos a través de la dieta.

"Contamos con toda una orquesta de mecanismos de defensa para eliminar la toxicidad de los radicales libres", explica Robert R. Jenkins, Ph.D., profesor retirado de Biología en la Universidad Ithaca de Nueva York. "Conforme se producen los radicales libres, nuestro cuerpo les quita la toxicidad, ya sea mediante enzimas antioxidantes o vitaminas".

Además de los radicales libres generados dentro de nuestro cuerpo, vivimos en un medio ambiente que también crea un sinnúmero de ellos. La exposición a factores como la contaminación, la luz ultravioleta, la radiación y los gases de escape de los autos incrementa enormemente la producción de radicales libres.

"Fumar cigarrillos, por ejemplo, es una importante fuente externa de radicales libres", afirma el Dr. Frei. "Cuando se produce tal exceso de radicales libres les cuesta trabajo a los antioxidantes mantenerse al corriente". De hecho, se requieren 20 miligramos de vitamina C, la tercera parte de la Cantidad Diaria Recomendada (o *DV* por sus siglas en inglés), para neutralizar el efecto de un solo cigarrillo.

Los perjuicios que provocan

Una vez que los radicales libres se han proliferado, pueden lanzar ataques y provocar daños en casi cualquier parte del cuerpo. "El mejor ejemplo del daño que los radicales pueden causar es la arterosclerosis, o sea, el endurecimiento de las arterias", indica el Dr. Frei. "Está bien documentado que los radicales libres contribuyen a esta enfermedad".

Las enfermedades cardiovasculares con frecuencia ocurren cuando el colesterol lipoproteínico de baja densidad (LBD) "malo" en el torrente sanguíneo empieza a formar una especie de grumos y se adhiere a las paredes de las arterias, lo cual produce endurecimiento y obstrucciones. Los científicos han descubierto que el colesterol LBD empieza a pegarse a las paredes de las arterias debido a los daños causados por los radicales libres.

En otros casos es posible que los radicales libres se lancen contra el ADN. Cuando lesionan estas cadenas críticas de información genética, las células pueden sufrir cambios que les hacen reproducirse sin control alguno; es decir, volverse cancerosas, según explica el Dr. Frei.

Los radicales libres también afectan a los ojos. En un estudio que sin duda pondrá a todos a buscar sus lentes de sol, un grupo de investigadores de la Escuela de Medicina de la Universidad Harvard comprobó que existía un fuerte vínculo entre la degeneración macular —la principal causa de pérdida irreversible de la vista en per-

EL EJERCICIO: ¿SERÁ UN ERROR?

Se inhala. Se exhala. Y ya se generaron cientos de radicales libres.

Se inhala. Se exhala. Y se empieza a jadear. Después de correr un par de millas se han producido miles de radicales libres. ¿Realmente nos hace bien el ejercicio?

En el pasado se manifestó cierta preocupación de que el ejercicio, que debe mejorar nuestra salud, tal vez eleve la producción de radicales libres a dimensiones potencialmente peligrosas. No obstante, nuevos estudios revelan que el ejercicio regular en realidad refuerza el sistema de defensa antioxidante y protege al cuerpo de los radicales libres que se crean durante el ejercicio. (Hacemos hincapié en la palabra "regular" porque las personas que hacen ejercicio de vez en cuando o solamente los fines de semana al parecer no obtienen la misma protección contra el daño que causan los radicales libres). Además, las personas que hacen ejercicio también suelen tener un estilo de vida más saludable, por lo que cuentan con reservas mayores de antioxidantes. Y los beneficios que se obtienen del ejercicio son enormes y están muy bien comprobados, por lo tanto, la gente no debe dejar de hacer ejercicio porque se preocupe por los radicales libres. Por último, si no se hace ejercicio a menudo, hay que apartar tiempo para hacerlo.

sonas mayores de 50 años— y los daños por radicales libres. Si bien puede ser buena para levantar el ánimo, la luz del Sol contiene una cantidad tremenda de la peligrosa luz ultravioleta (UV), uno de los principales productores de radicales libres.

No sólo los ojos sufren bajo los poderosos rayos del Sol, sino también la piel. Se cree que las arrugas, el engrosamiento de la piel y otros indicios de envejecimiento prematuro de la piel también se deben a los daños causados por los radicales libres generados por los rayos UV.

Y al parecer los radicales libres tal vez sean uno de los factores clave para entender los misteriosos trastornos neurológicos como las enfermedades de Alzheimer y de Parkinson. Algunos científicos creen que los radicales libres tal vez abran agujeros en la barrera que normalmente protege al cerebro contra invasores externos, como los virus y las bacterias. Al responder a estas lesiones el sistema inmunitario produce más radicales libres, los cuales posiblemente causen los daños que, en opinión de los investigadores, conducen a las enfermedades neurológicas.

"En muchos casos los radicales libres no participan en el inicio de la enfermedad", agrega el Dr. Jenkins, "pero los radicales libres que provocan la enfermedad misma mantienen andando el proceso dañino".

Tal es el caso de la artritis reumatoidea. La inflamación en el interior de las articulaciones crea radicales libres, los cuales al parecer hacen más daño que la enfermedad misma. Lo mismo puede decirse de muchas enfermedades digestivas. Los radicales libres tal vez no causen la enfermedad de Crohn, por ejemplo, pero definitivamente contribuyen al daño.

Reacciones radicales

Si actividades aparentemente inocuas como la respiración y la exposición al sol son propuestas tan arriesgadas en cuanto al daño que provocan los radicales libres, ¿cómo se puede estar seguro de que el cuerpo cuenta con suficientes reservas antioxidantes para repeler los ataques de los radicales libres? "Aparte de evitar las cosas que uno sabe que generan cantidades excesivas de radicales libres, como el humo del cigarrillo, una de las mejores cosas que se pueden hacer para uno mismo es seguir una dieta basada en productos vegetales, rica en frutas y verduras", recomienda el Dr. Jenkins.

Las frutas y las verduras contienen una abundancia de antioxidantes naturales, sobre todo de las vitaminas C y E y el betacaroteno, así como docenas de otros compuestos dedicados a combatir a los radicales libres. "Cuando se revisan los estudios poblacionales a largo plazo, al parecer las personas que siguen una dieta vegetariana obtienen protección contra enfermedades que según se cree están relacionadas con los daños por radicales libres", afirma el Dr. Jenkins. En comparación con las personas que comen carne, tienen vidas más largas y sanas.

Para maximizar la protección antioxidante contra los radicales libres, el Dr. Jenkins sugiere aumentar el consumo de vitamina C a entre 200 y 400 miligramos, así como las dosis diarias de vitamina E a entre 100 y 400 unidades internacionales.

Algunas investigaciones también han demostrado que el riesgo de padecer degeneración macular disminuye en un 43 por ciento en las personas con el mayor consumo de carotenoides —unos compuestos vegetales que son poderosos antioxidantes— en comparación con aquellas que consumen la menor cantidad de este nutriente.

Y un estudio publicado en la revista médica *Journal of the American Medical Association* examinó la relación entre la ingesta dietética de las vitaminas E y C, zinc y betacaroteno y la degeneración macular relacionada con la edad (o *AMD* por sus siglas en inglés) en más de 4.000 adultos mayores que corrían riesgo de sufrir la enfermedad. Una ingesta elevada de los 4 nutrientes se relacionó con una disminución del 35 por ciento en el riesgo de padecer AMD, lo cual indica que los 4 antioxidantes protegen de este mal.

Algunas de las mejores fuentes alimenticias de compuestos antioxidantes son los cítricos, el brócoli, los pimientos (ajíes, pimientos morrones) verdes y rojos y las verduras de hoja verde oscuro, todos repletos de vitamina C; la zanahoria, la batata dulce (camote) y la espinaca, ricas en betacaroteno; y el germen de trigo y los aceites vegetales, cargadísimos de vitamina E.

"Tampoco se puede perder de vista la verdadera dimensión de las cosas", agrega el Dr. Frei. "Aunque resulte que los radicales libres desempeñan un importante papel en las enfermedades, no dejan de ser un solo factor entre muchos. No hay que dejarse llevar por el pánico. Más bien se debe llevar una vida sana, comer con prudencia y hacer ejercicio".

(*Nota*: si encuentra en este capítulo términos que no entiende o que jamás ha visto, favor de remitirse al glosario en la página 636).

Repollo

ARMA ADICIONAL DEL ARSENAL ALIMENTICIO ANTICANCERÍGENO

En la antigua Roma, los curanderos creían poder aliviar el cáncer de mama frotando los senos con pasta de repollo (col). Los científicos modernos hubieran descartado esta idea como producto del folclor hasta hace sólo unos cuantos años. Ahora ya no se muestran tan convencidos.

"Los estudios han demostrado que si se prepara una pasta de repollo y se frota en los lomos de los animales de laboratorio se puede impedir el desarrollo de tumores", indica el Dr. Jon Michnovicz, Ph.D., presidente de la Fundación de Oncología Preventiva ubicada en la ciudad de Nueva York.

Desde luego la mejor manera de absorber las propiedades curativas del repollo es comiéndoselo. Además de combatir diversos tipos de cáncer, el repollo contiene un montón de nutrientes que según las investigaciones científicas defienden al cuerpo contra las enfermedades cardíacas, los problemas digestivos y otros males. De hecho, un estudio descubrió que comer 4 raciones semanales de verduras crucíferas, como el repollo, reducía el riesgo de morir por cualquier causa en un 26 por ciento.

A combatir el cáncer con crucíferas

Al igual que otros miembros de la familia vegetal de las crucíferas, el repollo contiene varios compuestos que ayudan a impedir el desarrollo del cáncer, según lo han demostrado varios estudios. Unos investigadores revisaron casi 100 estudios que evaluaban la relación entre las verduras del género *Brassica*, como el repollo, y el cáncer. Observaron que en el 70 por ciento de los estudios, el consumo de repollo se relacionaba con un menor riesgo de sufrir cáncer. El repollo es especialmente eficaz a la hora de prevenir los cánceres de mama, pulmón y glándula prostática.

Los científicos creen que dos compuestos en particular hacen del repollo un alimento muy poderoso en la lucha contra el cáncer. El primero es el indol-3-carbinol, o I3C, el cual resulta muy eficaz contra el cáncer de mama, según lo indican las investigaciones. Este compuesto funciona como antiestrógeno, es decir, recoge los estrógenos nocivos cuya presencia se ha vinculado con el cáncer de mama.

"Nadie dudaba de que el I3C puro hubiera funcionado si se lo hubiéramos dado a las mujeres", afirma el Dr. Michnovicz. No obstante, este estudio demostró que para la persona común el consumo de repollo o de alguna verdura parecida, como el brócoli, tiene el mismo efecto.

Se ha demostrado que otro compuesto del repollo, el sulforafano, protege contra el cáncer de mama. (Se piensa que inhibe los carcinógenos y ayuda a reparar el ADN). Las mujeres que radican en Polonia comen tres veces más repollo que las mujeres de los Estados Unidos: 30 libras (14 kg) al año, en comparación con las 10 libras (4,5 kg) que se consumen en los Estados Unidos. Las mujeres polacas también comen más repollo crudo, chucrut y repollo poco cocido como guarnición, en vez de hervido o muy cocido. Los científicos piensan que tal vez sea eso por lo que el riesgo de cáncer de mama de las mujeres polacas que emigran a los Estados Unidos se triplica, igualándose al de las mujeres nacidas en este país.

Unos investigadores estudiaron a cientos de mujeres polacas y mujeres polacas que radicaban en los Estados Unidos. Les preguntaron con qué frecuencia habían comido repollo cuando tenían 12 y 13 años y con qué frecuencia lo comían ahora de adultas. Los investigadores observaron que las mujeres que comían cuatro o más raciones de repollo a la semana siendo preadolescentes tenían un 72 por ciento menos de probabilidades de desarrollar cáncer de mama de adultas que las mujeres que comían una ración o menos a la semana cuando eran preadolescentes. Comer grandes cantidades de repollo en la edad adulta también proporcionaba una considerable protección contra el cáncer.

En la cocina

Entre todas las verduras, el repollo (col) es una de las más prácticas desde el punto de vista del cocinero. Se puede preparar de muchas formas, es barato, se vende en cualquier parte y es muy fácil de cocinar. Desde luego queda la cuestión del olor, pero eso es fácil de remediar.

Al cocinar el repollo basta con agregar un tallo de apio o una nuez de Castilla (con cáscara) a la olla para neutralizar el fuerte olor de la verdura. Otra opción es cocinarlo más rápido, fríalo y revuélvalo al estilo asiático en una sartén o *wok*, por ejemplo, en lugar de hervirlo durante mucho tiempo. Cuando el repollo se cocina durante mucho tiempo libera una mayor cantidad de los compuestos de azufre que producen su fuerte olor.

Los compuestos presentes en el repollo y en otras verduras crucíferas también protegen contra el cáncer de pulmón. Un estudio de mujeres chinas en Singapur, una ciudad con elevados niveles de contaminación en el aire, reveló que las no fumadoras que comían verduras crucíferas reducían su riesgo de sufrir cáncer de pulmón en un 30 por ciento. ¡Las fumadoras que comían verduras crucíferas reducían su riesgo de sufrir cáncer de pulmón en un 69 por ciento!

Otro tipo de cáncer frente al que el repollo ofrece protección es el de próstata. Un estudio de hombres realizado en el Centro Fred Hutchinson de Investigaciones sobre el Cáncer, en Seattle, descubrió que los hombres que comían tres o más raciones de verduras crucíferas a la semana tenían un 44 por ciento menos de riesgo de sufrir cáncer de próstata que los hombres que comían menos crucíferas.

Además, nos aporta amigos antioxidantes

Todos hemos oído hablar mucho de antioxidantes como las vitaminas C y E y el betacaroteno, los cuales ayudan a defender el cuerpo contra las enfermedades al neutralizar unas moléculas nocivas de oxígeno llamadas radicales libres que se acumulan en el cuerpo de forma natural. Los radicales libres dañan los tejidos sanos en todo el cuerpo y les ocasionan cambios que pueden provocar enfermedades cardíacas, cáncer y otras afecciones graves.

Todos los tipos de repollo están llenísimos de estos compuestos nutritivos. De hecho, unos investigadores descubrieron que media taza de repollo colorado contiene más antioxidantes que 1 taza de té verde, ¡el cual hace tiempo que se considera uno de los reyes de los antioxidantes!

Dos repollos de renombre —el *bok choy*, o repollo chino, y el repollo rizado (de Milán, *savoy cabbage*)— destacan como magníficas fuentes de betacaroteno, el cual sólo está presente en pequeñas cantidades en los otros tipos de repollo. Un alto nivel de betacaroteno en la sangre ha sido relacionado con un menor índice de infartos, ciertos tipos de cáncer y cataratas.

Además de tener un alto contenido de betacaroteno, tanto el *bok choy* como el repollo rizado son buenas fuentes de vitamina C, la cual, según se ha demostrado, estimula la inmunidad, reduce la presión sanguínea y combate las enfermedades cardíacas. Una ración de media taza de *bok choy* crudo proporciona 16 miligramos de vitamina C, el 27 por ciento de la Cantidad Diaria Recomendada (o *DV* por sus siglas en

> ## Consejo clave
>
> "Para obtener la dosis más protectora de este alimento curativo, coma 100 gramos (cerca de ½ taza) en días alternos, crudo o cocinado durante no más de 5 minutos", dice Allan Magaziner, D.O., director del Centro Magaziner para el Bienestar y la Medicina Antienvejecimiento, en Cherry Hill, Nueva Jersey.

inglés), mientras que la misma cantidad le repollo rizado crudo ofrece 11 miligramos, el 18 por ciento de la DV.

Ambos tipos de repollo también son apreciables fuentes de folato, una vitamina del complejo B. Media taza de cualquiera de los dos brinda más o menos 35 microgramos de este nutriente, es decir, el 9 por ciento de la DV. El cuerpo utiliza el folato para asegurar el crecimiento normal de los tejidos. Según han demostrado diversos estudios, es posible asimismo que el folato proteja el cuerpo frente a ciertas formas de cáncer, como el cervical, el colorrectal y de pulmón, las enfermedades cardíacas y los defectos de nacimiento. Diversas investigaciones científicas indican que las mujeres corren un alto riesgo de sufrir carencias de folato, sobre todo si toman la píldora anticonceptiva.

CÓMO MAXIMIZAR SUS PODERES CURATIVOS

Cómaselo crudo. A fin de aprovechar los compuestos beneficiosos del repollo al máximo, los expertos recomiendan que se coma crudo.

Cocínelo poco. Si tiene que cocinar el repollo, hágalo al vapor levemente (5 minutos o menos) para que conserve los fitonutrientes y se amplíe al máximo su disponibilidad. No cocine el repollo en el horno de microondas porque se reduce la cantidad de sulforafano. Tampoco lo hierva. En un estudio, el 90 por ciento de los glucosinolatos se encontraron en el agua de cocción. (Los glucosinolatos se convierten en isotiocianatos: uno de los cuales es el sulforafano).

Cómprelo entero. No compre el repollo partido a la mitad o rallado porque pierde su vitamina C rápidamente cuando se pica. Al llegar a casa, ponga todo el repollo en una bolsa de plástico en el refrigerador.

Déjelo reposar. A fin de aumentar al máximo la producción de glucosinolatos, pique en rodajas o trozos el repollo y déjelo reposar de 5 a 10 minutos antes de cocinarlo.

(*Nota*: si encuentra en este capítulo términos que no entiende o que jamás ha visto, favor de remitirse al glosario en la página 636).

Repollo colorado con manzanas

1½ cucharadas de mantequilla sin sal

1 cebolla cortada a la mitad y finamente picada

1 paquete de 10 onzas de repollo (col) colorado rallado o un repollo colorado pequeño rallado

2 manzanas peladas, sin corazón y cortadas en cubitos de ½ pulgada (1,2 cm)

¼ de taza de azúcar morena (mascabado) apretada

2 cucharadas de vinagre de vino tinto

½ cucharadita de sal

¼ de cucharadita de pimienta de Jamaica o canela molida

½ taza de agua

Derrita la mantequilla en un sartén grande a fuego mediano. Cocine la cebolla durante unos 6 minutos hasta que se marchite. Agregue el repollo, las manzanas, el azúcar morena, el vinagre, la sal y la pimienta de Jamaica o la canela y revuelva bien todos los ingredientes.

Agregue el agua y deje que hierva a fuego lento. Cubra y cocine durante unos 15 minutos, hasta que el repollo y las manzanas apenas estén suaves, revolviendo dos veces durante la cocción.

Rinde 6 porciones

POR PORCIÓN

Caloría: 110
Grasa total: 3 g
Grasa saturada: 2 g

Colesterol: 10 mg
Sodio: 210 mg
Fibra dietética: 2 g

Resfriado y gripe
SÍRVASE UN PLATO DE "VENCEVIRUS"

Desde que el mundo es mundo, a las personas les ha caído resfriados (catarros) y se ha intentado —sin éxito— encontrar una cura para ellos.

El resfriado común es una de las causas de enfermedad más frecuentes en el mundo, según la Dra. Rallie McAllister, M.PH., médico de medicina familiar de Lexington, Kentucky. La mayoría de los adultos sucumbirá a una media de 2 a 4 resfriados al año. Con cada infección, se puede esperar pasarla aproximadamente entre 8 y 10 días con tos, mocos, estornudos y sintiéndose bastante mal en general.

El resfriado común se produce cuando uno de los más de 200 virus que causan resfriados invade las células de la nariz y la garganta. Estos virus son diminutos, pero son prácticamente indestructibles. Los antibióticos que pueden parar en seco a las bacterias no pueden hacerle nada a los virus. Según la Dra. McAllister, los medicamentos lo suficientemente fuertes como para matar a la mayoría de los microbios que causan los resfriados probablemente lo matarían a usted al hacerlo.

La gripe, que también la causa un virus, afecta del 5 al 20 por ciento de las personas que radican en los Estados Unidos cada año. Cerca de 36.000 personas mueren de la gripe cada año.

Por suerte hay una vacuna contra la gripe. Los Centros para el Control y la Prevención de Enfermedades (o *CDC* por sus siglas en inglés), ubicados en Atlanta, Georgia, recomiendan que las personas que no deseen tener la gripe se pongan la vacuna. Los estudios muestran que la vacuna es eficaz en el 70 al 90 por ciento de las personas saludables menores de 65 años, siempre que coincidan con el virus en circulación y el incluido en la vacuna.

Según los CDC, entre las personas mayores de 65 años que viven fuera de hogares de ancianos, la vacuna de la gripe tiene una eficacia del 30 al 70 por ciento a la hora de evitar hospitalizaciones por esta enfermedad, así como por neumonía. Entre las personas mayores de 65 años que viven en hogares de ancianos, la vacuna de la gripe tiene una eficacia del 50 al 60 por ciento a la hora de evitar las hospitalizaciones por gripe o neumonía y del 80 por ciento a la hora de evitar la muerte a causa de la gripe.

Para evitar los resfriados y la gripe por completo habría que convertirse en ermitaño e irse a vivir lejos de los estornudos de los compañeros de trabajo, los mocos infantiles y la tos de los extraños con quienes nos topamos en las calles de las ciudades.

Sin embargo, recluirse en una isla desierta no es una opción muy factible que digamos. Por lo tanto, una de las mejores estrategias para evitar estas enfermedades es comer todos los alimentos habidos y por haber que refuercen la inmunidad. Y resulta que hay mucho dónde escoger. En diversas investigaciones científicas se ha descubierto que algunos de los alimentos que consumimos diariamente contienen unos poderosos compuestos que ayudan a evitar que los virus se instalen en nuestro cuerpo. E incluso cuando uno ya se haya enfermado, los alimentos correctos sirven para aliviar las molestias y posiblemente para mejorarnos más rápidamente.

Inmunidad ingerida

Los resfriados y la gripe empiezan cuando unos cuantos virus se introducen en el cuerpo. Una vez adentro, inmediatamente se ponen a producir más virus. Si el sistema inmunitario no los detiene rápidamente se multiplican hasta sumar un número estratosférico y entonces es cuando uno empieza a sentirse malito.

Una manera de detener esta invasión microbiana es comiendo un alimento que tal vez le sorprenda: el yogur. Unos investigadores de Suecia dieron a unas personas bien un suplemento que contenía una bacteria saludable que se agrega a algunos yogures, llamada *Lactobacillus reuteri*, o un placebo (una pastilla falsa). Después de tomar el suplemento o el placebo una vez al día durante 80 días, los investigadores observaron que las personas que tomaron el suplemento tenían 2½ veces menos probabilidades de agarrar un resfriado que las personas que tomaron el placebo.

Los investigadores piensan que las bacterias del yogur impiden a los virus pegarse a los tejidos. El problema está en que cualquier marca no sirve para lograr esto. En los Estados Unidos, la única marca de yogur con *Lactobacillus reuteri* es *Stonyfield Farm*.

La otra forma, menos sorprendente, de detener la invasión microbiana es comiendo más frutas y verduras. Estos alimentos contienen diversas sustancias que refuerzan el sistema inmunitario y aumentan su capacidad para destruir los virus antes de que logren enfermarlo a uno. Las investigaciones han demostrado, por ejemplo, que muchas frutas y verduras contienen un compuesto llamado glutatión, el cual estimula al sistema inmunitario para que libere grandes cantidades de macrófagos, unas células especializadas que agarran los virus y los marcan para ser destruidos. El aguacate (palta), las sandías, los espárragos, el *squash* invernal y la toronja (pomelo) son ricos en glutatión. El quimbombó (guingambó, calalú), las naranjas (chinas), los tomates (jitomates), las papas, la coliflor, el brócoli, el cantaloup (melón chino), la fresa (frutilla) y el melocotón (durazno) también son buenas fuentes.

Otro poderoso compuesto presente en muchas frutas y verduras es la vitamina C. Hace años que los médicos debaten si este nutriente ayuda a prevenir los resfriados, y el debate continúa. No obstante, se ha demostrado que cuando uno ya está enfermo un aumento en el consumo de vitamina C a través de la dieta alivia los síntomas del resfriado y ayuda a restablecerse más pronto.

La vitamina C hace que baje el nivel de histamina, una sustancia química defensiva que libera el sistema inmunitario. La histamina produce congestión nasal, así como otros síntomas del resfriado y la gripe. Y parece que la vitamina C también fortalece los glóbulos blancos, los cuales resultan fundamentales para combatir las infecciones.

Después de revisar 21 estudios científicos publicados desde 1971, un grupo de investigadores de la Universidad de Helsinki, en Finlandia, llegó a la conclusión de que el consumo de 1.000 miligramos de vitamina C al día puede reducir los síntomas del resfriado y acortar la duración de la enfermedad en un 23 por ciento.

Desde luego habría que comer montones de naranjas, brócoli y otros alimentos ricos en vitamina C para obtener tales cantidades de este importante nutriente. Es mejor beber muchos jugos. El jugo de naranja brinda 61 miligramos de vitamina C por cada ración de 6 onzas (180 ml) y probablemente sea la mejor opción, aunque los jugos de arándano agrio y de toronja también contienen mucha vitamina C.

Hagamos un brindis

Para preparar una defensa aún más fuerte contra la gripe, considere llenar su vaso con vino tinto en vez de jugo. Un estudio realizado en Roma descubrió que el resveratrol, el polifenol que se encuentra en el vino tinto, impedía que las células de la gripe se duplicaran. ¿Se pregunta cuál vino es el mejor? Escoja un *Pinot Noir* de California. Cuando los investigadores de la Universidad de Mississippi probaron 11 vinos tintos, descubrieron que los *Pinot Noirs* de California eran los que más resveratrol tenían. No obstante, es importante tener presente que el alcohol puede provocar efectos no deseados. Por ejemplo, beber mucho puede elevar la presión arterial y tener otros efectos nocivos para la salud. Por lo tanto, si bebe, hágalo con moderación.

El trabajo del ajo

A lo largo de los siglos el ajo se ha utilizado para tratar prácticamente cualquier tipo de infección. Y ahora contamos cada vez con más pruebas de que también nos protege de los resfriados y la gripe.

El ajo contiene docenas de compuestos químicamente activos. Se ha demostrado que dos de ellos, la alicina y la aliina, matan a los gérmenes infecciosos de manera directa. Además, al parecer el ajo estimula al sistema inmunitario para que libere unas células asesinas naturales, las cuales destruyen todavía más gérmenes.

No obstante, para obtener los beneficios del ajo hay que comerlo en grandes cantidades, hasta una cabeza diaria para combatir los resfriados y la gripe, según afirma el Dr. Elson Haas, director del Centro de Medicina Preventiva de Marin en San Rafael, California.

A menos que realmente le guste a uno probablemente sea imposible comer tal cantidad de ajo crudo. No obstante, si se mete al horno —de microondas o tradicional— hasta que se suavice su sabor se vuelve menos picante y más dulce, según indica el Dr. Irwin Ziment, profesor emérito en la Universidad de California, Los Ángeles. "El ajo cocido aún parece ser muy fuerte", agrega el Dr. Ziment.

Tres tratamientos tradicionales

Las investigaciones científicas han demostrado que dos tratamientos tradicionales de los resfriados y la gripe —una taza de té caliente seguida por un plato de caldo de pollo bien caliente— figuran entre los remedios caseros más poderosos de todos los tiempos. Ambos alimentos, al igual que el chile y otros alimentos picantes, contienen unos compuestos que alivian la congestión nasal y mantienen la fuerza del sistema inmunitario.

El té, por ejemplo, contiene un compuesto llamado teofilina que ayuda a acabar con la congestión nasal. También cuenta con quercetina, un compuesto que tal vez ayude a impedir que los virus se multipliquen.

No obstante, en lugar de té negro, quizás sea mejor beber manzanilla. Unos investigadores de Londres descubrieron que las personas que bebían 5 tazas de té de manzanilla al día durante 2 semanas tenían mayores niveles sanguíneos de polifenoles. Estas sustancias químicas presentes en las plantas se han relacionado con la actividad antibacteriana.

El caldo de pollo es otro remedio popular que ha resultado ser eficaz. De hecho, un plato de caldo de pollo es una de las mejores formas de aliviar la congestión nasal y otros síntomas del resfriado y la gripe. Un grupo de investigadores del Centro Médico de la Universidad de Nebraska en Omaha observó en unos estudios de laboratorio, por ejemplo, que el caldo de pollo es capaz de impedirles a los glóbulos blancos inflamar y congestionar las vías respiratorias.

Por otra parte, cuando la nariz está tan congestionada por culpa de un resfriado que se tiene la sensación de estar respirando a través de una cobija (manca, frisa) gruesa, tal vez sea buena idea darle una buena mordida a un chile. Los jalapeños (cuaresmeños), la pimienta roja molida y todos sus primos picantes contienen un compuesto llamado capsaicina. De acuerdo con el Dr. Ziment, este compuesto se parece a un fármaco que suele incluirse en los medicamentos contra los resfriados y la gripe y ayuda a respirar otra vez con facilidad.

Además, varios estudios han demostrado que la capsaicina puede detener la enfermedad antes de que comience. Los investigadores a cargo de un estudio realizado en Corea observaron que los ratones a los que se les había dado capsaicina tenían casi tres veces más células productoras de anticuerpos después de 3 semanas que los ratones que no habían recibido nada de capsaicina.

Desde luego se puede obtener mucha capsaicina a partir de los chiles frescos, pero no es necesario que sean frescos para cosechar estos beneficios, según agrega el Dr. Haas. Puede resultar muy eficaz agregar ¼ de cucharadita de pimienta roja molida a un vaso de agua y bebérsela. "Calienta, pero no irrita", afirma el Dr. Haas.

(*Nota*: si encuentra en este capítulo términos que no entiende o que jamás ha visto, favor de remitirse al glosario en la página 636).

Salud dental

DEFENSORES DIETÉTICOS DE LOS DIENTES

A pesar de que los dientes son duros, parecidos a los huesos, definitivamente están vivos. Al igual que la piel, los músculos o cualquier otra parte del cuerpo, deben alimentarse bien para estar saludables. "De hecho, probablemente sea tan importante elegir alimentos nutritivos como evitar los que producen la caries", señala Dominick DePaola, D.D.S., Ph.D., asesor jefe para la Alianza para la Educación en Framingham, Massachusetts.

No hay nada que sustituya los hábitos de lavarse los dientes regularmente con cepillo y usar hilo dental. Sin embargo, los alimentos correctos, sobre todo los que proporcionan grandes cantidades de calcio y vitaminas A, C y D ayudan a mantener fuertes los dientes y las encías. Un buen ejemplo: unos investigadores de Japón analizaron las dietas de 57 personas de 74 años de edad y contaron sus dientes. Los científicos observaron que las personas que menos verduras, pescado y marisco habían comido tenían el menor número de dientes.

Mientras se comen alimentos nutritivos, es importante no bombardear los dientes frecuentemente con meriendas (refrigerios, tentempiés) pegajosas llenas de azúcar, pues crean el ambiente perfecto para que se multipliquen las bacterias que producen la caries, según advierte Donna Oberg, R.D., una nutrióloga del Departamento de Salud Pública del Condado Seattle-King en Kent, Washington.

Nutrientes para los dientes

De la misma forma en que a los huesos les hace falta calcio para estar fuertes, los dientes también dependen de este mineral esencial, sobre todo durante los primeros años de la infancia. "Los alimentos ricos en calcio son sumamente importantes", indica William Kuttler, D.D.S., un dentista con consulta privada en Dubuque, Iowa. "Sin el calcio los dientes no se forman". En los adultos, el calcio fortalece el hueso que sostiene los dientes para que no se aflojen con el tiempo.

Aumentar el consumo de lácteos es la mejor protección que se les puede brindar a los dientes. Un vaso de leche semidescremada al 1 por ciento o una ración de yogur, por ejemplo, contienen más o menos 300 miligramos de calcio cada uno, aproximadamente el 30 por ciento de la Cantidad Diaria Recomendada (o *DV* por sus siglas en inglés). Ocho onzas (224 g) de yogur bajo en grasa y sin grasa contienen 448 miligramos y 488 miligramos, respectivamente. Se obtienen cantidades algo menores de los quesos bajos en grasa, así como de algunas verduras de hojas verdes, como las hojas de nabo, el *bok choy* (repollo chino) y la endibia (lechuga escarola).

Sin embargo, se necesita más que calcio para asegurar la salud dental. También hacen falta varias vitaminas, entre ellas la D, la C y la A. La vitamina D es importante para los dientes porque una carencia provoca pérdida ósea y una mayor inflamación, lo cual es un síntoma de una enfermedad de las encías, según los investigadores de la Facultad de Medicina de la Universidad de Washington, en St. Louis. La mejor manera de obtener la vitamina D junto con el calcio es bebiendo leche enriquecida con vitamina D.

El cuerpo utiliza la vitamina C para fabricar el colágeno, una fibra proteínica dura que mantiene fuertes las encías. Es fácil cubrir las necesidades de vitamina C a través de la dieta. Una ración de media taza de brócoli cocido, por ejemplo, contiene 58 miligramos de vitamina C, casi el 97 por ciento de la DV. Una ración de media taza de cantaloup (melón chino) cuenta con 34 miligramos, el 57 por ciento de la DV, y una naranja nável (ombliguera) mediana ofrece 80 miligramos, el 133 por ciento de la DV.

La vitamina A, por su parte, sirve para formar la dentina, una capa de material parecido al óseo que se encuentra justo debajo de la superficie de los dientes. La mejor forma de obtener vitamina A es a través de alimentos ricos en betacaroteno, sustancia que el cuerpo convierte en vitamina A. La batata dulce (camote) es una magnífica fuente; media taza proporciona más de 21.000 unidades internacionales (UI) de vitamina A, cuatro veces más de lo que pide la DV. Otras buenas fuentes de betacaroteno son la col rizada, la zanahoria y la mayoría de los *squash* invernales amarillos o anaranjados. (A pesar de su color, el *acorn squash* contiene muy poco betacaroteno; media taza sólo cuenta con 0,2 miligramos).

Problemas pegajosos

Como vimos antes, mientras algunos alimentos ayudan a mantener la salud interior de los dientes, otros los perjudican por fuera. Los alimentos azucarados, por ejemplo, crean la posibilidad de que grandes cantidades de bacterias se multipliquen en la boca. A lo largo del tiempo las bacterias y los ácidos que producen funcionan casi como

> ## Consejo clave
>
> **Enjuáguese la boca con té negro.** Los investigadores del Colegio de Odontología de Chicago de la Universidad de Illinois observaron que las personas que se enjuagaban la boca con té varias veces al día tenían menos acumulación de placa que las que lo hacían con agua. Beber el té en lugar de hacer buches con él también puede ser útil. Los expertos piensan que los responsables son los polifenoles que contiene el té.

unas pequeñas fresas dentales. Desgastan la superficie de los dientes y facilitan la formación de caries, según indica el Dr. Kuttler.

Incluso los jugos de frutas que muchas personas toman como una opción saludable a las gaseosas pueden causar problemas. "El jugo es una fuente muy concentrada de azúcar", explica el Dr. Kutder. De hecho, un grupo de investigadores de Suiza descubrió que los jugos de toronja (pomelo) y manzana dañan los dientes más que la gaseosa de cola.

Si bien los alimentos dulces plantean un problema, los pegajosos son aún peores, según opina el Dr. Kutter. Esta circunstancia se debe a que tales alimentos se pegan a los dientes, lo cual les facilita a las bacterias permanecer en la boca por mucho tiempo.

Irónicamente, un alimento conocido por su pegajosidad tal vez sea bueno para los dientes. Unos investigadores de la Universidad de Chicago descubrieron en estudios de laboratorio que el ácido oleanólico, un compuesto abundante en las pasas, evitaba que las bacterias causantes de placa se pegaran a las superficies.

La mejor manera de que las meriendas pegajosas no causen tanto daño es dedicar un momento a cepillarse los dientes después de haber comido una merienda dulce o de tomar alguna bebida con azúcar. Aunque no sea posible cepillárselos, el simple hecho de enjuagarse la boca con agua ayuda a eliminar el azúcar antes de que las bacterias tengan la oportunidad de hacer daño.

La fuerza de los dientes no se debe sólo a lo que se come sino también a la forma de comer. La boca produce saliva de forma natural cada vez que se mastica, de modo que entre más se mastique —durante una comida, por ejemplo, o al masticar chicle—, más saliva habrá para llevarse el azúcar de los dientes, según indica el Dr. Kuttler. Además, la saliva contiene calcio y fósforo, los cuales ayudan a neutralizar los ácidos que se forman en la boca después de haber comido y que pueden dañar los dientes.

A la hora de la cena tal vez también se quiera probar un poco de queso. Los investigadores no están seguros de la razón, pero al parecer el queso ayuda a prevenir las caries dentales. De acuerdo con el Dr. Kuttler, es posible que contenga unos compuestos que se encargan de neutralizar los ácidos de la boca antes de que hagan daño. Es decir, mientras que comer dulces baja el nivel del pH de la saliva, transformando la placa en ácido capaz de disolver los dientes, comer queso ayuda a mantener estable el pH. ¿Cuál queso es mejor? Los investigadores revisaron numerosos estudios y observaron que entre 12 quesos, el *Cheddar* ofrece la mejor protección dental.

(*Nota*: si encuentra en este capítulo términos que no entiende o que jamás ha visto, favor de remitirse al glosario en la página 636).

Síndrome del intestino irritable

CÓMO TRANQUILIZAR LAS TRIPAS

Los médicos no saben con certeza qué es lo que causa el síndrome del intestino irritable (o *IBS* por sus siglas en inglés). Este lamentable problema intestinal muchas veces produce retortijones (cólicos), gases, diarrea y estreñimiento. Lo que sí saben es que una dieta saludable, siempre y cuando incluya más de ciertos alimentos y menos de otros, sirve para controlar el IBS en lugar de que este lo controle a uno.

Encuentre a los culpables

Es posible que la parte más peliaguda de manejar el IBS sea identificar los alimentos que con toda probabilidad desencadenarán un ataque. Varían de una persona a otra, por lo que se requiere de cierto tiempo para averiguar qué alimento causa problemas y cuál no. "En gran parte se hace al tanteo", indica el Dr. David E. Beck, director del departamento de Cirugía Colorrectal en la Clínica Ochsner de Nueva Orleáns.

Aunque todos los enfermos del IBS muestran reacciones distintas a los alimentos, existen algunos denominadores comunes. Los lácteos suelen ser un problema, por ejemplo. A pesar de que por lo general los niños pueden consumir toda la leche y el queso que desean, hasta el 70 por ciento de los adultos en todo el mundo producen una cantidad insuficiente de la enzima (lactasa) necesaria para digerir el azúcar (lactosa) presente en los lácteos. De acuerdo con el Dr. Beck, el consumo de lácteos puede resultar especialmente incómodo para las personas afectadas por el IBS.

No hace falta forzosamente renunciar por completo a la leche y el queso, según agrega el experto. Lo que sí se debería hacer es reducir el consumo para ver si mejoran los síntomas. Con el tiempo se obtendrá una buena idea de la cantidad de un lácteo en concreto que puede disfrutarse sin ningún problema.

Por otra parte, muchas veces los frijoles (habichuelas) les causan problemas a las personas afectadas por el IBS. De nueva cuenta no hay que descartarlos por completo, según indica el Dr. Beck. Tal vez algunos tipos de frijol produzcan más molestias que otros, y es posible que otros no molesten en absoluto.

Otro alimento difícil de digerir es el azúcar (fructosa) presente en las gaseosas, así como en los jugos de manzana y de pera, según señala el Dr. Samuel Meyers, profesor clínico de Medicina en la Facultad de Medicina Mount Sinai en la ciudad de Nueva York. También pueden causar problemas algunos edulcorantes como el sorbitol, que se encuentra en los caramelos de dieta y el chicle. De acuerdo con el Dr. Meyers, muchas personas con IBS tal vez sólo necesiten reducir la cantidad de jugos y caramelos que consumen para aliviar las molestias del síndrome.

No a la grasa, sí a la fibra

Los síntomas del IBS comúnmente se recrudecen a causa de la grasa. Esto se debe al hecho de que el intestino suele contraerse después de una comida con alto contenido de grasa. Estas contracciones normales llegan a ser sumamente dolorosas para las personas que tienen IBS, según explica el Dr. Meyers, quien indica que el intestino irritable se calma mucho si la grasa de la dieta se reduce a no más (y de preferencia menos) del 30 por ciento del total de las calorías consumidas a diario.

Una manera segura de ingerir menos grasa es cocinando sus comidas en lugar de salir a comer, dice el Dr. Paul Millea, profesor adjunto de Medicina Familiar y Comunitaria en el Colegio de Medicina de Wisconsin, en Milwaukee. Los restaurantes preparan los alimentos pensando en su propio beneficio, no en el nuestro. Por lo tanto, los alimentos que comemos en los restaurantes están cargadísimos de grasa y tienen pocos nutrientes.

ALIVIO NATURAL

De la misma forma en que algunos alimentos ayudan a calmar la irritación del intestino, también hay varias hierbas que sirven para controlar el problema, según indica Daniel B. Mowrey, Ph.D., director del Laboratorio Estadounidense de Investigaciones sobre Fitoterapia, en Salt Lake City. El experto recomienda las siguientes.

Regaliz (orozuz). Esta hierba dulce, con la que se prepara un té, es un agente antiinflamatorio natural que según el Dr. Mowrey ayuda a aliviar la irritación del intestino.

Menta (*peppermint*). De acuerdo con el Dr. Mowrey, todos o la mayoría de los síntomas del IBS desaparecieron en un estudio en el que las personas afectadas por el síndrome tomaron cápsulas de menta. El té de menta también es eficaz, según agrega el experto.

Psilio. Este producto se deriva de las semillas de una planta llamada pulguera. Es el componente principal de varios laxantes que se venden sin receta y tiene un contenido muy alto de fibra. Se ha demostrado que ayuda a aliviar el dolor del IBS, al igual que la diarrea y el estreñimiento que a veces lo acompañan.

Al mismo tiempo, los alimentos altos en grasa normalmente tienen poca fibra, la cual ayuda a aliviar el IBS de varias formas. Hace que crezcan las heces, de modo que el intestino no tiene que esforzarse tanto para que avancen, según dice el Dr. Beck. Además, los trozos más grandes de excremento ayudan a eliminar los posibles agentes irritantes del intestino antes de que produzcan retortijones, gases u otros síntomas. Asimismo, un aumento en el consumo de fibra dietética ayuda a aliviar tanto la diarrea como el estreñimiento, síntomas que de acuerdo con el Dr. Beck se dan con frecuencia en los enfermos del IBS.

La Cantidad Diaria Recomendada (o *DV* por sus siglas en inglés) de fibra es 25 gramos. Como punto de partida, el Dr. Millea les dice a sus pacientes que agreguen un plato de cereal de salvado a su dieta todos los días y que sigan sumando a partir de ahí. "La mayoría de la gente se sorprenderá al ver cómo afecta a su sistema gastrointestinal", dice el Dr. Millea. Si bien al principio la fibra adicional provocará abotagamiento, hay que darle tiempo para que el cuerpo se adapte. (No obstante, evite los cereales hechos con maíz, ya que este cereal tiende a empeorar el IBS en el 20 por ciento de las personas que padecen este mal).

"Si todos los estadounidenses tuvieran una dieta baja en grasa y alta en fibra, los intestinos irritables serían muy poco frecuentes", afirma el Dr. Meyers.

Los efectos del estrés

Según el Dr. Millea, el IBS rara vez se ve en personas retiradas porque el estrés normalmente provoca sus síntomas. Cuando tenemos estrés, por lo general comemos alimentos que empeoran el IBS, como café, gaseosas, chocolate y comida chatarra. Eso es como arrojar gasolina al fuego para la mayoría de las personas que sufren el IBS.

"Odio decirle a la gente que evite el estrés porque es fundamentalmente como decirles 'No viva su vida'", dice el Dr. Millea. No obstante, es importante estar consciente de las elecciones que se realizan cuando uno está sometido a estrés. Hay que evitar los estimulantes como la cafeína y el alcohol, agregar toda la fibra que pueda a la dieta, evitar comer en restaurantes y asegurarse de dormir y hacer suficiente ejercicio.

Si dejar el café resulta absolutamente imposible, intente beber menos. Puesto que

---

Consejo clave

La fibra tiene un efecto curativo sobre el intestino mientras que la grasa hace que el intestino se contraiga dolorosamente, por lo tanto, haga el esfuerzo de tomar comidas más saludables en casa, dice el Dr. Paul Millea, del Colegio de Medicina de Wisconsin, en Milwaukee. Comience con un plato de cereal de salvado al día y aumente hasta comer pan de trigo integral, cereales integrales como pasta de trigo integral y arroz integral y abundantes frutas y verduras.

tanto el café descafeinado como el normal hacen más sensible el intestino, el Dr. Beck recomienda limitarse a una taza o dos al día.

Menos es mejor

Por último, otra estrategia sería reducir el tamaño de las comidas. Entre más alimento se introduzca en el cuerpo de una sola vez, más arduamente tiene que trabajar el intestino, lo cual puede causarles problemas a los enfermos del IBS. Normalmente le resulta más fácil al cuerpo manejar varias comidas pequeñas que dos o tres grandes, según indica el Dr. Douglas A. Drossman, profesor de Medicina y Psiquiatría en la Facultad de Medicina de la Universidad de Carolina del Norte, en Chapel Hill.

(*Nota*: si encuentra en este capítulo términos que no entiende o que jamás ha visto, favor de remitirse al glosario en la página 636).

Síndrome del túnel carpiano

SEMILLITAS SALUDABLES QUE LE MEJORAN LAS MUÑECAS

De la misma forma en que las carreteras atraviesan túneles para bordear o pasar por debajo de los obstáculos con los que se encuentran en su camino, algunas partes del cuerpo, como los nervios y los ligamentos, también utilizan túneles para llegar adonde van. Uno de los túneles de mayor tránsito es el carpiano, por el cual los nervios, los vasos sanguíneos y los ligamentos atraviesan la muñeca para llegar a los dedos.

Generalmente sobra espacio dentro del túnel carpiano. No obstante, cuando las manos y las muñecas se mantienen muy ocupadas escribiendo a máquina, cosiendo o con algún otro movimiento repetitivo, los tejidos al interior del túnel pueden inflamarse e hincharse y terminan oprimiendo el nervio. El resultado es una muñeca adolorida, así como hormigueo en los dedos, los cuales también pueden dormirse. Así lo explica el Dr. James L. Napier Jr., profesor clínico adjunto de Neurología en la Facultad de Medicina de la Universidad Case Western Reserve, en Cleveland. A este estado los doctores le llaman el síndrome del túnel carpiano. Afecta a cerca de 3 de cada 100 personas en los Estados Unidos y es una de las causas de discapacidad parcial más comunes.

Uno de los mejores remedios contra el síndrome del túnel carpiano es simplemente descansar las muñecas. Tal vez también sea útil mantener las manos calientes. Es más probable que se produzca dolor y rigidez si las manos están frías, además, hay ciertos indicios de que el consumo de semilla de lino (linaza) ayuda a disminuir las inflamaciones en el cuerpo, entre ellas las que se dan en las muñecas, según afirma Jack Carter, Ph.D., profesor emérito de Ciencias Vegetales en la Universidad Estatal de Dakota del Norte, en Fargo, y presidente del Instituto del Lino.

La semilla de lino contiene un compuesto llamado ácido alfalinolénico, el cual según se ha demostrado reduce los niveles de prostaglandinas, unas sustancias químicas del cuerpo que contribuyen a las inflamaciones, de acuerdo con el Dr. Carter.

Asimismo cuenta con otros compuestos llamados lignanos, cuyas propiedades antioxidantes bloquean los efectos de unas moléculas nocivas de oxígeno, los radicales libres. Esta circunstancia es importante, porque cuando hay una inflamación se producen grandes cantidades de radicales libres. Y a menos que se les detenga, la inflamación empeora.

Hasta ahora los investigadores no han probado la semilla de lino en relación con el síndrome del túnel carpiano, de modo que no hay forma de saber con certeza cuánta hay que comer para cosechar sus beneficios, según dice el Dr. Carter. No obstante, ciertas pruebas indican que entre 25 y 30 gramos (aproximadamente 3 cucharadas) de semilla de lino molida o entre 1 y 3 cucharadas de aceite de semilla de lino tal vez sean suficientes para aliviar los síntomas.

En vista de que el cuerpo es incapaz de digerir la semilla de lino entera hay que comprarla ya molida o molerla uno mismo. La semilla molida puede agregarse a los cereales calientes o bien mezclarse con la harina de los productos panificados. Guarde en el refrigerador los restos de semillas molidas en un recipiente de cierre hermético. Cuando los aceites de la semilla de lino se exponen al aire, se vuelven rancios muy rápidamente.

Un problema de peso

Mientras se reflexiona acerca de cómo hacerle para incluir más semilla de lino en la dieta, probablemente valdría la pena también pensar en cómo eliminar el exceso de calorías. Se cuenta con pruebas científicas de que las personas con sobrepeso tienen más probabilidades de desarrollar el síndrome del túnel carpiano que los flacos, según opina el Dr. Peter A. Nathan, cirujano de las manos e investigador del túnel carpiano en el Centro Portland para Cirugía y Rehabilitación de las Manos, en Oregón. De hecho, las investigaciones llevadas a cabo por el Dr. Nathan indican que las personas pasadas de peso enfrentan un mayor riesgo de padecer el síndrome del túnel carpiano que los mecanógrafos, los cajeros u otras personas que trabajan mucho con las manos y las muñecas.

"Las personas corpulentas tienden a acumular más líquidos en sus tejidos blandos, entre ellos la muñeca", explica el Dr. Nathan. Al acumularse los líquidos pueden empezar a ejercer presión sobre el nervio dentro del túnel carpiano, a la vez que reducen la cantidad de oxígeno que dicho nervio recibe. Bajar de peso no necesariamente va a "curar" el síndrome del túnel carpiano, según advierte el Dr. Nathan. No obstante, en el caso de una persona con sobrepeso que tiene este problema, es posible que baste con perder unas cuantas libras para que la presión sobre este nervio tan vulnerable disminuya.

Si se padece el síndrome del túnel carpiano, quizás la mejor manera de perder peso sea mediante el ejercicio. Además del beneficio de adelgazar, un estudio realizado por el Dr. Nathan en el Centro Portland para la Cirugía y Rehabilitación de las Manos descubrió que el ejercicio aliviaba los síntomas del síndrome del túnel carpiano de dolor, tensión y torpeza.

Un edulcorante a evitar

Las personas que padecen el síndrome del túnel carpiano tal vez tengan que eliminar el edulcorante artificial aspartamo. Un estudio descubrió que quienes consumían mucho aspartamo desarrollaban síntomas del síndrome del túnel carpiano. Tras eliminar el aspartamo de sus dietas, los síntomas disminuyeron en 2 semanas, aunque no habían hecho ningún cambio en sus hábitos laborales.

(*Nota*: si encuentra en este capítulo términos que no entiende o que jamás ha visto, favor de remitirse al glosario en la página 636).

Síndrome premenstrual
CÓMO MANEJAR EL MALESTAR MENSUAL

Probablemente no exista una mujer que no sepa lo que es el síndrome premenstrual. Sin embargo, el hecho de que sea muy común no significa que entendamos de qué se trata.

Se calcula que el síndrome premenstrual afecta a entre la tercera parte y la mitad de las mujeres en edad fértil radicadas en los Estados Unidos. Tiene más de 150 síntomas, como ansiedad, senos adoloridos y antojos de comida. Algunas mujeres sólo experimentan uno o dos de ellos, mientras que a otras las asalta una docena. Las molestias suelen aparecer entre 10 y 15 días antes de la menstruación y se alivian al comenzar esta.

Los médicos solían pensar que el síndrome premenstrual era un problema psicológico más que físico. Han cambiado de opinión. Sin embargo, aún no están seguros de lo que causa este enorme despliegue de problemas físicos y emocionales. Es probable que intervengan varios factores, como fluctuaciones hormonales (del estrógeno y la progesterona), el azúcar en la sangre (glucosa) y la serotonina, una sustancia química del cerebro.

Si bien aún desconocemos muchas cosas acerca de esta afección, una está clara: lo que la mujer come influye mucho en cómo se siente antes de su menstruación. Las siguientes estrategias alimenticias están diseñadas para aliviar las molestias.

El calcio controla los cambios de ánimo

Unos investigadores de la Universidad de Massachusetts, en Amherst, han encontrado pruebas que indican que un consumo elevado de calcio y vitamina D tal vez no sólo reduce la gravedad de los síntomas del síndrome premenstrual, sino que también impide que se presente en primer lugar.

Cuando la investigadora Elizabeth R. Bertone-Johnson, ScD, y su equipo compararon a las mujeres que padecían el síndrome premenstrual con las que no lo tenían o solamente sufrían síntomas muy leves durante un período de 10 años, llegaron a la conclusión de que las mujeres que ingerían unos 1.200 miligramos de calcio y 400 unidades internacionales (UI) de vitamina D todos los días tenían un 30 por ciento menos de probabilidades de padecer cambios de humor, abotagamiento, cólicos premenstruales y otros síntomas de este síndrome. El grupo que consumió calcio y vitamina D tomó aproximadamente unas 4 raciones diarias de leche descremada o semidescremada al 1 por ciento, jugo de naranja (china) enriquecido u otro lácteo bajo en grasa, como yogur.

Si bien muchos otros estudios han relacionado el calcio y la vitamina D con una reducción de los síntomas del síndrome premenstrual, el estudio de la Universidad de Massachusetts fue uno de los primeros en sugerir que estos minerales tal vez incluso prevengan antes de que empiece esta afección molesta e incómoda que a menudo pone a prueba las relaciones. Y aunque los investigadores reconocen que es necesario llevar a cabo estudios más amplios, aumentar el calcio y la vitamina D a estos niveles saludables no puede hacernos daño… e incluso quizás nos ayude a mantener a raya otros problemas de salud, entre ellos la osteoporosis y algunos cánceres.

El calcio reduce los síntomas del síndrome premenstrual de varias formas. Por una parte tal vez evite las contracciones musculares a las que se deben los cólicos menstruales, según explica el psicólogo investigador, James G. Penland, Ph.D., quien ha realizado estudios sobre la relación del calcio y el síndrome premenstrual en el Centro de Investigaciones sobre Nutrición Humana del Departamento de Agricultura de los Estados Unidos, ubicado en Grand Forks, Dakota del Norte. Además, según explica el Dr. Penland, "el calcio evidentemente afecta a ciertas sustancias químicas cerebrales y hormonas de las que se sabe que influyen en el estado de ánimo".

De acuerdo con el Dr. Penland, es buena idea empezar a aumentar el consumo de alimentos bajos en grasa y ricos en calcio, como leche descremada o semidescremada al 1 por ciento y yogur bajo en grasa, durante todo el ciclo menstrual. No hacen falta cantidades industriales para cosechar los beneficios: las mujeres de los estudios normalmente tomaron de 1.000 a 1.340 miligramos aproximadamente al día, la cantidad que contienen 4 raciones de leche semidescremada al 1 por ciento o descremada, yogur, queso o jugo de naranja enriquecido. (Si no puede conseguir tanto a través de los alimentos, está bien tomar un suplemento de calcio).

Un mineral con maña

El calcio no es el único mineral que afecta a la química cerebral. Numerosos estudios han observado que las mujeres que padecen del síndrome premenstrual tienden a andar bajas de magnesio. Un bajo nivel de magnesio ocasiona un descenso en la dopamina, una sustancia química cerebral que ayuda a regular los estados de ánimo, al igual que la serotonina, según afirma el Dr. Melvyn Werbach, profesor clínico adjunto de Psiquiatría en la Universidad de California, en Los Ángeles. De acuerdo con el experto, "es posible que una carencia de magnesio también afecte al metabolismo del estrógeno", otra causa del mal humor premenstrual.

En un estudio realizado en Italia, 28 mujeres que padecían el síndrome premenstrual empezaron a tomar 360 miligramos de magnesio al día. Al cabo de 2 meses informaron sentirse menos deprimidas y abotagadas, además de tener menos cólicos y otros síntomas premenstruales. Asimismo, tomar 200 miligramos diarios de este mineral también ayudó a aliviar la retención de líquidos y los cambios de humor a unas mujeres que participaron en varios estudios británicos.

La Cantidad Diaria Recomendada (o *DV* por sus siglas en inglés) del magnesio es de 400 a 420 miligramos para los hombres y de 310 a 320 miligramos para las mujeres (más si se está embarazada), cantidad fácil de obtener a través de la dieta. Una ración de copos de avena instantáneos, por ejemplo, contiene 28 miligramos de magnesio, el 7 por ciento de la DV. Un plátano amarillo (guineo, banana) cuenta con 33 miligramos, el 8 por ciento de la DV, y un filete de platija horneado o asado al horno ofrece 49 miligramos, el 12 por ciento de la DV. El arroz integral es otra extraordinaria fuente de magnesio; media taza proporciona 42 miligramos, el 11 por ciento de la DV. Los cereales integrales y las verduras de hoja verde oscuro también son ricas en este mineral.

Otra manera de mejorar el mal humor

Otro nutriente que ayuda a acabar con los altibajos emocionales del síndrome premenstrual es la vitamina B_6. En un estudio llevado a cabo en Inglaterra, 32 mujeres

---

SUSTITUTOS SATISFACTORIOS

Existen muchos alimentos (y sustancias en los alimentos) capaces de agravar los dolores premenstruales. El problema que muchas mujeres enfrentan es cómo hacerle para renunciar a sus comidas favoritas durante toda una semana o incluso más. Los siguientes son algunos de los alimentos que con más frecuencia tienen este efecto negativo. Incluimos algunos sustitutos igualmente satisfactorios.

- La cafeína puede provocar dolor de senos, además de aumentar la irritabilidad y la ansiedad. Vale la pena probar gaseosas de cola sin cafeína, café descafeinado o sustitutos de café como *Postum*.
- El exceso de sal puede hacer que el cuerpo retenga líquidos, lo cual intensifica el abotagamiento y el dolor en los senos. Se recomienda sazonar los alimentos con hierbas, especias o sazonadores sin sal, como el de la marca *Mrs. Dash*, y elegir alimentos enlatados o procesados que sean bajos en sal.
- Muchas veces el chocolate intensifica los cambios de humor y el dolor en los senos. Es preferible comer *carob* sin azúcar, un sustituto de chocolate hecho de algarrobas.

que sufrían el síndrome premenstrual tomaron 50 miligramos de vitamina B_6 al día durante 3 meses. Afirmaron sentirse menos deprimidas, irritables y fatigadas. Es posible que las altas dosis de vitamina B_6 equilibren las hormonas premenstruales al bajar el nivel de estrógeno y subir el de progesterona. En vista de que el cuerpo utiliza la vitamina B_6 para fabricar serotonina, también es posible que los suplementos de este nutriente ayuden a aliviar la depresión, según afirma el Dr. Werbach.

Numerosos estudios muestran que la B_6 alivia la depresión relacionada con el síndrome premenstrual, sobre todo cuando se combina con magnesio. Si bien la DV para la B_6 es de 1,7 a 1,9 miligramos, resulta seguro tomar hasta 50 a 100 miligramos al día, según el Dr. Werbach. Si está tomando suplementos, no aumente la dosis sin consultarlo primero con el médico. No obstante, no hace falta tomar suplementos para aumentar el consumo de vitamina B_6, de acuerdo con el Dr. Werbach. Una comida compuesta de 3 onzas (84 g) de pechuga de pollo deshuesada, una papa sin pelar al horno y un plátano amarillo, por ejemplo, contienen casi 2 miligramos, el 100 por ciento de la DV.

Los carbohidratos: comida que calma

Uno de los síntomas más comunes del síndrome premenstrual es el impulso de comer grandes cantidades de alimentos con azúcar. Estos alimentos a su vez pueden producir sobrepeso, así como depresiones y cambios de humor.

"No es raro que el gusto por lo dulce despierte durante esta época del mes. En las mujeres que padecen el síndrome premenstrual se trata de un período en el que su nivel de azúcar en la sangre suele andar bajo, según explica la Dra. Susan M. Lark, experta en salud de la mujer y autora de *El síndrome premenstrual*. No se sabe con certeza a qué se debe el fenómeno. Aparentemente la insulina, que es la encargada de transportar el azúcar del torrente sanguíneo a cada una de las células, funciona de manera más eficaz conforme se acerca la menstruación. Al bajar la circulación de azúcar en el torrente sanguíneo el cerebro dispone de menos combustible. Se da cuenta de esta escasez y le avisa al cuerpo de que necesita más, lo cual se traduce así: "¡Necesito dulces!"

Para satisfacer la necesidad de azúcar del cuerpo sin acabarse todas las galletitas de la despensa (alacena, gabinete) es buena idea consumir carbohidratos complejos, pues el cuerpo los absorbe más lentamente que el azúcar de los dulces. De esta forma ayudan a estabilizar el azúcar en la sangre, lo cual a su vez controla los antojos de azúcar.

Los carbohidratos complejos también alivian las molestias premenstruales de otra forma: incrementan el nivel de serotonina en el cerebro. Esta sustancia química tranquilizante regula el estado de ánimo y el sueño. En un pequeño estudio llevado a cabo por el Instituto Tecnológico de Massachusetts, en Cambridge, unas mujeres que padecían el síndrome premenstrual informaron que una sola comida rica en carbohidratos alivió sus sensaciones premenstruales de depresión, tensión y tristeza y las hizo sentirse más calmadas y alertas.

Algunos médicos recomiendan que las mujeres con molestias premenstruales coman una pequeña cantidad de pasta, cereal o pan integrales cada 3 horas para evitar que el nivel de azúcar en la sangre baje demasiado. En un estudio científico, el 54 por ciento de las mujeres participantes que cada 3 horas ingirieron una minicomida basada en féculas —como pan, galletas o cereal— sufrieron menos molestias premenstruales.

Por su parte, algunas mujeres deben evitar el trigo durante estos días. El trigo contiene gluten, una proteína que tiende a empeorar el abotagamiento premenstrual y a favorecer el aumento de peso. A las mujeres que aparentemente tengan este problema, la Dra. Lark les recomienda limitarse a cereales como el arroz, el millo (mijo) u otros que no sean trigo antes de la menstruación.

No hay motivo para limitarse al pan y las galletas cuando se trata de aumentar el consumo de carbohidratos. Un plato de algún cereal integral, como *granola* o avena, ayuda a sentirse satisfecha y también controla los antojos de dulces. Las tortitas de arroz también son una buena merienda (refrigerio, tentempié), sobre todo cuando se untan con un poco de crema de cacahuate (maní) o confitura. Otra buena fuente de carbohidratos complejos son los frijoles (habichuelas) y otras legumbres.

Las frutas y las verduras también representan una magnífica fuente de carbohidratos complejos. Además, tienen pocas calorías, así que se pueden comer con frecuencia sin preocuparse por subir de peso. La Dra. Lark recomienda especialmente las raíces, como la zanahoria, el nabo y la chirivía (pastinaca), así como las verduras de hoja verde oscuro como las berzas (bretones, posarnos) o las hojas de mostaza. Todas estas verduras son ricas en magnesio y calcio y se ha demostrado que ambos nutrientes alivian las molestias premenstruales.

Si bien la mayoría de las frutas son buenas para las mujeres que padecen el síndrome premenstrual, las variedades tropicales como el mango, la papaya (fruta bomba, lechosa) y la piña (ananá) tienen un contenido sumamente alto de azúcar. Por lo tanto, intensifican los antojos en lugar de aliviarlos. Cuando se acerca la menstruación tal vez sea preferible limitarse a frutas con menos azúcar, como la manzana, la naranja o la toronja (pomelo).

El gusto por la grasa

Como hemos visto, a muchas mujeres se les antojan los dulces al acercarse su menstruación. De la misma forma es posible que les entre el gusto por los alimentos ricos en grasa, como *donuts*, papitas fritas o helado. De hecho, algunas mujeres afectadas por el síndrome premenstrual llegan a obtener hasta un 40 por ciento de sus calorías de la grasa. Así lo afirma el Dr. Guy Abraham, antiguo profesor de Obstetricia y Ginecología en la Universidad de California, en Los Ángeles, quien posteriormente fundó una empresa de suplementos dietéticos, Optimox, en Torrance, California.

El asunto implica otros problemas aparte de las calorías adicionales. El tipo —y la cantidad— de grasa que se ingiere antes de la menstruación afecta la gravedad de los síntomas. A nadie sorprenderá el hecho de que el peor tipo de grasa sea la saturada, la cual se encuentra en las carnes rojas, los lácteos de grasa entera y muchos alimentos procesados. La grasa saturada hace que suba el nivel de estrógeno en el cuerpo e intensifica prácticamente todos los síntomas del síndrome premenstrual, según indica el Dr. Abraham. Por el contrario, las pruebas indican que las mujeres que comen muchas frutas, verduras y cereales integrales pero poco o nada de carne tienden a padecer menos síntomas premenstruales que sus hermanas carnívoras.

Se recomienda que todas las mujeres, no sólo las que sufren el síndrome premenstrual, limiten su consumo de grasa a no más del 30 por ciento de su total de calorías diarias. De acuerdo con el Dr. Abraham, el 10 por ciento de esta cantidad de grasa debe provenir de la saturada y el resto de la insaturada.

Actualmente los investigadores están estudiando la cuestión de si los ácidos grasos omega-3, un tipo de grasa presente en ciertas especies de pescado, así como en los aceites de *canola* y oliva, de semilla de lino (linaza), y en las nueces, por ejemplo, influyen en el síndrome premenstrual. Las pruebas preliminares sugieren que una escasez de estos ácidos grasos —así como un exceso de ácido linoleico (una grasa insaturada) en el organismo— pueden conducir a una sobreproducción

Consejo clave

¿Padece un síndrome premenstrual grave? Vuélvase vegetariana. Cuando 33 mujeres con el síndrome premenstrual grave probaron una estricta dieta vegana (sin productos animales, en concreto carne, pescado, carne de ave, huevos ni lácteos) durante 2 meses, se redujeron el abotagamiento y la dificultad para concentrarse (dos grandes problemas del síndrome premenstrual), así como los retortijones (cólicos) menstruales. "Para algunas mujeres el cambio fue profundo", comenta el investigador principal, el Dr. Neil Barnard, presidente del grupo del Comité de Médicos para una Medicina Responsable, ubicado en Washington, D. C. "El dolor desapareció o se redujo espectacularmente, algo que no habían experimentado desde hacía años. Si llegaron a necesitar algún analgésico, fue mucho menos que antes".

El Dr. Barnard sospecha que esta dieta alta en fibra y baja en grasa aumenta los niveles de la globulina transportadora de hormona sexual... la cual a su vez desactiva el exceso de estrógeno que circula a toda velocidad por el torrente sanguíneo. "Nuestra meta era suavizar los altibajos hormonales que muchas de ellas experimentan cada mes", afirma el Dr. Barnard.

de cierto tipo de prostaglandina. Este compuesto parecido a las hormonas puede producir dolores (cólicos) menstruales.

Recibimos mucho ácido linoleico de aceites como los de maíz (elote, choclo) y de alazor (cártamo), por lo que algunos nutriólogos sugieren aumentar nuestro consumo de ácidos grasos omega-3 mediante pescados como el salmón, la caballa (macarela, escombro) española y el atún claro. También se puede usar un poco de aceite de *canola* para cocinar y recurrir al aceite de semilla de lino para los aliños (aderezos) de las ensaladas.

En términos prácticos estas indicaciones significan utilizar aceite de oliva en lugar de mantequilla y cambiar los alimentos altos en grasa como los *donuts* u otras meriendas por pan de trigo integral y queso crema bajo en grasa. Hasta alteraciones mínimas de la dieta ayudan a estabilizar el estrógeno y de esta forma, a aliviar el sufrimiento mensual.

(*Nota*: si encuentra en este capítulo términos que no entiende o que jamás ha visto, favor de remitirse al glosario en la página 636).

Sobrepeso
CÓMO COMER PARA PERDER

¡Cuántas promesas se hacen a las personas que quieren bajar de peso! "Pierda una libra al día, ¡sin dietas!" "¡Queme grasa mientras duerme!" Todos sabemos que no es tan fácil. Pero no por eso la mayoría de nosotros nos hemos dejado llevar por el furor de las dietas "milagrosas", aunque lo único milagroso que tengan sea el hecho de que las volvamos a intentar una y otra vez.

Para bajar de peso de manera definitiva no se requieren milagros. Todo se basa en un principio sencillo, según Simone French, Ph.D., profesora de Epidemiología en la Universidad de Minnesota en Minneapolis. "La energía que entra es igual a la energía que sale", explica la experta. "Si se consume más energía de la que se gasta, se sube de peso. Si se consume menos energía de la que se gasta, se pierde peso". La cantidad de calorías consumidas tiene que ser menor que la cantidad de calorías quemadas. El ejercicio también cuenta, porque ayuda a quemar calorías.

Además, los investigadores están llegando a la conclusión de que, cuando de perder peso se trata, no importa sólo la cantidad que se come sino también el tipo de alimento. Por ejemplo, el cuerpo no utiliza las calorías de una galletita alta en calorías de la misma manera que las calorías de una papa o de un plato de pasta llena de carbohidratos. Y los estudios han demostrado que al comer ciertos alimentos se estimula el apetito, mientras que con otros sucede todo lo contrario.

El verdadero milagro tal vez se encuentre en el hecho de que ciertos alimentos apoyan sus esfuerzos para bajar de peso, en lugar de entorpecerlos. La mayoría de personas que intentan perder peso podrían contar las calorías hasta mientras duermen, pero las calorías, si bien son importantes, sólo son una parte de la ecuación. Interesantes investigaciones sobre el adelgazamiento realizadas en las universidades más importantes están revelando que cuando se sigue una dieta de calorías reducidas con alimentos de alta satisfacción, se pierde peso más fácilmente. Los alimentos mágicos son las frutas, las verduras, los cereales integrales, las proteínas magras (bajas en grasa) y las grasas saludables.

Adelgazar al llenarse

Habichuelas verdes (ejotes) y tomates (jitomates) frescos recién recogidos; jugosos melocotones (duraznos) y exuberantes frambuesas; cereales integrales llenadores.

Estos alimentos sumamente nutritivos forman el eje central de los planes de alimentación saludable más eficaces para controlar el peso. ¿Por qué? Porque satisfacen. Toda esa fibra hace que la comida se digiera lentamente, evita las punzadas de hambre y los insensatos antojos de alimentos al mantener bajo y controlado el azúcar en la sangre, algo que los carbohidratos refinados como el pan, el arroz y la pasta blancos no pueden hacer.

En la actualidad, muchos estadounidenses con sobrepeso son resistentes a la insulina; lo cual significa que sus células "ignoran" las señales o indicaciones de la hormona insulina para que absorban el azúcar en la sangre. Los niveles de insulina de las personas resistentes a la insulina suben mucho más después de las comidas. Es la manera de su cuerpo de obligar al azúcar en la sangre a introducirse en las células. Por lo tanto, si acaba de comer montones de carbohidratos refinados, el cuerpo se tiene que deshacer de una enorme dosis de azúcar en la sangre. La resistencia a la insulina presenta otro obstáculo adicional para la pérdida de peso: los investigadores piensan que los niveles elevados de insulina hacen que la grasa quede "atrapada" en las células de grasa, donde no se puede quemar tan fácilmente. No obstante, cuando se comen alimentos que mantienen el azúcar en la sangre baja y regular, el cuerpo bombea menos insulina, y no sucede eso.

Las investigaciones apoyan esta teoría. En un estudio realizado por el Centro Médico de Nueva Inglaterra-Universidad Tufts que abarcó a 39 mujeres y hombres con sobrepeso, aquellos con niveles altos de insulina bajaron en promedio 22 libras (10 kg) en 6 meses al seguir el plan del "azúcar en la sangre regular", en comparación con las 13 libras (6 kg) que adelgazaron los que siguieron una dieta con más carbohidratos refinados. Otras investigaciones sugieren que esta estrategia alimenticia evita que el metabolismo se desacelere tan dramáticamente, como sucede en la mayoría de las dietas de adelgazamiento. Los investigadores del Hospital Infantil de Boston observaron que los adultos a dieta que comían alimentos con valores bajos en el índice glucémico (IG) quemaban 80 calorías más al día que aquellos que seguían una dieta con alimentos más bajos en grasa y con valores más altos en el IG. También se sentían con más energía.

No les tema a las proteínas... ni a la grasa

Por lo general no asociamos estar a dieta con desayunar unos huevos revueltos, almorzar con una ensalada de pollo sobre una rebanada de pan y luego disfrutar un bistec en la cena. Pero aunque parezca mentira, uno puede comer así y al mismo tiempo estar a dieta.

En el pasado se les decía a las personas que se ponían a dieta que evitaran a como diera lugar las grasas líquidas (nada de aliños/aderezos para ensalada, nada de cocinar

ADIÓS AL HAMBRE

De acuerdo con un estudio realizado por la Universidad de Sidney en Australia, es posible que la clave para bajar de peso sea que se logre controlar el apetito. Los investigadores identificaron varios alimentos que producen un alto grado de saciedad, por lo que hacen que uno se sienta satisfecho por más tiempo. La siguiente tabla incluye entre estos alimentos todo lo que alcanza 100 puntos o más (la cantidad asignada al pan blanco). Los alimentos de menos de 100 puntos no llenan el estómago durante mucho tiempo, así que probablemente se termine por comer más... y por subir de peso.

Calificaciones de alimentos

Papas: 323	Cereal de salvado: 151	Caramelos de goma: 118
Pescado: 225	Huevos: 150	Papas a la francesa: 116
Avena: 209	Queso: 146	Pan blanco: 100
Naranjas: 202	Arroz blanco: 138	Helado: 96
Manzanas: 197	Lentejas: 133	Papitas fritas: 91
Pasta de trigo integral: 188	Arroz integral: 132	Yogur: 88
Bistec: 176	Galletas: 127	Cacahuate: 84
Frijoles con salsa de tomate: 168	Galletitas: 120	Barra de confitura: 70
Uvas: 162	Pasta de harina refinada: 119	Donut: 68
Pan multigrano: 154	Plátanos amarillos: 118	Pastel: 65
Palomitas de maíz: 154	Cornflakes: 118	Croissant: 47

con aceite) y las proteínas grasas (cuidado con esos bistecs llenos de vetas de grasa). Según la sabiduría popular, la grasa tiene 9 calorías por gramo, más del doble de lo que contienen carbohidratos como el pan o una galletita baja en grasa. Por lo tanto, la grasa en el plato equivalía a rollos en la cintura. Pero al pasar los años y al realizarse más estudios, los científicos están cambiando su forma de pensar con respecto a la grasa. Según indican las investigaciones, en realidad necesitamos grasas buenas mono y poliinsaturadas, como las que se encuentran en el pescado, el aceite de oliva y el aceite de *canola*, a fin de mantener saludables el sistema cardiovascular y nervioso. Además, también se ha demostrado que las grasas y las proteínas buenas tienen la capacidad única de saciar el hambre.

Las proteínas hacen que nos sintamos llenos después de comer y nos mantienen sintiéndonos satisfechos durante horas. En un nuevo estudio del Centro Rochester de Investigaciones sobre la Obesidad, en Michigan, se observó que 30 mujeres que comenzaron el día con dos huevos y tostadas se sintieron mucho más llenas y satisfechas que aquellas que tomaron un *bagel* con queso crema y que por ello consumieron 274 calorías menos durante el resto del día. Las que comieron huevos incluso ingirieron menos calorías al día siguiente. Según los investigadores, los huevos simplemente son más llenadores que los panes y los *bagels*. En un estudio danés de 25 mujeres y hombres, los que consumieron un poco más de proteínas bajaron un 10 por ciento más de grasa de la panza que los que siguieron un plan más alto en carbohidratos. Además, eliminaron la grasa peligrosa alrededor de los órganos internos que eleva el riesgo de sufrir diabetes y enfermedades cardíacas.

Una cantidad moderada de grasa beneficiosa —como la que se encuentra en los frutos secos y las cremas de frutos secos, los aceites de oliva y *canola* y el pescado graso de agua fría— también tiene ventajas para la pérdida de peso. Cuando 65 mujeres y hombres con sobrepeso siguieron una dieta de 1.000 calorías al día durante 24 semanas, los que comieron almendras como merienda (refrigerio, tentempié) perdieron el 18 por ciento de su peso corporal, mientras que los que tomaron alimentos basados en carbohidratos como merienda (como galletas de trigo o papas al horno) sólo perdieron el 11 por ciento. Las personas que comieron frutos secos redujeron sus cinturas un 14 por ciento; las que ingirieron carbohidratos, un 9 por ciento. Otro estudio de investigación muestra que comer una cantidad moderada de crema de cacahuate (maní) todos los días también ayuda a bajar de peso.

Alimentos de alta satisfacción

Si usted ha tenido la idea de que para bajar de peso hay que "comer ligero", le conviene proponerse justo lo contrario. Según indican diversas investigaciones, es posible que para controlar el apetito y evitar subir de peso lo único que deba hacer es escoger alimentos "de alta satisfacción".

Unos investigadores de la Universidad de Sidney en Australia pusieron a un grupo de voluntarios a comer raciones de 240 calorías de diversos alimentos, entre ellos fruta, panes, pays y pasteles (bizcochos, tortas, *cakes*), meriendas, alimentos altos en carbohidratos, alimentos altos en proteínas y cereales. Después de comer, los participantes evaluaban su sensación de hambre cada 15 minutos. El objetivo era ver cuál de los alimentos los mantenía satisfechos durante más tiempo.

Al pan blanco se le asignaron 100 puntos de manera automática y los demás alimentos se midieron de acuerdo con esto. El resultado fue el siguiente: la papa encabezó la lista con 323 puntos, es decir, demostró ser más del triple de llenadora que el pan blanco. Siguió el pescado (225 puntos), la avena (209), la naranja (china) (202), la manzana (197) y la pasta de trigo integral (188). Sorprende que los panes y otros productos horneados hayan obtenido la menor clasificación. Y lo que sorprende más aún es el hecho de que entre más grasa contiene un alimento, menos probabilidades tiene de ocupar un lugar alto en la escala. El *croissant*, por ejemplo, recibió 47 puntos, es decir, no resultó ni la mitad de llenador que una rebanada de pan blanco. Entre más proteínas, fibra o agua contenían los alimentos, más puntos reunían.

Aproveche los resultados de este estudio y dé preferencia siempre a alimentos llenadores, como las verduras y las frutas, antes que a otras opciones más altas en grasa y con menos fibra, recomienda Barbara Rolls, Ph.D., profesora del departamento de Nutrición en la Universidad Estatal de Pensilvania. Una papa al horno es mejor que una ración de papas a la francesa, por ejemplo. Entre comidas, coma una o dos tazas de palomitas (rositas) de maíz (cotufo) hechas a presión, las cuales le quitarán el hambre mejor que la misma cantidad de papitas fritas. Una manzana o una naranja sería mejor aún. De lo que se trata es de saciar su hambre en ese momento y de ayudar a controlar su apetito durante el siguiente par de horas, sin necesidad de llenarse de un exceso de calorías.

(*Nota*: si encuentra en este capítulo términos que no entiende o que jamás ha visto, favor de remitirse al glosario en la página 636).

Sustitutos de la grasa

EL MISMO SABOR PERO CON MÁS SALUD

No hay nada que se compare con el sabor de una hamburguesa jugosa y tierna, el aroma de unas galletitas recién horneadas o la sensación del helado sobre la lengua. El ingrediente que distingue a estos alimentos, eso que les da un aroma, sabor, textura y capacidad de satisfacer el paladar como ninguna otra cosa, es la grasa.

Por desgracia nada en este mundo, ni siquiera la grasa, es perfecto. Junto con su sabor sin igual nos ofrece muchísimas calorías que terminan alojándose en nuestras cinturas, muslos y asentaderas. Otro de sus defectos es que aumenta nuestro riesgo de padecer múltiples males, entre ellos obesidad, presión arterial alta (hipertensión), enfermedades cardíacas, derrames cerebrales, diabetes e incluso cáncer.

De hecho, los investigadores piensan que la grasa es tan mala que sólo una probadita de alimentos grasos basta para aumentar nuestro nivel de triglicéridos, unas grasas potencialmente peligrosas que se encuentran en el torrente sanguíneo. En un estudio realizado por investigadores de la Universidad Purdue de West Lafayette, Indiana, un grupo de personas recibió galletas untadas con queso crema normal o bien sin grasa que debían masticar y luego escupir. Aquellos a quienes les tocó el queso de grasa entera terminaron con un nivel de triglicéridos casi dos veces más alto que las personas que probaron el queso sin grasa.

No sorprende, pues, que los fabricantes estén trabajando arduamente para crear alimentos con sustitutos de grasa y que los estemos devorando tan pronto como llegan a los supermercados (colmados).

Tales sustancias no sustituyen a una dieta rica en comidas naturales bajas en grasa, como las frutas, las verduras y los cereales integrales. No obstante, los sustitutos de la grasa son una excelente forma de reducir (o incluso eliminar) la grasa de muchos alimentos habituales como el queso y los aliños (aderezos) para ensalada, según indica Christina M. Stark, M.S., R.D., una promotora de salud de la Universidad Cornell de Ithaca, Nueva York.

La guía de la grasa

Hay muchos tipos diferentes de sustitutos de la grasa. Algunos simplemente están hechos de carbohidratos o proteínas procesadas de tal forma que imitan la sensación y la textura de la grasa. Otros se producen con moléculas de grasa alteradas químicamente para que no puedan atravesar la pared intestinal y pasar al torrente sanguíneo. Estos sustitutos de grasa no están pensados para el uso casero sino para que los fabricantes de alimentos les resten calorías a sus meriendas (refrigerios; tentempiés), postres y otras comidas con un alto contenido de grasa.

Y se puede ahorrar bastante. Dos cucharadas de aliño estilo italiano sin grasa, por ejemplo, llegan a ahorrar 11 gramos de grasa y más de 100 calorías en comparación con la misma cantidad del aliño normal. De manera semejante es posible rebajarle 5 gamos de grasa y 40 calorías a un sándwich (emparedado) de queso a la parrilla al utilizar queso sin grasa en lugar del amarillo normal.

Los sustitutos de grasa también son buenos en otro sentido. Con frecuencia están hechos con carbohidratos o proteínas, por lo que hasta brindan algunos beneficios a la salud más allá de su capacidad para recortar las calorías. A continuación presentamos una guía de los sustitutos de grasa más comunes.

En la cocina

La mayoría de los sustitutos de la grasa no están pensados para el uso casero, sino para que los fabricantes de alimentos les resten calorías a sus meriendas (refrigerios, tentempiés), postres y otros alimentos altos en grasa.

No obstante, ahora puede encontrar en la tienda de comestibles un producto nuevo con el que puede cocinar en casa. Es una nueva marca de aceite que se llama *Enova* que parece y sabe igualito que el aceite vegetal. Se vendió por primera vez en Japón en 1999, y según su fabricante, rápidamente se convirtió en "el aceite para cocinar de alta calidad líder del mercado japonés".

La compañía declara que "en comparación con otros aceites para cocinar y para aliñar (aderezar), el aceite *Enova* se almacena menos en el cuerpo como grasa". Hablando estrictamente, el *Enova* no es un sustituto de la grasa.

Es un tipo de aceite que se produce de forma natural llamado diacilglicerol o diglicérido. La mayoría de aceites vegetales están hechos de triacilgliceroles o triglicéridos. Si bien el aceite tiene una estructura diferente, al igual que todos los demás aceites vegetales, una cucharada de *Enova* contiene 120 calorías y 14 gramos de grasa.

¿Entonces, nos ayudará *Enova* a deshacernos de las libras no deseadas? Probablemente no. Los científicos del Centro de Investigaciones Clínicas de Chicago pusieron a 131 personas a una dieta en la que el 15 por ciento de las calorías procedían bien de *Enova* bien de otro aceite vegetal. Después de 6 meses, el grupo que tomó *Enova* perdió un 8 por ciento de su grasa corporal, en comparación con el 6 por ciento que perdió el grupo del aceite vegetal.

La calidad de los carbohidratos

Los primeros sustitutos de grasa, y posiblemente los mejores, son los hechos de carbohidratos, que aparecen en las etiquetas de los alimentos como dextrinas (*dextrins*), maltodextrinas (*maltodextrins*), almidones alimenticios modificados (*modified food starches*), polidextrosa (*polydextrose*) y gomas (*gums*). Contienen entre 0 y 4 calorías por gramo en lugar de las 9 calorías aportadas por la grasa. En vista de que retienen hasta 24 veces más agua de lo que pesan, muchas veces se les utiliza para agregar humedad a los productos panificados bajos en grasa.

Lo mejor de los sustitutos de grasa basados en carbohidratos es que están hechos de fibra, según afirma Mark Kantor, Ph.D., profesor adjunto de Nutrición y Ciencias de los Alimentos en la Universidad de Maryland, en College Park. "No sólo tienen menos calorías provenientes de la grasa, sino que también pueden ayudar a bajar los niveles de colesterol, así como a controlar el peso, porque contienen fibra soluble", indica el experto.

Un grupo de investigadores a cargo de un estudio observaron que cuando las personas con un nivel ligeramente elevado de colesterol comieron grandes cantidades de *Oatrim*, un sustituto de grasa basado en carbohidratos, durante 5 semanas, su colesterol bajó en un 15 por ciento. También bajó su presión sistólica (que mide el esfuerzo que el corazón tiene que hacer para que la sangre corra por las arterias), y el nivel de azúcar en la sangre (glucosa) se mantuvo más estable.

A pesar de ser poco probable que alguien coma tanto *Oatrim* como los participantes del estudio, que prácticamente lo ingirieron con cada comida, según el Dr. Kantor, es bueno saber que proporciona un beneficio, aunque sea pequeño.

Portentos proteínicos

No hay nada que se parezca a la cremosa textura del helado, la cual tradicionalmente deriva de su alto contenido de grasa. A fin de reproducir la sensación que el helado de grasa entera produce en la boca, los fabricantes utilizan sustitutos de grasa hechos de proteínas como la leche o la clara de huevo, que se desliza sobre la lengua de la misma forma que la grasa.

Los sustitutos de grasa basados en proteínas, como *Simplesse* y *Trailblazer*, aparecen en las etiquetas como productos proteínicos microparticulados (*microparticulated protein products* o *MPP* por sus siglas en inglés). Estas sustancias contienen entre 1 y 4 calorías por gramo y se utilizan principalmente en el helado, la mantequilla, la crema agria, el yogur, la mayonesa y otros alimentos cremosos.

Al igual que sus primos basados en carbohidratos, los sustitutos de grasa proteínicos ofrecen otros beneficios a la salud aparte de reducir la grasa, según indica el Dr.

Kantor. "A pesar de que no se debería depender de estos alimentos, aportan pequeñas cantidades de proteínas a la dieta, las cuales hacen falta para construir los músculos, producir hormonas y combatir las infecciones", explica.

Otros sustitutos de la grasa basados en las proteínas, las cuales se llaman mezclas de proteínas, combinan proteínas de origen vegetal o animal con gomas o almidones y se utilizan para hacer postres congelados y algunos productos panificados. Si bien proporcionan un poco de proteínas, la cantidad no es significativa.

Ojo con el *olestra*

Durante mucho tiempo, uno de los problemas de las grasas falsas era que no se derritieran ni hirvieran, por lo cual no se podían utilizar para preparar alimentos fritos como papitas o galletas. La situación cambió al presentarse un producto basado en grasa que se llama *olestra* (*Olean*), la primera grasa falsa capaz de resistir la freidora.

En la actualidad, el *olestra* se encuentra en las comidas de merienda (refrigerio, tentempié) como las papitas y las galletas, pero probablemente con el tiempo aparezca en otros productos. "Si se autoriza en otros alimentos, el *olestra* podría acabar sustituyendo a una considerable cantidad de la grasa dietética que ahora compone alrededor del 35 por ciento de las calorías que los estadounidenses consumen diariamente", dice la Dra. Rallie McAllister, M.PH., médico de medicina familiar de Lexington, Kentucky.

El *olestra* se hace de moléculas grandes que se mantienen unidas de tal forma que las enzimas de la digestión no pueden descomponerlas, por lo que no tiene calorías. Sin embargo, a pesar de que el *olestra* es un invento genial para quienes gustan de las meriendas fritas, simplemente no es saludable si se consume en grandes cantidades.

Ya que el *olestra* está hecho de grasa, absorbe los nutrientes solubles en grasa y los elimina del cuerpo. Las personas que comen mucho olestra pierden vitaminas A, D, E y K, al igual que fitonutrientes solubles en grasa como el betacaroteno del *squash* invernal o el licopeno de la zanahoria y la batata dulce (camote). Un estudio descubrió que bastan pequeñas cantidades de *olestra* para reducir el nivel de betacaroteno en un 34 por ciento y el de licopeno en un 52 por ciento. Se trata de un problema grave, porque si los carotenoides y otros compuestos vegetales afines andan bajos es posible que aumente el riesgo de sufrir enfermedades cardíacas, lesiones a la vista y ciertos tipos de cáncer, según explica el Dr. Kantor.

Actualmente el *olestra* viene enriquecido, por lo que sustituye muchas de las vitaminas que se lleva. No obstante, no puede aportar fitonutrientes protectores como el betacaroteno. "Para empezar, la mayoría de personas no obtienen cantidades suficientes de estos nutrientes, y es posible que el *olestra* les quite un poco de lo que sí obtienen", advierte el Dr. Kantor.

Además, las personas que comen muchos alimentos con *olestra* pueden padecer de diarrea, retortijones (cólicos) y otras molestias digestivas. La grasa falsa no se absorbe y permanece en el tracto digestivo. Entre más *olestra* se consume, más probabilidades hay de sufrir estos efectos secundarios, dice la Dra. McAllister.

¿En resumidas cuentas? "Los alimentos para merienda que contienen *olestra* son un poco más caros que las marcas normales, pero si gastar unos cuantos centavos más le ahorran unas cuantas libras, valdrá la pena pagar por ellos", afirma la Dra. McAllister.

Tenga en cuenta que los alimentos que contienen *olestra*, al igual que los alimentos con un alto contenido de grasa a los que reemplazan, no deben ser un ingrediente básico de la dieta, señala el nutriólogo Stark. "Si se comen sólo como un lujo ocasional debería ser posible cosechar los beneficios de la reducción de grasa sin tener que enfrentar las demás consecuencias".

(*Nota*: si encuentra en este capítulo términos que no entiende o que jamás ha visto, favor de remitirse al glosario en la página 636).

Tomate

PROTECCIÓN PARA LA PRÓSTATA

Aunque ya es un alimento bastante universal, cuando se piensa en los tomates (jitomates), mucha gente los asocia con Italia, ya que se usan tanto con las ricas pastas de ese país y algunas personas hasta piensan que son de allá. En realidad, los tomates son originarios del Perú y Ecuador. Para el tiempo que llegaron los conquistadores, ya se disfrutaban en muchas de las tierras que hoy en día constituyen América Latina. Los españoles los llevaron a Europa, pero tomó tiempo para que llegaran a ser populares. Al igual que las papas, los tomates son parientes de la venenosa belladona y se pensaba que eran nocivos. Lo mismo ocurrió en los Estados Unidos y no se hicieron populares hasta el siglo XX.

En cambio, en América Latina siempre formaron parte de la dieta de la gran mayoría de los países. Se empleaban en salsas sabrosas, ensaladas y hasta en dulces, como el dulce de tomate de la República Dominicana. Aunque en general se ha disfrutado como ingrediente adicional y no como plato principal, quizás ya sea hora de que cambie esa costumbre. Resulta que los tomates, tan sencillos y sabrosos como son, también son una especie de superalimento. Contienen compuestos anticancerígenos y anticataratas, más ayudan a cuidarle el corazón. Por lo tanto, ¿por qué no se prepara una ensaladita antes de seguir leyendo?

Contienen un "cuidacélulas" colorido

El tomate contiene un pigmento rojo llamado licopeno. Al parecer este compuesto actúa como antioxidante, lo cual quiere decir que ayuda a neutralizar unas moléculas de oxígeno conocidas como radicales libres, las cuales pueden dañar las células. En todo el mundo, es probable que quienes más beneficios obtengan del tomate sean los italianos. Casi todos los días lo comen de una forma o de otra. Si bien los tomates cocinados con un poco de aceite de oliva ofrecen los niveles más altos de licopeno, incluso los tomates crudos ofrecen una poderosa protección. En Italia los investigadores han descubierto que al comer 7 raciones semanales o más de tomate crudo, las probabilidades de sufrir cáncer de estómago, colon o recto se reducen en un 60 por ciento, en comparación con las personas que comen 2 raciones o menos.

Al llevar a cabo una investigación amplia que abarcó a casi 48.000 hombres, un grupo de científicos de la Universidad Harvard descubrió que quienes comían por lo menos 10 raciones de tomate a la semana, ya sea crudo, cocido o en salsa, reducían en un 45 por ciento su riesgo de padecer cáncer de próstata. Diez raciones tal vez parezcan mucho, pero lo más probable es que usted ya esté comiendo esta cantidad, repartida a lo largo de la semana. Al fin y al cabo, una ración equivale a sólo media taza de salsa de tomate, que es más o menos lo de una rebanada de pizza.

"El licopeno es un antioxidante muy potente", dice el Dr. Meir Stampfer, coautor del estudio mencionado y profesor de Epidemiología y Nutrición en la Escuela de Salud Pública de la Universidad Harvard. "Por algún motivo, el licopeno se concentra en la próstata. Los hombres cuyo índice de licopeno en la sangre es alto tienen menos riesgo de sufrir cáncer de próstata".

Es posible que el licopeno reduzca el riesgo al inhibir el crecimiento y la duplicación de las células cancerosas. Nuevas investigaciones de laboratorio realizadas en la Universidad de Illinois, en Urbana-Champaign, sugieren que el licopeno tal vez también cambie el equilibrio de las hormonas masculinas que pueden alimentar el cáncer de próstata. También es posible que frene el cáncer antes de que empiece al proteger a los genes del daño causado por los radicales libres. No obstante, estudios recientes no están de acuerdo a la hora de cuantificar la protección que ofrece realmente el licopeno. Un estudio del Instituto Nacional contra el Cáncer, que marcó un hito y realizó un seguimiento de la salud y las dietas de 29.361 hombres durante 4 años, solamente observó una reducción del 17 por ciento en el riesgo de sufrir cáncer de próstata en aquellos que comían pizza una vez por semana, en comparación con los que comían pizza menos de dos veces al mes. Un detalle digno de mención: entre los hombres con antecedentes familiares de cáncer de próstata, el riesgo bajaba si comían más productos a base de tomate junto con un poquito de grasa, como salsa para espaguetis o alimentos que contienen salsa de tomate como lasaña o pizza.

Ahora bien, por más prometedores que han sido los resultados de ciertos estudios, la verdad es que el licopeno, los tomates y la salsa no son curas mágicas. Recientemente, la Dirección de Alimentación y Fármacos (o *FDA* por sus siglas en inglés) permitió a los fabricantes de alimentos que imprimieran aseveraciones de salud bastante atenuadas en los productos a base de tomate; unas aseveraciones tan atenuadas que los expertos piensan que nunca van a aparecer en la etiqueta de su marca favorita de salsa para espaguetis. Según un análisis de 2 años de duración realizado por el gobierno, sólo hay pruebas limitadas de que comer de media a una taza de tomate o de salsa de tomate a la semana reduzca el riesgo de sufrir cáncer de próstata. La FDA también llegó a la conclusión de que es muy poco probable o incierto que los tomates y la salsa puedan prevenir el cáncer gástrico, de ovarios o pancreático.

En resumidas cuentas: ningún nutriente o alimento por separado es tan poderoso para poder combatir en solitario graves amenazas para la salud. Pero no deje las ensaladas y pida otra hamburguesa con queso. Nuevas investigaciones sugieren que más vale valorar la variedad: se obtienen beneficios considerables al tener una dieta variada que sea rica en frutas y verduras coloridas, así como cereales integrales. En un nuevo y fascinante estudio de laboratorio realizado en los Países Bajos, el licopeno más la vitamina E —una combinación que se obtiene en la salsa de tomate y la pasta de trigo integral— inhibía el crecimiento de las células de cáncer de próstata.

Diversas investigaciones también sugieren que las personas mayores pueden mantenerse activas durante más tiempo al incluir una mayor cantidad de licopeno en su dieta. En un estudio efectuado por un grupo de científicos con 88 monjas entre los 77 y los 98 años de edad, se descubrió que, entre más licopeno consumían, menos ayuda necesitaban para realizar sus actividades cotidianas, como vestirse o caminar.

Nuevos descubrimientos

Es posible que en un futuro no muy lejano los médicos empiecen a recomendar el tomate como una forma de prevenir el cáncer de pulmón. El tomate contiene dos poderosos compuestos, el ácido cumarínico y el ácido clorogénico. Es posible que ambos ayuden a bloquear los efectos de las nitrosaminas, unos compuestos causantes del cáncer que se forman en el cuerpo de manera natural y que se distinguen, además, por ser "los carcinógenos más potentes del humo del tabaco", en opinión de Joseph Hotchkiss, Ph.D., profesor de Química de los Alimentos y Toxicología en la Universidad Cornell en Ithaca, Nueva York.

Hasta hace poco, los científicos creían que la vitamina C de las frutas y las verduras era la que se encargaba de neutralizar a estos peligrosos compuestos. Sin embargo, un estudio llevado a cabo por el Dr. Hotchkiss y sus colegas reveló que los tomates bloquean la formación de nitrosaminas aun cuando se les ha extraído toda su vitamina C.

En la cocina

En el mes de febrero, los jugosos tomates (jitomates) recién cosechados que disfrutó el verano anterior no son más que vagos recuerdos. Pero no se desanime. El tomate secado al sol es una excelente manera de reproducir aquel delicioso sabor a lo largo del año, incluso cuando no es temporada de tomates frescos. Además, así podrá cambiar de los tomates Roma, tipo uva y pequeños (*cherry tomatoes*) que puede encontrar casi todo el año en el supermercado (colmado).

Por desgracia, el tomate secado al sol a veces sale bastante caro. Para disfrutar su rico sabor sin que lo resienta su monedero, puede aprovechar la abundancia de tomates recién cosechados disponibles en verano a un precio bajo y secarlos usted mismo. A continuación le diremos cómo.

1. Escoja tomates maduros sin magulladuras. Lave los tomates muy bien y córteles el extremo del tallo y el opuesto.

2. Ponga cada tomate de lado y corte en rebanadas de ¼ de pulgada (6 mm).

3. Ponga las rebanadas sobre una bandeja de hornear y meta al horno a 120°-140°F durante unas 24 horas. El tomate estará listo cuando esté correoso pero aún flexible.

4. Guarde el tomate seco en pequeños frascos, bolsas de plástico para el congelador o recipientes de plástico y meta al refrigerador o congelador hasta que lo vaya a utilizar. Si emplea frascos de vidrio, asegúrese de que estén a temperatura ambiente antes de meterlos al congelador, para evitar que se rompan.

Tire los pedazos de tomate a los que les salgan manchas negras, amarillas o blancas. Posiblemente se trate del moho que a veces aparece durante el proceso de secado.

Los beneficiosos ácidos cumarínico y clorogénico del tomate también se encuentran en otras frutas y verduras, como la zanahoria, el pimiento (ají, pimiento morrón) verde, la piña (ananá) y la fresa. El Dr. Hotchkiss sospecha que el hecho de que las personas que comen más frutas y verduras enfrenten un menor riesgo de contraer cáncer se debe en parte a la acción de estos compuestos.

Más protección

El limón y el limón verde (lima) no son las únicas frutas con un alto contenido de vitamina C. El tomate también contiene una gran cantidad de esta poderosa vitamina, la cual, según se ha demostrado, ayuda a aliviar todo tipo de afecciones, desde las cataratas y el cáncer hasta las enfermedades cardíacas. Un tomate mediano proporciona casi 24 miligramos de vitamina C, es decir, el 40 por ciento de la Cantidad Diaria Recomendada (o *DV* por sus siglas en inglés) de este nutriente.

El tomate también es una buena fuente de vitamina A, la cual, según se ha demostrado, refuerza el sistema inmunitario y ayuda a prevenir el cáncer. De un tomate mediano se obtienen 766 unidades internacionales (UI) de vitamina A, o sea, el 15 por ciento de la DV.

Por si fuera poco, un tomate también proporciona 273 miligramos de potasio, lo cual equivale al 8 por ciento de la DV. Además, contiene 1 gramo de hierro, el 7 por ciento de la Asignación Dietética Recomendada (o *RDA* por sus siglas en inglés) para las mujeres y el 10 por ciento de la RDA para los hombres. Aunque esta cantidad de hierro es relativamente pequeña, el cuerpo absorbe este mineral muy bien cuando se ingiere junto con vitamina C, nutriente que el tomate también ofrece.

CÓMO MAXIMIZAR SUS PODERES CURATIVOS

Dé preferencia al color. Al escoger tomates frescos, compre los más rojos que pueda encontrar. El tomate rojo y maduro llega a tener hasta cuatro veces más betacaroteno que el verde aún no maduro.

Busque la comodidad. No es necesario comprar los tomates frescos para

Consejo clave

Pida su pizza con "bastante salsa". Cuando el epidemiólogo Mahyar Etminan, PharmD, del Hospital Royal Victoria de Montreal, analizó 22 estudios de gran importancia sobre los tomates (jitomates), el licopeno y el riesgo de sufrir cáncer de próstata, llegó a la conclusión de que los tomates cocinados —como la salsa, la sopa, el tomate cocido o sofrito (salteado), por ejemplo—ofrecían más protección que los crudos. El licopeno de los tomates se encuentra en las paredes celulares. Al freír los tomates con un poco de aceite, sus paredes celulares revientan y se libera más licopeno.

aprovechar sus poderes curativos. El licopeno soporta las altas temperaturas utilizadas en los procesos industriales de elaboración, así que el tomate de lata y la salsa de tomate conservan una dosis completa de este valioso compuesto.

Consiga tomates frescos en las 4 estaciones (que sepan bien). Busque tomates pequeños (*cherry tomatoes*), tomates tipo uva (*grape tomatoes*) y tomates Roma que se venden 12 meses al año en la sección de frutas y verduras del supermercado (colmado). Están muy ricos, son jugosos y constituyen una merienda (refrigerio, tentempié) estupenda. Nos recuerdan al verano, incluso cuando los tomates locales madurados en la planta hace meses que ya no se consiguen.

Fríalo un poco. "Si se come el tomate con un poco de grasa, como aceite de oliva, se absorberá mejor el licopeno", afirma el Dr. Stampfer.

(*Nota*: si encuentra en este capítulo términos que no entiende o que jamás ha visto, favor de remitirse al glosario en la página 636).

Salsa clásica de tomate

2 cucharaditas de aceite de oliva

1 taza de cebolla picada

2 dientes de ajo picados en trocitos

1 lata de 28 onzas de tomate (jitomate) aplastado con puré de tomate

2 cucharadas de pasta de tomate sin sal

1½ cucharaditas de albahaca

½ cucharadita de tomillo

Ponga el aceite a calentar a fuego mediano-bajo en un caldero (caldera) de hierro para asar (*Dutch oven*). Agregue la cebolla y el ajo. Revolviendo de vez en cuando, fría durante 8 minutos hasta que la cebolla esté suave. Agregue el tomate, la pasta de tomate, la albahaca y el tomillo. Tape parcialmente y cocine a fuego mediano durante 30 minutos, o hasta que el tomate esté suave.

Rinde 4 tazas aproximadamente

Consejo de cocina: esta salsa es el complemento perfecto para pasta de trigo integral, cuscús, quinua, arroz integral o papas al horno.

POR TAZA

Calorías: 111	Colesterol: 0 mg
Grasa total: 2,4 g	Sodio: 495 mg
Grasa saturada: 0,3 g	Fibra dietética: 4,4 g

Toronja

EL PODER DE LA PECTINA

La toronja (pomelo) es una de las frutas más grandes de la mesa del desayuno. No obstante, a veces preferimos pasarla por alto. Debido a su sabor ácido a algunas personas no les gusta tanto como los cítricos más dulces, como las naranjas (chinas), las mandarinas o las clementinas.

Pero cuando se trata de cuidar la salud, la toronja, sobre todo la sangría, de veras sabe lucirse. Contiene varios compuestos antioxidantes, no sólo vitamina C, sino también licopeno, limonoides y naringina. En conjunto estos compuestos ayudan a reducir los síntomas del resfriado (catarro) y también el riesgo de sufrir enfermedades cardíacas y cáncer.

Lo que estas sustancias tienen en común es su capacidad para recoger el exceso de unas peligrosas moléculas de oxígeno llamadas radicales libres que se encuentran en el cuerpo. Si bien los radicales libres son un producto natural del metabolismo, también pueden tener efectos peligrosos. Al comerse una toronja en esencia se está ingiriendo un "trapeador" químico que ayuda a eliminar los problemas antes de que ocurran.

Además, la toronja contiene grandes cantidades de pectina. Se ha demostrado que este tipo de fibra reduce el colesterol considerablemente, lo cual baja el riesgo de sufrir enfermedades cardíacas, presión arterial alta (hipertensión) y derrames cerebrales.

Un color curativo

Uno de los compuestos de la toronja sangría (y rosada) que le otorga su inconfundible color es el licopeno, el cual también se encuentra en el tomate (jitomate) y en el pimiento (ají, pimiento morrón) rojo. Se trata de "un antioxidante y barrendero de radicales libres muy importante y muy fuerte", indica Paul Lachance, Ph.D., director ejecutivo del Instituto Nutraceuticals de la Universidad de Rutgers en New Brunswick, Nueva Jersey. Nuestra situación en cuanto al cáncer y las enfermedades cardíacas sería mucho peor si no fuera por el licopeno de nuestros alimentos".

La toronja también es una magnífica fuente de limonoides. Se ha demostrado que

PODERES CURATIVOS

Alivia los síntomas del resfriado

Previene el cáncer

Acelera la curación de las heridas

Previene las enfermedades cardíacas y los derrames cerebrales estos compuestos tienen propiedades anticancerígenas, al igual que la vitamina C. Un vaso de 6 onzas (180 ml) de jugo de toronja, por ejemplo, contiene más de 100 miligramos de varios compuestos limonoides. Los investigadores a cargo de un estudio realizado en el Departamento de Nutrición y Ciencias de los Alimentos de la Universidad A & M de Texas hicieron que unas ratas siguieran 5 dietas diferentes, entre las que se incluía una dieta que contenía pulpa de toronja en polvo y una que contenía limonina, y a continuación midieron sus índices de cáncer de colon. Las dos dietas que protegieron frente al cáncer de colon fueron las que contenían toronja en polvo

---

AVISO

Un indeseable incremento de intensidad

A veces los alimentos que comemos influyen —de manera positiva o negativa— en el efecto de los medicamentos que estamos tomando. En un estudio llevado a cabo por la Universidad de Ontario Occidental en London, Canadá, David G. Bailey, Ph.D., profesor adjunto de Medicina y Fisiología, así como Farmacología y Toxicología, en la universidad, descubrió que cuando se toma jugo de toronja (pomelo) junto con un medicamento el efecto de este se intensifica. En algunos casos, una sola dosis del fármaco en esencia llega a tener el mismo efecto que 5 a 10 dosis. "Entre más estudiamos, más fármacos encontramos a los que les afecta el jugo de toronja", indica el Dr. Bailey.

Al parecer los furanocoumarinos, unos compuestos de la naringina que se encuentran en la toronja, desactivan el funcionamiento de una enzima del intestino delgado que normalmente ayuda en el procesamiento metabólico de ciertos medicamentos. Cuando el metabolismo no procesa un fármaco con la misma rapidez, el cuerpo lo absorbe en mayores cantidades, lo cual intensifica sus efectos. Hasta ahora se han identificado más de 30 fármacos que se ven afectados por el jugo de toronja. Son especialmente problemáticas ciertas estatinas para bajar el colesterol (*simvastatin*, *lovastatin*, *atorvastatin*) por su elevado uso y la gravedad de los efectos secundarios (rabdomiolisis), los bloqueadores del canal del calcio (que se utilizan para la presión arterial alta), el *Seldane* (un medicamento antialérgico) y el *Halcion* (un fármaco contra la ansiedad).

A fin de evitar cualquier problema es importante leer los folletos que vienen con los medicamentos. También se puede sustituir el jugo de toronja por jugo de naranja (china) (que no contiene furanocoumarinos ni naringina) mientras dure el tratamiento. También debe evitar comer toronja al tomar estos medicamentos.

y limonina, lo cual indica que tanto la toronja como los limonoides que contiene protegen frente al cáncer de colon.

Por último, la toronja es una muy buena fuente de vitamina C. Es uno de los pocos alimentos capaces de proporcionar más de la Cantidad Diaria Recomendada (o *DV* por sus siglas en inglés) en una sola ración. Una taza de gajos de toronja contiene 88 miligramos de vitamina C, el 146 por ciento de la DV.

Además de ser una poderosa vitamina antioxidante, la vitamina C también ayuda a unir las células de la piel. "La vitamina C es especialmente importante para mantener unidos los haces de colágeno, lo cual ayuda a curar las heridas", dice la Dra. Jana Klauer, una doctora que radica en la ciudad de Nueva York. Si no se cubren las necesidades de vitamina C, las corta-.das tardan en curarse y las encías pueden sangrar. También se ha demostrado que la vitamina C ayuda a aliviar los síntomas del resfriado al reducir el nivel de histamina, una sustancia química que se da de forma natural y que produce los mocos.

> ## Consejo clave
>
> "Al agregar toronja (pomelo) a las ensaladas, quedarán muy sabrosas", dice Janet Maccaro, Ph.D., N.D., una nutrióloga holística y presidenta de la compañía Dr. Janet's Balance by Nature Products en Ormond Beach, Florida. "Combine algunas mitades de toronja con verduras de hoja verde, agregue unas nueces para obtener ácidos grasos omega-3 y aliñe (aderece) con miel... es una mezcla de lo más saludable", afirma la Dra Maccaro.

La potencia de la pectina

La toronja ha recibido mucha atención recientemente debido a su generoso contenido de pectina, un tipo de fibra soluble que ayuda a bajar el colesterol a un nivel saludable. Logra este efecto al formar un gel en el intestino que evita que el torrente sanguíneo absorba las grasas.

Las investigaciones han demostrado que la pectina puede ayudar a bajar los niveles de colesterol, así como prevenir el riesgo de sufrir enfermedades cardíacas y derrames cerebrales. Uno de esos estudios lo realizó el difunto Dr. James Cerda, un antiguo profesor de Medicina del Colegio de Medicina de la Universidad de la Florida, en Gainesville. El Dr. Cerda descubrió que el 5 por ciento de las paredes arteriales estaban cubiertas por plaquetas en el caso de los animales que durante 9 meses siguieron una dieta que incluía un 3 por ciento de pectina de toronja. En el caso de los animales que no consumieron pectina, las plaquetas cubrían el 14 por ciento de las paredes arteriales.

Una ración de 4 onzas (112 g) —más o menos ½ taza— de toronja proporciona 1 gramo de pectina. No está presente sólo en la pulpa sino también en la cáscara, así como en la fina capa blanca debajo de esta.

CÓMO MAXIMIZAR SUS PODERES CURATIVOS

Deguste los gajos. Cuando la toronja se come partida a la mitad, sacando la pulpa con una cuchara, la mitad de la pectina se queda sin comer. De acuerdo con los expertos, para obtener la mayor cantidad posible de fibra hay que pelar la toronja y comerse los gajos enteros.

Eleve su eficacia. El jugo de toronja es una fuente mucho más concentrada del antioxidante naringina. Se puede preparar en casa, pero es posible que el jugo comercial sea mejor ya que al procesarse la fruta, se incorpora una parte de la saludable cáscara.

Busque el color. La toronja sangría (y la rosada) contienen más licopeno que las variedades blancas. Algunas buenas opciones son la *Ruby Red*, la *Flame* y la *Star Ruby*, según afirman los expertos.

(*Nota*: si encuentra en este capítulo términos que no entiende o que jamás ha visto, favor de remitirse al glosario en la página 636).

Toronja adobada con miel

- **4 toronjas (pomelos)** *Ruby*
- **2 cucharadas de miel**
- **1 cucharada de menta (hierbabuena) fresca picada en trocitos**

Ralle más o menos 1 cucharadita de la cáscara de 1 toronja. Parta la misma toronja a la mitad por el centro, exprima el jugo en un tazón (recipiente) pequeño y póngalo aparte.

Ponga la miel en un pequeño tazón adecuado para usarse en el horno de microondas. Caliente en mediano entre 20 y 30 segundos o hasta que esté caliente. Agréguele el jugo y la ralladura de la cáscara y revuelva todo bien.

Pele las otras 3 toronjas con un cuchillo de pelar (mondar) afilado, retirando la mayor parte el tejido blanco fibroso debajo de la cáscara, pero no todo. Separe los gajos cuidadosamente. Saque las semillas que haya y pique cada gajo una o dos veces con la punta del cuchillo para que el adobo (marinado) pueda impregnar la toronja.

Acomode los gajos de toronja sobre 4 platos para postre y vierta la mezcla de la miel encima. Deje reposar al menos durante 15 minutos para que los sabores se mezclen. Si así lo desea puede meter el postre al refrigerador. Espolvoréelo con la menta antes de servirlo.

Rinde 4 porciones

POR PORCIÓN ——————————————————

Calorías: 110
Grasa total: 0,3 g
Grasa saturada: 0 g

Colesterol: 0 mg
Sodio: 5 mg
Fibra dietética: 3,8 g

Trigo
MEJORÍA MULTIUSOS

Olvidemos el maíz (elote, choclo), la avena, el arroz o el centeno. En los Estados Unidos el trigo es el cereal número uno. El estadounidense común ingiere 148 libras (66 kg) de trigo al año en forma de pasta, pan, *bagels* y cereales.

Una razón por la que comemos tanto trigo es que este cereal se ofrece para muchísimos usos. Aun las personas a las que no les gusta el pan se encuentran con el trigo en docenas, si no en cientos de recetas comunes. Su sabor ligero funciona muy bien en todo tipo de alimentos, desde el *biscuit* más esponjoso hasta la polenta más suculenta.

Qué suerte que el trigo sea tan nutritivo como delicioso. De hecho se trata de uno de los alimentos más saludables que podemos comprar. Al igual que todos los cereales, el trigo es rico en vitaminas, minerales y carbohidratos complejos.

Sin embargo, lo que hace realmente especial al trigo es el hecho de que contiene un elemento ausente de la mayoría de los alimentos: la vitamina E. Este detalle es importante, pues la principal fuente de vitamina E son los aceites de cocina como el de alazor (cártamo) y el de *canola*. Por lo tanto resulta algo difícil cubrir la Cantidad Diaria Recomendada (o *DV* por sus siglas en inglés) de 30 unidades internacionales (UI) de vitamina E a menos que los alimentos se elijan con cuidado, según advierte Susan Finn, Ph.D., la presidenta del Consejo Estadounidense para la Buena Forma Física y la Nutrición.

Aumentar el consumo de trigo facilita la tarea un poco. Y vale la pena, según agrega la Dra. Finn, porque es posible que la vitamina E intervenga de forma directa tanto en bajar el colesterol como en evitar que se adhiera a las paredes de las arterias, lo cual ayuda a reducir el riesgo de sufrir enfermedades cardíacas.

Una cura para el corazón

Todos los días el cuerpo produce un gran número de radicales libres, unas moléculas nocivas de oxígeno que han perdido un electrón. Por lo tanto, se la pasan viajando por todo el cuerpo y recogiendo electrones adicionales dondequiera que los encuentren. En el proceso dañan el colesterol del torrente sanguíneo, con lo que este se vuelve pegajoso y aumentan las probabilidades de que se adhiera a las paredes de las arterias. Se trata del primer paso hacia las enfermedades cardíacas.

Las investigaciones científicas han demostrado que al consumir más trigo se ayuda a detener este proceso desde antes de que empiece. Los encargados de un estudio que abarcó a 31.000 personas, por ejemplo, descubrieron que quienes comían la mayor cantidad de pan integral enfrentaban un riesgo mucho menor de sufrir enfermedades cardíacas que los consumidores de pan blanco.

De acuerdo con el Dr. Michael H. Davidson, director médico ejecutivo de Radiant Research, una empresa de investigación médica ubicada en Chicago, los médicos especulan que la vitamina E del trigo reduce la producción de colesterol por parte del hígado. En un estudio científico, por ejemplo, se les dio 20 gramos (aproximadamente ¼ de taza) de germen de trigo diariamente durante 4 semanas a un grupo de personas con colesterol alto. (La mayor parte de la vitamina E del trigo se concen-

En la cocina

Gran parte del trigo de nuestra dieta proviene del pan y los cereales de caja, pero existen muchos tipos más. Vale la pena probar las siguientes variedades para aprovechar este cereal nutritivo y delicioso al máximo.

- El trigo *bulgur* está hecho de granos de trigo integral a los que se dio un hervor y luego se secaron. Se utiliza entero o quebrado y es una guarnición excelente; con frecuencia sirve para sustituir el arroz.
- Al igual que el trigo *bulgur*, el trigo quebrado está hecho del grano entero. No obstante, viene más molido y quebrado en trocitos, por lo que se cocina más rápidamente. El trigo quebrado con frecuencia se sirve como cereal caliente.

También se utiliza para que otros cereales o también las cacerolas (guisos) tengan una textura más crujiente.

- El germen de trigo es el embrión del grano, o sea, la parte que crece y se convierte en otra planta. Es una fuente increíble tanto de vitamina E como de fibra. Se puede agregar a la masa del pan o a las cacerolas. Algunas personas incluso lo espolvorean encima del yogur o el helado. No obstante, el germen de trigo contiene mucho aceite, por lo que se echa a perder pronto si no se guarda en el refrigerador.
- Los copos de trigo se hacen aplastando el grano entero. Muchas veces se utilizan para preparar cereal caliente o como ingrediente en productos panificados.

tra en el germen). Durante las 14 semanas siguientes, la cantidad se incrementó a 30 gramos. Al finalizar el estudio, los investigadores observaron que el nivel de colesterol de los participantes había bajado un 7 por ciento en promedio.

El germen de trigo es una fuente muy concentrada de vitamina E. Un poco menos de 2 cucharadas proporciona 5 unidades internacionales de este nutriente, más o menos el 16 por ciento de la DV. El salvado de avena y los panes y cereales de trigo integral también contienen vitamina E, aunque en cantidades menores que el germen de trigo.

Fibra favorecedora

Después del furor que hace algunos años se desató por el salvado de avena, la mayoría de nosotros ya sabemos que este cereal es muy preciado por su alto contenido de fibra. Sin embargo, esta no es la única forma de obtener mucha fibra a través de la dieta. De hecho, el salvado de trigo contiene 1½ veces más fibra que el de avena. Es una buena noticia para nuestra salud.

El tipo de fibra que se encuentra en el trigo, la fibra indisoluble, absorbe grandes cantidades de agua al pasar por el intestino, por lo cual las heces adquieren mayor volumen y peso. Al hacerse más grande se eliminan del cuerpo más pronto, lo cual significa que las sustancias nocivas que llegan a contener disponen de menos tiempo para dañar las células del colon. Así lo explica Beth Kunkel, Ph.D., R.D., profesora de Alimentos y Nutrición en la Universidad Clemson de Carolina del Sur.

Cuando un grupo de investigadores analizó más de 13 estudios científicos internacionales que abarcaban a más de 15.000 personas, descubrieron que el riesgo de desarrollar cáncer de colon disminuye considerablemente en aquellos que consumen la mayor cantidad de fibra. Los investigadores calcularon que el riesgo de desarrollar cáncer de colon podría bajar en hasta un 31 por ciento si las personas aumentaran la cantidad de fibra en su dieta a 39 gramos diarios.

Una ración de un cereal integral (busque las palabras *"whole wheat"*/"trigo integral" o *"whole oats"*/"avena integral" como el primer ingrediente en la lista) puede brindar de 4 a 7 gramos de fibra por ración y además ofrecen numerosos nutrientes que sólo se encuentran en los cereales integrales: una dosis de niacina, tiamina, riboflavina, magnesio, fósforo, hierro y zinc, así como proteínas y algunas grasas beneficiosas. El germen de trigo también es una buena fuente de fibra; un poco menos de 2 cucharadas proporcionan más de 1 gramo de esta sustancia. Según la Dra. Finn, el trigo *bulgur,* la pasta de trigo integral y el trigo quebrado (que se utiliza para preparar el *tabbouleh,* un tipo de ensalada del Medio Oriente) también son buenas fuentes de fibra.

En otros estudios, los cereales integrales como el trigo integral redujeron el riesgo de sufrir diabetes del tipo II. Solamente 3 raciones al día redujeron el riesgo de un 21 a un 30 por ciento. Los cereales reducen la resistencia a la insulina; una afección prediabética en la cual las células se resisten a las señales de la insulina para que absorban el azúcar en la sangre (glucosa). Comer más cereales integrales puede mejorar la sensibilidad a la insulina en sólo 6 semanas.

El trigo integral también puede proteger frente al cáncer. Comer más cereales integrales puede rebajar el riesgo de sufrir cánceres del tracto gastrointestinal, como cáncer de boca, garganta, estómago, colon y recto. ¿Cuánto? Una revisión de 40 estudios ha descubierto que las dietas ricas en cereales integrales reducían el riesgo de padecer cáncer en un 34 por ciento. Además, las mamás que comen más trigo integral durante el embarazo tal vez ayuden a sus hijos a resistir el cáncer, según indica un estudio de laboratorio de la Universidad Georgetown. Cuando a unas ratas embarazadas se les dio más trigo integral, los genes anticancerosos de sus crías eran más activos. Cuando las ratas se expusieron a carcinógenos, tuvieron menos probabilidades de desarrollar cáncer de mama que aquellas cuyas madres no habían recibido dietas ricas en trigo integral. Ahora bien, los beneficios de los cereales integrales no se encuentran sólo en el futuro. En el presente, comer más trigo y cereales integrales nos puede beneficiar al prevenir el estreñimiento, ya que contienen fibra, la cual sirve para darles volumen y ablandar las heces, lo que a su vez facilita expulsarlos.

Y por si todo esto fuera poco, las dietas ricas en cereales integrales y fibra tal vez también reduzcan el riesgo de padecer diverticulosis, una afección en la cual se forman pequeños saquitos en el colon.

Comparación convincente

Si aún no está convencido de dejar el pan blanco, tenemos todavía más motivos para que se decida a cambiar. Según los datos recopilados por el Departamento de Agricultura de los Estados Unidos (o *USDA* por sus siglas en inglés), el trigo integral tiene casi 5 veces más fibra, 2 veces más calcio, 7 veces más magnesio y cerca del 10 por ciento más de niacina que la harina blanca multiusos enriquecida.

Consejo clave

A veces los fabricantes de alimentos nos ponen difícil saber si realmente tenemos un producto de trigo integral o una imitación, advierten los expertos en Nutrición de la Escuela de Salud Pública de la Universidad Harvard. El pan, la pasta o el cereal de trigo integral es realmente integral si cumple con uno de estos criterios: el trigo integral (*whole wheat*) es el primer ingrediente; tiene al menos 3 gramos de fibra por ración; la etiqueta asevera lo siguiente: "Las dietas ricas en cereales integrales y otros alimentos vegetales y bajos en grasa total, grasa saturada y colesterol tal vez reduzcan el riesgo de sufrir enfermedades cardíacas y ciertos tipos de cáncer", lo cual significa que tiene al menos un 51 por ciento de cereal integral.

CÓMO MAXIMIZAR SUS PODERES CURATIVOS

Escójalo entero. Para obtener la mayor cantidad posible de vitamina E y fibra del trigo es importante comprar alimentos que contengan germen de trigo o trigo integral; ambos incluyen la parte exterior más nutritiva del cereal. Una vez que el trigo se ha procesado —para preparar el pan blanco o los cereales "ligeros", por ejemplo— pierde la mayor parte de sus componentes saludables, según indica la Dra. Finn.

Ideas para integrarlo. Escoja pasta de trigo integral y hornee con harina de trigo integral en vez de harina blanca (o ponga la mitad de cada una). Opte por las galletas, las tortillas y los panecillos de trigo integral. Y busque cereales de caja como *shredded wheat* y *wheat flakes*.

(*Nota*: si encuentra en este capítulo términos que no entiende o que jamás ha visto, favor de remitirse al glosario en la página 636).

Panqueques de trigo integral

1¼ tazas de harina de trigo integral

¼ de taza de germen de trigo tostado

1½ cucharaditas de polvo de hornear

½ cucharadita de canela en polvo

⅛ de cucharadita de sal

1½ tazas de leche descremada

¼ de taza de sustituto de huevo sin grasa

1 cucharada de mantequilla sin sal derretida

Ponga la harina, el germen de trigo, el polvo de hornear, la canela y la sal en un tazón (recipiente) grande y revuélvalos. Agregue la leche, el sustituto de huevo y la mantequilla. Revuelva todos los ingredientes hasta que apenas se mezclen. No los bata demasiado.

Rocíe un sartén antiadherente grande con aceite antiadherente en aerosol. Póngalo a calentar a fuego mediano-alto hasta que una gota de agua "baile" al caer sobre su superficie. Utilice una taza de medir con una capacidad de taza como cucharón para medir un poco menos de ¼ de taza de masa por panqueque. Vierta la masa sobre el sartén, cuidándose de no juntar demasiado los panqueques.

Fría los panqueques durante 2 minutos o hasta que se empiecen a secar por las orillas. Voltéelos y fríalos durante 1 minuto más o hasta que se doren por abajo. Sáquelos del sartén.

Retire el sartén del fuego y rocíelo con más aceite antiadherente en aerosol. Repita los pasos hasta que se acabe toda la masa.

Rinde 4 porciones (de 3 panqueques cada una)

Consejo de cocina: ponga los panqueques sobre una bandeja de hornear en el horno a 175°F para que se mantengan calientes hasta que termine de prepararlos todos. Sírvalos acompañados de almíbar de arce o miel.

POR PORCIÓN

Calorías: 221
Grasa total: 4,5 g
Grasa saturada: 2,1 g

Colesterol: 10 mg
Sodio: 325 mg
Fibra dietética: 5,5 g

Úlceras

ALIVIO ALIMENTICIO

Han quedado muy atrás los días en que las úlceras se trataban con una dieta simple y fácil de digerir basada en leche, crema y huevo. Los médicos creían que esta comida desabrida de alguna manera se encargaría de neutralizar el exceso de ácidos en el estómago, causado según se creía por el estrés o por un consumo excesivo de alimentos irritantes como el chile, permitiendo así la curación de la úlcera.

Pero resulta que la mayoría de las úlceras las causa una desagradable bacteria llamada *Helicobacter pylori*: un enemigo que daña el estómago y que no puede vencerse con una dieta de esas características. De todas maneras, si usted ya tiene una úlcera, lo que come y bebe sí afecta cómo se siente, indica el Dr. Isadore Rosenfeld, profesor clínico de Medicina en el Centro Médico Cornell del Hospital de Nueva York. Ciertos alimentos, entre ellos el café (también el descafeinado), estimulan la secreción de ácidos estomacales, lo cual puede retrasar la curación e intensificar el dolor causado por la úlcera. Por el contrario, otros alimentos tal vez protejan de los ataques al revestimiento protector de las paredes del estómago. Además, escoger los alimentos correctos durante el tratamiento de la úlcera puede hacer que uno se sienta más cómodo e incluso puede acelerar la curación de dicha úlcera.

Un remedio histórico

El repollo (col) es uno de los remedios caseros más antiguos para tratar las úlceras. De hecho, se utiliza desde el tiempo de los romanos. En 1949, un grupo de investigadores de la Facultad de Medicina de la Universidad Stanford decidió poner a prueba las virtudes de esta verdura. Dieron a tomar 1 litro diario (más o menos un cuarto de galón) de jugo de repollo crudo a 13 personas con úlceras. Se curaron seis veces más rápido que las personas cuyo tratamiento se limitaba a la dieta blanda de costumbre.

El repollo contiene glutamina, un aminoácido que aumenta el flujo de sangre hacia el estómago y de esta manera ayuda a fortalecer su revestimiento protector.

Tratar las úlceras con repollo resulta sumamente eficaz. Así lo confirma Michael T. Murray, N.D., un médico naturópata y profesor de la Universidad Bastyr en Seattle, Washington.

El proceso de curación por lo general tiene lugar en menos de una semana, agrega el experto.

Cuando se agudiza el cuadro de la úlcera, el Dr. Murray recomienda tomar el jugo de medio repollo (más o menos 2 tazas) al día. Si usted prefiere masticar su medicina, resulta igualmente eficaz comer la misma cantidad de esta verdura. Sin embargo, no lo cocine, porque el calor destruye su capacidad curativa.

Opte por hortalizas

El cuerpo produce unos ácidos sumamente potentes para digerir los alimentos que comemos. Si bien el revestimiento del estómago y el duodeno —la parte superior del intestino delgado— por lo general pueden protegerse de estos ácidos, la *H. pylori* puede llegar a debilitarlos de modo que los ácidos llegan y afectan al estómago o a la pared intestinal. Dos tercios de todas las úlceras que se desarrollan en el estómago y en el tracto intestinal superior están provocadas por la *H. pylori*. La mayor parte de las demás son el resultado del abuso de los fármacos antiinflamatorios no esteroideos —como el ibuprofeno o la aspirina— que se venden con receta o sin ella.

Muchas personas tienen infecciones por *H. pylori*. No obstante, no todos los que tengan una infección desarrollarán una úlcera. La fibra puede ayudarle a no padecer una úlcera. Cuando unos investigadores de la Escuela de Salud Pública de la Universidad Harvard realizaron un seguimiento a 47.806 hombres con edades comprendidas entre los 40 y los 75 años durante 6 años, descubrieron que comer frutas y verduras les protegía contra el desarrollo de úlceras de duodeno; es decir, úlceras que se forman en el delicado revestimiento de la parte superior del intestino delgado.

¿Cuánto? Los hombres que comían 7 raciones de frutas y verduras al día tenían un 33 por ciento menos de riesgo de sufrir úlceras que los que tomaban menos de 3 raciones diarias de frutas y verduras. Los hombres que más comían tenían un 45 por ciento menos de riesgo, en comparación con aquellos cuyas dietas se basaban más en la carne, la grasa y los carbohidratos refinados. Y los que comían las mayores cantidades de fibra soluble —la que se convierte en una especie de gel en el sistema gastrointestinal— reducían su riesgo en un 60 por ciento. Además, consumir mucha vitamina A —tanto procedente de frutas y verduras como de suplementos— reducía el riesgo en un 57 por ciento. ¿Por qué protege la fibra el revestimiento del estómago? Ni siquiera los expertos del Instituto de Medicina de Washington, D. C. —un grupo médico que asesora al gobierno federal—están muy seguros, pero sospechan que tiene algo que ver con la capacidad de la fibra para retardar el proceso de la digestión. Tal vez eso evite que los ácidos del estómago se introduzcan rápidamente en el intestino delgado y lo dañen.

Una dulce solución

Cuando les llega el dolor de la úlcera, la mayoría de las personas buscan el frasco de antiácido en lugar de ir por una cucharada de miel. Sin embargo, esta es mucho más

Consejo clave

Se puede reducir el riesgo de sufrir úlcera duodenal al comer más frijoles (habichuelas), zanahorias y naranjas (chinas).

Estos alimentos contienen abundante fibra soluble, la cual protege de alguna manera la parte superior del intestino delgado de los daños, indica el investigador especialista en Nutrición, Walid Aldoori, Sc.D., director médico de Wyeth Consumer Healthcare, una empresa que se dedica al desarrollo, la producción y la comercialización de medicamentos, ubicada en Mississauga, Ontario, Canadá.

sabrosa que aquella sustancia blanca, y posiblemente sea por lo menos igual de eficaz.

Hace mucho que la medicina popular utiliza la miel para tratar todo tipo de problemas estomacales. Algunos investigadores del Colegio de Medicina de la Universidad del Rey Saudí, en Arabia Saudita, observaron que la miel cruda sin procesar fortalece las paredes estomacales. Un estudio de laboratorio realizado por la Universidad de Waikato en Nueva Zelanda, por su parte, descubrió que una solución suave de la miel hecha con el néctar de la flor de la *manuka*, originaria de Nueva Zelanda, detenía por completo el crecimiento de las bacterias causantes de las úlceras. Algunos expertos recomiendan utilizar sólo miel cruda sin pasteurizar para aliviar la úlcera, puesto que la miel tratada con calor no contiene ninguna de las sustancias curativas de la otra. Trate de tomar 1 cucharada de miel cruda sin procesar con el estómago vacío a la hora de acostarse. Hágalo todos los días para apoyar la curación de la úlcera, y continúe este tratamiento dulce indefinidamente para evitar que vuelva a tener el mismo problema, agrega el experto.

Cultivos curativos

Uno de los alimentos curativos más importantes es el yogur. Sus poderes se aprovechan con éxito en el tratamiento de la candidiasis vaginal y para aliviar la intolerancia a la lactosa, así como para reforzar el sistema inmunitario. Hay buenas razones para creer que tal vez también sirva para prevenir las úlceras.

La capacidad curativa del yogur se debe a las bacterias vivas —y saludables— que llenan cada cremosa taza de este lácteo. Estas bacterias amistosas compiten con las bacterias que causan las úlceras. Las bacterias beneficiosas del yogur, como el *Lactobacillus bulgaricus* y el *L. acidophilus*, luchan por ganarse un espacio clave dentro del estómago. Si se introduce una cantidad suficiente de estas bacterias útiles en el cuerpo, las bacterias causantes de las úlceras se verán derrotadas por el simple hecho de encontrarse en minoría.

Además, un azúcar natural del yogur, la lactosa, se descompone durante el proceso de la digestión, convirtiéndose en ácido láctico. Esto ayuda a restablecer un ambiente ácido saludable en el intestino.

Si usted tiene una úlcera, trate de comer una taza de yogur tres o cuatro veces al día durante un par de semanas, recomienda el Dr. Rosenfeld. Al combinar el tratamiento del yogur con cualquier medicamento que se esté tomando, la curación de la úlcera se acortará más o menos en un tercio.

Al comprar el yogur, por cierto, hay que buscar las marcas que indiquen "*live and active cultures*" (cultivos vivos y activos). Estas son las que contienen las beneficiosas bacterias vivas.

Un programa integral

Si bien es posible facilitar la curación de una úlcera por medio de alimentos curativos específicos, en realidad no hay nada mejor que una dieta saludable en general... aunque esté mejorando la úlcera con antibióticos que combaten la *H. pylori* o cambiando el analgésico por algo que no dañe su sistema gastrointestinal.

Para empezar, coma un plátano (plátano macho). Este primo del plátano amarillo (guineo, banana) contiene una enzima que estimula la producción de mucosa en las paredes del estómago y así refuerza sus defensas naturales. Compre el plátano verde aún no maduro del todo, porque al parecer contiene una mayor cantidad de enzimas curativas.

También es una buena idea aprovechar el poder curativo de la fibra. Incluya una gran cantidad de fruta, cereales integrales, legumbres y verduras en su dieta para prevenir o incluso curar las úlceras. Todos estos alimentos contienen cantidades generosas de fibra dietética, la cual favorece la formación de la mucosa protectora del estómago. El Dr. Rosenfeld recomienda consumir por lo menos 35 gramos de fibra al día, aunque la Cantidad Diaria Recomendada (o *DV* por sus siglas en inglés) son 25 gramos.

Antaño los médicos recomendaban la leche como elemento principal de una dieta destinada a combatir las úlceras, pero ya se dieron cuenta de que no era buena idea. Además de que la leche estimula la producción de ácidos en el estómago, causa alergia en algunas personas; de acuerdo con el Dr. Murray, es posible que las alergias a los alimentos provoquen úlceras.

Al efectuar diversos cambios fundamentales en su dieta, no vaya a pasar por alto los problemas más evidentes. Si bien la cafeína del café no provoca úlceras, puede hacerlo más propenso a sufrirlas. Al igual que los cigarrillos y el alcohol, puede empeorar las úlceras ya existentes, opina el Dr. Rosenfeld.

(*Nota*: si encuentra en este capítulo términos que no entiende o que jamás ha visto, favor de remitirse al glosario en la página 636).

Verduras de hoja verde

LA MÁXIMA NUTRICIÓN NATURAL

Vales (cupones) para futuras compras, coches que gastan poca gasolina por milla, descuentos de temporada: en los Estados Unidos nos encanta que nos den más por menos. Por eso las verduras de hoja verde nos deberían de fascinar. Proporcionan más nutrientes por menos calorías que prácticamente cualquier otro alimento.

"Se obtienen muchísimos nutrientes importantes de las verduras de hoja verde: magnesio, hierro, calcio, folato, vitamina C y vitamina B_6, además de todos los fitoquímicos que combaten las enfermedades cardíacas y el cáncer —indica Michael Liebman, Ph.D., profesor de Nutrición Humana en la Universidad de Wyoming en Laramie—. Son los alimentos de mayor densidad de nutrientes con los que contamos".

Sin embargo, de acuerdo con los expertos en nutrición, el ingrediente básico y más popular de los Estados Unidos para las ensaladas, la algo insípida lechuga repollada, no cuenta como verdura de hoja verde. Lo sentimos mucho, pero de todos los miembros de esta familia de alimentos llenos de energía, la lechuga repollada es el menos importante. Son mucho mejores otros representantes como la col rizada (*kale*), la acelga suiza (*Swiss chard*), las hojas de diente de león (amargón), mostaza o nabo, la espinaca y la achicoria.

Hojas contra la homocisteína

Hasta cierto punto es posible que la diferencia entre las personas que sufren infartos y las que no radique en el número de viajes que hagan a la barra de ensaladas, siempre y cuando esa barra no esté llena únicamente de lechuga repollada.

Una revisión efectuada en la Universidad Harokopio de Atenas, Grecia, reveló que en el pasado se había subestimado el elevado consumo de verduras de hoja verde silvestres y los saludables ácidos grasos omega-3 que proporcionan como una parte fundamental y protectora de la dieta mediterránea, la cual contiene abundante aceite de oliva, frutas, verduras y poca carne y lácteos de grasa entera. Además, esta dieta se ha relacionado con un riesgo más bajo de sufrir enfermedades cardíacas.

Por otra parte, un grupo de investigadores del Centro Jean Mayer de Investigaciones sobre Nutrición Humana Especializado en el Proceso del Envejecimiento del Departamento de Agricultura de los Estados Unidos, ubicado en la Universidad Tufts de Boston, así como del Estudio Framingham del Corazón, en Massachusetts, estudiaron a más de 1.000 personas entre los 67 y 95 años para averiguar qué factores dietéticos afectan la salud del corazón. En este caso, al igual que en tantos asuntos relacionados con la comida, la respuesta resultó ser cuestión de química, concretamente de un aminoácido llamado homocisteína.

La homocisteína es un compuesto natural inofensivo mientras el cuerpo logra controlarlo. No obstante, si sube a niveles elevados se vuelve tóxico y puede contribuir a la obstrucción de las arterias, así como a enfermedades cardíacas. Los investigadores observaron que entre las personas con el mayor número de arterias obstruidas el 43 por ciento de los hombres y el 34 por ciento de las mujeres tenían altos niveles de homocisteína en la sangre.

¿Qué tiene esto que ver con las verduras de hoja verde? El cuerpo utiliza el folato

En la cocina

A excepción de las personas radicadas en los estados del Sur, por lo general los estadounidenses no son muy amigos de las verduras de hoja verde. Las incluyen en las ensaladas y tal vez las agregan a los sándwiches (emparedados)… ¡y ya! No obstante, ¿por qué limitarnos? Son muy fáciles de preparar una vez que se conocen ciertos trucos.

Tire los tallos. Si bien sus hojas muchas veces son asombrosamente tiernas, los tallos de estas verduras llegan a ser bastante duros y con frecuencia deben desecharse. Antes de cocinarlas hay que pasar un cuchillo afilado junto al tallo y el nervio central de la hoja para separarla del tallo.

Lávelas bien. Las verduras de hoja verde crecen cerca del suelo y sus hojas rizadas recogen mucha tierra y polvo, por lo que es importante lavarlas a conciencia. La manera más

fácil es llenando el fregadero (lavaplatos) o un tazón (recipiente) grande con agua fría; las hojas se mueven en el agua para permitir que la tierra o la arena caigan al fondo. Cuando estén limpias se pasan a un colador para que se escurran.

Píquelas en tiras. Para cocer las verduras de hojas gruesas como la col rizada o la acelga suiza es buena idea picarlas en tiras o pedacitos. Así se cocinan rápidamente.

Hiérvalas rápidamente. La manera más fácil de preparar las verduras de hoja verde es sumergiéndolas brevemente en agua hirviendo. Se pone a hervir una taza de agua, se agregan las hojas, se tapa la olla y se hierven durante unos 4 minutos o hasta que estén cocidas. Luego puede sofreírlas (saltearlas) más rápidamente, si lo desea, para preparar sofritos y otras recetas.

y las vitaminas B_{12} y B_6 para controlar la homocisteína. Muchas de las personas que participaron en el estudio andaban bajas de estos nutrientes esenciales, sobre todo de folato y vitamina B_6.

En una revisión más reciente de Serbia, los investigadores examinaron la relación entre la homocisteína y las enfermedades cardiovasculares. Esta investigación respaldó los hallazgos del Estudio Framingham del Corazón, demostrando que una ingesta baja de folato, vitamina B_6 y vitamina B_{12} aumenta los niveles de homocisteína y por lo tanto, el riesgo general de sufrir enfermedades cardiovasculares.

Por suerte las verduras de hoja verde nos pueden ayudar. Resulta que estas verduras de hoja verde son extraordinarias fuentes de folato, además de ofrecer también vitamina B_6. Por este motivo los expertos recomiendan agregar muchas de estas verduras a la dieta para contrarrestar los niveles de homocisteína.

La espinaca cocinada probablemente sea la mejor opción cuando se trata de mantener la homocisteína bajo control. Media taza de la merienda (refrigerio, tentempié) favorita de Popeye ofrece 131 microgramos de folato, el 33 por ciento de la Cantidad Diaria Recomendada (o *DV* por sus siglas en inglés). También ofrece 0,2 miligramos de vitamina B_6, el 10 por ciento de la DV.

Además de estas importantes vitaminas del complejo B, ciertas verduras de hoja verde —sobre todo las hojas de remolacha (betabel), la achicoria y la espinaca— brindan magnesio, potasio y calcio, tres minerales que el corazón necesita para estar sano. Junto con el sodio, estos minerales ayudan a regular la cantidad de líquidos que el cuerpo retiene. Según los investigadores, es muy frecuente que la gente consuma demasiado sodio y muy poco de los otros tres minerales. El resultado es la presión arterial alta (hipertensión).

A pesar de que las verduras de hoja verde son un alimento excelente para ayudar a regular la presión arterial, es importante apuntar que el cuerpo no absorbe muy bien el calcio de la espinaca y de las hojas de remolacha. Hay que asegurarse de comer una gran variedad de estas verduras para cubrir todas las necesidades de minerales que el cuerpo tiene.

Verduras para vivir mejor

Varios estudios amplios demuestran de manera muy convincente que el índice de muchos tipos de cáncer es más bajo en los países donde la gente arma sus comidas en torno a las verduras de hoja verde, así como una gran variedad de otras frutas y verduras como ingrediente principal, en lugar de la carne.

Los investigadores a cargo de un estudio compararon a 61 hombres afectados por cáncer de pulmón en Chile con 61 hombres de la misma edad que tenían hábitos de fumar semejantes pero no tenían cáncer. La única diferencia que hallaron era que los

Cuidado con los cálculos

Popeye probablemente nunca tuvo cálculos renales. De haber sido así no hubiera insistido en comer tantas latas de espinaca.

La espinaca, al igual que la acelga suiza (*Swiss chard*) y las hojas de remolacha (betabel), contiene una gran cantidad de oxalatos, unos ácidos que el cuerpo no puede procesar y que se eliminan a través de la orina. En las personas sensibles a los oxalatos, el consumo excesivo de estas verduras puede hacer que se formen dolorosos cálculos renales. Por lo tanto, de acuerdo con Michael Liebman, Ph.D., profesor de Nutrición Humana en la Universidad de Wyoming, en Laramie, si alguien es propenso a desarrollar cálculos será mejor que se olvide de la acelga, la espinaca y las hojas de remolacha y mejor elija alguna otra verdura baja en oxalatos como las coles (repollitos) de Bruselas y los chícharos (guisantes, arvejas).

hombres enfermos de cáncer consumían una cantidad mucho menor de alimentos ricos en carotenoides, sobre todo acelga suiza, achicoria y espinaca, al igual que remolachas y repollo (col), en comparación con quienes no padecían esta enfermedad.

Otro estudio realizado en la Universidad Hindú de Banaras, en la India, examinó el papel de las verduras en la protección del cáncer de vesícula. Los investigadores estudiaron el consumo de verduras de 153 personas con cáncer de vesícula y 153 personas sin esta enfermedad y las pusieron en 3 categorías: ningún consumo o muy poco frecuente de verduras, consumo de 1 a 2 días a la semana o consumo de al menos 3 días a la semana. Los investigadores observaron que las personas que decían consumir más verduras —sobre todo, verduras de hoja verde— tenían los índices más bajos de cáncer de vesícula.

Se descubrió una protección similar entre el consumo de verduras de hoja verde y el cáncer de estómago en un estudio realizado en la Universidad de Salud Ocupacional y Ambiental de Kitakyushu, Japón.

Por si todo esto fuera poco, las bondadosas verduras de hoja verde también parecen proteger contra el cáncer de próstata. Un estudio australiano examinó las dietas de 130 hombres con cáncer de próstata y 274 hombres sin esta enfermedad. Se descubrió que el riesgo de sufrir cáncer de próstata se reducía conforme aumentaba el consumo de ciertos alimentos... y uno de ellos era la espinaca.

Los carotenoides se encuentran en grandes cantidades en la mayoría de las verduras de hoja verde y funcionan como guardaespaldas contra los carcinógenos, según explica Frederick Khachik, Ph.D., profesor adjunto del departamento de Química y Biología de la Universidad de Maryland en College Park. Él y sus colegas investigadores piensan que ciertos tipos de cáncer se deben a los constantes ataques de los radicales libres —unas moléculas dañinas de oxígeno producidas por nuestro cuerpo, aunque también se hallan en la contaminación del aire, así como en el humo del tabaco—, los cuales agreden a las células sanas de nuestro cuerpo. Los carotenoides contrarrestan a los radicales libres al actuar como antioxidantes, lo cual significa que se interponen entre los radicales libres y las células del cuerpo, neutralizando a los malos de la película antes de que puedan hacernos daño, según explica el experto.

"También hay muchas pruebas de que los carotenoides tal vez combatan el cáncer al activar las enzimas de desintoxicación del cuerpo —las llamadas enzimas de Fase II—, responsables de librar al cuerpo de sustancias químicas nocivas, muchas veces carcinogénicas", indica el Dr. Khachik.

"Las verduras de hoja verde oscura figuran entre las mejores fuentes de algunos carotenoides muy importantes, como la luteína, el alfacaroteno y uno que todo el mundo conoce, el betacaroteno", señala el investigador. Si bien todas las verduras de hoja verde son ricas en carotenoides, la madre de todas es la espinaca, de la que media taza proporciona 1 miligramo de betacaroteno.

Mire, son buenas para la vista

Según cuenta el viejo chiste, las zanahorias deben ser buenas para la vista ya que nunca se ve a un conejo con anteojos (espejuelos). De acuerdo con las investigaciones científicas es probable que no sólo las zanahorias sean buenas para la vista sino también todas las verduras de hoja verde que tanto le gustan a este animalito orejón.

En un estudio realizado por un grupo de científicos del Hospital Massachusetts para la Vista y el Oído de Boston, se comparó la dieta de más de 350 personas que padecían una avanzada degeneración macular relacionada con la edad —la principal causa de pérdida irreversible de la vista en los adultos mayores— con la dieta de más de 500 personas libres de esta enfermedad. Descubrieron que las probabilidades de sufrir degeneración macular se reducían en un 43 por ciento en las personas que comían la mayor cantidad de verduras de hoja verde, sobre todo espinacas y berzas (bretones, posarnos), en comparación con quienes las comían con menos frecuencia.

Y un estudio holandés publicado en la revista médica examinó la relación entre el consumo dietético de vitaminas E y C, zinc y betacaroteno y la degeneración macular relacionada con la edad en más de 4.000 adultos mayores que enfrentaban un riesgo de sufrir esta enfermedad. Un elevado consumo de los 4 nutrientes se relacionó con una reducción del 35 por ciento en el riesgo de padecer AMD, lo cual indica que los 4 antioxidantes ofrecen protección.

Los expertos piensan que los carotenoides protegen los ojos de manera similar a la forma en que actúan contra el cáncer: al funcionar como antioxidantes y neutralizar los radicales libres y su capacidad para dañar los tejidos antes de que perjudiquen al cuerpo, que en este caso es la región macular del ojo.

A consumir calcio

En algunas partes del mundo —como las zonas rurales de China, por ejemplo, donde la dieta vegetariana es de rigor—, la gente cubre sus necesidades diarias de calcio no con leche sino comiendo verduras de hoja verde.

De hecho, una taza de hojas de nabo o diente de león proporciona más o menos 172 miligramos de calcio, el 17 por ciento de la DV. Es más de lo que contiene media taza de leche descremada.

El único problema de obtener el calcio de las verduras de hoja verde es que algunas de estas contienen elevadas cantidades de oxalatos, unos compuestos que bloquean la absorción del calcio, según el Dr. Liebman. "La espinaca, la acelga suiza, las berzas y las hojas de remolacha tienen la mayor cantidad de oxalatos, de modo que no deben considerarse como fuentes de calcio", afirma. "Las demás están bien. Las investigaciones han demostrado que el calcio de la col rizada se absorbe especialmente bien".

Vitaminas vegetales

Actualmente muchísimas personas tratan de comer menos carne, pero es posible que con ello también estén reduciendo su consumo de un mineral muy importante, el hierro. De nuevo las verduras de hoja verde pueden ayudar. Muchas de ellas, en particular la espinaca y la acelga suiza, son buenas fuentes de hierro, un mineral que el cuerpo necesita para producir glóbulos rojos y transportar el oxígeno.

Media taza de espinaca cocida contiene 3 miligramos de hierro, el 20 por ciento

Consejo clave

Aunque se les llame a todas con el término general "verduras de hoja verde", en realidad vienen en muchos colores y texturas diferentes, y deberíamos comer todos los tipos que hay. Una manera de garantizar un buen bufé de este tipo de verduras es con una mezcla de lechugas y hierbas llamada *mesclun*. Esta mezcla puede incluir *arugula*, lechuga *frisée*, hojas de maché (canónigos), *radicchio*, hojas de diente de león (amargón), *mizuna*, lechuga de hoja de roble y acedera (hierba salada): todas estas verduras de hoja verde ofrecen saludables vitaminas y minerales, según la Dra. Jana Klauer, una doctora que radica en la ciudad de Nueva York y que se especializa en la biología de la reducción de la grasa. "También puede uno prepararse su propia mezcla combinando diferentes verduras de hoja verde. Escoja hojas que agreguen sabores, colores y texturas interesantes, como la endibia (lechuga escarola), la col rizada, la escarola, la acelga suiza (*Swiss chard*) o las espinacas pequeñas", dice la experta. "Las ensaladas no tienen que ser aburridas. Sea creativo con este tipo de verduras", sugiere.

de la Asignación Dietética Recomendada (o *RDA* por sus siglas en inglés) para las mujeres y el 30 por ciento de la RDA para los hombres. La misma cantidad de acelga suiza brinda 2 miligramos, lo cual equivale al 13 por ciento de la RDA para las mujeres y al 20 por ciento de la RDA para los hombres.

Desgraciadamente el cuerpo no absorbe el hierro de las plantas con la misma facilidad que el de la carne, a menos que la misma comida se acompañe con vitamina C. Otra vez tenemos buenas noticias. Además de sus altas dosis de hierro, las verduras de hoja verde también contienen grandes cantidades de vitamina C, la cual mejora la absorción del hierro de manera considerable.

Todas las verduras de hoja verde brindan una buena cantidad de este importante nutriente, pero los gigantes verdes de la vitamina C son la achicoria (una ración de media taza cuenta con 22 miligramos, el 37 por ciento de la DV) y las hojas de remolacha y mostaza, que tienen casi 18 miligramos, el 30 por ciento de la DV.

Además, las hojas de remolacha y la espinaca son ricas en riboflavina, una vitamina del complejo B que resulta esencial para que los tejidos crezcan y se reparen, y también para ayudar al cuerpo a convertir los otros nutrientes en formas que le sean útiles. Media taza de espinaca u hojas de remolacha cocidas proporciona 0,2 miligramos de riboflavina, el 12 por ciento de la DV.

Entre más oscuras, mejor

Para obtener los máximos beneficios para la salud de las verduras de hoja verde, coma las más oscuras que encuentre. "Entre más subido sea el color de las verduras de hoja verde, más beneficios brindan", dice Janet Maccaro, Ph.D., N.D., una nutrióloga holística que radica en Ormond Beach, Florida. "Entre más oscura, mejor. Escoja espinaca, col rizada y otras verduras de hoja verde con un tono subido y su salud se lo agradecerá", afirma la experta.

CÓMO MAXIMIZAR SUS PODERES CURATIVOS

Acorte la cocción. "¿Las cocino o no las cocino?" Muchas personas se hacen esta pregunta cuando desean asegurarse de que las verduras conserven un elevado nivel de nutrientes. En el caso de las de hoja verde los expertos no han quedado de acuerdo. Algunos dicen que sí, otros que no y otros más que tal vez un poco.

"Siempre se termina transando entre que los nutrientes sean más fáciles de digerir cocinando los alimentos y que algunos nutrientes se pierdan por el proceso de cocción", opina el Dr. Liebman. "Sin embargo, si bien es excelente comérselas crudas, es más probable que se coma una mayor cantidad de ciertas verduras si están cocidas. Sólo se debe cuidar el método de cocción. No hay que acabar con ellas hirviéndolas.

Cualquier método de cocción rápida, como escaldar, está muy bien. Uno de los mejores métodos de cocción para conservar los nutrientes parece ser el horno de microondas", indica el nutriólogo.

(*Nota*: si encuentra en este capítulo términos que no entiende o que jamás ha visto, favor de remitirse al glosario en la página 636).

Ensalada de bistec y espinacas con aliño de granada

- 6 **cucharadas de jugo de granada puro**
- 2 **cucharadas de vinagre de vino blanco**
- 4 **cucharaditas de mostaza** *Dijon*
- 4 **cucharaditas de aceite de oliva extra virgen**
- 1 **cucharadita de miel**
- 12 **tazas de hojas de espinaca pequeña no muy apretadas**
- 1 **taza de naranjas mandarinas en su jugo, escurridas**
- ½ **taza de semillas de granada**
- ¼ **de taza de almendras tostadas sin sal**
  Sal y pimienta negra recién molida
- 12 **onzas (340 g) de bistec magro (bajo en grasa), como** *top round* **o** *London broil*

Bata a mano el jugo, el vinagre, la mostaza, el aceite y la miel en un tazón (recipiente) pequeño para hacer un aliño (aderezo).

Combine las espinacas, las naranjas, las semillas de granada y las almendras en un tazón grande. Agregue el aliño, excepto 3 cucharadas, y la sal y la pimienta al gusto. Mezcle bien.

Rocíe ligeramente un sartén grande con aceite antiadherente en aerosol y caliente a fuego mediano-alto. Agregue el bistec y cocine durante 5 minutos cada lado para que quede entre término medio e inglés (medio cocido). Retire del fuego y deje aparte durante 3 minutos.

Pique el bistec en rebanadas finas y ponga las rebanadas sobre la ensalada. Esparza el resto del aliño y sirva inmediatamente.

Rinde 4 porciones

POR PORCIÓN

Calorías: 356	Colesterol: 41 mg
Grasa total: 15 g	Sodio: 238 mg
Grasa saturada: 3 g	Fibra dietética: 5 g

Ensalada de lechuga romana y berros con vinagreta de anchoas

½ cucharadita de pasta de anchoa

½ cucharadita de mostaza *Dijon*

Sal (opcional)

1 cucharada de vinagre balsámico

1 cucharada de vinagre de vino tinto

6 cucharadas de aceite de oliva extra virgen

Pimienta negra recién molida

1 lechuga romana (orejona) pequeña

2 manojos de berros, sin los tallos largos

Mezcle la pasta de anchoa, la mostaza y la sal (si la está utilizando) en una ensaladera. Agregue el vinagre balsámico y el vinagre de vino tinto y mezcle con un tenedor. Agregue el aceite de oliva lentamente sin dejar de batir a mano. Pruebe y agregue la pimienta y más sal, vinagre y aceite al gusto.

Cuando vaya a servir, agregue la lechuga romana y los berros y mezcle bien.

Rinde 6 porciones

POR PORCIÓN

Calorías: 136
Grasa total: 14 g
Grasa saturada: 2 g

Colesterol: 0 mg
Sodio: 96 mg
Fibra dietética: 1 g

Hojas de mostaza con pavo ahumado

2 libras (1 kg) de hojas de mostaza

1 taza de cebolla finamente picada

¾ de taza de pechuga de pavo (chompipe) ahumado, picada

2 dientes de ajo picados en trocitos

1 cucharada de vinagre de vino blanco

Salsa de chile (ají o pimiento picante)

Arranque las hojas de las verduras y deseche los tallos. Rompa las verduras en trozos del tamaño de un bocado.

Rocíe un sartén grande antiadherente con aceite antiadherente en aerosol. Esparza las cebollas, el pavo y el ajo uniformemente en el sartén y caliente a fuego mediano. Tan pronto como el sartén comience a calentarse, agregue todas las verduras que quepan en el sartén. (De ser necesario, agregue el resto cuando la primera tanda se haya cocido lo suficiente y deje espacio para el resto). Tape bien y cocine unos 7 ú 8 minutos, hasta que las verduras se marchiten y suavicen. Revuelva para que se mezcle bien. Rocíe con el vinagre y agregue la salsa de chile al gusto.

Rinde 4 porciones

POR PORCIÓN

Calorías: 62
Grasa total: 1,2 g
Grasa saturada: 0,3 g

Colesterol: 14 mg
Sodio: 304 mg
Fibra dietética: 2,6 g

Vino

DESCORCHE ESTE DEFENSOR PARA PROBAR DE SU SALUD Y SABOR

Desde que el hombre descubrió los productos fermentados, el vino se ha disfrutado con gusto, no sólo en la mesa del comedor sino también en bodas, ritos religiosos e incluso consultas médicas.

Sin embargo, los científicos han comenzado a investigar hace muy poco los beneficios reales que ofrece a la salud esa copita de *Chianti* que acompaña al *fettuccine*. Y los hallazgos que han descorchado bastan para que cualquier amante del vino alce la copa y exclame: "¡Salud!"

Tomado con moderación, el vino —sobre todo el tinto— puede ayudar a bajar el colesterol y combatir el endurecimiento de las arterias y las enfermedades cardíacas. Además, de acuerdo con diversos estudios mata las bacterias que producen el envenenamiento por alimentos, así como la diarrea que a veces azota a los viajeros. Obviamente los expertos no recomiendan que se empiece a tomar botellas enteras en lugar de una copita ni que los abstemios comiencen a beber. Las pruebas científicas indican, más bien, que la costumbre de beber con moderación puede ser una adición útil a una dieta saludable.

PODERES CURATIVOS

Previene las enfermedades cardíacas y los derrames cerebrales

Controla las bacterias intestinales

Las virtudes del vino

Durante muchos años los investigadores estadounidenses observaron con asombro un fenómeno que se daba del otro lado del Atlántico. Ahí, en Francia, la gente fumaba cigarrillos, comía *croissants* llenos de mantequilla y patés impregnados de grasa, y de todas formas sus probabilidades de desarrollar enfermedades cardíacas era 2½ veces menor que la de sus homólogos estadounidenses supuestamente más sanos.

Los científicos aún están estudiando la llamada "paradoja francesa", pero parece probable que la salud cardíaca de los franceses se deba por lo menos en parte a su afición a los vinos tintos. Esta bebida es rica en compuestos que ayudan a bajar el colesterol y evitan que el dañino colesterol lipoproteínico de baja densidad (LBD) se adhiera a las arterias, en un proceso que conduce a las enfermedades cardíacas. Los vinos tintos también ayudan a impedir que las plaquetas sanguíneas se peguen entre sí y formen peligrosos coágulos.

Doble defensa del corazón

Son bastante complejas las maneras en que el vino tinto mantiene en forma el corazón. El proceso involucra varios compuestos químicos, algunos de los cuales, según los investigadores, ofrecen más de un beneficio.

Para empezar, es posible que el alcohol del vino tinto sea beneficioso. Por ejemplo, según han demostrado diversos estudios la gente que bebe pequeñas cantidades de alcohol parece disfrutar de una mayor protección contra las enfermedades cardíacas.

De acuerdo con los investigadores tal efecto se debe a que el etanol o alcohol de las bebidas alcohólicas aumenta el nivel del beneficioso colesterol lipoproteínico de alta densidad (LAD), el cual protege el corazón.

No obstante, si la elevación del colesterol LAD fuera el único beneficio, el vino tinto no sería más saludable que un trago de *whiskey* escocés o un tarro de cerveza. Y si bien la cerveza y otras bebidas ofrecen algunos beneficios, el vino es el único que contiene polifenoles que mejoran la salud.

La razón por la que el vino ofrece más protección al parecer es que contiene poderosos flavonoides como la quercetina. Junto con otros compuestos potencialmente protectores como el resveratrol, en apariencia ayuda a evitar la oxidación del peligroso colesterol LBD del cuerpo. Este efecto a su vez disminuye las probabilidades de que el colesterol LBD se adhiera a las paredes de las arterias.

CÓMO AGASAJARSE SIN ALCOHOL

Por cada conocedor de buqués y cosechas finas hay alguien que prefiere saltarse el jerez y tomar una bebida sin alcohol.

Las personas que brindan con vino sin alcohol tienen suerte. A excepción del alcohol, que se extrae al procesarse el vino, estas bebidas contienen los mismos componentes activos que los vinos "auténticos", entre ellos quercetina y resveratrol, dos compuestos que han demostrado tener potencial curativo.

Cuando se bebe por razones de salud, opinan los expertos, hay que elegir los vinos sin alcohol de la misma forma en que se escogen sus homólogos alcohólicos: por su color oscuro. Muchos de los compuestos protectores también le aportan su color carmesí a la bebida.

En estudios de laboratorio, se ha demostrado que el resveratrol retarda el envejecimiento en ratones, protege contra la subida de peso y mejora la resistencia. ¿Cómo le hace? Al parecer el resveratrol mejora el funcionamiento de las mitocondrias: una especie de diminutas centrales eléctricas que se encuentran al interior de cada una de las células del cuerpo.

"Los flavonoides del vino tinto son más fuertes que la vitamina E, que como todo el mundo sabe es un antioxidante importante", explica John D. Folts, Ph.D., profesor de Medicina y director del Laboratorio de Trombosis Coronaria en la Escuela de Medicina de la Universidad de Wisconsin, en Madison.

Controlar el colesterol LBD es un buen comienzo en la lucha contra las enfermedades cardíacas, pero no es el único efecto de la quercetina del vino, según indica el Dr. Folts. También evita que las plaquetas de la sangre se peguen unas con otras. De hecho, en un estudio encabezado por el Dr. Folts y sus colegas se observó que el vino tinto consumido por animales de laboratorio eliminaba coágulos potencialmente peligrosos, los cuales pueden causar ataques cardíacos y derrames cerebrales.

"El vino tinto trabaja al doble, proporcionando dos beneficios importantes al mismo tiempo", dice el Dr. Folts.

El color cuenta

Cuando los investigadores se refieren a los beneficios curativos del vino, por lo general están hablando del vino tinto. En lo que respecta a la salud del corazón, los investigadores dicen que los vinos ligeros no se comparan con sus robustos hermanos tintos.

En un estudio de laboratorio llevado a cabo por la Universidad de California en Davis, por ejemplo, los investigadores observaron que los vinos tintos evitan la oxidación entre un 46 y un 100 por ciento del colesterol LBD, mientras que los blancos no protegen en la misma medida. Asimismo, diversos estudios de laboratorio sugieren que el vino blanco no tiene la capacidad del tinto para impedir la formación de coágulos en la sangre, según señala el Dr. Folts.

¿A qué se debe esta superioridad del vino tinto por encima de su homólogo más pálido? Todo radica en el proceso de fabricación, de acuerdo con los expertos.

Cuando los vinicultores hacen el vino echan todo a los barriles, no sólo la pulpa de las uvas sino también su piel, semillas y rabitos. Todo esto se convierte en un puré nada fino llamado mosto. Ahí es donde se encuentran los saludables flavonoides.

"Entre más tiempo el mosto fermente en el alcohol, más compuestos libera al vino", explica el Dr. Folts. "En el caso del vino blanco el mosto se saca pronto, así que el vino no se oscurece. En el del vino tinto el mosto se mantiene ahí por mucho tiempo y el vino recoge muchos flavonoides", dice.

Las uvas de la ira

Todo el mundo sabe que cuando tomamos una copita de vino tinto de más a veces desearíamos cambiar nuestra cabeza por otra.

No obstante, a algunas personas que tienden a sufrir migrañas (jaquecas) incluso una pequeña cantidad de vino les puede ocasionar un dolor de cabeza muy fuerte. El vino tinto contiene unas sustancias llamadas aminas que causan la contracción y luego la expansión de los vasos sanguíneos del cerebro. Las personas sensibles a estos efectos sienten que la cabeza les estalla de dolor.

Si bien el vino blanco contiene una menor cantidad de aminas productoras de dolores de cabeza en comparación con las variedades tintas, también cuenta con menos compuestos curativos. Por lo tanto, si se padecen dolores de cabeza vale la pena hablar con el médico para ver si un vino sin alcohol servirá para disfrutar los deliciosos sabores sin tanto dolor.

Unos investigadores de la Universidad de California han descubierto que algunos vinos tintos también son ricos en saponinas, las cuales reducen el riesgo de sufrir enfermedades cardíacas al enlazarse con el colesterol y evitar su absorción. Es posible que las saponinas también mejoren la inflamación sistémica, lo cual también podría reducir las enfermedades cardíacas y el cáncer.

El investigador Andrew Waterhouse, Ph.D., profesor de Enología (química del vino) en la UC Davis descubrió que los vinos tintos contienen de 3 a 10 veces más saponinas que los blancos. La fuente más rica fue el tinto *Zinfandel*, seguido de *Syrah*, *Pinot Noir* y *Cabernet Sauvignon*. Las dos variedades blancas del estudio, *Sauvignon Blanc* y *Chardonnay*, contenían menos.

Al parecer las saponinas proceden de las pieles cerosas de las uvas y se disuelven en el vino durante la fermentación. Los vinos que más alcohol tenían también eran los que contenían más saponinas.

Tomado con moderación, el vino tal vez ayude a mantener un peso saludable. Cuando unos investigadores de la Clínica Mayo examinaron los hábitos en cuanto a bebida y el peso de 8.200 mujeres y hombres, observaron que aquellos que disfruta-ban una o dos bebidas alcohólicas al día tenían un 54 por ciento menos de probabili-dades de ser obesos que los abstemios. Los que no bebían o los ex-bebedores tenían el doble de probabilidades de ser obesos. "Las personas que toman una copa de vino o un vaso de cerveza a menudo lo hacen con la cena y podría suceder que una bebida sustituya a una merienda (refrigerio, tentempié) alta en calorías nocturna", especula el coautor del estudio Jim Rohrer, Ph.D.

No obstante, las personas que bebían más no estaban más delgadas: los que tomaban 4 o más bebidas al día tenían un 50 por ciento más de probabilidades de ser obesos que los no bebedores.

Acción antiinfecciosa

De niños seguramente todos nos topamos con las bacterias que producen la diarrea. Y probablemente todos nos echamos a correr cuando nuestras mamás pretendieron darnos unas cuantas cucharadas del rosado subsalicilato de bismuto mejor conocido como *Pepto-Bismol*.

Los expertos siguen recomendando que al viajar se tome una dosis de este espeso líquido rosado para evitar las infecciones bacterianas que producen la diarrea. Lo malo es que sabe horrible. ¿No sería maravilloso poder cambiar ese líquido terroso de color casi fosforescente por algo más grato para el paladar, como una buena copa de *Chardonnay*?

Tal vez sí sea posible, según afirma un grupo de científicos del Centro Médico Tripler del Ejército en Honolulú, Hawai. Intrigados por el uso del vino como digestivo a lo largo de la historia, estos investigadores probaron la acción que ejercen el vino tinto, el blanco y el subsalicilato de bismuto contra algunos de los microbios intestinales más malvados, como la *Shigella*, la salmonela y la *Escherichia coli*. Observaron que tanto el vino tinto como el blanco eliminaban las bacterias perjudiciales con mayor eficacia que el medicamento.

Hace falta profundizar más en las investigaciones, pero parece probable que un poco de vino con la comida sirva para reforzar la salud intestinal durante las vacaciones y evitar las desagradables molestias de la diarrea.

CÓMO MAXIMIZAR SUS PODERES CURATIVOS

Limítese. De acuerdo con los expertos, la sugerencia más importante para obtener los máximos beneficios curativos de la bodega de vinos es que se sepa cuánto tomar. El límite diario es 1 copa de 5 onzas (150 ml) al día para las mujeres y 2 copas de 5 onzas al día para los hombres. No obstante, los expertos están de acuerdo en que si se enfrenta el riesgo de beber en exceso o si se tienen antecedentes personales o familiares de alcoholismo, lo mejor es abstenerse totalmente de beber alcohol.

Cuide su corazón. Al buscar el vino con el nivel más alto de compuestos saludables para el corazón conviene escoger las variedades robustas con mucho cuerpo, según aconseja el Dr. Waterhouse.

"En los vinos tintos existe una estrecha relación entre el nivel de taninos, la sustancia que le da un sabor seco al vino, y el nivel de compuestos curativos", afirma el Dr. Waterhouse. Tres de los vinos más saludables para el corazón son el *Cabernet Sauvignon*, el *Petite Sirah* y el *Merlot*.

(*Nota*: si encuentra en este capítulo términos que no entiende o que jamás ha visto, favor de remitirse al glosario en la página 636).

Yogur

BRINDA BACTERIAS BENEFICIOSAS PARA LA CANDIDIASIS VAGINAL Y LAS ÚLCERAS

Si alguien nos sugiriera tomarnos una cucharada de organismos vivos no lo haríamos por nada, ¿verdad? ¿Pero si se nos dijera que cada cucharada aporta grandes beneficios a la salud?

Millones de personas comen millones de organismos vivos diariamente en los Estados Unidos —y de muy buena gana— al abrir los recipientes de yogur. El yogur rebosa de bacterias: los cultivos vivos y activos que la etiqueta menciona. Diversas investigaciones han demostrado que estas bacterias "amables" fortalecen el sistema inmunitario y ayudan a las úlceras a curarse más rápido. Los científicos también han descubierto que tal vez ayuden a que vivamos más tiempo: un estudio de 5 años de duración de 162 personas mayores observó que los que comían yogur y bebían leche cuatro o más veces por semana tenían un 38 por ciento menos de probabilidades de morir durante el tiempo que duró en estudio.

Además, todas esas bacterias beneficiosas tal vez nos hagan sentir más cómodos todos los días. También es posible que ayuden a aliviar la candidiasis vaginal crónica, según indica la Dra. Eileen Hilton, especialista en enfermedades infecciosas y presidenta de Biomedical Research Alliance de Nueva York, alianza global de centros de investigación. Y aunque las bacterias se sacaran del yogur seguiría siendo una magnífica fuente de calcio; mejor, de hecho, que una ración de leche semidescremada al 1 por ciento.

Un instrumento implacable contra las infecciones

Las mujeres que han sufrido alguna vez candidiasis vaginal saben que no quieren repetir la experiencia. De acuerdo con la Dra. Hilton, es posible que un mayor consumo de yogur les ayude a evitarla (¡siempre que sea sin azúcar o natural!).

La candidiasis vaginal se da cuando un hongo que normalmente vive en la vagina de repente empieza a multiplicarse, lo cual produce comezón, ardor y otros síntomas desagradables. Un estudio llevado a cabo por el Centro Médico Judío de Long Island sugiere que el consumo de yogur de cultivos vivos, sobre todo del que contiene una bacteria llamada *Lactobacillus acidophilus*, controla al hongo.

En el estudio se les pidió a un grupo de mujeres que padecían candidiasis vaginal frecuentemente que comieran 8 onzas (240 ml) de yogur al día durante 6 meses. Al finalizar el estudio, su índice de candidiasis vaginal había bajado de manera significativa. Las mujeres quedaron tan satisfechas, de hecho, que muchas de ellas se negaron a dejar de comer yogur cuando los investigadores les pidieron que suspendieran su consumo.

Los investigadores de Long Island especulan que comer yogur ayuda a mantener el equilibrio bacteriano natural de la vagina, dificultándole crecer al hongo. La Dra. Hilton agrega que hace falta realizar más estudios, pero mientras tanto las mujeres que estén tratando de evitar la candidiasis vaginal tal vez quieran probar una taza de yogur al día, la cantidad que se utilizó en el estudio.

No obstante, es importante comer yogur que contenga cultivos vivos, según advierte la Dra. Hilton. El yogur tratado con calor no contiene bacterias y probablemente no servirá. Lea la etiqueta para averiguar si su marca se somete a un tratamiento de calor.

Intervención inmunitaria

Hace unos años en los EE. UU. hubo una campaña publicitaria de televisión que anunciaba una marca de yogur. En ella se retrataba a unos rusos fuertes de 100 años de edad que —gracias al yogur— escalaban picos pedregosos con gran energía. Los comerciales exageraban, por supuesto, pero la reputación del yogur como un alimento saludable no es exagerada.

La misma bacteria del yogur que ayuda a prevenir la candidiasis vaginal también fortalece el sistema inmunitario. Por ejemplo, en un estudio realizado por un grupo de investigadores de la Universidad de California, en Davis, se observó que las personas que habían comido 2 tazas de yogur diariamente durante 4 meses contaban con una cantidad cuatro veces mayor de interferón gamma, una proteína que les ayuda a los glóbulos blancos del sistema inmunitario a combatir las enfermedades, que las personas que no habían comido yogur. "El interferón gamma es el mejor mecanismo con el que cuenta el cuerpo para defenderse contra los virus", afirma el Dr. Georges Halpern, Ph.D., profesor emérito del departamento de Medicina Interna de la Universidad de California y autor del estudio.

En un estudio más reciente de 33 mujeres en la veintena que comían yogur todos los días durante 4 semanas, el número de linfocitos T que combaten las infecciones aumentó en un 30 por ciento, dicen los investigadores de la Universidad de Viena,

Austria. Sus células inmunitarias también fueron capaces de combatir la infección con más fuerza; un beneficio que continuó durante 2 semanas después de que las mujeres dejaran de comer yogur.

Se han reunido ciertas pruebas de que el yogur tal vez también funcione contra las infecciones bacterianas. En un estudio de laboratorio llevado a cabo por el Instituto para la Investigación de los Lácteos en los Países Bajos, los animales a los que se les dio yogur mostraron tener un nivel mucho más bajo de la bacteria salmonela, una causa común de intoxicación por alimentos, que los animales que tomaron leche. Es más, las bacterias sobrevivientes afectaron poco a los animales que habían comido yogur, mientras que los que habían tomado leche se enfermaron mucho más.

No está totalmente claro por qué el yogur ayudó a proteger a los animales contra la enfermedad. Aparte de sus efectos para reforzar la inmunidad, los investigadores especulan que el alto contenido de calcio del yogur tal vez produzca un medio desfavorable para la reproducción de la bacteria.

A barrer las bacterias de la úlcera

La mayoría de las úlceras las causan bacterias, por lo que el tratamiento normal implica grandes dosis de antibióticos. No obstante, se cuenta con pruebas de que el consumo de una buena cantidad de yogur de cultivos vivos puede mantener bajo control a las bacterias que producen las úlceras.

Cuando se come yogur, las bacterias beneficiosas se instalan en el tracto digestivo. Una vez ahí, empiezan a competir con las bacterias perjudiciales que causan las úlceras. Esta situación les hace la vida más difícil a los gérmenes de las úlceras.

Además, el yogur contiene un azúcar natural llamado lactosa que el proceso de digestión descompone para obtener ácido láctico. El ácido láctico ayuda a restablecer un ambiente sano en el intestino.

En cuanto a las personas que ya tienen una úlcera y se encuentran bajo tratamiento médico, el consumo de yogur puede hacer que este tratamiento sea más eficaz. Los expertos en lactobacilos sospechan que los organismos presentes en muchos yogures tienden a actuar como antibióticos en el estómago.

Las personas que tienen una úlcera harían bien en

Consejo clave

Dé yogur (bajo en grasa) a los niños. Unos investigadores de la Universidad de Tennessee que siguieron el peso y los hábitos alimenticios de 52 niños durante 8 años observaron que aquellos que comían la mayor cantidad de alimentos ricos en calcio tenían los pesos corporales más saludables. Solamente 2 raciones diarias de lácteos podían rebajar el riesgo de tener sobrepeso de los niños hasta un 70 por ciento, según dice la autora principal del estudio, Jean Skinner, Ph.D., una investigadora del departamento de nutrición de la universidad.

comer entre 1 y 4 tazas de yogur al día, según recomienda el Dr. Isadore Rosenfeld, profesor clínico de Medicina en el Centro Médico Cornell del Hospital de Nueva York. Lo importante es que diga "*live and active cultures*" (cultivos vivos y activos) en la etiqueta.

Bueno para el corazón

Los investigadores a cargo de un estudio sobre los hábitos alimenticios y la salud de 5.996 mujeres y hombres realizado en el Centro Médico de la Universidad Rush, en Chicago, observaron que los niveles de homocisteína —un compuesto de la sangre que se ha relacionado con ataques cardíacos— eran 6,4 veces inferiores en las personas que comían yogur más de 15 veces al mes que en las personas que evitaban el yogur.

El yogur que contiene cultivos vivos tal vez también reequilibre el colesterol. Un pequeño estudio de 17 mujeres de la Universidad de Austria en Viena descubrió que comer 36 onzas (1 litro) de yogur al día durante 4 semanas elevaba el beneficioso colesterol lipoproteínico de alta densidad (LAD) considerablemente mientras reducía el perjudicial colesterol lipoproteínico de baja densidad (LBD) al mismo tiempo.

Calcio para calmar el estómago

La leche semidescremada al 1 por ciento contiene muchísimo calcio, y por eso es uno de los alimentos más saludables que podemos ingerir. No obstante, a muchas personas simplemente les resulta imposible tomarla en grandes cantidades. De hecho, los médicos calculan que más de 30 millones de personas radicadas en los Estados Unidos no cuentan con una cantidad suficiente de la enzima (lactasa) que hace falta para digerir el azúcar (lactosa) de la leche.

En cambio, el yogur es una alternativa fácil de digerir. A pesar de que contiene lactosa, las bacterias vivas ayudan al cuerpo a descomponerla, así que existen menos probabilidades de que cause molestias, según indica Barbara Dixon, R.D., una nutrióloga que radica en Baton Rouge, Luisiana. En cuanto al calcio, el yogur es una fuente increíble, pues una taza de yogur natural bajo en grasa proporciona 414 miligramos de este nutriente, más o menos el 40 por ciento de la Cantidad Diaria Recomendada (o *DV* por sus siglas en inglés). Es mucho en comparación con la leche semidescremada al 1 por ciento, que sólo ofrece 300 miligramos por ración.

Además, resulta que el yogur contiene una proteína especial llamada lactoferrina que ayuda al cuerpo a formar y mantener el hueso. Favorece el crecimiento de las células que se encuentran en el interior de los huesos y que se llaman osteoblastos y también las mantiene vivas de un 50 a un 70 por ciento más tiempo, según sugieren los estudios.

CÓMO MAXIMIZAR SUS PODERES CURATIVOS

Cómaselo pronto. Al comprar yogur, compruebe la fecha de caducidad y escoja el que tenga la fecha más tardía. Guarde el yogur cerrado en el refrigerador. El yogur con cultivos vivos debería mantenerse unos 10 días más allá de la fecha de caducidad.

Disfrútelo frío. Las bacterias del yogur no resisten las temperaturas altas, por lo que es mejor comérselo frío. Si se piensa agregar a un alimento que se prepara con calor —una salsa, por ejemplo—, el yogur debe añadirse cuando el plato ya se coció y se retiró de la fuente de calor.

(*Nota*: si encuentra en este capítulo términos que no entiende o que jamás ha visto, favor de remitirse al glosario en la página 636).

Dip de yogur con queso y hierbas

- 2 tazas de yogur natural sin grasa
- 2 onzas (56 g) de queso crema de grasa reducida
- 1½ cucharadas de cebollino fresco picado en trocitos
- 1 cucharada de albahaca fresca picada en trocitos
- ¼ cucharadita de pimienta negra de molido grueso

Forre un colador con 2 capas de estopilla (bambula, *cheesecloth*) y colóquelo sobre un tazón (recipiente) grande. Pase el yogur al colador con una cuchara. Tápelo y déjelo en el refrigerador durante por lo menos 12 horas o hasta que el yogur tenga la consistencia del queso crema. Debería quedar más o menos 1 taza de queso de yogur y 1 taza de líquido escurrido. (Deseche el líquido o úselo según lo indicado en el segundo consejo de cocina).

Ponga el queso de yogur, el queso crema, el cebollino, la albahaca y la pimienta en un procesador de alimentos. Mezcle todo muy bien y páselo a un tazón pequeño. Tápelo y déjelo en el refrigerador durante 1 hora, cuando menos, para que los sabores se puedan mezclar.

Rinde 1 taza

Consejos de cocina: utilice un yogur que no contenga gomas (gums) como espesantes, porque estos hacen que el líquido no se escurra.

El líquido escurrido del yogur (el suero) puede utilizarse en lugar de leche para hacer panqueques, muffins y pan que no se prepare con levadura.

Sirva este dip con verduras crudas o pretzels o para untar sobre galletas bajas en grasa.

POR 2 CUCHARADAS

Calorías: 42	Colesterol: 6 mg
Grasa total: 1,6 g	Sodio: 54 mg
Grasa saturada: 1 g	Fibra dietética: 0 g

Yuca

SABOR PARA LA SANGRE

También conocida como mandioca y guacamote, este tubér-culo feculento con su cáscara de color café y su pulpa de color hueso es popular en muchas cocinas latinoamericanas, en particular en las del Caribe. No se debe confundir con la *yucca*, una planta de hoja perenne que es la flor oficial del estado de Nuevo México en los Estados Unidos. En Latinoamérica la yuca se prepara hervida, asada o frita. Por ejemplo, los cubanos la hierven y luego la sazonan con una salsa de ajo llamada mojo. Los panameños también la hierven, pero la hacen puré y luego rellenan este puré con carne de res para hacer las ricas carima-ñolas. Los puertorriqueños también la disfrutan en sus famosísimos pasteles. Y hace unos años, gracias a los jóvenes *chefs* latinos de los EE. UU. que han creado una cocina latina *gourmet* llamada "Nuevo Latino", los norteamericanos empezaron a probar y a disfrutar la yuca. Lo irónico es que muchos de ellos ya la han saboreado con gusto sin ni siquiera darse cuenta. Resulta que la yuca se usa para preparar un tipo de pudín llamado tapioca que se come mucho en los Estado Unidos.

Quizás no sepan esto tampoco, pero les conviene mucho a los norteamericanos adoptar la costumbre de comer yuca, que después de la papa es la verdura que más se cosecha en el mundo. ¿Por qué? Pues simplemente porque la yuca es muy saludable. Contiene cantidades extraordinarias de hierro, así como la vitamina C necesaria para que su cuerpo absorba este nutriente. Además, se trata de una fuente muy buena de magnesio, el cual hace falta para proteger los huesos, el corazón y las arterias, y tam-bién para controlar la presión arterial.

El metal de las mujeres

El hierro es un mineral esencial para que las células de todo el cuerpo reciban el oxígeno que necesitan. Los hombres rara vez tienen problemas para cubrir sus nece-sidades de hierro a través de la dieta. Las mujeres en edad fértil, por el contrario, pierden mucho hierro debido a la menstruación. De hecho es posible que las reservas de hierro del 20 por ciento de las mujeres que viven en los Estados Unidos (al igual que el 50 por ciento de las mujeres embarazadas y el 3 por ciento de los hombres) estén bajas, dice la Dra. Sally S. Harris, miembro del profesorado clínico de la Escuela de Medicina de Stanford. Un bajo índice de hierro se manifiesta con cansancio y agotamiento. Si este estado se prolonga, puede derivar en anemia por deficiencia de hierro.

El hierro se obtiene muy fácilmente de la carne, pero la mayoría de las personas estamos tratando de reducir nuestro consumo de este alimento. Las verduras plantean dos problemas cuando se trata del hierro: en primer lugar, no contienen mucho, y en segundo, el tipo de hierro que ofrecen (un compuesto de hierro que no contiene hemo) no lo absorbe fácilmente el cuerpo, a menos que al mismo tiempo se tome vitamina C.

Sin embargo, hay excepciones como la yuca, que es una auténtica mina de hierro. Media taza de yuca cocida contiene más de 2 miligramos de hierro, cantidad que equivale al 13 por ciento de la Asignación Dietética Recomendada (o *RDA* por sus siglas en inglés) para las mujeres, o bien al 20 por ciento de la RDA para los hombres. Además, contiene grandes cantidades de vitamina C —casi 21 miligramos, es decir, el 35 por ciento de la Cantidad Diaria Recomendada—; de esta manera, el cuerpo absorbe el hierro con mucha más facilidad.

En la cocina

La yuca es un alimento muy común en algunas partes de Latinoamérica, pero también hay lugares donde se desconoce por completo. Si usted nunca la ha preparado, no se preocupe. Es tan fácil como cocinar una papa.

- Para pelar la yuca, córtela primero en pedazos de 2 a 3 pulgadas (5,1-7,6 cm) con un cuchillo de pelar (mondar), realice un corte en la cáscara (atravesando las dos capas de la misma), y luego separe un pedazo de cáscara, sin cortarla, con la hoja del cuchillo. Tome el pedazo suelto de cáscara con los dedos y jale para desprenderla.

- Corte cada pedazo a la mitad a lo largo y quite la fibra dura que tiene en el centro.

- Ponga los pedazos de yuca en una olla honda y cubra con agua fría. Deje que rompa a hervir y luego baje el calor para mantener un hervor suave y constante.

- Después de 20 minutos, fíjese si la yuca está cocida. Para ello, introduzca un cuchillo afilado y delgado en la raíz. Si la penetra fácilmente, el pedazo está listo. (No todos los pedazos se cocinan en el mismo tiempo, así que lo mejor será que los revise uno por uno).

- Escurra y sirva como si fuera papa: en trozos, en puré o aderezada con su cubierta favorita.

Control natural del colesterol

Cuando unos investigadores de la Unidad de Investigaciones sobre Alimentos y Nutrición, afiliada al gobierno, en las Filipinas, probaron el potencial para bajar el colesterol de 5 tubérculos populares filipinos —la batata dulce (camote), la yuca, el *taro*, la batata dulce morada y la batata dulce espinosa— y 6 tipos diferentes de legumbres —frijoles (habichuelas) colorados, cacahuates (maníes), frijoles *mung*, frijoles negros, garbanzos y gandules— en 20 personas con colesterol alto, la yuca fue el claro ganador. "Entre los tubérculos", comunicaron los investigadores, "solamente la yuca mostró un considerable descenso de los niveles del colesterol lipoproteínico de baja densidad (LBD)". Dichos niveles se redujeron en un promedio de 15 puntos para las personas que comían yuca todos los días durante 2 semanas.

Otros beneficios

Además de que la vitamina C de la yuca ayuda al cuerpo a aprovechar el hierro, se ha demostrado que es un nutriente muy poderoso que previene las enfermedades cardíacas, el cáncer y algunas afecciones que aparecen con la edad, como las cataratas. Además, la vitamina C ayuda al cuerpo a producir colágeno, la sustancia que mantiene tersa la piel. También se ha comprobado que reduce la duración y la intensidad de los resfriados (catarros), así como de otras infecciones virales.

Los poderes curativos de la yuca no se agotan con las vitaminas que contiene. Lo saben muy bien en algunas regiones amazónicas, donde se prepara una cataplasma (emplasto, fomento) de yuca para tratar los enfriamientos y la fiebre y para aliviar el dolor muscular. En la misma parte del mundo, la esterilidad femenina se trata con un baño de yuca.

(*Nota*: si encuentra en este capítulo términos que no entiende o que jamás ha visto, favor de remitirse al glosario en la página 636).

Zanahoria

BUENA VISTA Y BUENA SALUD

De niños a todos se nos dijo que la zanahoria es muy buena para la vista. Y actualmente los investigadores la están viendo con otros ojos también.

El potencial curativo de la zanahoria va mucho más allá de los beneficios que ofrece a la vista. Contiene varios compuestos que tal vez ayuden a prevenir ciertos tipos de cáncer, a bajar el colesterol y a evitar los infartos.

Las cualidades del caroteno

La misma sustancia que le da su vivo color anaranjado a la zanahoria también se encarga de proporcionar muchos beneficios a la salud. La zanahoria es rica en betacaroteno, un compuesto antioxidante que lucha contra los radicales libres, las moléculas inestables del cuerpo que contribuyen a producir todo tipo de enfermedades, desde las cardíacas y el cáncer hasta la degeneración macular, la principal causa de pérdida grave de la visión en los adultos mayores. De hecho, las zanahorias son una de las fuentes más ricas de carotenoides que existe. Solamente 1 taza de zanahorias brinda más del 250 por ciento de la cantidad diaria recomendada por los expertos.

Un estudio del Hospital Brigham de Mujeres de Boston descubrió que en las mujeres que comían solamente 5 raciones de cuatro palitos de zanahoria cruda a la semana su riesgo de sufrir cáncer de ovarios se reducía en un 54 por ciento. Los investigadores atribuyen al caroteno de las zanahorias esa protección.

Otro estudio, este de Suecia, que abarcó a 61.000 mujeres descubrió que las que comían de 4 a 6 raciones semanales de zanahorias ricas en antioxidantes reducían su riesgo de sufrir la forma más común de cáncer de riñón en un 54 por ciento.

Otros amplios estudios de población han descubierto que las personas con bajos niveles de betacaroteno son más vulnerables a desarrollar ciertos tipos de cáncer, sobre todo de pulmón y estómago.

Lo que beneficia a las células del cuerpo también es muy bueno para el corazón. Las pruebas indican que posiblemente se reduzca el riesgo de sufrir enfermedades cardíacas al consumir grandes cantidades de zanahorias, así como de otras frutas y verduras ricas en betacaroteno y otros compuestos afines. "Una ración de media taza de zanahorias cocidas contiene 12 miligramos de betacaroteno, más o menos el doble de lo que se necesita para obtener los beneficios", dice Paul Lachance, Ph.D., director ejecutivo del Instituto Nutraceuticals de la Universidad de Rutgers en New Brunswick, Nueva Jersey.

Unos investigadores de Alemania descubrieron que comer alimentos ricos en betacaroteno puede reducir los niveles sanguíneos de un importante marcador de riesgo de enfermedades cardiovasculares, la proteína C-reactiva (o *CRP* por sus siglas en inglés). En el estudio, los hombres que comieron 8 raciones de frutas y verduras que contenían betacaroteno redujeron sus niveles de CRP en un 42 por ciento en solamente 4 semanas.

El poder protector de la zanahoria no se debe únicamente al betacaroteno. También contiene otro antioxidante, el alfacaroteno, que de igual manera parece favorecer la lucha contra el cáncer. En un estudio realizado por investigadores del Instituto Nacional del Cáncer se observó que el cáncer de pulmón afecta con mayor frecuencia a los hombres con un bajo consumo de alfacaroteno que a aquellos que obtienen mayores cantidades de este nutriente.

Ventajas para la vista

El betacaroteno de la zanahoria trabaja a marchas forzadas. Al entrar al cuerpo se convierte en vitamina A y ayuda a mejorar la vista. Este efecto es tan conocido que durante la Segunda Guerra Mundial los investigadores cultivaban zanahorias con un contenido particularmente alto de betacaroteno para ayudarles a los pilotos a ver mejor de noche.

La vitamina A le ayuda a la vista al formar un pigmento morado que el ojo necesita para ver en sitios débilmente iluminados. Este pigmento se llama rodopsina y se

En la cocina

Asar al horno las zanahorias hace que salga todo su sabor. Mezcle trozos de 1¼ pulgada (3 cm) de zanahoria con sal, pimienta y un poco de aceite de oliva extra virgen. Hornee, tapado, durante 20 minutos a 400°F. Destape y hornee durante 30 minutos más.

Es importante agregar el aceite de oliva. El betacaroteno necesita una pequeña cantidad de grasa para poder atravesar la pared intestinal e introducirse en el cuerpo, según explica John Erdman, Ph.D., de la Universidad de Illinois, en Urbana. Por lo tanto, la próxima vez que sirva palitos de zanahoria, puede acompañarlos con una pequeña cantidad de *dip*, como un aliño (aderezo) estilo *ranch*. (¡Como si necesitáramos una excusa para hacerlo!)

encuentra en la parte de la retina que es sensible a la luz. Entre más vitamina A se obtiene, más rodopsina produce el cuerpo. A la inversa, es posible que las personas con un bajo nivel de vitamina A padezcan ceguera nocturna, una afección que dificulta manejar un auto de noche o encontrar un asiento a oscuras en un teatro.

Además de ayudarnos a ver mejor, las zanahorias tal vez también *protejan* nuestra vista. Un estudio realizado en el Hospital Brigham de Mujeres de Boston descubrió que comer frutas y verduras ricas en carotenoides está relacionado con una reducción del 36 por ciento en el riesgo de padecer degeneración macular relacionada con la edad, la cual es la primera causa de pérdida grave de la vista en los adultos mayores.

CÓMO MAXIMIZAR SUS PODERES CURATIVOS

Escoja un arco iris. Busque zanahorias con colores nuevos y más pigmentos protectores en el puesto del mercado o en el super (colmado): zanahorias coloradas ricas en licopeno y amarillas ricas en luteína, además de las anaranjadas normales.

Guárdese los nutrientes. Cuando la zanahoria se compra con hojas es importante cortárselas antes de guardarla. De otra forma esas hojitas tan bonitas funcionan como vampiros, chupándose las vitaminas y la humedad de la zanahoria antes de que uno tenga oportunidad de comérsela.

Cómaselas cocidas. Muchos alimentos son más nutritivos crudos que cocidos, pero en el caso de la zanahoria conviene cocinarla un poco. Lo que pasa es que la zanahoria contiene mucha fibra dietética —más de 2 gramos en una sola—, la cual según el Dr. Erdman Ph.D., profesor de Ciencias de la Nutrición en la Universidad de Illinois, en Urbana, atrapa al betacaroteno. El proceso de cocción ayuda a liberar el betacaroteno de las células de la fibra y le facilita al cuerpo absorberlo.

Aproveche el agua. Un problema de cocinar la zanahoria es que algunos de sus nutrientes se pasan al agua en la que se prepara, según explica Carol Boushey, Ph,D., MPH, profesora adjunta de Alimentos y Nutrición en la Universidad Purdue en West Lafayette, Indiana. Para aprovechar estos nutrientes en lugar de echarlos al fregadero (lavaplatos) se puede utilizar el agua en la que se coció la zanahoria en otra receta, como una salsa, por ejemplo, o para humedecer un puré de papas.

Muélala. Otra forma de liberar una mayor proporción del betacaroteno de la zanahoria es con un cóctel de zanahoria. Cuando la zanahoria se muele en una licuadora (batidora) su fibra se rompe, lo cual le permite al betacaroteno salir, según el Dr. Erdman.

(*Nota*: si encuentra en este capítulo términos que no entiende o que jamás ha visto, favor de remitirse al glosario en la página 636).

Ensalada de zanahoria y nueces

⅓ **de taza de pasas amarillas**

⅓ **de taza de nueces picadas**

2 **cucharadas de vinagre de vino de arroz**

1 **cucharada de aceite de oliva extra virgen**

2 **cucharaditas de jugo de limón fresco**

1 **cucharadita de miel**

⅛ **de cucharadita de sal**

4 **zanahorias grandes ralladas**

¼ **de taza de perejil picado**

Remoje las pasas en agua caliente de la llave (grifo, canilla, pila) durante 20 minutos, hasta que se pongan gorditas. Escurra. Precaliente el horno a 250°F. Ponga las nueces en una bandeja de hornear y tueste durante unos 5 minutos, hasta que se doren ligeramente; deje aparte.

Mezcle el vinagre, el aceite, el jugo de limón, la miel y la sal en un tazón (recipiente) pequeño para crear un aliño (aderezo).

Justo antes de servir, mezcle bien las zanahorias, las nueves, el perejil y las pasas con el aliño en un tazón mediano.

Rinde 4 porciones

POR PORCIÓN

Calorías: 170
Grasa total: 10 g
Grasa saturada: 1 g

Colesterol: 0 mg
Sodio: 125 mg
Fibra dietética: 3 g

Glosario

Aceite de *canola*. Este aceite proviene de la semilla de la colza, la cual es baja en grasa saturada. Sinónimo: aceite de colza.

Aceitunas *kalamata*. Un tipo de aceituna griega con forma de almendra, de color oscuro parecido al de la berenjena y con un sabor sustancioso a frutas. Se consiguen en la mayoría de los supermercados y en las tiendas *gourmet*. En inglés: *kalamata olives*.

Albaricoque. Sus sinónimos son chabacano y damasco. En inglés: *apricot*.

Almíbar de arce. Sinónimo: miel de maple. En inglés: *maple syrup*.

Apio de monte. Una hierba medicinal. En ingles: *lovage*.

Arándano agrio. Una baya roja de sabor agrio usada para elaborar postres y bebidas. Sinónimo: arándano rojo. En inglés: *cranberry*.

Arándano azul. Una baya azul pariente del arándano agrio con un sabor dulce, no agrio. En inglés: *blueberry*.

Arroz basmati. Un tipo de arroz de grano largo oriundo de la India. Es muy aromático, con una textura seca pero esponjosa. En ingles: *basmati rice*.

Arugula*.** Una verdura de origen italiano que se come como parte de las ensaladas. Tiene un sabor a mostaza picante y se consigue en ciertossupermercados y en tiendas de productos naturales. A veces se usa como parte del ***Mesclun (véase la página 000).

Asignación Dietética Recomendada. La cantidad estimada de un nutriente que debe consumirse a diario para mantener la buena salud. La Asignación Dietética Recomendada para los nutrientes es establecido por el Consejo de Alimentos y Nutrición de la Academia Nacional de Ciencias de los Estados Unidos. El Consejo actualiza las asignaciones individuales de diferentes nutrientes conforme se obtienen más conocimientos sobre estos a través de estudios nutricionales. En inglés: *Recommended Daily Allowance* o *RDA*.

***Bagel*.** Un panecillo en forma de rosca que se prepara al hervirse y luego hornearse. Se puede preparar con una gran variedad de sabores y normalmente se sirve con queso crema.

Batatas dulces. Tubérculos cuyas cáscaras y pulpas tienen el mismo color amarillo-naranja. No se deben confundir con las batatas de Puerto Rico (llamadas "boniatos" en Cuba), que son tubérculos redondeados con una cáscara rosada y una pulpa blanca. Sinónimos de batata dulce: boniato, camote, moniato. En inglés: *sweet potatoes*.

Berza. Un tipo de repollo que no tiene forma de cabeza, con hojas largas y rectas. Sinonimos: bretón, posarno. En inglés: *collard greens*.

Bok choy. Un tipo de repollo chino.

Butternut squash. *Véase* **Squash**.

Cacahuate. Sus sinónimos son cacahuete y maní. En inglés: *peanut*.

Cacerola. Una comida horneada en un recipiente hondo tipo cacerola. Sinónimo: guiso. En inglés: *casserole*. También puede ser un recipiente metálico de forma cilíndrica que se usa para cocinar. Por lo general, no es muy hondo y tiene mango o asas. Sinónimos: cazuela, cazo. En inglés: *saucepan*.

Calabacín. Un tipo de calabaza con forma de cilindro un poco curvo y que es un poco más chico en la parte de abajo que en la parte de arriba. Su color varía entre un verde claro y un verde oscuro, y a veces tiene marcas amarillas. Su pulpa es color hueso y su sabor es ligero y delicado. Sinónimos: calabacita, hoco, zambo, zapallo italiano. En inglés: *zucchini*.

Cangrejo azul. Un tipo de cangrejo (jaiba) que debe su nombre a sus garras azules y a su cáscara azul verdoso. En inglés: *blue crab*.

Cantidad Diaria Recomendada. Esta es la cantidad general recomendada de un nutriente dado, sea un mineral, una vitamina u otro elemento dietético. Las Cantidades Diarias, conocidas en inglés como *Daily Values* o por las siglas inglesas *DV*, fueron establecidas por el Departamento de Agricultura de los Estados Unidos y La Dirección de Alimentación y Fármacos de los Estados Unidos. Se encuentran en las etiquetas de la mayoría de los productos alimenticios empaquetados en los Estados Unidos. Corresponden a las necesidades nutritivas de todos los adultos. Si desea averiguar más acerca de las necesidades específicas para los niños, consulte a un médico o a un nutriólogo.

Cardo de leche. Una hierba medicinal. Sinónimo: cardo de maría. En inglés: *milk thistle*.

Carnes tipo fiambre. Carnes cocinadas y a veces curadas que se comen frías, por lo general en sándwiches a la hora de almuerzo. Entre los ejemplos de las carnes tipo fiambre están el jamón, la salchicha de boloña, el *salami* y el rosbif. En inglés: *lunchmeats*.

Cebollín. Una variante de la familia de las cebollas. Tiene una base blanca que todavía no se ha convertido en bulbo y hojas verdes que son largas y rectas. Ambas partes son comestibles. Son parecidos a los chalotes, y la diferencia está en que los chalotes tienen el bulbo ya formado y son más maduros. Sinónimos: escalonia, cebolla de cambray. En inglés: *scallion*.

Cebollino. Una hierba que es pariente de la cebolla cuyas hojas altas y finas dan un ligero sabor a cebolla a los alimentos. Uno de sus usos comunes es como ingrediente de salsas cremosas. También se agrega a las papas horneadas. Debido a las variaciones regionales entre los hispanohablantes, a veces se confunde al cebollino con el cebollín. Vea las definiciones de estos en este glosario para evitar equivocaciones. Sinónimo: cebolleta. En inglés: *chives*.

Centolla de Alaska. Un tipo de cangrejo (jaiba) pescado en el norte del Mar Pacífico cerca de las costas de Alaska y de Japón. Se caracteriza por su tamaño, ya que puede llegar a pesar unas 10 a 15 libras (4,5 kg a 7 kg) y medir unos 10 pies (3 m), y también por su carne blanca de sabor delicado. En inglés: *Alaskan king crab*.

Cereza Bing. Un tipo de cereza estadounidense caracterizada por su tamaño grande y color oscuro. Supuestamente es un remedio para la artritis. En inglés: *Bing cherry*.

Chalote. Una hierba que es pariente de la cebolla y de los puerros (poros). Sus bulbos están agrupados y sus tallos son huecos y de un color verde vívido. De sabor suave, se recomienda agregarlo al final del proceso de cocción. Es muy utilizado en la cocina francesa. En inglés: *shallots*.

Chambarete. Un corte de carne de res proveniente del lomo y el cuello. En inglés: *arm pot roast*.

Chícharos. Semillas verdes de una planta leguminosa euroasiática. Sinónimos: alverjas, arvejas, guisantes, *petit pois*. En inglés: *peas*.

Chile. *Véase* **Pimiento**.

Chili. Un tipo de guiso (estofado) oriundo del suroeste de los Estados unidos que consiste en carne de res molida, chiles picantes, frijoles (habichuelas) y otros condimentos.

Chutney. Un condimento agridulce de origin hindú que contiene frutas, azúcar, cebollas y algún tipo de chile para darle un sabor picante. Hay varios tipos de *chutney*: puede ser de coco, de tomate, de mango y de muchos otros ingredientes más. Por lo general se consigue en la sección de alimentos internacionales en los supermercados (colmados) o en tiendas que venden alimentos hindúes.

Cimifuga negra. Su sinónimo es cohosh negro. En inglés: *black cohosh*.

Coleslaw. Ensalada de col (repollo) con mayonesa.

Colesterol. Una sustancia cerosa que se encuentra en el torrente sanguíneo. Se utiliza para producir membranas (paredes) de células, así como algunas hormonas, y también ayuda en otras funciones corporales. El cuerpo fabrica cierta cantidad de colesterol y el resto lo obtiene de los alimentos. Tener demasiado colesterol en el torrente sanguíneo puede ser dañino, ya que impide la circulación y puede conducir a enfermedades cardíacas o a un derrame cerebral. El colesterol como tal es transportado por el torrente sanguíneo por dos sustancias: las lipoproteínas de baja densidad y las lipoproteínas de alta densidad. Comúnmente se conocen las lipoproteínas de baja densidad por el nombre de "colesterol LBD"; también se le dice "colesterol malo", porque puede obstruir las arterias e incrementar el riesgo de sufrir un ataque al corazón. Por su parte, las lipoproteínas de alta densidad o colesterol LAD se conocen como "colesterol bueno", porque niveles elevados de estos se relacionan con menores posibilidades de sufrir un ataque al corazón o un derrame cerebral. En inglés, el colesterol LBD se llama *"LDL cholesterol"* y el colesterol LAD se llama *"HDL cholesterol"*.

Comelotodo. Un tipo de legumbre con una vaina delgada de color verde brillante que contiene semillas pequeñas que son tiernas y dulces. Sinónimo: arveja china. En inglés: *snow peas*.

Comida chatarra. Una gama de alimentos populares con poco valor nutritivo. Entre los ejemplos comunes de comida chatarra están las papitas, las frituras de maíz, los totopos preempaquetados, las tabletas de chocolate, el helado, los refrescos (sodas), la mayoría de las galletas y las galletitas (véase la página 640), los pasteles (bizcochos, tortas, *cakes*), la comida rápida, etc. Casi toda la comida chatarra se prepara con harina refinada y es alta en calorías y grasa, por lo que no es recomendable que forme una parte significativa de nuestra alimentación, particularmente si sufrimos de diabetes.

Copos de avena tradicionales. Este término se refiere a los granos de avena aplanados por rodillos y tostados. Toma aproximadamente 15 minutos para cocinar este tipo de copos de avena. Muchos expertos los recomiendan en lugar de los copos de avena de cocción rápida (*quick-cooking oats*) o los instantáneos (*instant oats*) porque conservan más de los granos originales, por lo que tendrán un menor impacto en el nivel de glucosa en la sangre. En inglés los copos de avena tradicionales se llaman *"old-fashioned oats"*, así que asegure que los copos que compre digan esto en la etiqueta.

Corazoncillo. Sinónimo: hipérico, yerbaniz, campasuchil. En inglés: *St. John's wort*.

Croissant. Sus sinónimos son medialuna, cuernito y cachito.

Cúrcuma. Una especia hindú de color amarillo fuerte. Sinónimo: azafrán de las indias. En inglés: *turmeric*.

Curry. Un condimento muy picante utilizado para sazonar varios platos típicos de la india. *Curry* también puede referirse a un plato preparado con este condimento.

Dip. Una salsa o mezcla blanda (como el guacamole, por ejemplo), en que se mojan los alimentos para picar, como por ejemplo frituras de maíz, papitas fritas, totopos (tostaditas, nachos), zanahorias o apio.

Donut. Un pastelito con forma de rosca que se prepara con levadura o polvo de hornear. Se puede hornear pero normalmente se fríe.

Edamame. Un plato preparado con frijoles de soya que han sido cosechado durante una etapa inmadura cuando aún están verdes.

Ejotes. *Véase* **Habichuelas verdes.**

Endibia. Un tipo de repollo (col) cuyas hojas centrales no forman una cabeza. Su sabor es suave y es parecido al del repollo. Esta verdura crucífera contiene unas sustancias llamadas fitoquímicos que, según piensan algunos científicos en nutrición, protegen contra el cáncer. Sinónimo: lechuga escarola. En inglés: *kale.*

Eye round. *Véase* **Round.**

Flank steak. Un corte estadounidense de carne de res tomado de la parte inferior de los cuartos traseros. Sinónimos: matambre.

Frijoles. Una de las variedades de plantas con frutos en vaina del género *Phaselous.* Vienen en muchos colores: rojos, negros, blancos, etcétera. Sinónimos: alubia, arvejas, caraotas, fasoles, fríjoles, habas, habichuelas, judías, porotos, trijoles. En inglés: *beans.*

Frijoles *cannellini.* Frijoles de origen italiano de color blanco que típicamente se utilizan en ensaladas y en sopas. Se consiguen en la mayoría de los supermercados y en las tiendas de productos gourmet.

Frutos secos. Alimentos comunes que consisten en una semilla comestible encerrada en una cáscara. Entre los ejemplos más comunes de este alimento están las almendras, las avellanas, los cacahuates (maníes), los pistachos y las nueces. Aunque muchas personas utilizan el término "nueces" para referirse a los frutos secos en general, en realidad "nuez" significa un tipo común de fruto seco en particular.

Galletas y galletitas. Tanto "galletas" como "galletitas" se usan en Latinoamérica para referirse a dos tipos de comidas. El primer tipo es un barquillo delgado no dulce (en muchos casos es salado) hecho de trigo que se come como merienda (refrigerio, tentempié) o que acompaña una sopa. El segundo es un tipo de pastel (véase la página 642) plano y dulce que normalmente se come como postre o merienda. En este libro, usamos "galleta" para describir los barquillos salados y "galletita" para los pastelitos pequeños y dulces. En inglés, una galleta se llama *"cracker"* y una galletita se llama *"cookie".*

Galletas *Graham.* Galletas dulces hechas de harina de trigo integral y típicamente saborizadas con miel.

Gayuba. Una hierba medicinal. En inglés: uva-ursi o *bearberry*.

Germen de trigo. El embrión del meollo de trigo que se separa antes de moler. Es una especie de cereal muy valorado por ser rico en nutrientes. Se consigue en las tiendas de productos naturales. En inglés: *wheat germ*.

Granola. Una mezcla de copos de avena y otros ingredientes como azúcar morena, pasas, cocos y frutos secos. Se prepara al horno y se sirve en pedazos o en barras.

Guiso. Un plato que generalmente consiste en carne y verduras (o a veces tubérculos) que se cocina en una olla a una temperatura baja con poco líquido. Sinónimo: estofado. En inglés: *stew*.

Habas. Frijoles (véase la página anterior) planos de color oscuro y de origen mediterráneo que se consiguen en las tiendas de productos naturales. En inglés: *fava beans*.

Habas blancas. Frijoles planos de color verde pálido, originalmente cultivados en la ciudad de Lima, en Perú. Sinónimos: alubias, ejotes verdes chinos, frijoles de Lima, judías blancas, porotos blancos. En inglés: *lima beans*.

Habichuelas verdes. Frijoles verdes, largos y delgados. Sinónimos: habichuelas tiernas, ejotes. En inglés: *green beans* o *string beans*.

Índice glucémico. Un sistema de calificación para alimentos que contienen carbohidratos, el cual asigna valores bajos, medianos y altos a cientos de comidas diferentes. El valor de un alimento en el índice glucémico indica la rápidez con la que éste eleva el azúcar en sangre de una persona después de comerlo. Según ciertas investigaciones, las elevaciones bruscas en la glucosa no son saludables, particularmente cuando uno padece diabetes del tipo II. En cambio, comer alimentos con valores bajos en el índice glucémico —como por ejemplo verduras, frijoles (habichuelas) y pan integral— mantiene estables a los niveles de glucosa y a su vez eso parece ayudar a controlar la diabetes, prevenir ciertas enfermedades y promover el adelgazamiento. Para más información sobre el índice glucémico y cómo aprovecharlo para cuidarse mejor la salud, consulte los libros *Adelgace con azúcar* y *Gánele a la glucosa*.

Integral. Este término se refiere a la preparación de los cereales (granos) como arroz, maíz, avena, pan, etcétera. En su estado natural, los cereales tienen una capa exterior muy nutritiva que aporta fibra dietética, carbohidratos complejos, vitaminas del complejo B, vitamina E, hierro, zinc y otros minerales. No obstante, para que tengan una presentación más atractiva, muchos fabricantes les quitan las capas exteriores a los cereales. La mayoría de los nutriólogos y médicos recomiendan que comamos los cereales integrales (excepto en el caso del alforjón o trigo sarraceno) para aprovechar los nutrientes que nos aportan. Estos productos se consiguen en algunos supermercados y en las tiendas de productos naturales. Entre los productos integrales más comunes están el arroz integral (*brown rice*), pan integral (*whole-wheat bread* o *whole-grain bread*), cebada integral (*whole-grain barley*) y avena integral (*whole oats*).

LAD. *Véase* **Colesterol.**

LBD. *Véase* **Colesterol.**

Lechuga *mâche.* Una verdura de origen europeo con hojas oscuras muy tiernas. Tiene un sabor picante parecido al de los frutos secos (véase la página 640). Se utiliza en ensaladas o se preparar al vapor como una guarnición. Se consigue en algunos supermercados y en la mayoría de las tiendas de productos gourmet. Muchas veces la lechuga *mâche* forma parte de una ensalada de verduras mixtas llamada *mesclun* (véase abajo). En inglés se conoce bajo varios nombres, entre ellos *mâche*, *corn salad*, *field lettuce* y *field salad*.

Lechuga repollada. Cualquiera de los diversos tipos de lechugas que tienen cabezas compactas de hojas grandes y crujientes que se enriscan. En inglés: *iceberg lettuce*.

Mâche. *Véase* **Lechuga *mâche.***

Magro. Bajo en grasa.

Marrubio. Una hierba medicinal. En inglés: *horehound*.

Matricaria. Una hierba medicinal. Sinónimo: margaza. En inglés: *feverfew*.

Melocotón. Fruta originaria de la china que tiene un color amarillo rojizo y cuya piel es velluda. Sinónimo: durazno. En inglés: *peach*.

Merienda. En este libro, es una comida entre las comidas principales del día, sin importar ni lo que se come ni a la hora en que se come. Sinónimos: bocadillo, bocadito, botana, refrigerio, tentempié. En inglés: *snack*.

Mesclun. Una mezcla de verduras de ensalada —típicamente diferentes tipos de lechuga— que se vende preempaquetada en los supermercados en la sección de verduras. Entre las verduras utilizadas en el *mesclun* están la *arugula*, el *radicchio* y la lechuga *mâche*. También se vende bajo el nombre "*field greens*".

Miel de maple. Sinónimo: almíbar de arce. En inglés: *maple syrup*.

Milenrama. Sus sinónimos son real de oro, alcaína y alcaforina. En inglés: *yarrow*.

Mostaza *Dijon.* Un tipo de mostaza francesa con una base de vino blanco. En inglés: *Dijon mustard*.

Muffin. Un tipo de panecillo que se puede preparar con una variedad de harinas y que muchas veces contiene frutas y frutos secos. La mayoría de los *muffins* norteamericanos se hacen con polvo de hornear en vez de levadura. El muffin es una comida de desayuno muy común en los EE. UU.

Naranja. Su sinónimo es china. En inglés: *orange*.

Nuez. *Véase* **Frutos secos.**

Nuez de la India. Un tipo de fruto seco cuya forma es parecida a la de un riñón y cuyo sabor es mantecoso. Sinónimos: anacardo, semilla de cajuil, castaña de cajú. En inglés: *cashew*.

Ostra. Su sinónimo es ostión.

Palomitas de maíz. Granos de maíz cocinados en aceite o a presión hasta que forman palomitas blancas. Sinónimos: rositas de maíz, rosetas de maíz, copos de maíz, cotufa, canguil.

Pan árabe. Pan plano originario del Medio Oriente que se prepara sin levadura. Sinónimo: pan de *pita*. En inglés: *pita bread*.

Panqueque. Un tipo de pastel (véase la definición de este más abajo) plano generalmente hecho de alforjón (trigo sarraceno) que se dora por ambos lados en una plancha o en un sartén engrasado.

Papas a la francesa. En este libro usamos este término para referirnos a las tiras largas de papas que se fríen en cantidades abundantes de aceite. En muchos países se conocen como papitas fritas y por lo general se sirven como acompañantes para las hamburguesas o los *hot dogs*. En inglés: *French fries*.

Papitas fritas. En este libro usamos este término para referirnos a las rodajas redondas u ovaladas de papas que se fríen en cantidades abundantes de aceite y que se venden en bolsas en las tiendas de comestibles. En inglés: *potato chips*.

Pastel. El significado de esta palabra varía según el país. En Puerto Rico, un pastel es un tipo de empanada que se sirve durante las fiestas navideñas. En otros países, un pastel es una masa de hojaldre horneada rellena de frutas en conserva. No obstante, en este libro, un pastel es un postre horneado generalmente preparado con harina, mantequilla, edulcorante y huevos. Sinónimos: bizcocho, torta, *cake*. En inglés: *cake*.

Paté. Una pasta francesa. Uno de los tipos más populares se hace con *foie gras*, el hígado del ganso.

Pay. Una masa de hojaldre horneada que está rellena de frutas en conserva. Sinónimos: pie, pastel, tarta. En inglés: *pie*.

Perrito caliente. Un sándwich (emparedado) que lleva una salchicha de Frankfurt o vienesa (hervida o frita) en un pan alargado que suele acompañarse con algún aderezo como catsup, mostaza o chucrut. Sinónimos: pancho, panso. En inglés: *hot dog*.

Pesto. Una salsa italiana hecha de albahaca machacada, ajo, piñones y queso parmesano en aceite de oliva. En la página 28 ofrecemos una versión más saludable de esta salsa.

Pimiento. Fruto de las plantas *Capsicum*. Hay muchísimas variedades de esta hortaliza. Los que son picantes se conocen en méxico como chiles picantes, y en otros países como pimientos o ajíes picantes. Por lo general, en este libro nos referimos a los chiles picantes o a los pimientos rojos o verdes que tienen forma de campana, los cuales no son nada picantes. En muchas partes de México, estos se llaman pimientos morrones. En el Caribe, se conocen como ajíes rojos o verdes. En inglés, estos se llaman *bell peppers*.

Plátano. Fruta cuya cáscara es amarilla y que tiene un sabor dulce. Sinónimos: banana, banano, cambur y guineo. No lo confunda con el plátano verde, que si bien es su pariente, es una fruta distinta.

Pretzel. Golosina hecha de una pasta de harina y agua. A la pasta se la da la forma de una soga, se le hace un nudo, se le echa sal y se hornea. Es una merienda muy popular en los EE. UU.

Probióticos. Suplementos alimenticios que contienen bacterias y otros tipos de organismos beneficiosos para el cuerpo humano. Entre las cepas de probióticos más comúnmente empleados están *Lactobacillus* y *Bifidobacterium*. Cabe notar que también se puede conseguir los probióticos de los alimentos, entre ellos yogur y leche, si estos contienen cultivos activos vivos.

Psilio. Una fibra soluble derivado de las semillas de una planta euroasiática. El psilio se vuelve gelatinoso y pegajoso cuando está en agua y termina siendo descompuesto en el intestino grueso por las bacterias saludables que viven en el colon. a su vez estas bacterias, al descomponer el psilio, les dan volumen a las heces para que estas se vuelvan más grandes y blandas y por consiguiente más faciles de excretar. Debido a esto, el psilio se incluye en productos con fines laxantes (como *Metamucil*) aunque realmente el psilio de por sí no es un laxante. Sinónimos: semilla de pulguera, zaragatona. En inglés: *psyllium*.

Queso *ricotta*. Un tipo de queso italiano blanco con una consistencia parecida a la del yogur. Es húmedo y tiene un sabor ligeramente dulce, por lo que se presta para hacer postres. En inglés: *ricotta cheese*.

Regaliz. Su sinónimo es orozuz. En inglés: *licorice*.

Repollo. Planta verde cuyas hojas se agrupan en forma compacta y que varía en cuanto a su color. Puede ser casi blanco, verde o rojo. Sinónimo: col. En inglés: *cabbage*.

Requesón. Un tipo de queso hecho de leche descremada. No es seco y tiene relativamente poca grasa y calorías. En inglés: *cottage cheese*.

Round. Un corte de carne de res estadounidense que abarca desde el trasero del animal hasta el tobillo. Es menos tierno que otros cortes, ya que la pierna del animal ha sido fortalecida por el ejercicio. El *top round* es un corte del *round* que se encuentra en el interior de la pierna y es el más tierno de todos los cortes de esta sección del animal. A los cortes gruesos del *top round* frecuentemente se les dice *London Broil* y a los cortes finos de esta zona se les dice *top round steak*. El *eye round* es el corte menos tierno de esta sección pero tiene un sabor excelente. Todos estos cortes requieren cocción lenta con calor húmedo.

Salsa *Worcestershire*. Nombre comercial de una salsa inglesa muy condimentada cuyos ingredientes incluyen salsa de soya, vinagre, melado, anchoas, cebolla, chiles y jugo de tamarindo. La salsa se cura antes de embotellarla. En inglés: *Worcestershire sauce*.

Semillas de lino. Durante años sus usos eran más bien industriales. Se extraía aceite de estas semillas para elaborar pintura y tintes. Sin embargo, hoy en día se reconoce que cuentan con mucho valor nutritivo. Las semillas de lino son una fuente de minerales como calcio, hierro y vitamina E, así como de ácidos grasos omega-3, los cuales promueven la salud cardíaca. Se consiguen en las tiendas de productos naturales. Sinónimo: linazas. En inglés: *flaxseed*.

Squash. Nombre genérico de varios tipos de calabaza oriundos de américa. Los *squash* se dividen en dos categorías: el veraniego (llamado *summer squash* en inglés y el invernal *winter squash*). Los veraniegos tienen cáscaras finas y comestibles, una pulpa blanda, un sabor suave y requieren poca cocción. Entre los ejemplos de estos está el calabacín (calabacita, zambo). Los invernales tienen cáscaras dulces y gruesas, su pulpa es de color entre amarillo y naranja y más dura que la de los veraniegos. Por lo tanto, requieren más tiempo de cocción. Entre las variedades comunes de los *squash* invernales están el cidrayote, el *acorn squash*, el *spaghetti squash* y el *butternut squash*. Aunque la mayoría de los *squash* se consiguen todo el año en los EE.UU., los invernales comprados en el otoño y en el invierno tienen mejor sabor. Los *squash* se preparan al picarlos, quitarles las semillas y hervirlos. También se pueden picar a la mitad y hornearse o bien cocinarse al vapor.

Tempeh. Un alimento parecido a un pastel (vea la definición de este en la página 643) hecho de frijoles de soya. Tiene un sabor que recuerda tanto los frutos como la levadura. Es muy común en las dietas asiáticas y vegetarianas. Se consigue en las tiendas de productos naturales y en algunos supermercados en la sección de los alimentos asiáticos.

Tintura. Un líquido concentrado elaborado al mezclar una hierba con un líquido como alcohol o glicerina, el cual extrae las propiedades medicinales de la hierba. Las tinturas se consiguen en las tiendas de productos naturales en botellitas. En inglés: *tincture.*

Tirabeque. Una variedad de chícharos (véase la definición de estos en la página 638) en vaina que se come completo, es decir, tanto la vaina como las semillas (los chícharos). Es parecido al comelotodo (véase la página 638), pero su vaina es más gorda que la del comelotodo y su sabor es más dulce. En inglés: *sugar snap peas.*

Tofu. Un alimento un poco parecido al queso que se hace de la leche de soya cuajada. Es insípido, pero cuando se cocina junto con otros alimentos adquiere el sabor de estos.

Top round. Véase **Round**.

Toronja. Esta fruta tropical es de color amarillo y muy popular en los EE.UU. como una comida en el desayuno. Sinónimos: pamplemusa, pomelo. En inglés: *grapefruit.*

Toronjil. Una hierba medicinal que se recomienda para el estrés. Sinónimo: melisa. En inglés: *lemon balm.*

Torreja. Sus sinónimos son torrija y tostada francesa. En inglés: *French toast.*

Tortitas de arroz. Meriendas (refrigerio, tentempié) hechas de arroz con una forma redonda parecida a la de una torta (pastel, bizcocho, *cake*). Se consiguen en la sección de productos dietéticos del supermercado. En inglés: *rice cakes.*

Trigo *bulgur*. Un tipo de trigo del medio oriente cuyos granos han sido cocidos a vapor, secados y molidos. Tiene una textura correosa. Se consigue en las tiendas de productos naturales. En inglés: *bulgur wheat.*

Vieiras. Unos mariscos pequeños caracterizado por una doble cáscara con forma de abanico. Las que se cosechan en las bahías son pequeñas pero muy valoradas por su carne dulce y de hecho son más caras que las que se cosechan en el mar. Sinónimo: escalopes. En inglés: *scallops.*

Waffle. Una especie de pastel hecho de una masa líquida horneada en una plancha especial cuyo interior tiene la forma de un panal. Se hornea en la plancha y se sirve con almíbar. Sinónimos: wafle, gofre.

Zanahorias cambray. Zanahorias pequeñas, delgadas y tiernas que son más o menos 1½ pulgadas (4 cm) de largo. En inglés: *baby carrots.*

Índice de términos

Las referencias de páginas <u>subrayadas</u> indican que el tema tratado se encuentra en un recuadro en dicha página.

A

Acedía. *Véase* Acidez estomacal
Aceite de *canola*
  definición de, 636
  para mantener despejadas las arterias, 530
  para mantener niveles saludables de LAD, 193
  para la salud mental, 187, 530
Aceite de nuez, 533
Aceite de oliva, 1–5
  Aliño (aderezo) de limón y romero, 5
  para aliviar los síntomas del síndrome premenstrual, 576
  consejo clave sobre, <u>3</u>
  consejo de cocina sobre, <u>2</u>
  dieta mediterránea, y 225–32
  efectos protectores
    contra la artritis reumatoidea, 1, 3
    contra el cáncer de mama, 1, 3–4
    contra los daños en las arterias, 3
    contra las enfermedades cardíacas, 1, 2, 226–27
    contra los niveles altos de colesterol, 1–2, <u>169</u>
    contra los problemas de memoria, 530
    mantener los niveles saludables de LAD, 193
  maximizar sus poderes curativos, 4
Aceite de oliva extra virgen, 2, 4
Aceite de oliva ligero, 2
Aceite de oliva puro, 2
Aceite de oliva virgen, 2
Aceite de pescado
  para ayudar a adelgazar, 498
  beneficios contra la artritis, 59, 498
  para combatir el síndrome metabólico, 191–92
  para el cerebro, 532–33
  para prevenir la enfermedad de Alzheimer y la demencia, 498, 532–33
  suplementos, 59
Aceite de semilla de lino (linaza), 187, 532–33
Aceitunas *kalamata*, 636

Acelga suiza
  y los cálculos renales, <u>611</u>
  como fuente de calcio, 240
  como fuente de hierro, 614
  como fuente de magnesio, 413
Acerola
  beneficios de, 6–8
  consejo clave sobre, <u>7</u>
  maximizar sus poderes curativos, 7–8
Acesulfamo de potasio, 243
Acetil-L-carnitina, 255–56
Achicoria, 614
Acidez estomacal (acedía, agruras)
  alimentos que apagan el ardor, 9–11
    con plátano amarillo, 509, 510
    jengibre, 9
  alimentos que provocan el ardor, 10–11, <u>413</u>
    tomarse tiempo para comer para, <u>10</u>
Ácido alfalinolénico, 227, 567–68
Ácido ascórbico, 46. *Véase también* Vitamina C
Ácido aspártico, <u>286</u>
Ácido cafeico, 67
Ácido clorogénico, 477–78
Ácido ferúlico, 67
Acidófilo, 111
Ácido fítico, 69
Ácido fólico. *Véase también* Folato
  fuentes de, <u>184</u>
  recomendaciones para las mujeres, <u>184</u>
Ácidos grasos esenciales, 405–6
Ácidos grasos omega-3
  para aliviar la artritis, 59
  para aliviar el asma, 65, 497
  beneficios, 493–94, 497
  beneficios cardioprotectores, 494–96
  beneficios para los niños, 495–96
  para el cerebro, 532–33
  fuentes de
    nueces, 532–33
    pescado, 494, 496, 497
  para prevenir la demencia, 498
  para prevenir la enfermedad de Alzheimer, 498
  para la protección contra la artritis reumatoidea, 498

  para la protección contra las enfermedades autoinmunes, 498
  para que cierren las heridas, 181
  para reducir el colesterol, 172
  para reducir el riesgo de enfermedades cardíacas, 222, 248–49, 494–96
  para reducir las enfermedades cardíacas, 222
  para reducir la inflamación pulmonar, 65
  como remedio respiratorio, 497
  para la salud mental, 187, 532–33
  para los síntomas del síndrome premenstrual, 575–76
Ácido linoleico, 405–6, 576
Ácidos grasos omega-6, 65, 493–94, 533
Ácidos transgrasos, 247
Ácido úrico
  y gota, 372–73
  y vitamina C, 375–76
Acorn squash, 644
Adelgazar. *Véase también* Perder peso
  para aliviar el síndrome del túnel carpiano, 568–69
  con aceite de pescado, 498
  con chiles, 159–60
  con la insulina, 209–14
  con leche, 424
  al llenarse, 577–78
  para reducir el riesgo de los derrames cerebrales, 192, <u>194</u>
  para reducir la presión arterial, 521–22, <u>522</u>
Aderezo (aliño) de limón y romero, 5
Aflatoxina, 289
Agilidad mental. *Véase también* Memoria
  dieta para, 532–33
  mejorarla
    con flavonoides, 342
    con mariscos, 444–45
    con pera, 489
  protegerla
    con bayas, 77
    con té verde, 345
  salud cerebral que sale de la cocina, 264–67
  sustento para el, 528–29

Capsaicina, <u>162</u>
  ardor antiúlcera, 163
  fuentes de, 559
  como tratamiento contra resfriados y
    gripe, 559
Carbohidratos
  alimentos ricos en, 210
  altibajos de los, 310–11
  calidad de los, 584
  como calmantes, 187–88, 303–4,
    573–74
  cómo actuan, 210–12
  para los diabéticos, 192, 196–97, <u>201</u>
  dieta baja en, 209–14, <u>211</u>
  dolores de cabeza relacionados con,
    238–39
  y el estrés, 305–6
  escoger los carbohidratos correctos
    para bajar de peso, 212–13
  para evitar los calambres musculares,
    95
  para prevenir el dolor de cabeza,
    239
  recomendaciones para las mujeres
    premenstruales, 188
  para los síntomas del síndrome
    premenstrual, 573–74
Carbohidratos complejos
  alimentos ricos en, 239
  para aliviar las molestias
    premenstruales, 573–74
  para los diabéticos, 202
Carbohidratos no refinados, 210
Carbohidratos refinados, 211
Carbonato de calcio, <u>475</u>
Cardamomo, <u>339</u>
Cardiopatías. *Véase también*
    Enfermedades cardíacas
  protección contra, 457
Cardo de leche
  beneficios y cómo se usa, <u>384</u>
  definición de, 637
Carga glucémica (CG), 197
Carminativas, <u>339</u>
Carne
  alternativa saludable a, 350
  auxiliar antianémico, 114–16
  para bajar de peso, 213
  cortes magros de, 213, 221
  y dieta baja en grasa, 217
  y la diverticulosis, 236
  en la cocina, <u>120</u>
  como fuente de grasa, 217
  como fuente de hierro, 39, 240–41
  como fuente de riboflavina, <u>119</u>, 120
  como fuente de las vitaminas del
    complejo B, 529

limitarlo
    para bajar de peso, 213
    para bajar su nivel de colesterol, 193
  maximizar sus poderes curativos,
    120–21
  mejores cortes, <u>118–19</u>
  como minas de minerales, 114–23
  opciones nuevas, <u>121</u>
  pautas para parrillarla, <u>117</u>
  para prevenir la diverticulosis, <u>235</u>
  recetas
    Carne de cerdo con rábano picante
      y manzanas, 122
    Carne de res con espinacas, 123
  salchicha, <u>121</u>
Carne de ave, 124–30
  codorniz, <u>126</u>
  en la cocina, <u>125</u>
  faisán, <u>126</u>
  maximizar sus poderes curativos,
    129–30
  nuevas normas de seguridad, <u>128</u>
  Pechuga de pavo con salsa de
    orégano y limón, 130
Carne de caza, 121
Carne de cerdo, 121
  Carne de cerdo con rábano picante y
    manzanas, 122
  Chuletas de cerdo con mostaza *Dijon*
    y repollo, 257
Carne de granado "libre", 120–21
Carne de res
  Carne de res con espinacas, 123
  cortes magros de, <u>115</u>
  para curar las heridas, <u>181</u>
  para evitar hormonas sintéticas, 402
  como fuente de hierro, 309
  como fuente de vitamina B$_6$, 529
  como fuente de zinc, 403
Caroteno, 631–32
Carotenoides, 29, 131–35, 324–26, <u>334</u>.
    Véase también Betacaroteno;
    Licopeno; Luteína; Zeaxantina
  como antioxidantes, 46
  fuentes de
    frutas tropicales, 356–57
    mejores fuentes alimenticias, 132,
      <u>133</u>
  Guiso (estofado) de *butternut squash*,
    col rizada y tomate, 135
  para prevenir el cáncer, 133, 325
  para prevenir el riesgo de
    degeneración macular, <u>51</u>, 134,
    326
  para proteger el corazón, 74–75, 132,
    325
Carotenosis, <u>633</u>

Cáscara
  como fuente de fibra, 320
  poder curativo, 477–78
Cataratas
  opciónes curativas para, 136–38
  prevenirlas
    con albaricoque, 32
    con bayas, 77, 80
    con curcumina, 291
    con especias, 288
    con pimientos, 501, 502
    con repollo, 550
    con tomates, 587
    con verduras de hoja verde, <u>325</u>
    con yuca, 628
Catequinas, 485–86
Catsup (ketchup), <u>524</u>
Cavidad bucal, cáncer de la, 141
Cebada, 202
Cebolla, 139–44
  para aliviar el asma, 141–42
  beneficios combinados, 142–43
  consejo de cocina sobre, <u>142</u>
  de cambray, 142
  maximizar sus poderes curativos, 143
  para prevenir los ataques cardíacos,
    139–40
  para prevenir el cáncer, 139, 141, 332
  como productora de acidez, 10
  recetas
    Cebollas *Vidalia* rellenas, 144
    Garbanzos con cebollas y pasas, 321
  para reducir la inflamación, 139
  para reducir la presión arterial alta, 139
Cebollín, 142
  definición de, 637
  Pasta con espárragos, cebollines y
    hongos, 287
Cebollino, 142, 637
Células renales, cáncer de, 141
Centolla de Alaska, pata de, 397
Centolla, 637
Cerdo, 121
  Carne de cerdo con rábano picante y
    manzanas, 122
  Chuletas de cerdo con mostaza *Dijon*
    y repollo, 257
Cereales, 145–49. *Véase también* Avena
  consejo de cocina sobre, <u>146</u>
  derivados de, <u>317</u>
  desayuno ideal, 145
  como fuentes de fibra, 147, 148, <u>148</u>,
    <u>316</u>, <u>317</u>, 320
  los mejores opciones, 148–49
  Merienda de cereal y almendras con
    especias, 366
  para niños, <u>148</u>

para el insomnio, 412–13
mejores fuentes, <u>42</u>
para las mujeres cuando dejan de
menstruar, 279
nutrientes que no deben combinarse
con, 41
suplementos de, 41
Hierro hemo, <u>42</u>
Hígado
cáncer de, 289
colores curativos para, 342–45
Hinchazón, 380
Hinojo, <u>384</u>
Hiperinsulinemia, 198
Hipertiroidismo, 259, 261
Hipogloso (*halibut*), 203
Hipotiroidismo, 258–59
fármacos para, <u>261</u>
fibra y, 260
Hojas de mostaza
como fuente de vitamina C, 614
Hojas de mostaza con pavo ahumado,
616
Hojas de nabo
como fuente de luteína y zeaxantina,
<u>325</u>
para prevenir las cataratas, <u>325</u>
Hombres. *Véase también las enfermedades
específicas que los afectan*
recomendaciones para calcio, 471
Homocisteína, 249, 283
controlarla
con verduras de hoja verde, 608–10
para reducir el riesgo de la
enfermedad de Alzheimer, <u>256</u>
y el Alzheimer, 255, <u>256</u>, 284
y las enfermedades cardíacas, 228
Hongos, 388–93
aviso, <u>391</u>
consejo clave sobre, <u>390</u>
consejo de cocina sobre, <u>389</u>
como estímulos inmunitarios, 390
como fuente de niacina, 392
como fuente de riboflavina, 392
maximizar sus poderes curativos, 392
para prevenir el cáncer, 388–90
recetas
Hongos *cremini* fritos en el sartén,
393
Pasta con espárragos, cebollines y
hongos, 287
valor vitamínico, 391–92
Hongos *shiitake*, <u>389</u>, 389–90
Hormonas
enfermedad de la tiroides, 258–63
y fertilidad, 402
y menopausia, 454–55

para reemplazar el estrógeno, 455
regularlas, con fitonutrientes,
323–24
terapia de reemplazo hormonal
(TRH), 454, 455
Hormonas sintéticas, 455
Hortalizas
y diarrea, <u>206</u>
para las úlceras, 605
Huesos
calcio para evitar los problemas
óseos, 260–61, 265
conservarlos
con aguacate, 12, 15
con leche, 420, 421–22
con pera, 489
con piña, 505–8
recomendaciones para las mujeres,
458–59
Humo de segunda mano, 368, 371

I

I3C. *Véase* Indol-3-carbinol
IBS. *Véase* Síndrome del intestino
irritable
Ibuprofeno, 297
Índice de Masa Corporal (IMC), <u>522</u>
Índice glucémico (IG), 191, 197
alimentos con valores bajos en
para bajar de peso, 212–13
para combatir el síndrome
metabólico, 191–92
verduras y cereales, 191–92
definición de, 641
Indigestión. *Véase* Digestión
Indol-3-carbinol (I3C), 85–86, <u>88</u>
como antiestrógeno, 174, 175, 328
para la protección contra el cáncer,
550–51
Indoles, 328, <u>334</u>
Infecciones, 394–97. *Véase también*
Resfriados y gripe
del oído
y los alimentos, <u>36</u>
aliviarlas, con ajo, 18, 22
de las vías urinarias (IVU),
398–400
prevenirlas, con bayas, 81–82
inmunidad contra, 395–96
prevenirlas
con bayas, 77, 80, 81–82
con hierbas, 380
Infecciones bacterianas
antibacterianos
ajo, 22
armas alimenticias, 394–97

antimicrobianos
albahaca, 27
alicina, 333–36
probióticos, <u>37</u>
Infecciones bacterianas intestinales,
combatirlas
con vino, 617, 621
con yogur, 623–24, 624–25, 625–26
Infecciones respiratorias, 395–96. *Véase
también* Resfriados y gripe
Infertilidad, 401–4
Inflamación
aliviarla
con curcumina, 291
con dieta vegana, 60
con dieta vegetariana, 60
con jengibre, 291–92
del asma, 62
reducirla
para combatir el asma, 62
con ácidos grasos omega-3, 65
con aguacate, 15
con cebolla, 139
con pescado, 65, 493
con piña, 505–6
Inflamación pulmonar, 65
Inmunidad, 405–9. *Véase también*
Sistema inmunitario
apoyo alimenticio, 407–9
contra las infecciones, 395–96
fortalecerlo
con mariscos, 441
con pera, 489
con yogur, 623
Insomnio
alimentos que arrullan, 410–14
ayuda para adormilarse
naturalmente, 412
comidas "quitasueños", 413–14
consejo clave sobre, <u>413</u>
Insulina
adelgazar con, 209–14
avena para aumentar la sensibilidad a, 66
diabetes del tipo I (dependiente de la
insulina), 196
dieta baja en carbohidratos para
controlar los niveles de, 209
hiperinsulinemia, 198
Integral, 641–42
Interferón gamma, 624
Intestinos
combatir las infecciones bacterianas
intestinales
con vino, 617, 621
con yogur, 623–24, 624–25, 625–26
síndrome del intestino irritable
(*IBS*), 563–66